时节养生

中国人的健康智慧

主编　张忠德

SPM 南方传媒
广东科技出版社
全国优秀出版社
·广州·

图书在版编目（CIP）数据

时节养生：中国人的健康智慧 / 张忠德主编. —广州：广东科技出版社，2023.10（2025.5重印）

ISBN 978-7-5359-8096-0

Ⅰ.①时…　Ⅱ.①张…　Ⅲ.①时令—关系—养生（中医）②节气—关系—养生（中医）　Ⅳ.①R212

中国国家版本馆CIP数据核字（2023）第096304号

时节养生——中国人的健康智慧

Shijie Yangsheng——Zhongguoren de Jiankang Zhihui

出 版 人：严奉强
策划编辑：曾永琳
责任编辑：曾永琳　潘羽生　熊拓新
封面设计：集力書裝　彭　力
内页设计：友间文化
责任校对：曾乐慧　李云柯
责任印制：彭海波
出版发行：广东科技出版社
（广州市环市东路水荫路11号　邮政编码：510075）
销售热线：020-37607413
https://www.gdstp.com.cn
E-mail：gdkjbw@nfcb.com.cn
经　　销：广东新华发行集团股份有限公司
印　　刷：广州市岭美文化科技有限公司
（广州市荔湾区花地大道南海南工商贸易区A幢）
规　　格：889 mm × 1194 mm　1/32　印张16　字数369千
版　　次：2023年10月第1版
2025年5月第4次印刷
定　　价：199.00元

编委会

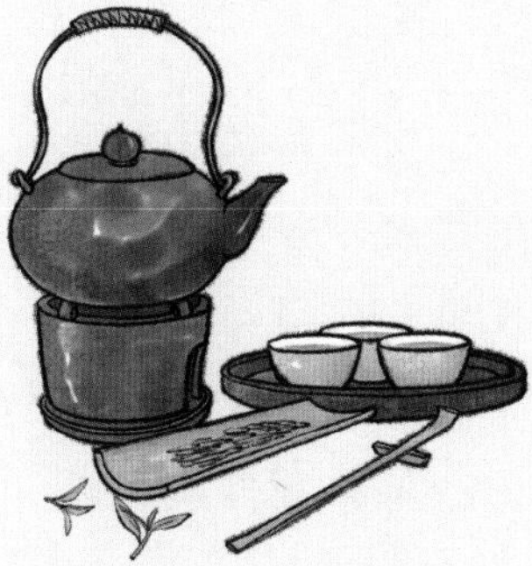

作者简介

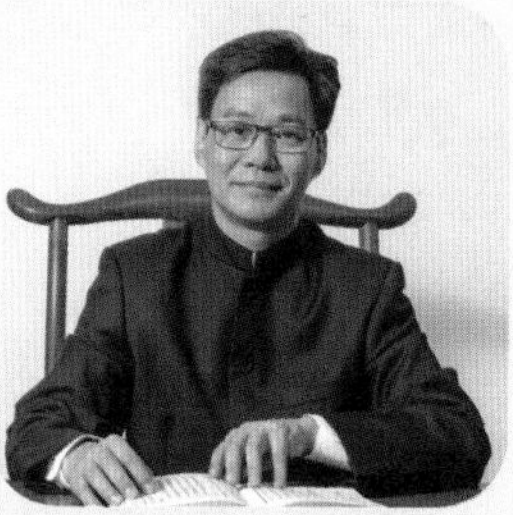

张忠德，主任中医师，教授，博士研究生导师，全国名中医，岐黄学者，享受国务院政府特殊津贴专家，广州中医药大学副校长，广东省中医院院长，岭南甄氏杂病流派第四代传承人，师从广东省名中医甄梦初、国医大师晁恩祥教授。担任国务院联防联控机制综合组专家、国家中医药管理局中医疫病防治专家委员会副组长；国家中医药管理局高水平中医药重点学科中医急诊学学术带头人。获评“全国卫生系统抗击非典先进个人”“全国抗击新冠肺炎疫情先进个人”“中国好医生”“最美医生”“全国优秀共产党员”“广东省南粤突出贡献奖”“南粤楷模”等荣誉。

张忠德教授被大家亲切地称呼为“德叔”，为了让更多人懂得运用中医药知识维护健康，德叔在繁忙的医疗工作之余，仍热心于中医药文化科普宣传，传播科学的中医药健康理念，带领团队率先开展中医药传统文化走进校园系列活动，并开设“德叔医古”“一证一解”“疑难杂症”等健康科普专栏，其团队荣获“2022年年度健康传播优秀团队”。

序一

中医药作为中华民族传统医药的重要组成部分，历史悠久、源远流长，在长期发展中积累了丰富的防病治病经验。它提倡运动养护、精神养护、饮食调养、起居调摄、谨避外邪等，形成了中医药的特色与优势，告诉人们“少生病、不生病”的养生之道，为保障人类健康发挥了重要作用。

二十四节气是我国古代劳动人民总结出来的宝贵经验，反映着大自然的变化，是农业生产的指南针，是一年中时令转换的里程碑，也是中医传统文化重要组成部分，在国际上有极高的地位和影响力，被誉为中国的第五大发明。我国申报的“二十四节气”已被列入联合国教育、科学及文化组织“人类非物质文化遗产代表作名录”。

该书在张忠德教授的带领下，以近10年编写的原创健康科普专栏为素材，筛选出最具有代表性的中医健康科普知识，将常见的临床典型案例与二十四节气民俗特点、气候特点中隐藏的中医养生智慧相结合，用风趣幽默的科普语言，配合有“简、便、廉、验”特点的中医防病治病小妙招，帮助群众把科学有效的中医药知识内化于心、外化于行，真正落实到自己的日常生活中去，有助于不断提高国民健康素养，提升自身健康管理能力，形成正确的生命健康观，助力生命全周期的健康调

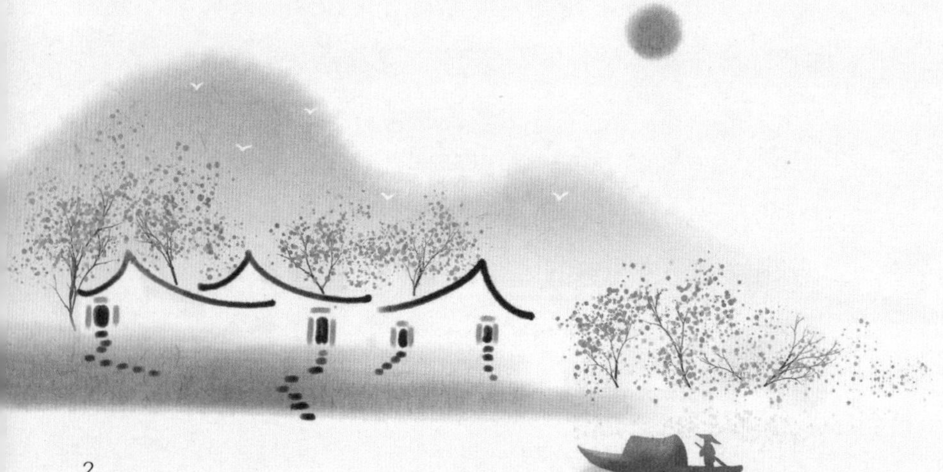

护，从而帮助国家“健康中国”发展战略落到实处。

二十四节气养生充分体现了中国人顺应天时养生的健康智慧，把天时、地理、人文融入到生命观、疾病观以及与节气相融的天道人身观，我们应该去了解二十四节气中隐藏着的中医养生智慧，更好地传承发扬下去！实现张忠德教授所讲目标：“期待全社会人人更懂中医药文化，更会使用中医药来为自己的健康保驾护航！”

国医大师

2023年8月

序二

中医药文化是中华民族的瑰宝，凝聚了深邃的哲学智慧、独特的健康理念，是中华民族几千年来实践经验的结晶。二十四节气是我国古代劳动人民对天文、气象、农事进行观察、探索、研究和总结的产物，是中华民族自古以来独特的富有创造性的地方性知识和智慧，无论是节气气候特点，还是节气民俗特点，都隐藏着丰富的中医养生智慧。

张忠德教授是岭南甄氏杂病流派的代表性传承人，1988年从事中医临床工作以来，以精湛的医术和显著的疗效，在患者中享有很高声誉和威望。作为广东省中医院的“老一辈”，我见证了张忠德教授的成长，以及其对医学前沿知识坚定而执着的探索。

“行医如行善”“看到患者病愈和家属的喜悦，就是我最高兴的事”，张忠德教授秉承这样的理念，长年坚持编写原创健康科普专栏，让老百姓了解如何运用中医药知识，解决日常生活中常见的问题；让老百姓掌握“治未病”理念，通过日常衣、食、住、行，通过药膳、精神调养、运动调养、穴位按摩、中药沐足等丰富的中医药小妙招，预防疾病发生或促使疾病早日康复。

二十四节气是人们生产生活的时间指南，指引着人们遵循天、地、人、物和谐共生之道。张忠德教授立足于中华民族广大劳动人民的智慧结晶——二十四节气，结合其多年的中医临床所得，提倡人与自然和谐统一，强调顺应自然养生；根据不同节气特点、不同地域人群体质，结合真实临床案例，精准地开出个性化“处方”，以便读者“对号入座”，从日常节气变化中，主动认识自然、顺应自然，重新认识中医养生内涵与方法。

国医大师 林毅

2023年8月

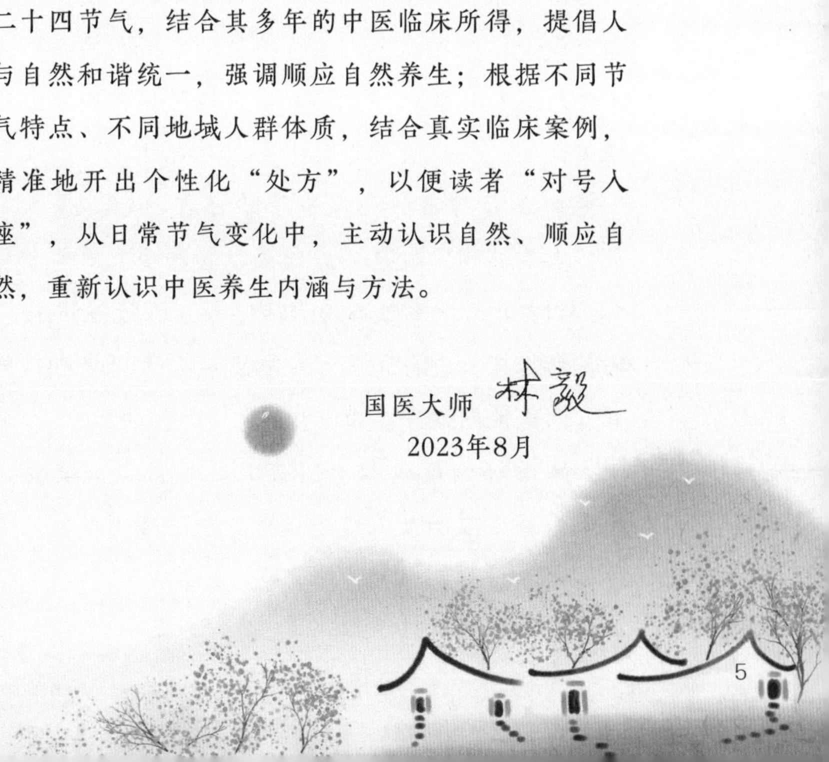

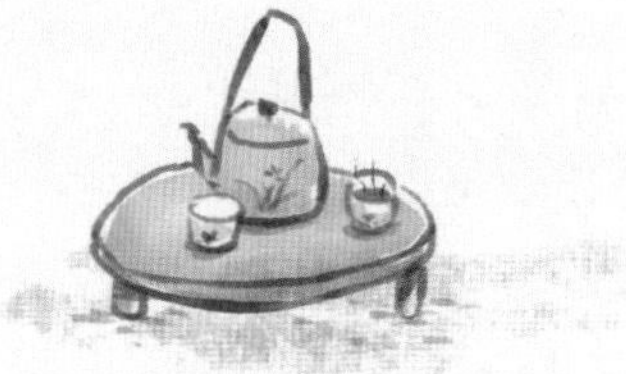

前言

二十四节气是中华民族广大劳动人民在几千年来长期生产生活实践中积累的一套综合性的时间知识体系与宇宙观，体现了人与自然在时序空间中的和谐统一。中医认为人与自然是一个统一的整体，人体的脏腑功能、气血运行与天地时序的变化息息相关，如“人以天地之气生，四时之法成”“人与天地相参，与日月相应也”“日有长短，春秋冬夏，各有分理”以及“五藏各以其时受病，非其时各传以与之”等经典论述均是古人对“天人相应”的不断探索，充分体现了中华民族自古以来独特的富有创造性的地方性知识和智慧。

本书详细阐述二十四节气气候特点与其背后的中医养生内涵及节气民俗特点中隐藏的中医养生

智慧，且每个节气搭配典型医案，采用通俗易懂的语言，以讲故事形式，给老百姓阐述时令节气中常见的咳嗽、鼻炎、哮喘等呼吸系统疾病及甲状腺结节、胃痛、湿疹、小儿生长发育迟缓等其他内科、妇科、儿科等疾病，中医学理、法、方、药背后积千年之功的中医文化，提倡根据不同节气，结合运动养护、精神养护、饮食调养及起居调摄、谨避外邪，告诉人们如何“谨守阴阳，顺应四时”，掌握“少生病、不生病”的养生之道。

中医药是中华优秀文化的宝贵资源，它有着系统、完善的理论体系和丰富的临床实践，凝聚着中国人民和中华民族的博大智慧。广大医务工作者需要坚定中医药自信，认识中医药健康服务优势，讲好中医故事，传播中医文化，更好地满足人民群众的健康需求。

张忠德

2023年8月

目录

春

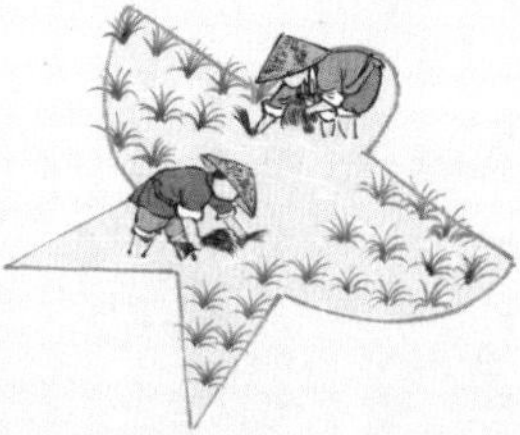

夏

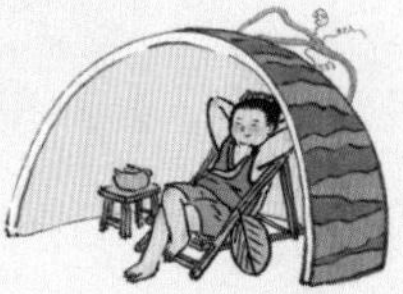

秋

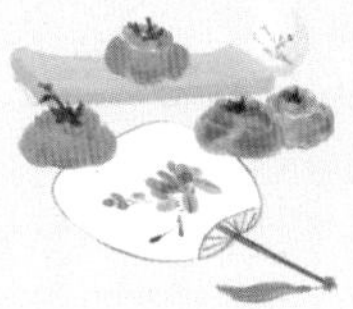

冬

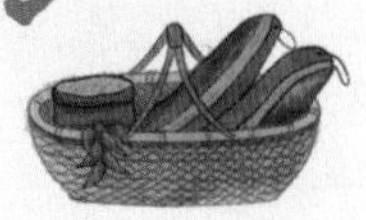

春

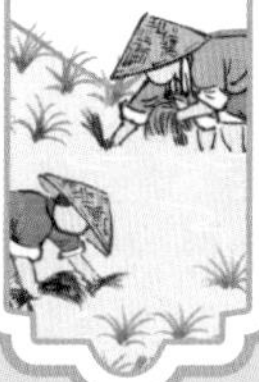

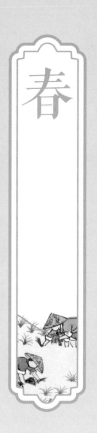

立春偶成

［宋］张栻

律回岁晚冰霜少，
春到人间草木知。
便觉眼前生意满，
东风吹水绿参差。

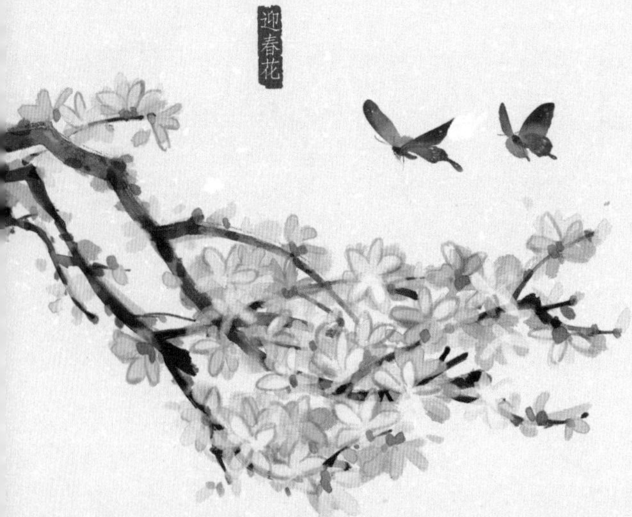

立春

li chun

万物复苏，
阳气萌动

所谓的『春困』，就是沉睡在冬天里的身体，还未感受到春天的呼唤，经常觉得疲倦，无精打采，打哈欠等。人们在春暖花开的日子里，宜外出游春，俗称出城探春、踏春，顺应自然界阳气的升发。

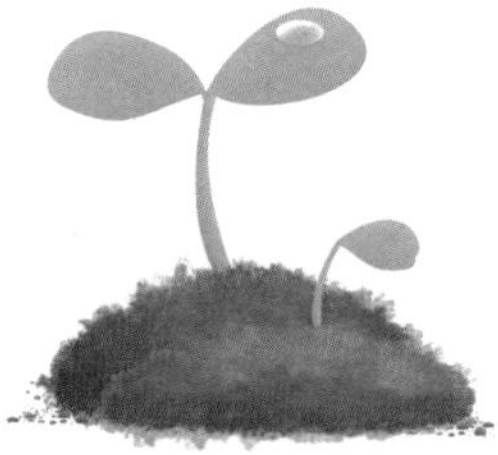

立春意味着春天序幕的拉开，万物复苏的春季自此开始。在北方依然能感知初春之寒冷，但一年中最寒冷的隆冬已过，明显感觉到白天渐长，日照开始增多，大地开始解冻，水面厚厚的冰开始融化，自然界的动物们也慢慢苏醒。而在岭南地区，春意正浓，虽然感受不到初春之寒冷，但是昼夜温差较大。到了立春，我们会发现天气开始逐渐变暖，冬季凋零的草木开始萌发新芽，这是因为被冬季封存到地下的阳气逐渐上浮，地表的阴气逐渐沉降，自然界的生命获得了阳气的温煦，再次开始生长发育。若此时人体的阳气升发与自然界阳气升发不一致，便会出现种种不适，如

壹

孟春至，迎春，食春菜

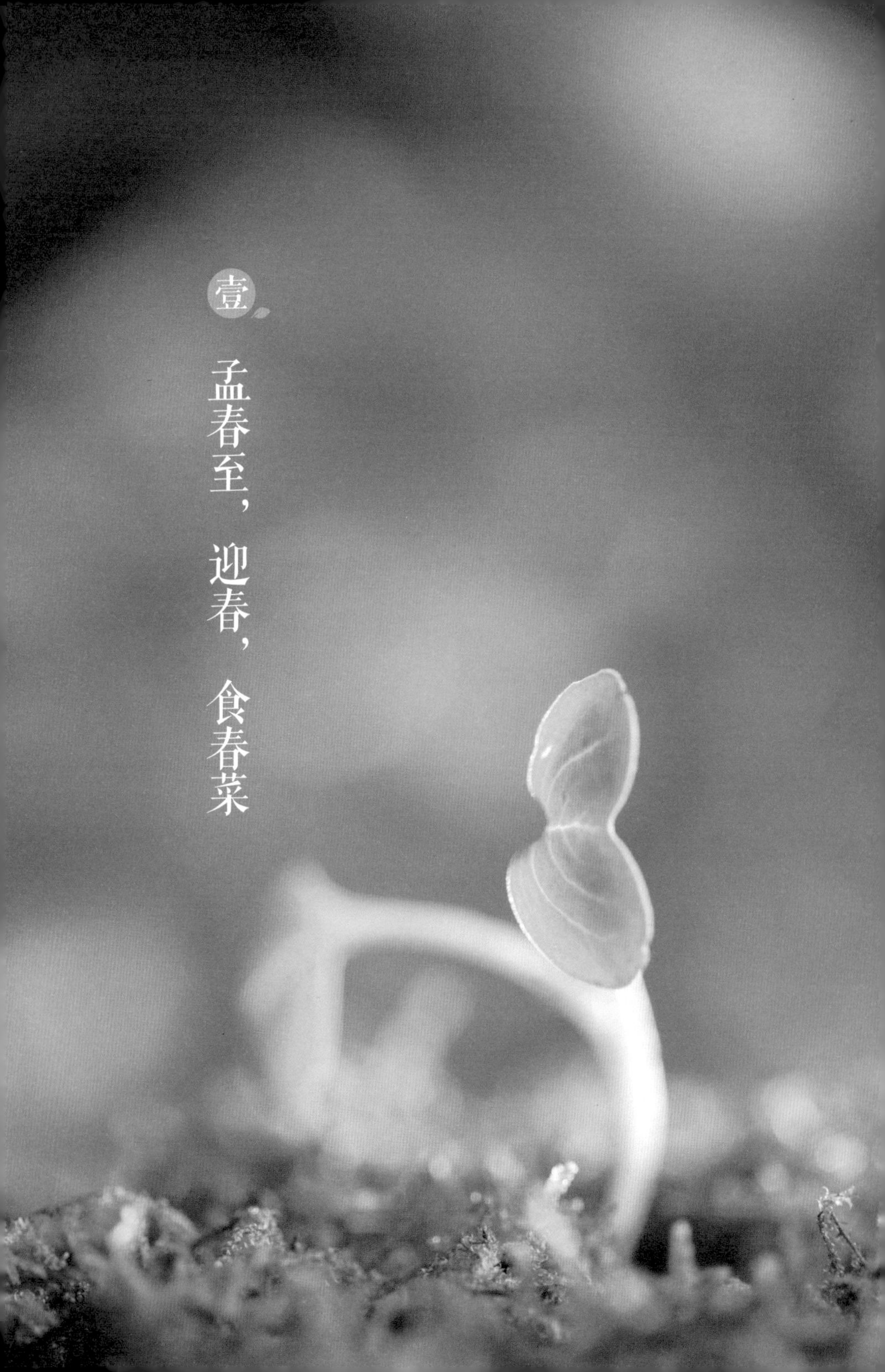

1 中药飘香，赶走春寒湿

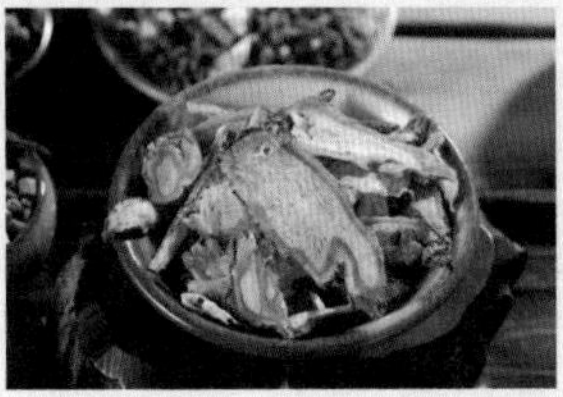

立春这一天，民间流行用白芷、桃皮、青木香三味药材煎汤沐浴。中医认为白芷气味浓烈，芳香走窜，散风邪，升清阳，上行头目，中达肢体，下抵胃肠，遍通肌肤；桃皮，味苦性平，能够清热利水，解毒，杀虫；青木香，味辛、苦，性寒，能够用于治疗痈肿疔疮，蛇虫咬伤。立春日，用此药汤进行沐浴，有很好的祛风、散春寒之效，增强抵抗力，全年都会少生疾病。另外，长期患有慢性疾病或年老体弱之人，不宜深夜洗澡，以免受风受寒、宿疾复发。

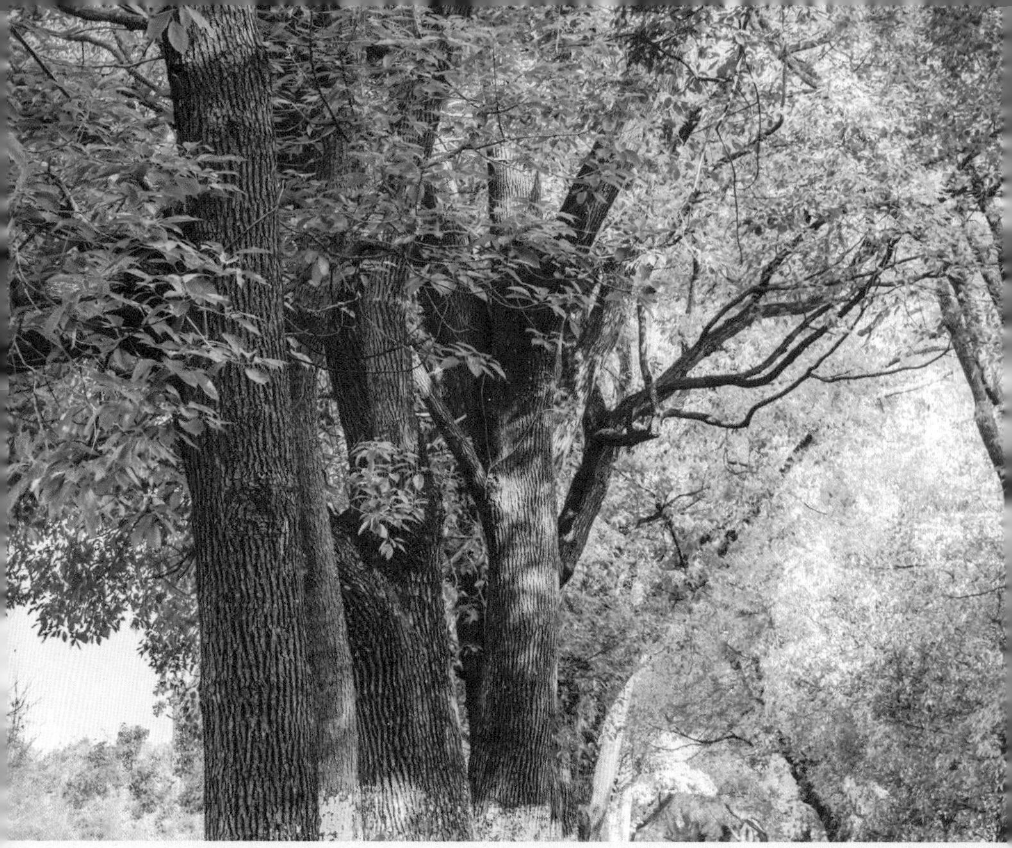

2

迎春，祈求风调雨顺

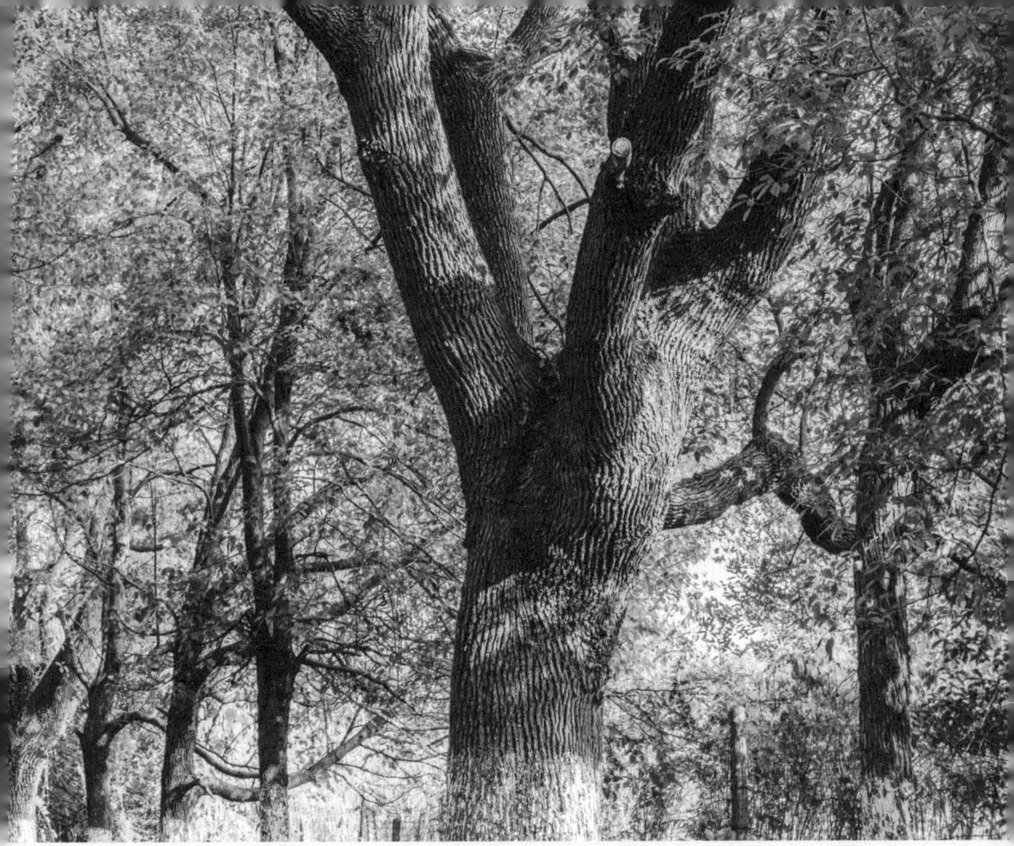

古代立春日多举行隆重的迎春仪式。天子此时亲自率领臣子前往东郊迎春，以祈求来年的丰收，一般举行仪式前需要斋戒三天。清末，立春前各地衙署门前均用泥土加色料塑造“春牛”和“耕夫”。至立春日，于庭院里烧樟叶，使其噼啪作响，此可以辟邪、除湿气、杀虫。中医认为樟叶味辛，性温，香气辛烈，具有祛风、除湿、解毒、杀虫的功效。

3 咬春，尝一口春天的第一道菜

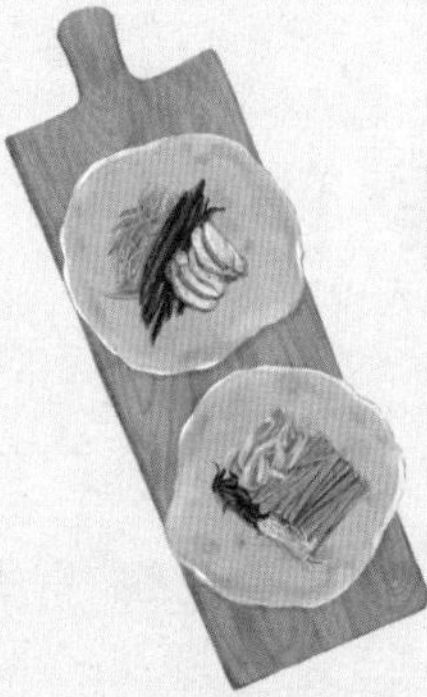

春饼

“食春菜”又叫“咬春”，流行于北京、河北等地，有迎接新春的意味。清代潘荣陛《帝京岁时纪胜》记载：“新春日献辛盘。虽士庶之家，亦必割鸡豚，炊面饼，而杂以生菜、青韭芽、羊角葱，冲和合菜皮，兼生食水红萝卜，名曰咬春。”春菜主要有五辛盘、萝卜、春饼等。

小贴士

五辛盘是由五种辛辣食物组成，能起到祛风、散初春之寒的功效。李时珍在《本草纲目·菜部》中提到：“五辛菜，乃元旦、立春，以葱、蒜、韭、蓼蒿、芥辛嫩之菜杂和食之，取迎新之意，谓之五辛盘。”

萝卜，古称莱菔，味辛、甘，性凉，具有消积祛痰、下气宽中、利水行气之效。立春之日食用萝卜，能增进食欲、化痰清热、化积滞。冬天的“藏”养肥了脾胃，应适当食用萝卜，消食化积滞。

春饼与菜放在一个盘子里叫“春盘”，早在南宋陈元靓的《岁时广记》引唐代《四时宝镜》记载：“立春日食萝菔、春饼、生菜，号春盘。”杜甫诗句“春日春盘细生菜，忽忆两京梅发时”就是对当时情景的描写。晋代潘岳《关中记》记载：“于立春日做春饼，以春蒿、黄韭、蓼芽包之。”吃春饼的习俗兴于唐代，一直延续至今。春蒿味辛、甘，性平，具有止咳化痰、和脾胃、散寒之效，与黄韭搭配可加大散春寒的效果。

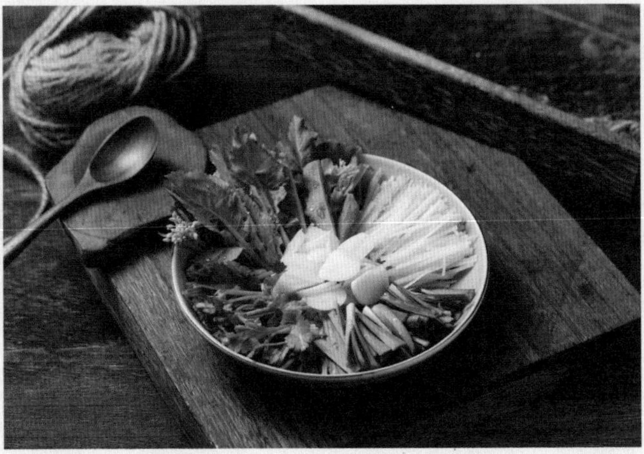

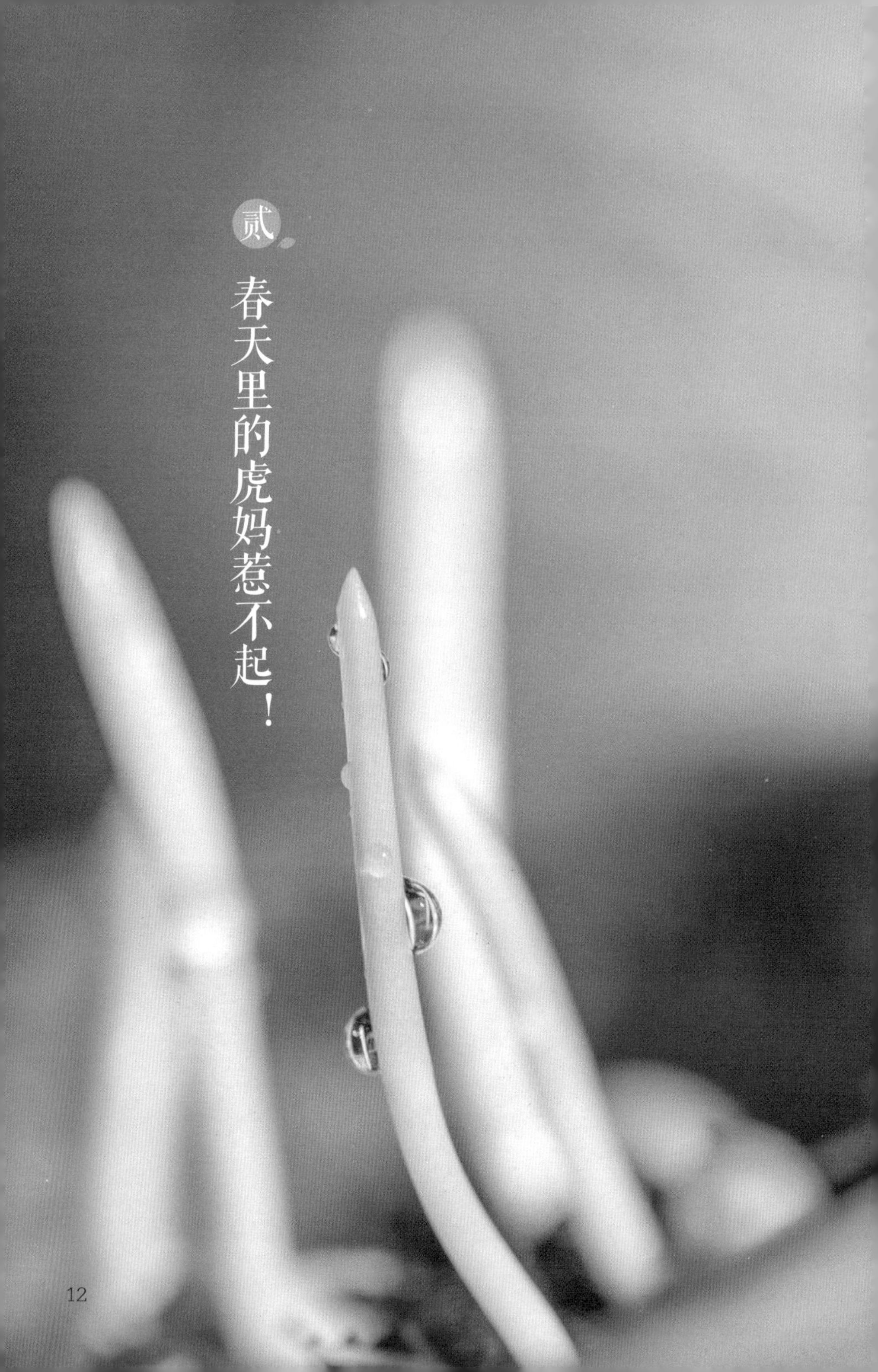

贰 春天里的虎妈惹不起！

庄女士是一位职场女强人，平时做事雷厉风行，工作十分出色，对自己及同事的要求比较严格，在生活中，她对家庭的照顾也是面面俱到。然而，每天都马不停蹄穿梭在工作与家庭中，她近两年来的脾气变得捉摸不定，睡眠质量日渐下降，经常出现心慌、出汗多等症状，偶尔还会感觉手抖。于是她就诊于当地某医院，经过一系列检查，被诊断为甲亢，给予西药治疗后甲亢指标明显改善，但症状似乎一点都没有改善，入春以来动不动发火，像吃了个“炸药包”一样，一触即炸。后来在先生的陪同下，她来到了德叔的诊室，希望能用中医调理的办法解决这一系列不适。

庄女士的症状是因为平素工作及生活压力过大，情绪波动明显导致的，她出现的烦躁、心慌、睡不着觉等症状都是气出来的。中医认为，肝主疏泄，其除了负责气血的运行之外，也与情绪的疏泄密切相关，脾气好不好，爱不爱生闷气，这些都会影响肝气的条达。另外，春季与肝相应，立春的到来，肝气也随着大自然的阳气开始升发，但是庄女士既往因为情绪疏泄不畅，工作、生活压力过大等，出现了肝郁气滞的情况。这就导致了肝气想要

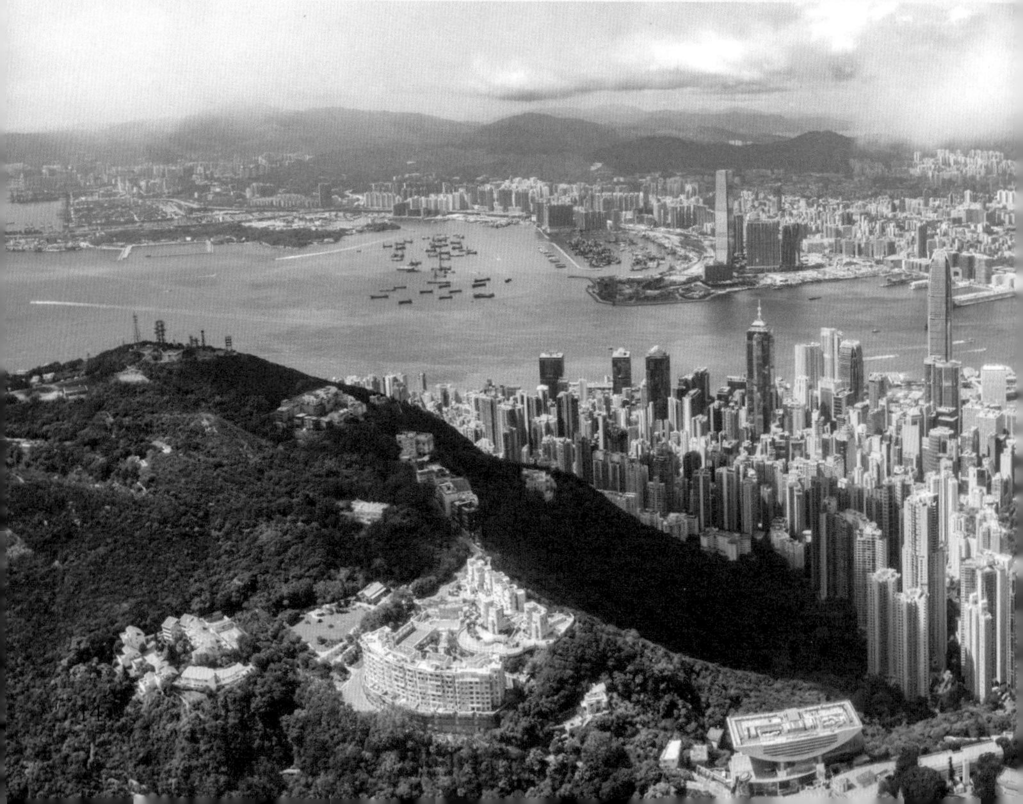

升发却被遏制，久而久之就化生出了肝火，从而出现了脾气急躁的症状，肝火扰动了心神，就出现了心慌、睡不着觉、出汗多的症状。

立春养生需顺应春天阳气升发、万物始生的特点，此时管好自己的脾气非常重要。德叔认为现代工作生活进程快，压力大，且许多人忽视了对情绪的管理，导致肝气郁结在内，日久极易因为生气动血伤肝，也可能因为天气、季节等因素出现各种不适。因此，对于此类患者，首先，尽可能保持

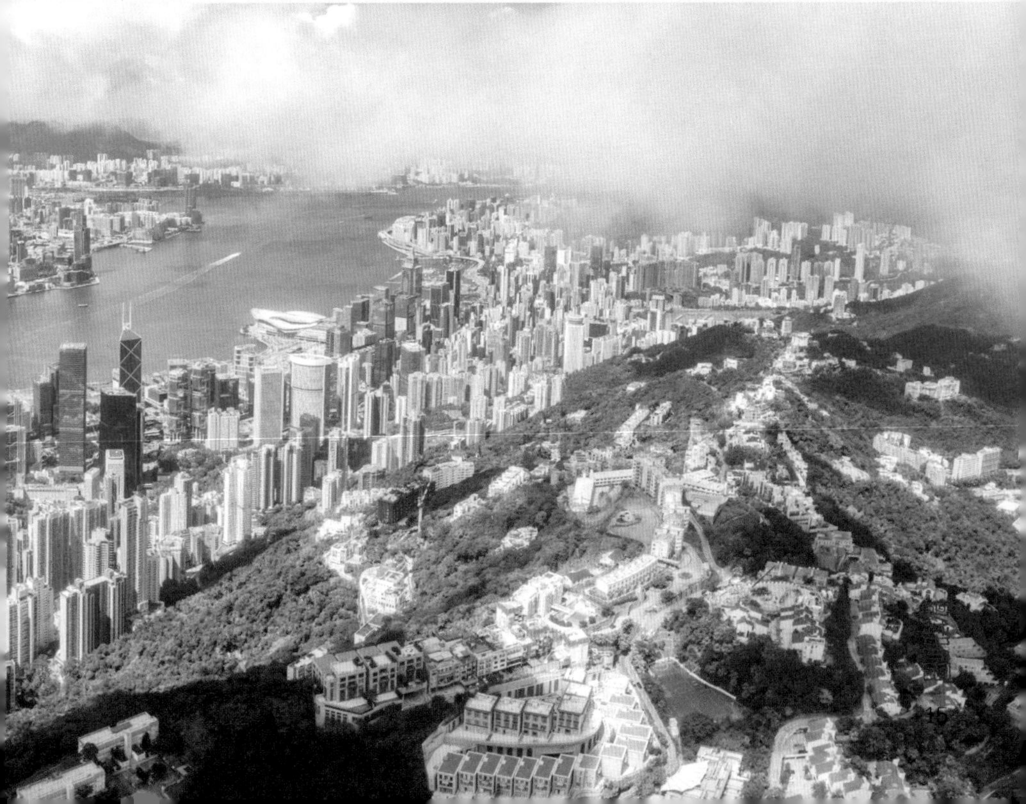

平和的心态，情绪上忌怒；其次，可以制订合理的作息时间表，保证充足的睡眠。有如“卧则血归于肝”，睡眠能够使精神得到彻底放松。作为职场妈咪，要懂得如何疏泄情绪，一定要有个自己的兴趣爱好，学会利用闲暇时间去享受生活。立春至，植物萌动，约上亲朋好友，随着鸟语花香到户外踏青散心，宣泄郁积在心中的不良情绪。

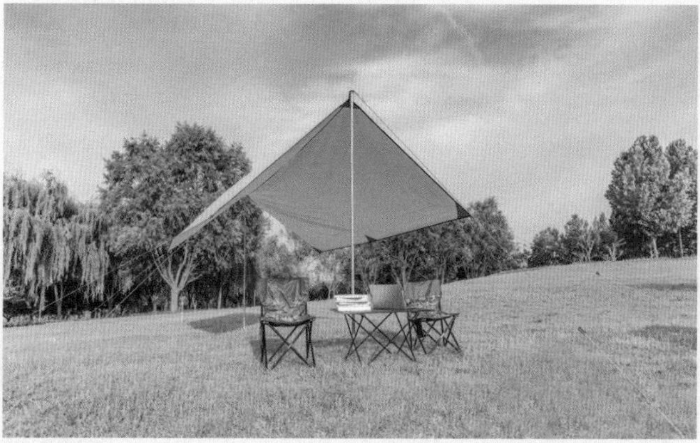

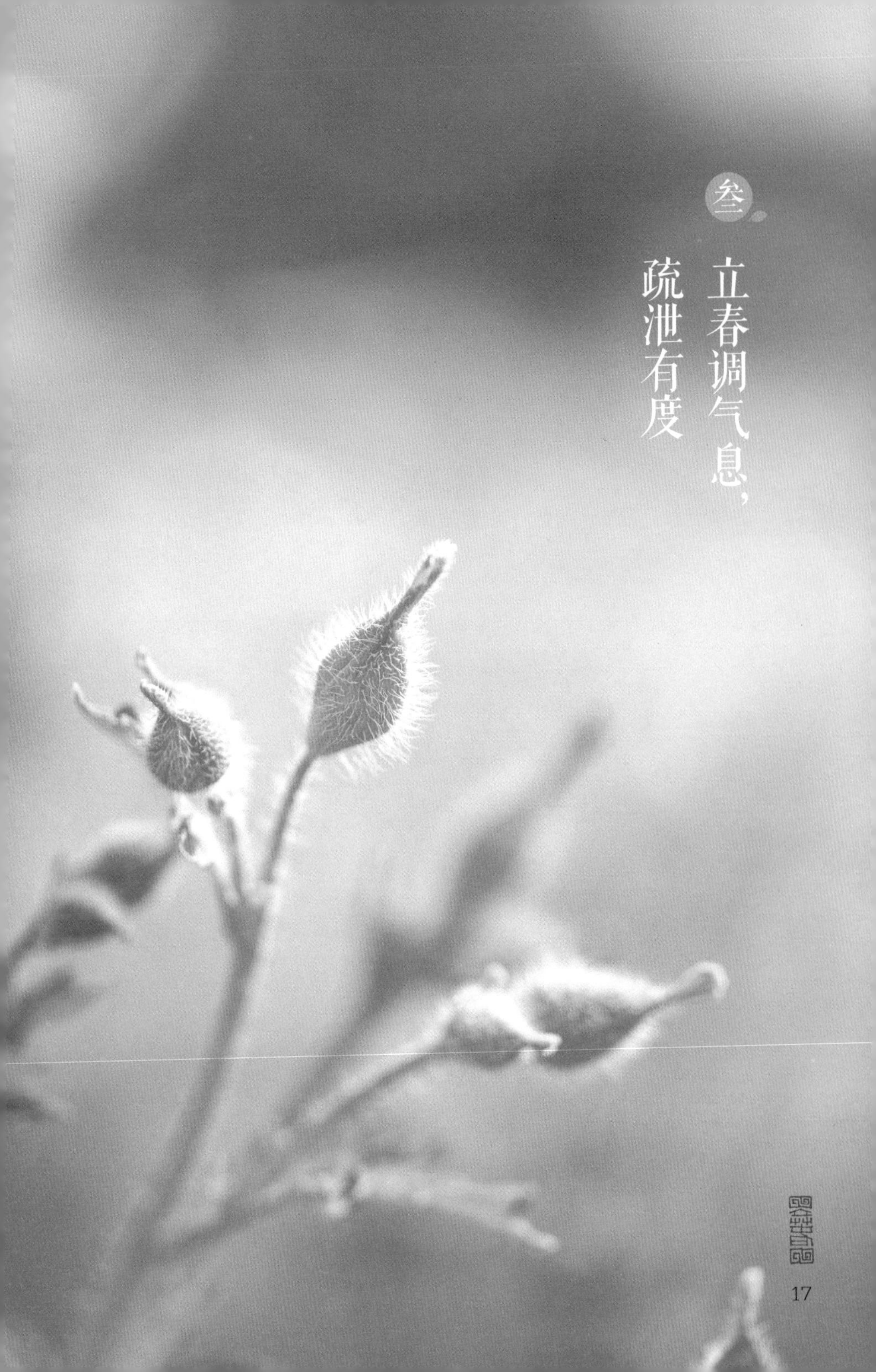

叁 立春调气息，疏泄有度

疏肝饮

1

功效

疏肝、养血、安神

材料

玫瑰花（干品）5～10克，桑椹（干品）15克，冰糖适量。

做法

将上述各物洗净，放入锅中，加清水750毫升（约3碗水量）。煎煮约40分钟后，放入适量冰糖即可，代茶饮。此为1～2人量。

小贴士

二十四孝中“拾葚异器”讲的是汉代蔡顺的故事。蔡顺的父亲早亡，他与母亲相依为命，在战乱时期，他把紫红色的桑椹和红色的桑椹分开放在不同的竹筐中，甜美的紫红色桑椹留给母亲，自己只吃酸涩的红色桑椹。桑椹味酸甘，归肝经、肾经，有滋阴养血的功效。春季正是岭南地区桑椹成熟的季节，服用桑椹可以养肝血，滋肝阴，非常适合肝血不足而出现头晕、眼睛干涩等症状的患者。

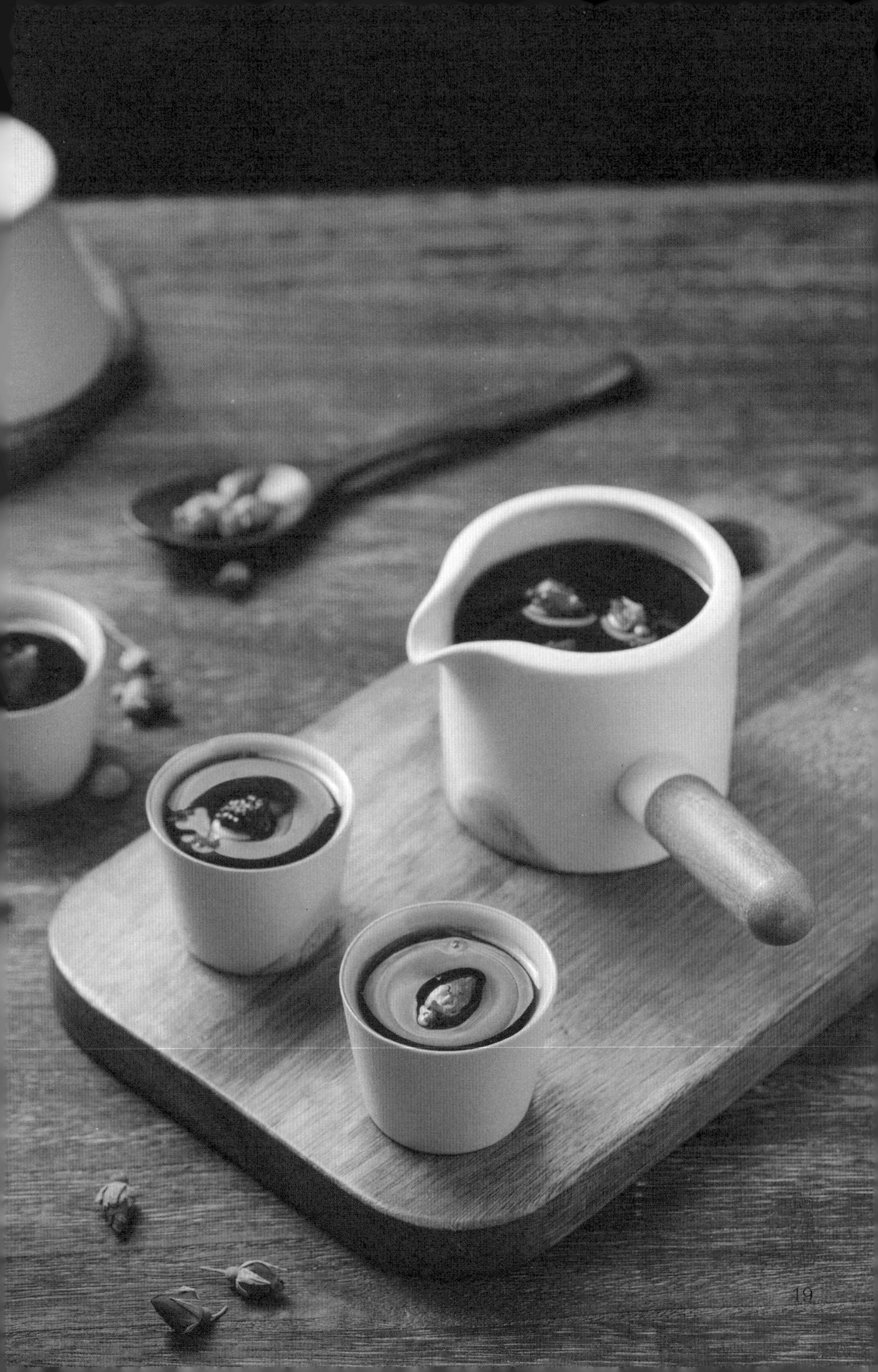

2 以意导气，以气运身

功效 疏肝理气、宁心安神

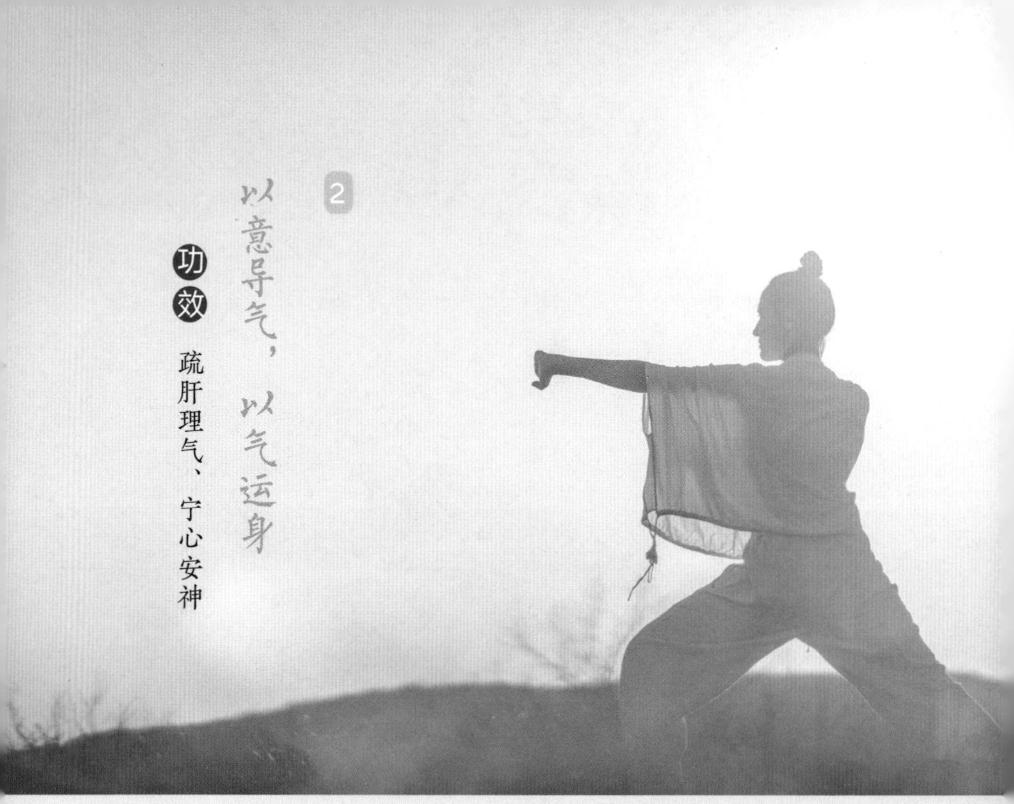

随着春季的到来，气温逐渐攀升，晨起运动的时间也可以逐渐提前，且肝气郁滞的患者，建议多到户外活动，晨练太极拳是较好的选择。太极拳是在传统养生法“导引术”和“吐纳术”的基础上发展起来的独特健身运动，主张“以意导气，以气运身”，是一种具有行气调心作用的锻炼方法。老年人练太极拳可以改善咳嗽、咯痰等呼吸系统疾病的症状，也可以起到益寿延年的功效。而压力较大的年轻人晨练太极拳，可以放松身心，以达到疏肝、宁心、安神的效果。

3 疏肝安神香囊

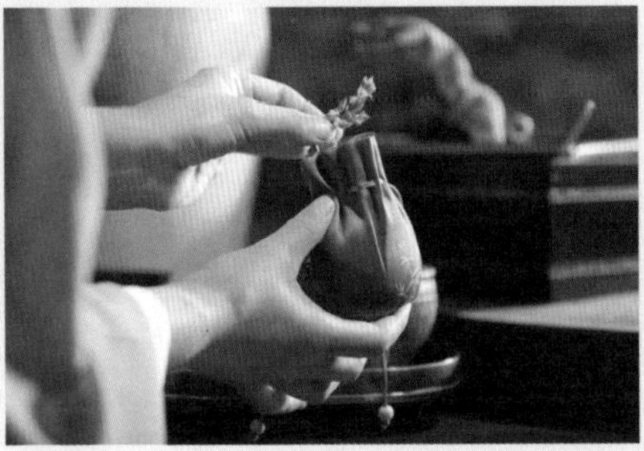

功效 疏肝健脾、解郁安神

材料

玫瑰花10克，郁金10克，合欢花10克，陈皮5克。

操作方法

将上述药物碾碎后放入防潮袋中，再装入香囊，置于床头。每2周更换内置中药，也可以制作迷你香囊，随身携带。

小贴士

玫瑰在汉代宫廷已经有种植，后世《食用本草》记载其“主利肺脾，益肝胆，辟邪恶之气，食之芳香甘美，令人神爽”，并逐渐开始作为食材来应用。其中，云南的鲜花饼为人所熟知，而玫瑰花饼因其气味芳香，一度成为乾隆皇帝喜爱的糕点，被作为宫廷点心。另外，玫瑰花还可用于沐浴、泡茶等，具有行气解郁、和血止痛的功效，在春季，是肝郁气滞、疏泄不畅的患者喜爱的明星产品。

春夜喜雨

［唐］杜甫

好雨知时节，当春乃发生。
随风潜入夜，润物细无声。
野径云俱黑，江船火独明。
晓看红湿处，花重锦官城。

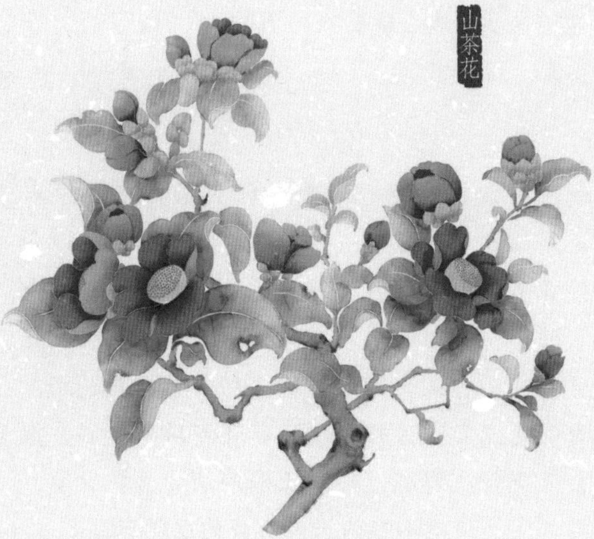

雨水

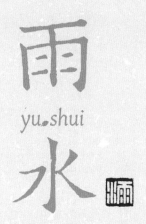

yu shui

冰雪解冻，
降水渐增

续沉降，地表的气温逐渐上升，水獭开始活动，鸿雁从南方迁徙至北方，草木生长。中医认为，这个时候阳气萌动但脆弱，更应该保护稚嫩的阳气使其不受到外界伤害。脾胃为『后天之本』『气血生化之源』，脾胃的健旺是我们人体健康长寿的秘钥。除了依旧要注意保暖以外，随着雨水的增多，六淫邪气中的湿邪更易侵袭人体，避免淋雨，适度运动出汗，也都是保护我们人体阳气的措施。

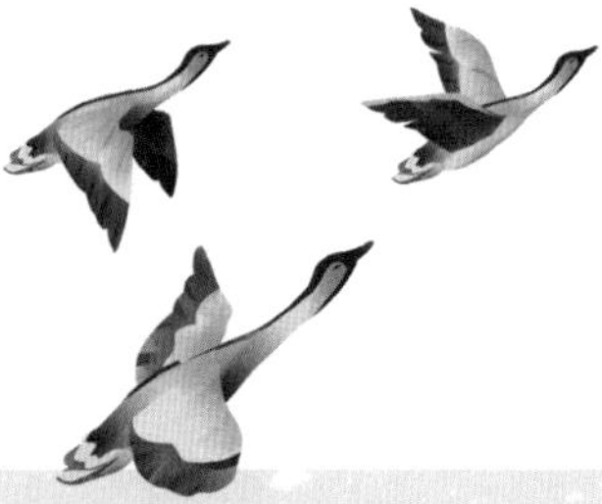

雨水，在自然物候中是一个极为重要的物候，有了它的滋润，万物得以获取水分然后生长。先人在对自然的观察中总结规律，将雨水逐渐增加的时节定为雨水。《月令·七十二候集解》：『正月中，天一生水。春始属木，然生木者必水也，故立春后继之雨水。』雨水一到，气候逐渐回暖，又云：『且东风既解冻，则散而为雨矣。』冰雪因阳气的升发逐渐消融，化而为雨，故雨水节气，从南方开始逐渐出现毛毛细雨，见一副早春之象。古代将雨水分为三候：『一候獭祭鱼；二候鸿雁来；三候草木萌动。』其表达的景象是随着阳气的上浮，寒冬时留在地表的浊阴之气继

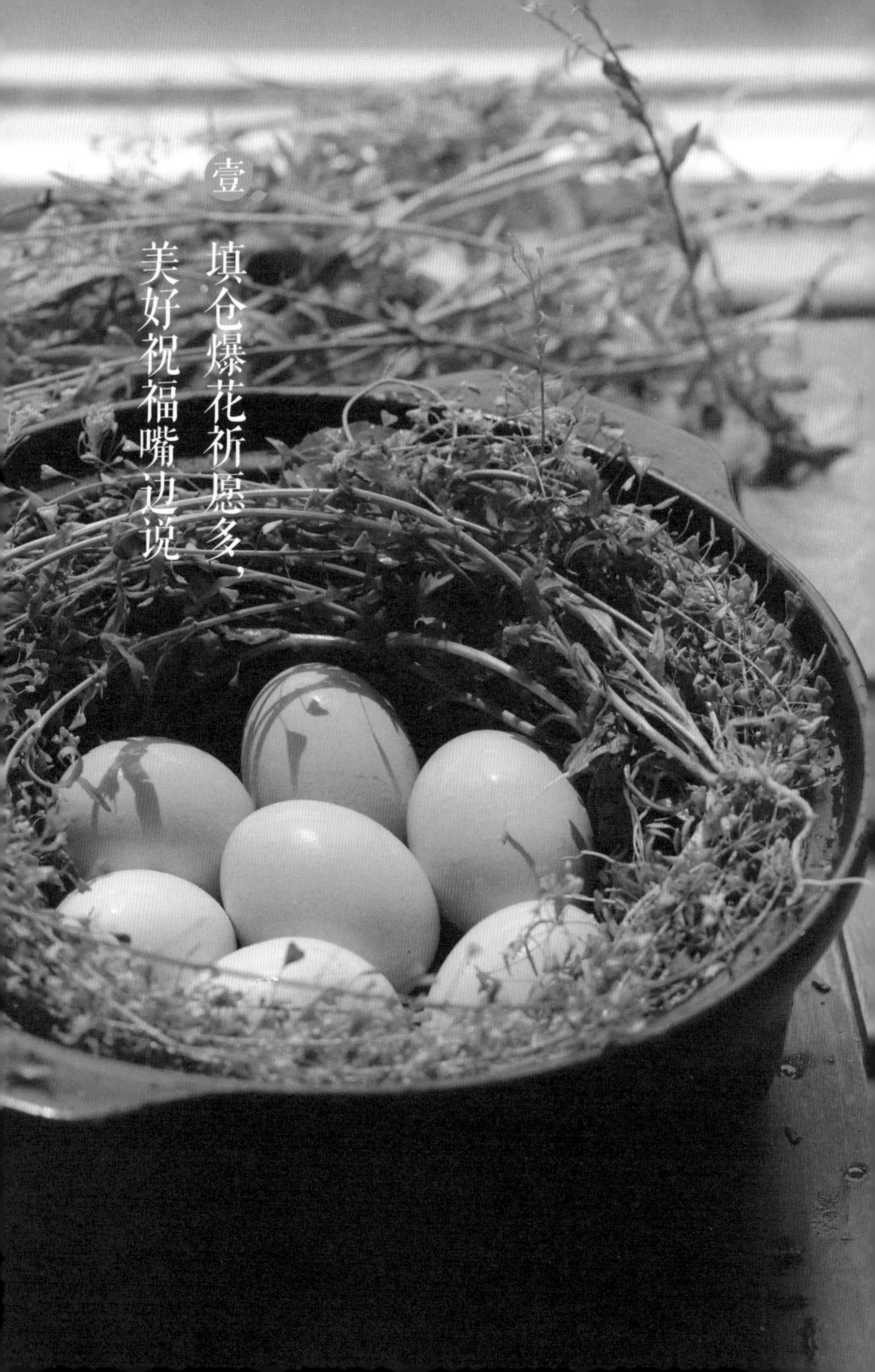

壹 填仓爆花祈愿多，美好祝福嘴边说

1 谁谓荼苦，其甘如荠

雨水时节，正是荠菜鲜美之时。荠菜在我国被食用的历史已有几千年，《诗经》中已有“谁谓荼苦，其甘如荠”的诗句，且荠菜味甘，性平，药用价值很高，具有明目、清凉、解热、利尿、治痢等功效。自古以来，荠菜都是人们非常喜爱的一种野菜，我国很多地方有阴历三月初三吃荠菜、煮鸡蛋的习俗，有的人还在雨水这天采集大量的荠菜，晒干，经常留着煮水服用。有的人在荠菜刚吐出嫩叶时，就开始采摘当菜吃，说是此菜能治百病，对身体很有益处，称它为“护生草”，所以有民谚：“三月初三，荠菜当灵丹。”

2 过填仓，五谷丰登

如果说腊八是春节的“序幕”，那么填仓节就是春节的“尾声”了。民间认为正月二十五日是仓官生日，填仓节以我国华北、西北地区为盛。每当填仓节到来，家家户户走亲访友，佳菜盛餐，酒醉方归。宋代孟元老在他著的《东京梦华录》中就有这样的记载：“正月二十五日，人家市牛羊豕肉，恣飨竟日，客至苦留，必尽而去，名曰填仓。”在我国北方民间，虽然大吃大喝的现象不多见，但还有吃干饭、喝面汤的节日习俗。

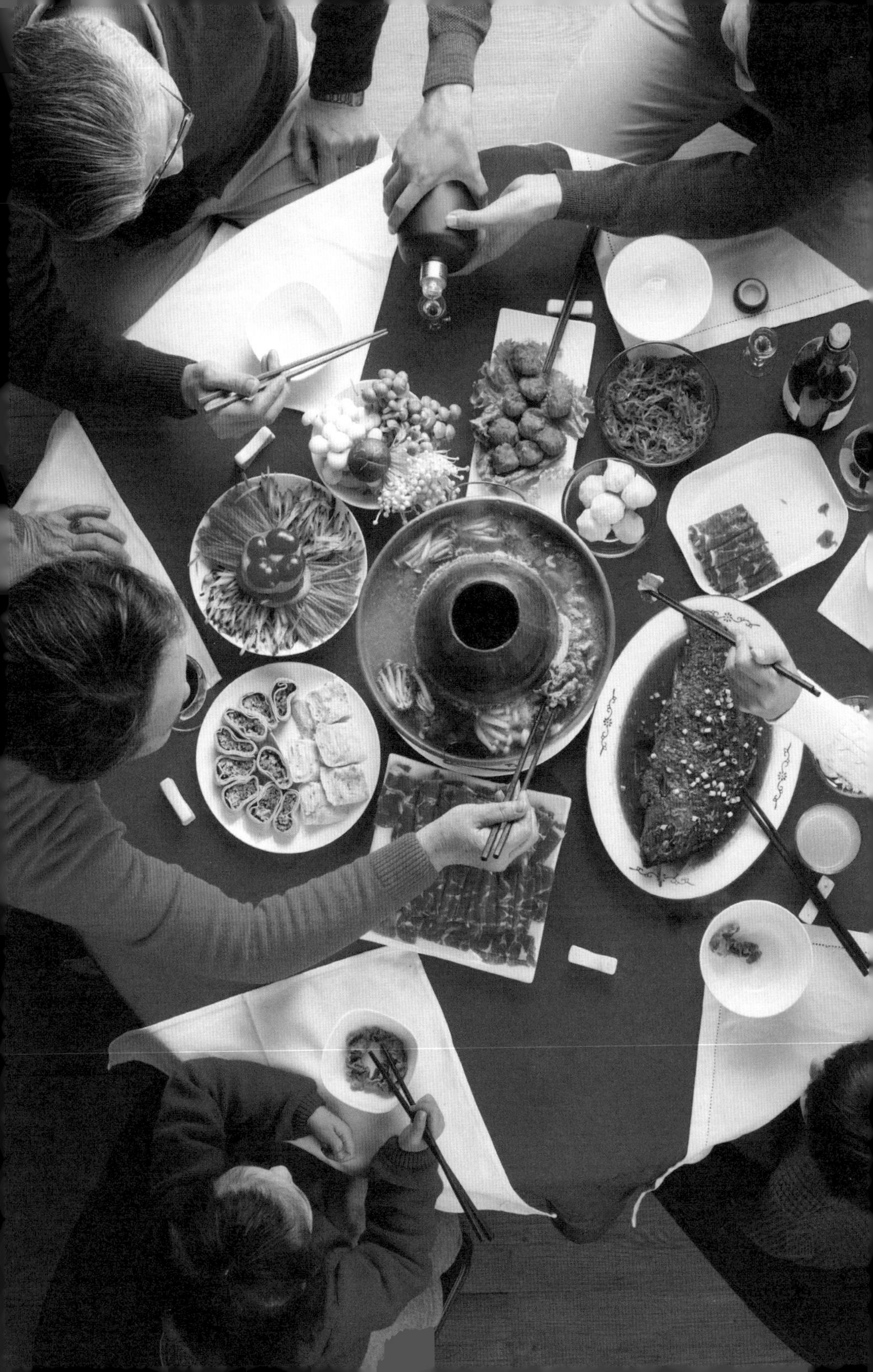

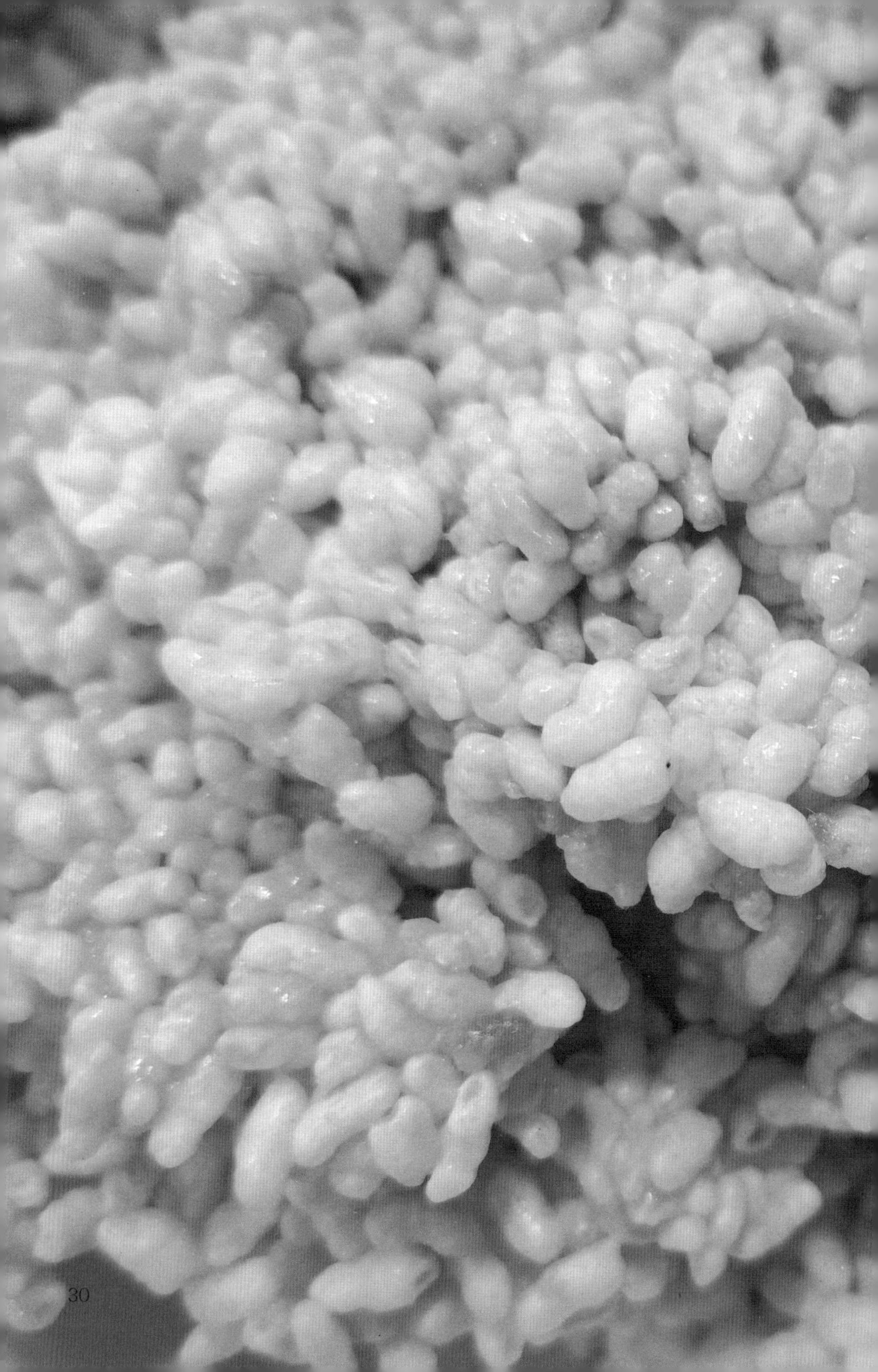

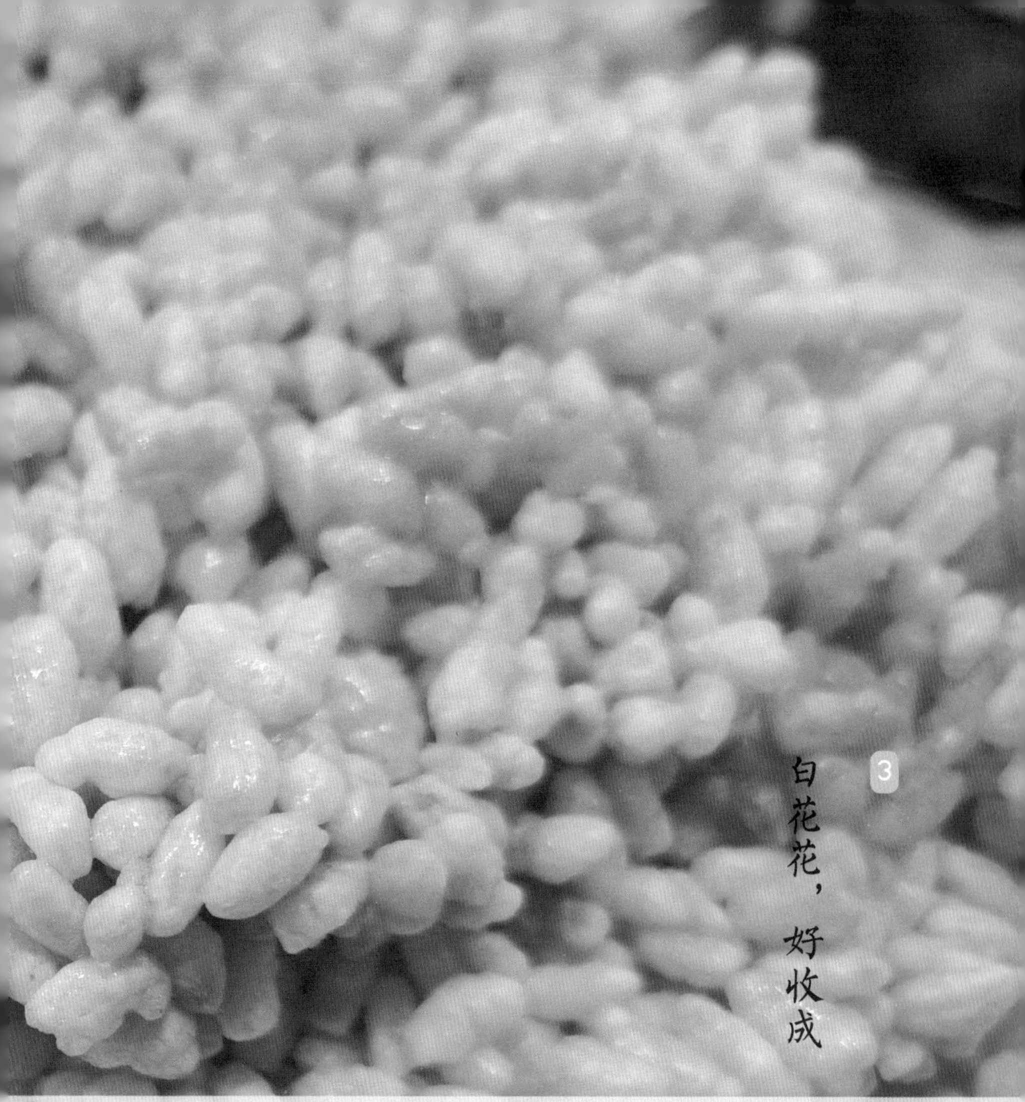

3 白花花，好收成

人们通过爆炒糯谷米花，来占卜当年稻谷收获的情况。“成色”的好坏，就看爆出的糯米花多少，爆出来白花花的米花越多，则是寓意着收成越好；而爆出来的米花越少，则意味着收成不好，米价将贵。

贰

七旬华侨打飞的，专程求助治胸闷

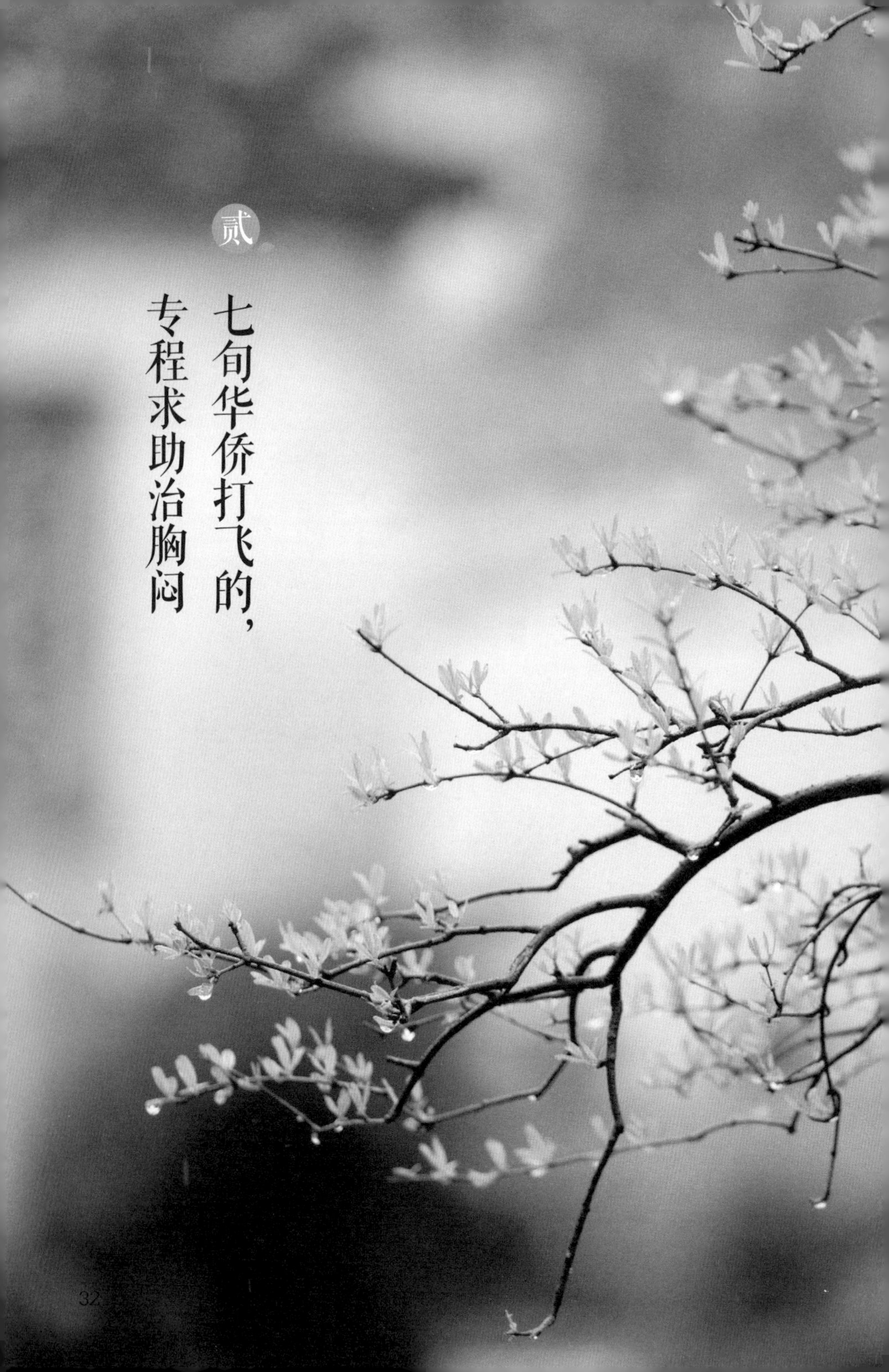

冯伯70多岁了，5年前跟着几个孙子到纽约居住，虽然不怎么习惯国外的生活和饮食，但是也算过得悠闲。可是，从3年前开始，冯伯感觉胸部有压迫感，有时起床还会头晕，站立不稳，一旦受点儿风就会咳嗽，他在美国的家庭医生认为这是由心血管方面的问题导致的。于是冯伯去做了心电图、心脏彩超以及一些抽血检查，还监测了一个月的血压，但都没发现问题。近1年来，冯伯胸闷的症状更严重了，走路稍快点就会气喘，由于找不到病因，冯伯也逐渐出现了焦虑、紧张等情绪。自觉平时很

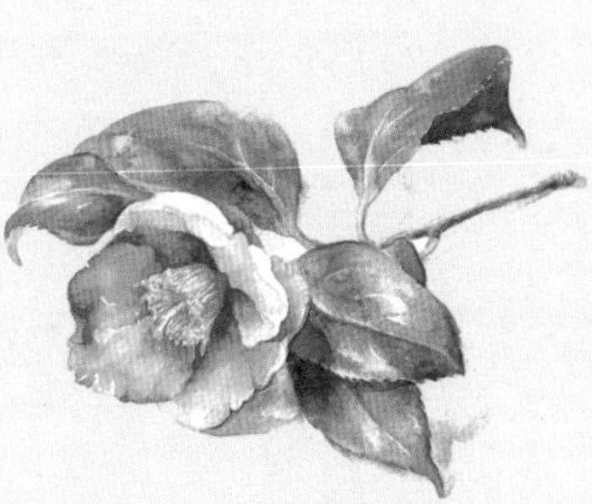

怕冷，胃口越来越差，睡眠也差了，晚上翻来覆去睡不着觉，夜尿很多，白天总是无精打采。冯伯担心自己情况越来越糟，给家人增加负担，于是自己减少外出，大多数情况都闷在家里。考虑再三，冯伯还是想着回国寻求中医的帮助，于是来到德叔的门诊。

冯伯的主要问题在肺，其病机是肺、脾、肾阳气不足。阳气像体内的小太阳，有温暖脏腑、肌肤体表的作用。不同地方的阳气亏虚，表现的症状也会不同。例如：肺脏的阳气亏虚了，就会胸闷、咳嗽；脾脏的阳气亏虚了，会头晕、乏力、胃口不好；肾脏的阳气亏虚了，人就怕冷、夜尿多。阳气本来应该潜藏在体内，阳气亏虚，阴气就逼迫剩余的阳气离开原来的位置，阳气浮越，就会扰乱我们的心神，出现焦虑、睡眠不好等症状。

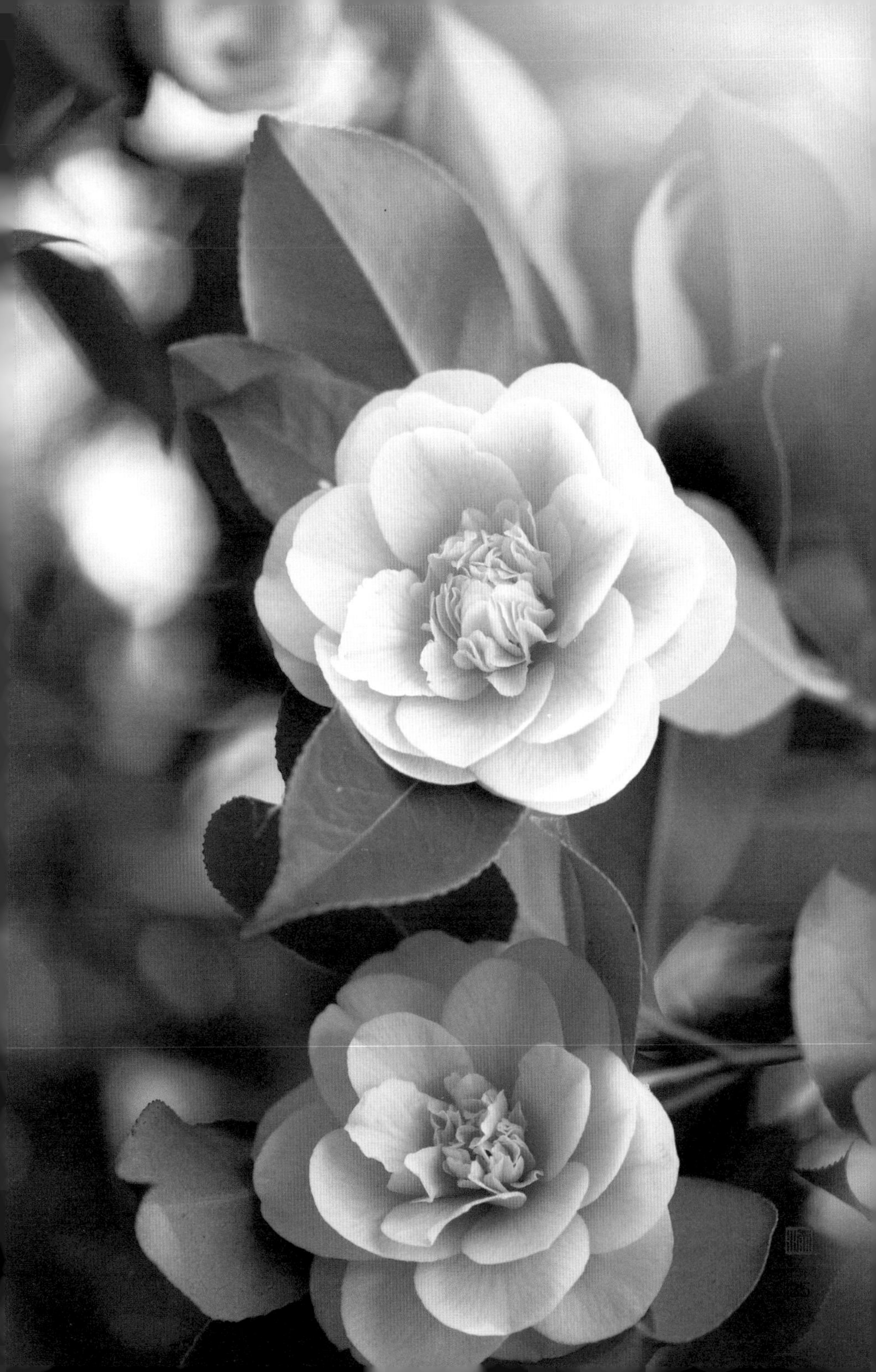

“好雨知时节，当春乃发生。随风潜入夜，润物细无声。”雨水节气降雨量逐渐增多，降雨多在夜间，故夜间及晨起时气温较低，寒湿之邪较盛。就像案例中的冯伯，肺、脾、肾阳气亏虚的病人，初春之际的风、寒、湿邪就喜欢往身体里面钻，因此夜间睡觉时要盖好被子，在床边备好外套，起夜以及晨起时要披上外套再外出活动。另外，随着春季阳气的升发，此时日间可以到户外晒晒太阳，但应注意不要随意减衣，晒太阳以微微出汗为最佳，这样可以达到温阳的目的。

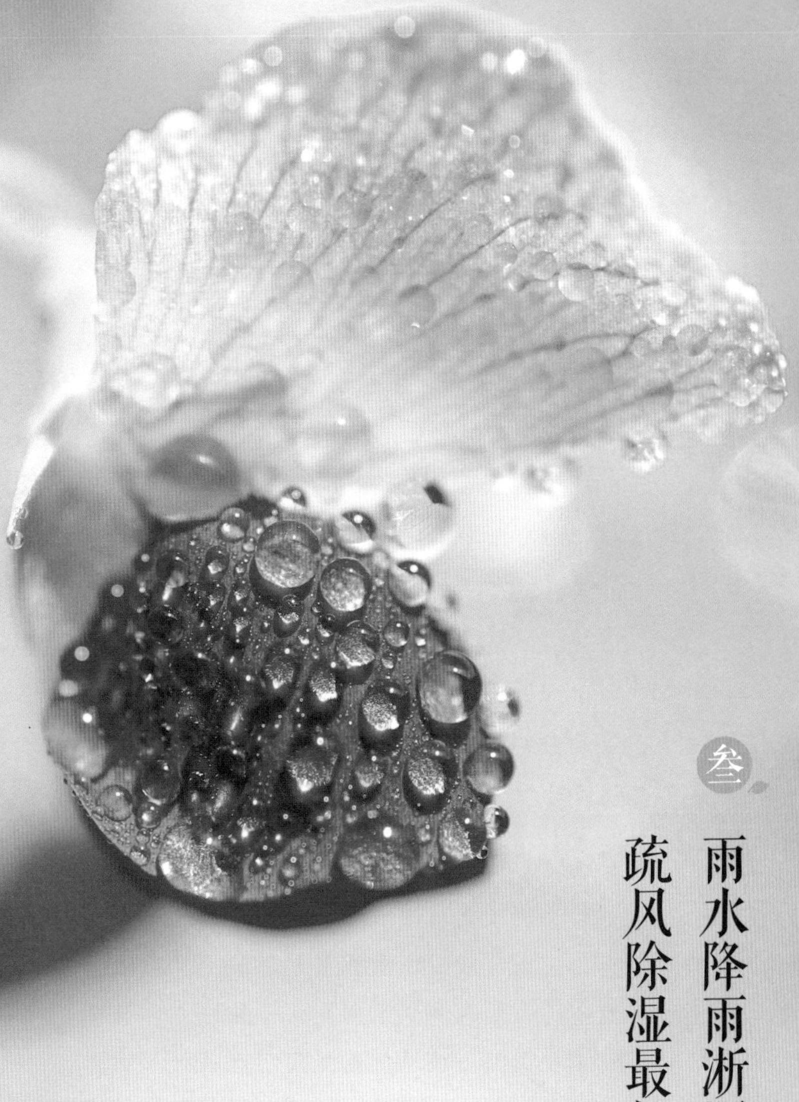

叁

雨水降雨淅沥沥，疏风除湿最相宜

1 解表散寒饮

功效 解表散寒、健脾和胃

材料

防风15克，生姜15克，陈皮5克，冰糖适量。

做法

将上述药材放入锅中，加清水1 000毫升（约4碗水量），煎煮约30分钟，最后加入适量冰糖，代茶饮。此为1人量。

小贴士

据说大禹时期有一防风氏在浙江治水，身亡后血液散落在山间长出防风草，后来当地乡民为治水受了风寒，头晕脑胀、浑身酸痛，乡民们用该草熬药服用后病就好了。防风味辛、甘，性微温，归膀胱经、肝经、脾经，防风疏风散寒的能力不强，常配伍其他药物使用，但其同时有除湿止痉的功效，在雨水节气，是非常适用的药材。

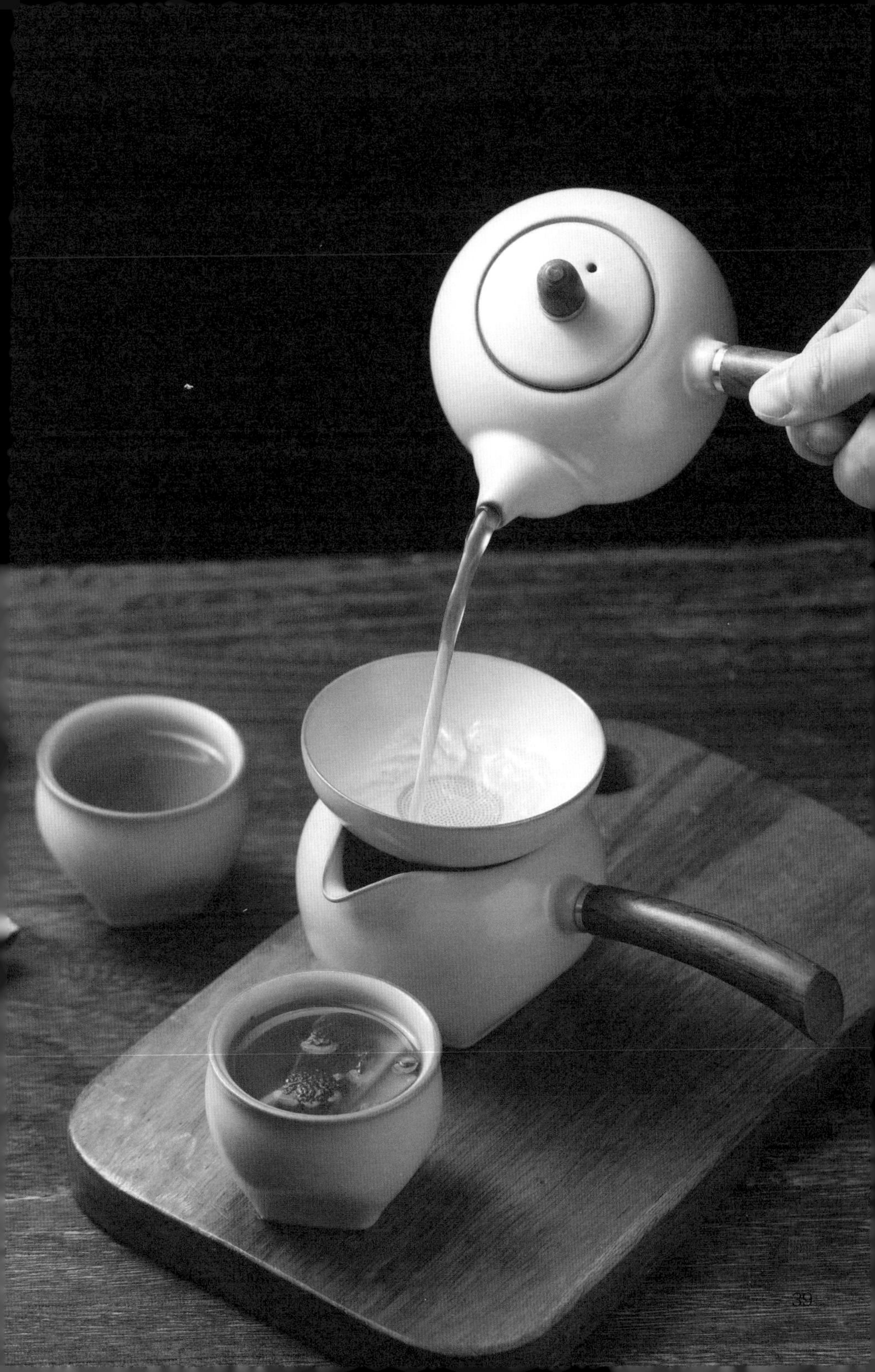

2 春笋彩椒炒牛肉

功效 疏风散寒、温中健脾

材料

牛肉400克，春笋100克，彩椒2个，洋葱半个，糖、生抽、玉米淀粉、精盐、食用油适量。

做法

将上述诸物洗净，春笋、彩椒、洋葱切丝备用，牛肉切片，加入糖、精盐、生抽、玉米淀粉拌匀后腌制10分钟，在锅中倒入适量食用油，待油热后放入彩椒、春笋及洋葱，翻炒均匀后加入牛肉，炒熟后加适量精盐，翻炒片刻即可。此为2～3人量。

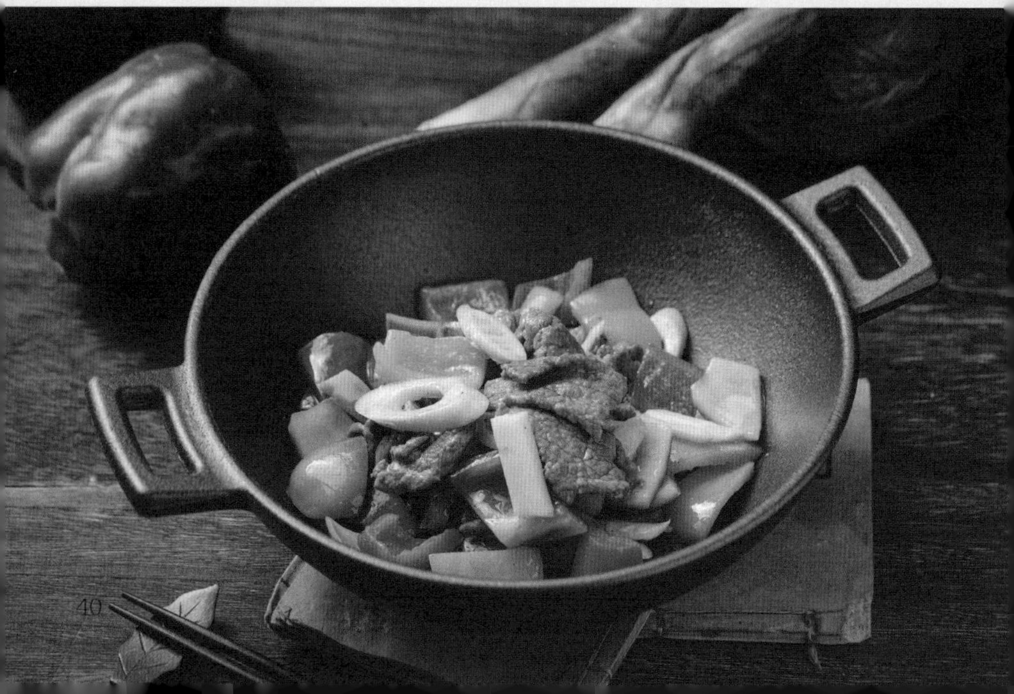

3 提神醒脑操

功效 解春困、缓疲乏

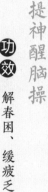

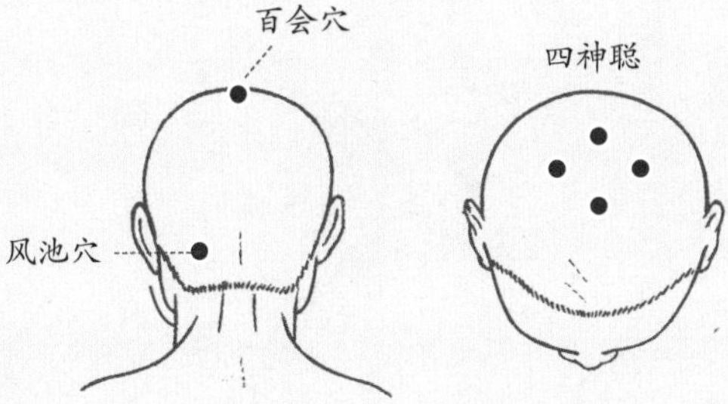

穴位

百会穴：位于头部，两耳尖直上与头正中线交叉点处。

四神聪：位于头部，百会穴前后左右各旁开一拇指宽处。

风池穴：位于颈部，与耳后高骨下缘相平，颈部肌肉外侧凹陷处。

操作方法

- 单手握空拳轻叩四神聪穴，每分钟20～30下，每次1～2分钟。
- 揉按百会穴：用拇指或食指指腹，置于穴位处按揉，力度要适中。每分钟100～150下，按揉1分钟。
- 揉按风池穴：操作同揉按百会穴，但风池穴为双侧取穴。

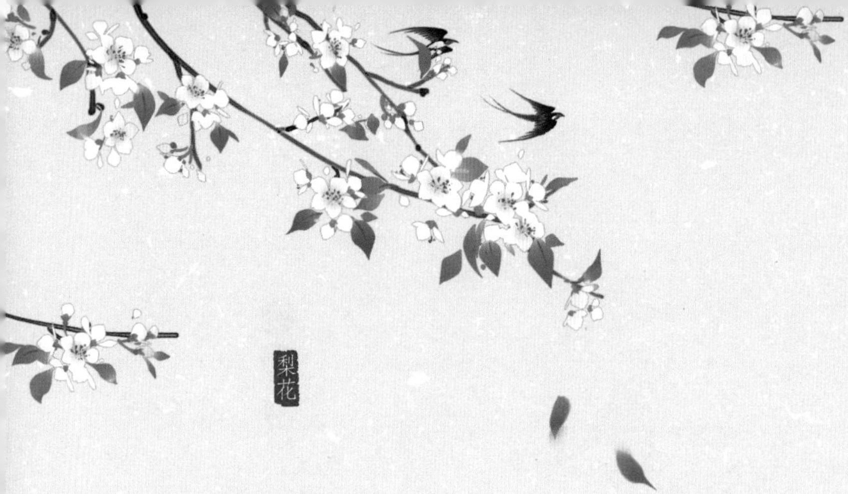

惊蛰

[唐] 刘长卿

陌上杨柳方竞春，
塘中鲫鲥早成荫。
忽闻天公霹雳声，
禽兽虫豸倒乾坤。

惊蛰

jing zhe

春雷乍动，大地回春

此时如果阳气尤其是肝阳升发过亢，往往会出现头晕、头痛等不适；如果为湿所困，阳气升发不利，则易出现怕风、喜睡、精神不佳等症状。这个节气是我们养护阳气的一个重要的时节，要让其升发，又不能太过，要充分发挥我们的聪明才智，使其阴阳各居其位，达到阴平阳秘的目的。从而使我们的身体处于一种平衡的状态，可以在这个时段高效地学习生活。

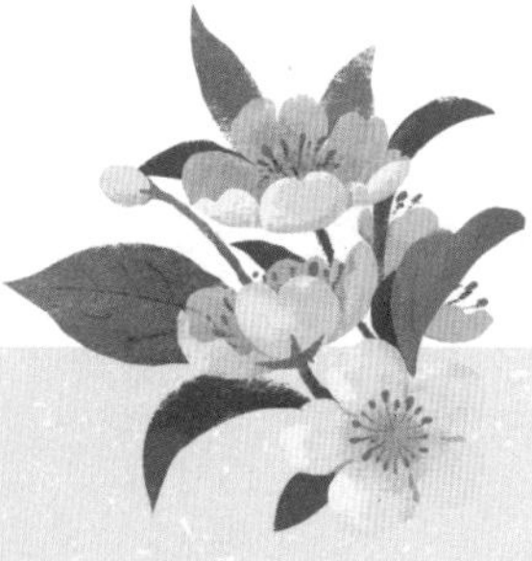

惊蛰是春天的第三个节气，《月令·七十二候集解》云：『二月节，万物出乎震，震为雷，故曰惊蛰。是蛰虫惊而出走矣。』在这里『蛰』的意思是『藏』，是指钻到泥土里越冬的小动物被雷震醒后出来活动，『惊蛰』二字反映出了自然物候。春雷乍动，惊醒了蛰伏在土壤中冬眠的动物。这时气温回升较快，田间杂草也相继发芽，例如小麦孕穗、油菜开花，黄淮流域的冬小麦在惊蛰期间普遍返青，生长加快，这个时间段渐有春雷萌动。冬眠的动物和即将破冻土而出的植物，慢慢苏醒，万物复苏，草长莺飞，桃红李白。对应到我们人体，这时候阳气升发得也比较旺盛。

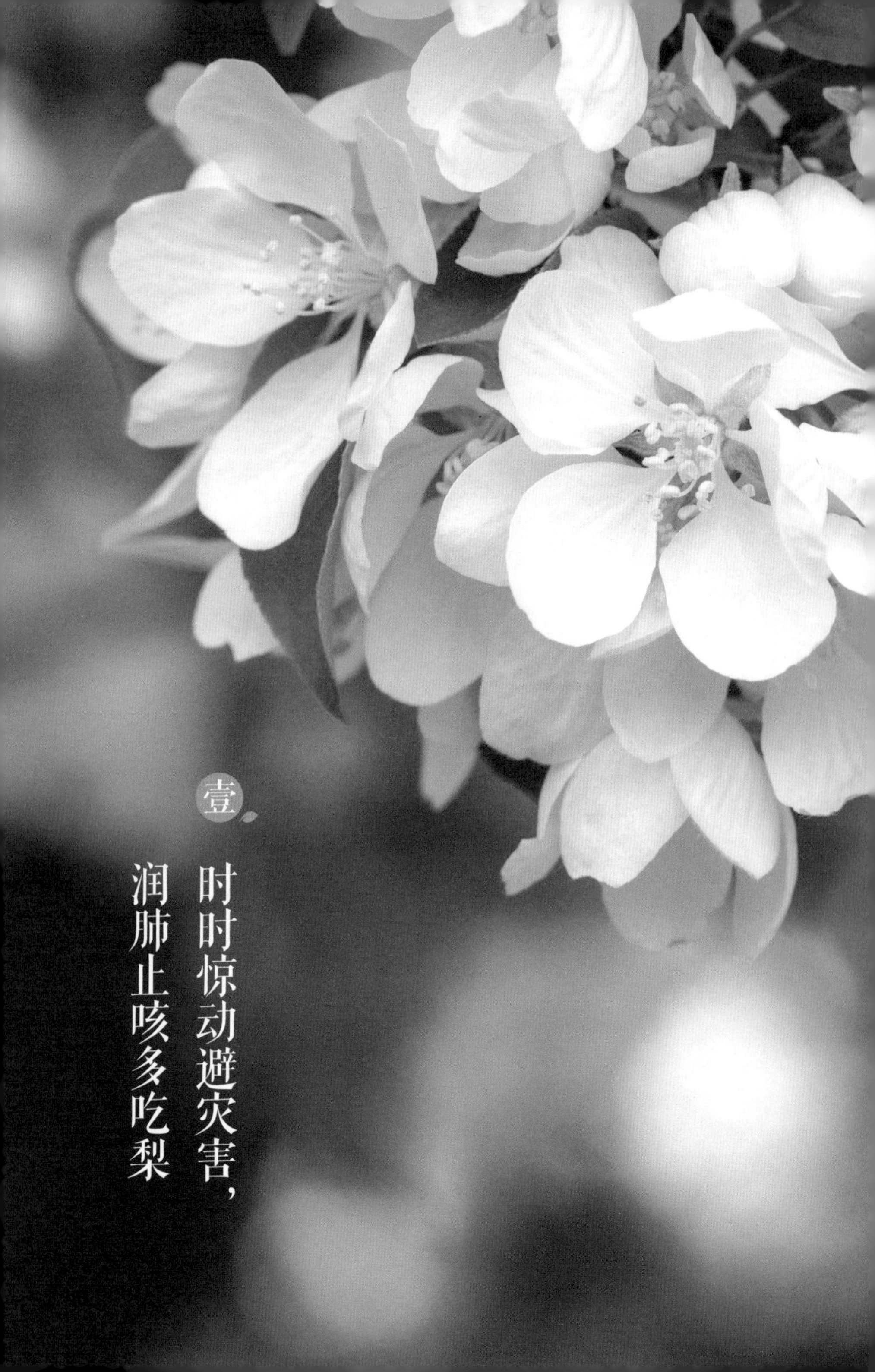

壹 时时惊动避灾害，润肺止咳多吃梨

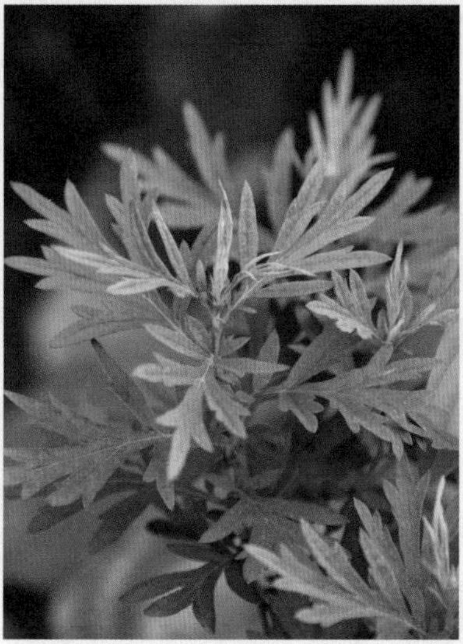

1 熏艾草，驱霉运

惊蛰春雷乍动，唤醒所有冬眠中的蛇鼠，家中的爬虫走蚁又会应声而起，四处觅食。所以古时惊蛰当日，人们会手持清香的艾草，熏家中四角，以香味驱赶蛇、虫、蚊、鼠和霉味。

小贴士

艾叶性味芳香，辛散苦燥，为避秽驱邪之要品，也是我国古代用于预防瘟疫的要药。晋代葛洪在《肘后备急方》中指出，在瘟疫流行期“以艾灸病人床四角，各一壮，令不相染”。

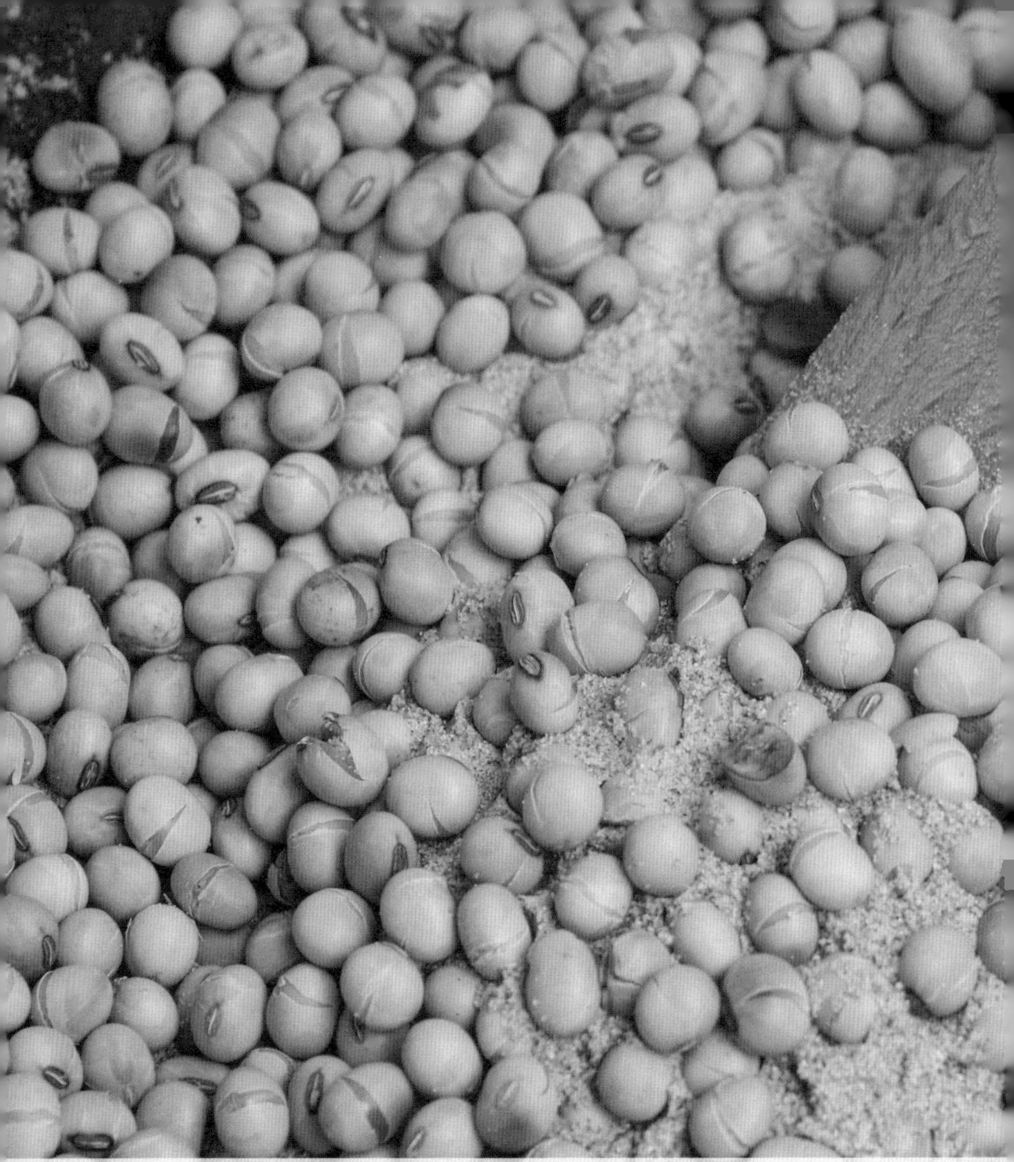

炒惊蛰的习俗流行于广东大埔等地。当地有一种黄蚁，凡是家里藏了糖果之类的食物，就会有很多黄蚁来吃。为了消灭黄蚁，当地人每年惊蛰这天夜里，家家户户炒黄豆或麦粒，边炒边说：“炒炒

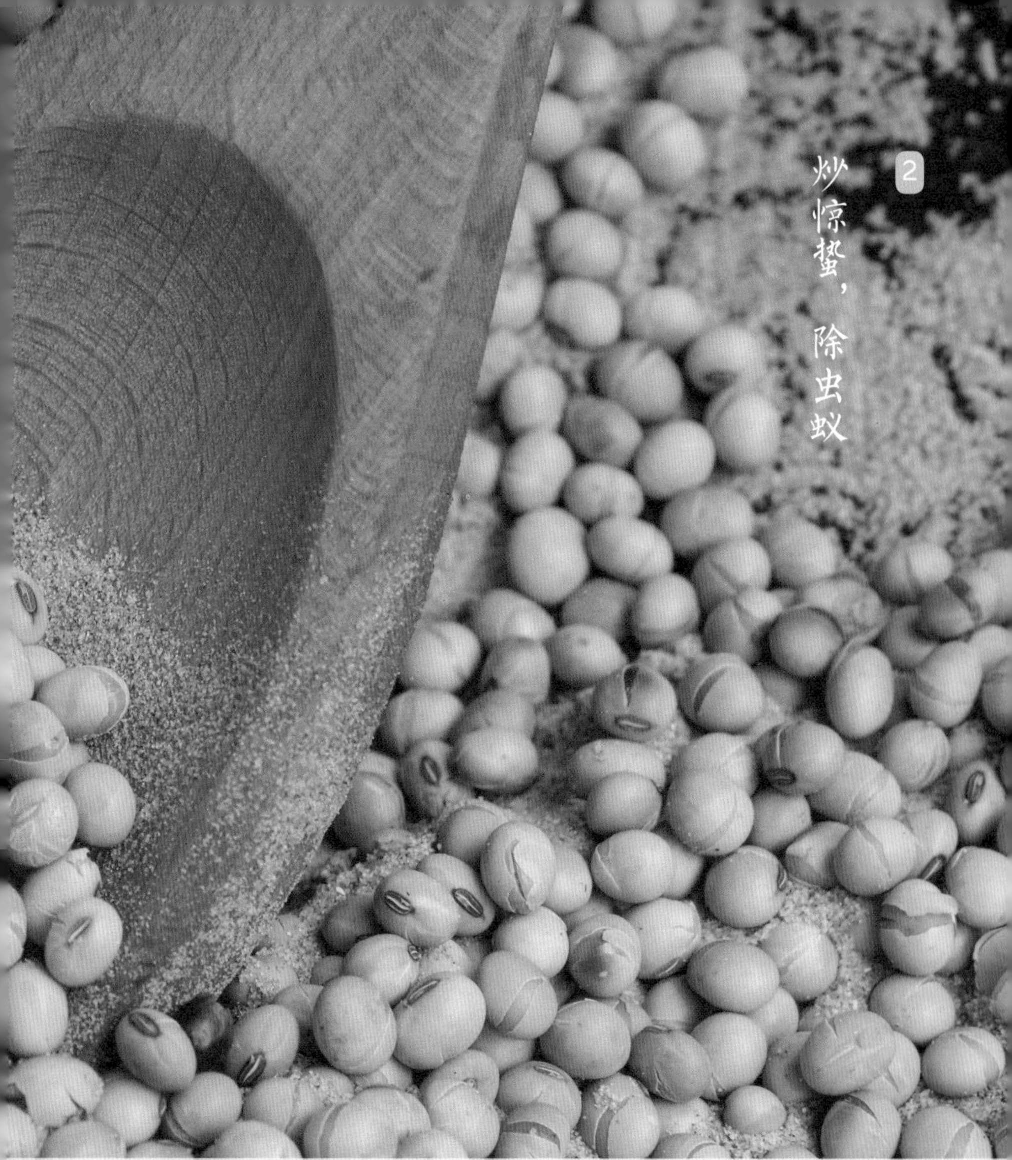

2 炒惊蛰，除虫蚁

炒，炒去黄蚁爪……”以求减轻黄蚁的危害。类似于炒惊蛰，江西遂川惊蛰日有杀虫的习俗，在房前屋后的墙基、厕所等处撒上生石灰，在果树下喷洒生石灰水，以杀虫、防虫。

3 惊蛰吃梨

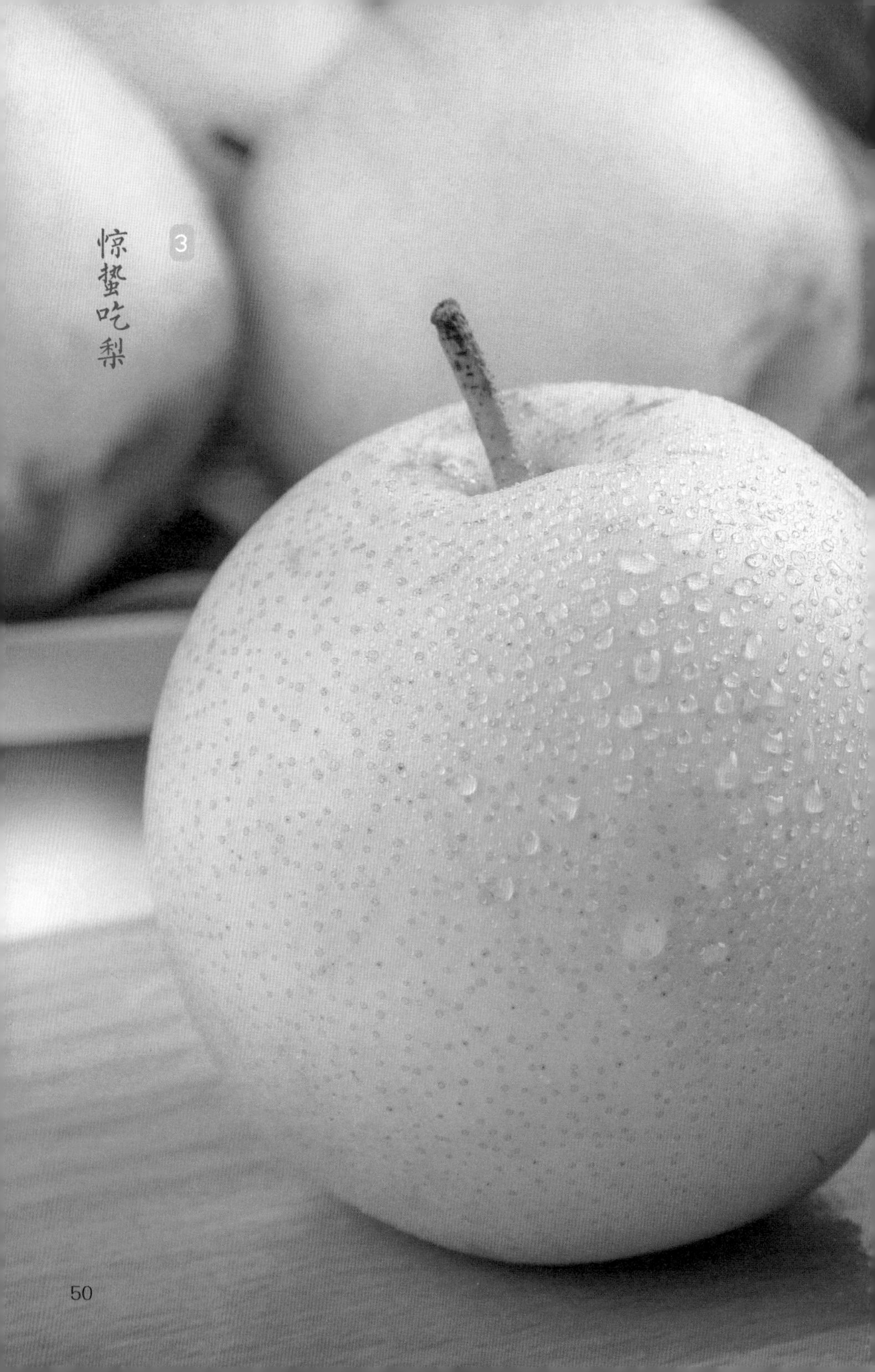

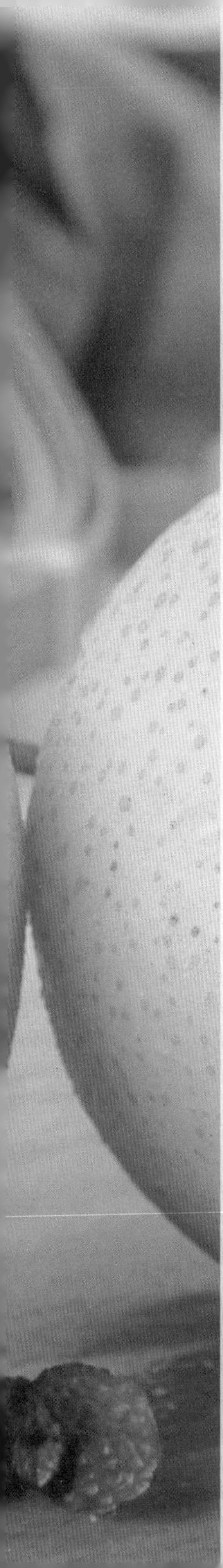

时至惊蛰，乍暖还寒，阳气升发，风邪也越发放肆，人们容易口鼻干燥，外感咳嗽，所以民间素有惊蛰吃梨的习俗。梨味甘，性寒，有润肺止咳、滋阴清热的功效，《本草通玄》载道，梨“生者能清六腑之热，熟者滋五脏之阴”。又因为梨与“离”谐音，惊蛰吃梨，寓意着和害虫分离，远离疾病；也寓意着“离家创业”，吃了梨，一年都能够事业风风火火，财源滚滚来。

小贴士

传说闻名海内外的晋商渠家，先祖渠济是上党（今长治市）长子县人。明代洪武初年，他带着信、义两个儿子，用上党的潞麻与梨倒换祁县的粗布、红枣，往返两地间从中赢利，天长日久有了积蓄，在祁县城定居下来。雍正年间，渠百川走西口，正是惊蛰之日，其父拿出梨让他吃后说，先祖贩梨创业，历经艰辛，今日惊蛰你要走西口，吃梨是让你不忘先祖，努力创业光宗耀祖。后来渠百川走西口经商致富，将开设的字号取名“长源厚”。别的走西口者也仿效吃梨，多有“梨（离）家创业”之意。再后来惊蛰日吃梨，还有“努梨（力）荣祖”之念。

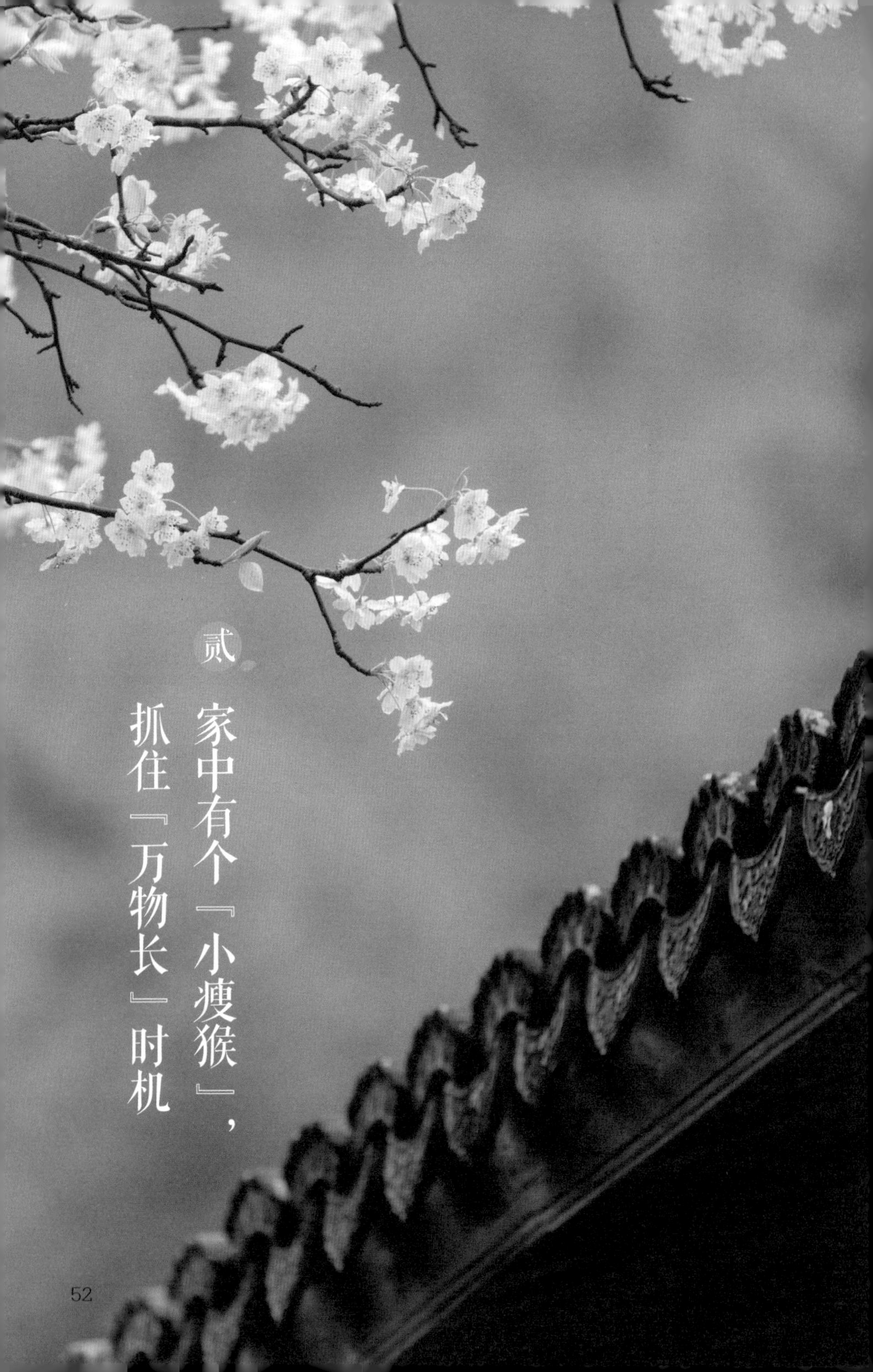

贰 家中有个『小瘦猴』，抓住『万物长』时机

4岁的林林平时动不动就会感冒、发烧、咳嗽。刚上幼儿园时，晚上睡觉时打呼噜，后来经常出现鼻塞，时不时咳嗽，喉咙有痰，严重的时候会呼哧呼哧地喘息，林林的家长吓坏了，以为得了哮喘。于是带林林去某儿童医院，诊断为腺样体肥大，医生说是腺样体因炎症反复刺激而发生增生导致上述症状，严重时会出现呼吸暂停，影响生长发育，建议手术治疗。林林父母心疼自己的孩子，不想让林林挨上一刀，想着能否用中医的方法来解决这个腺样体肥大的问题。

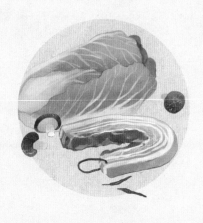

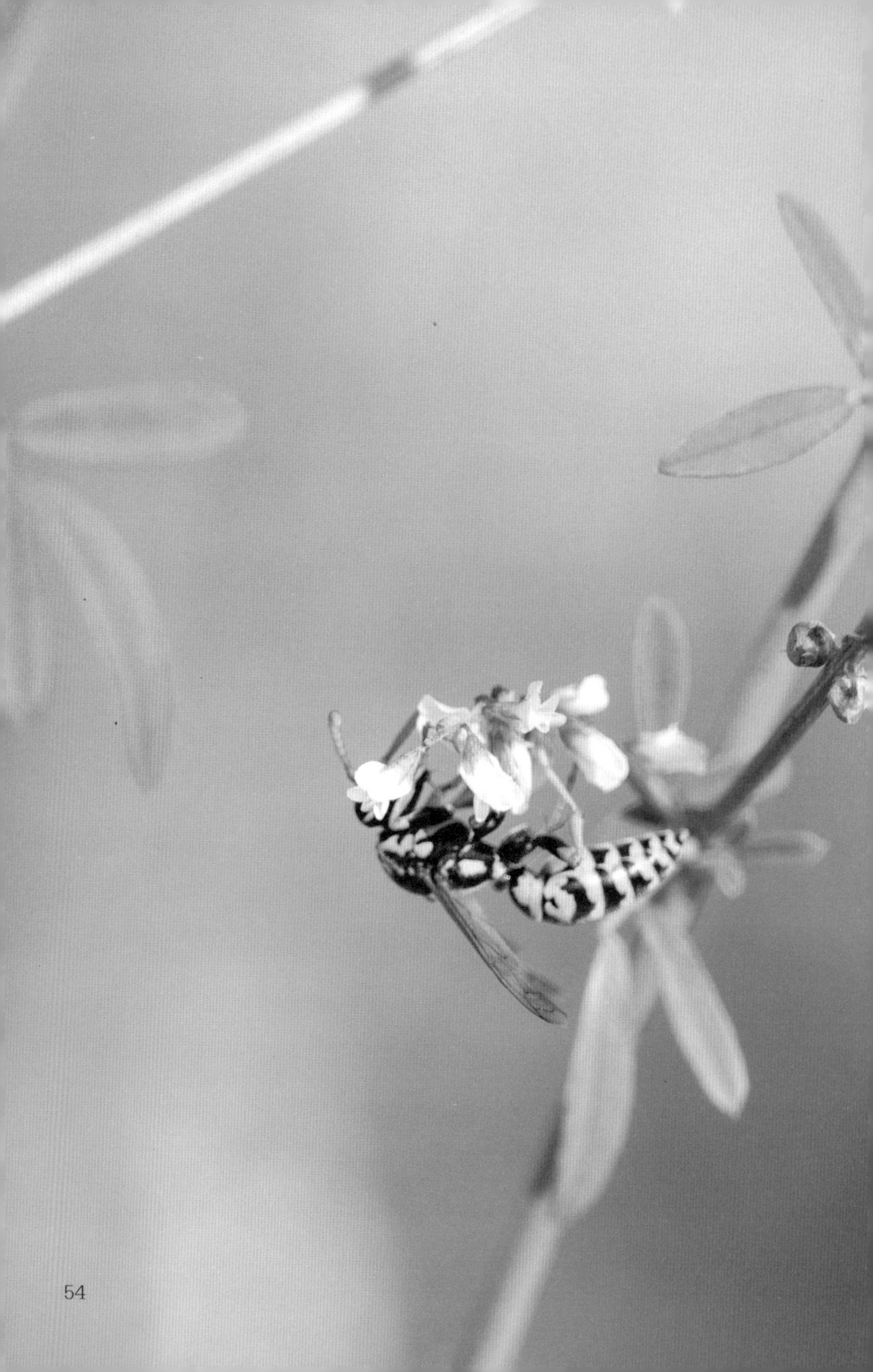

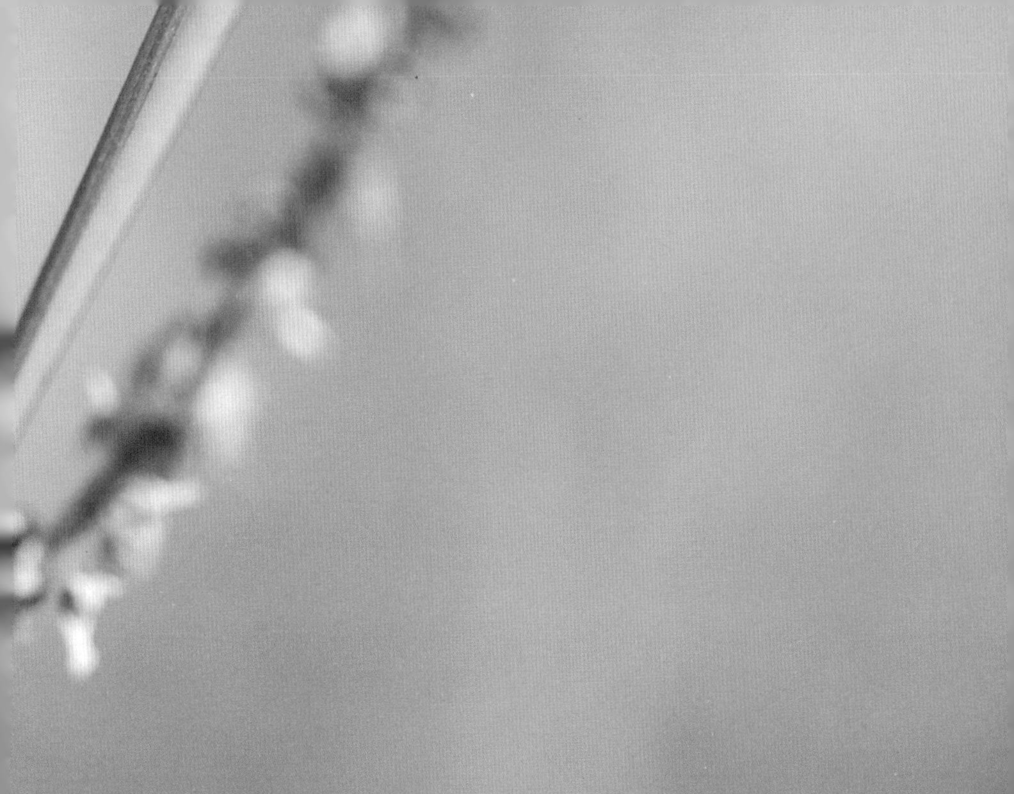

林林妈妈讲："孩子经常鼻塞，平时出汗特别多，晚上睡觉还磨牙，最近不爱吃饭，脾气也不好……"德叔还了解到林林特别喜欢吃零食、冰激凌等，且外婆一直认为林林有热气，经常煲冬瓜、薏米、苦瓜、紫菜、豆腐等清热的汤给林林喝。事实上，林林的这一系列症状主要是因为肺气虚加上脾胃失调引起的，又因为小儿本身生理特点是脾虚，长期饮食不当或饮食不节，脾胃失调加重，会使体内的水分不能正常分布而凝聚成痰，痰湿容易堵塞气道而出现打呼噜、鼻塞、咳嗽等症状。

民间有谚语云：“春雷响，万物长。”中医认为孩子本身“肝常有余，脾常不足”，而该时节又有助于肝阳生发，所谓“木旺克土”，故需固护孩子的脾胃。德叔建议饮食不宜过粗过精，鱼、肉、蛋类要合理搭配。现在很多宝妈宝爸，经常给小朋友吃一些粗粮、水果和蔬菜，但吃太多粗粮，不易吸收，只会增加脾胃负担。对小朋友而言，不应提倡“多吃青菜、水果等于健康”，因为小朋友生长发育较快，若长期以水果或蔬菜为主，容易伤到脾胃，应适当多吃一些牛肉、鸡肉、羊肉、鱼等。惊蛰时节要多去户外运动，保持心情舒畅，才能使体内气血和顺通畅，身心健康。

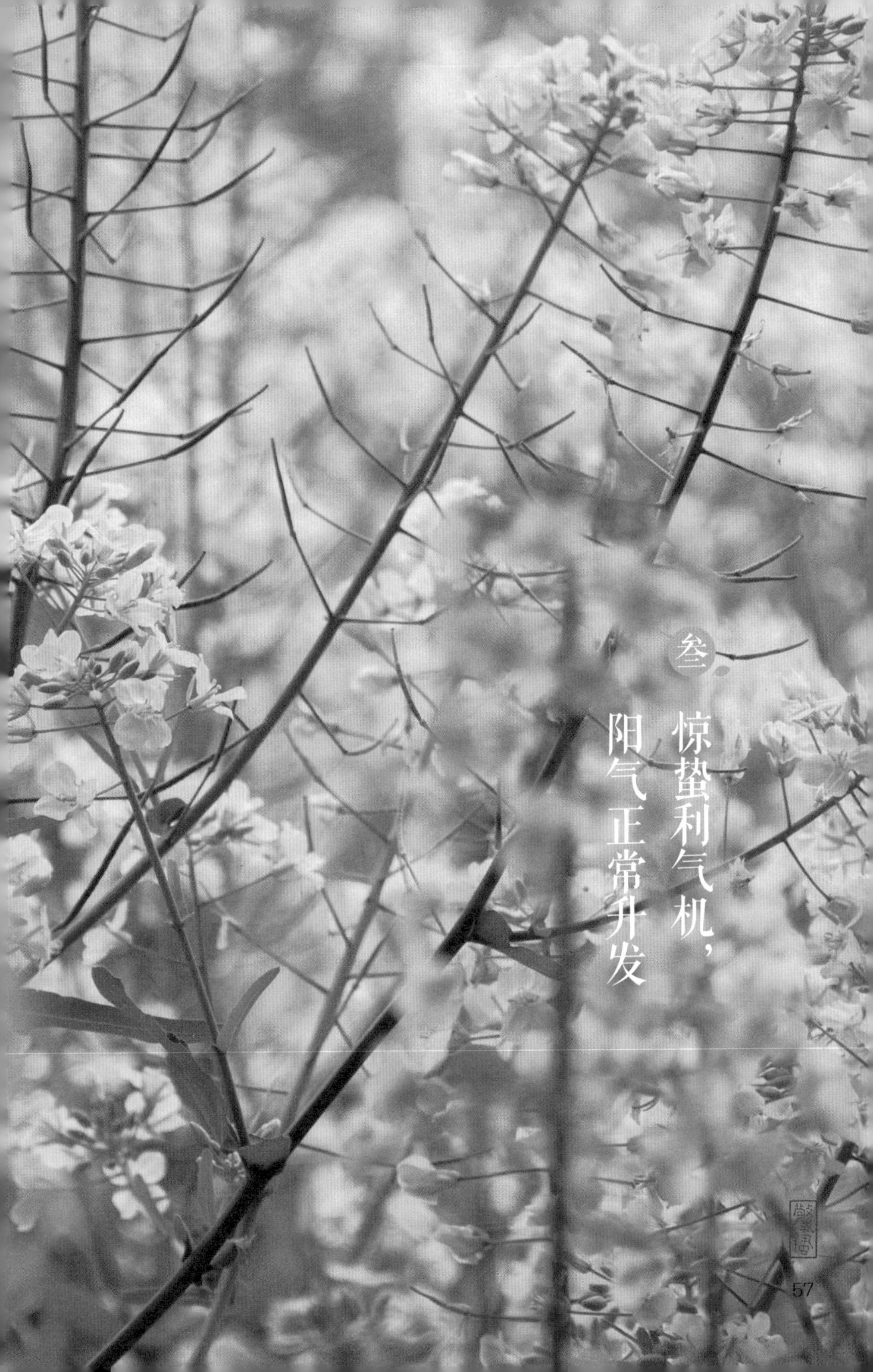

叁

惊蛰利气机，阳气正常升发

1

陈皮泥鳅煲

功效 补中益气、健脾、理气化痰

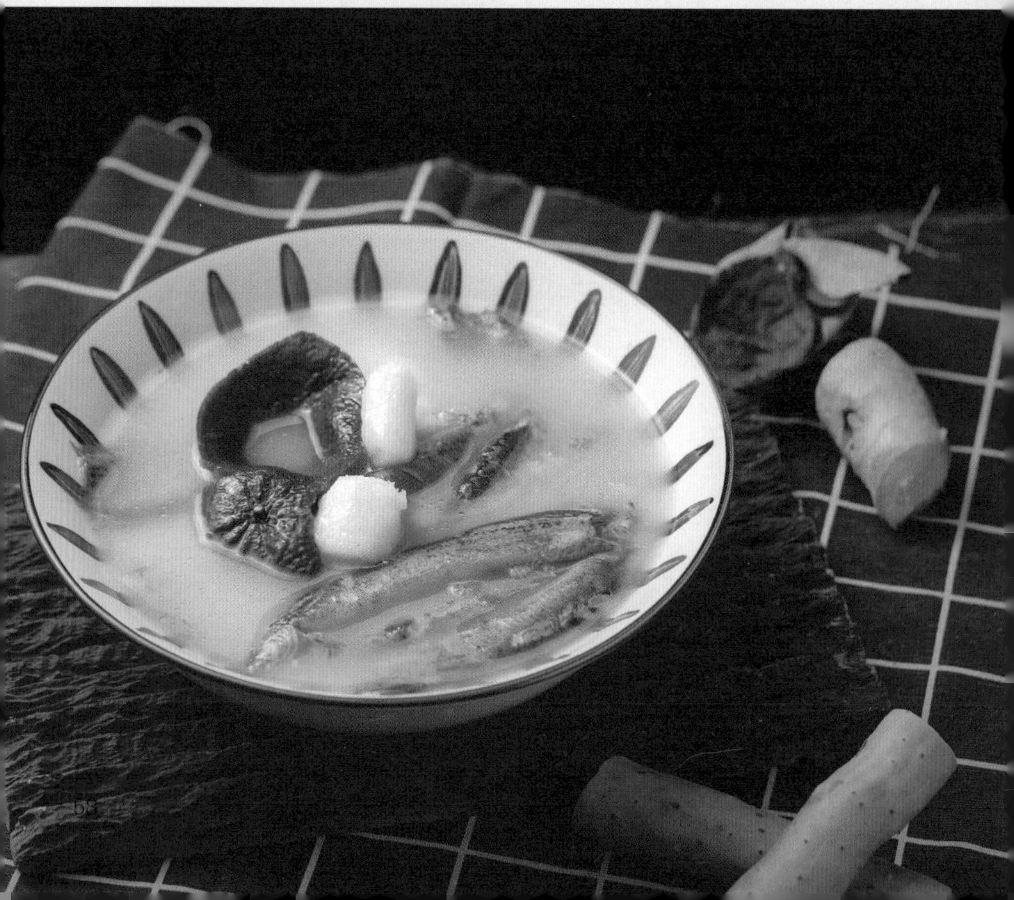

材料

陈皮3克，川贝5克，泥鳅200克，山药（鲜品）150克，精盐适量。

做法

将诸物洗净，山药削皮切块、泥鳅宰杀后备用；上述食材放入锅中，加清水1 500毫升（约6碗水量），武火煮沸后改为文火煲1.5小时，放入适量精盐调味即可。此为2～3人量。

小贴士

泥鳅被称为“水中人参”，惊蛰时节，泥鳅开始生长繁殖，到秋天最为肥美。据《滇南本草》记载，泥鳅“主治五劳、五热，小儿脾胃虚弱，久服可以健胃补脾，令人白胖。治诸疮百癣，通血脉而大补阴分”。泥鳅味甘，性平，入脾、肺两经，能补中气，祛湿邪，用于脾虚泻痢、热病口渴、小儿盗汗、水肿、痔疮、疔疮、皮肤瘙痒等治疗。而且它的含钙量比鲫鱼、黄鱼、虾高3～4倍，蛋白含量高，脂肪含量低，含有多种维生素，是给小儿补充营养的好选择。

2 小小指尖，通通鼻窍

功效

散寒固表、通鼻窍

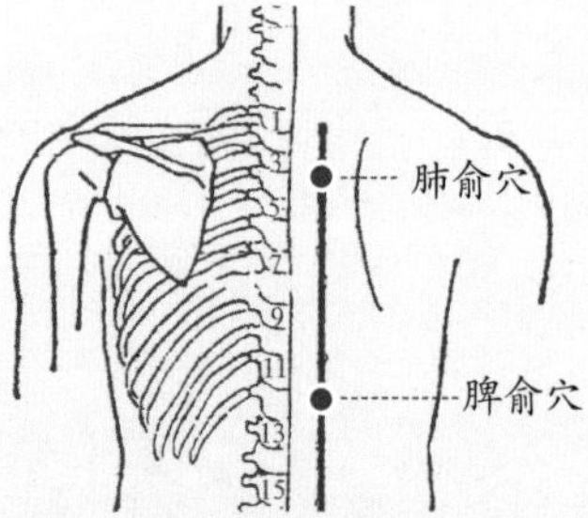

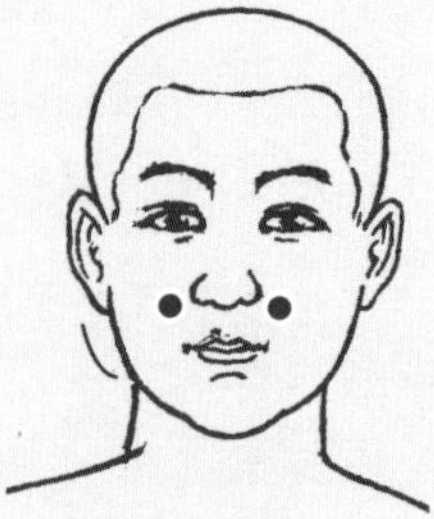

迎香穴

穴位

肺俞穴：位于背部，第3胸椎棘突下，旁开1.5寸。

脾俞穴：位于背部，第11胸椎棘突下，旁开1.5寸。

迎香穴：鼻翼两侧外缘与脸颊的相接点，左右对称各有一个迎香穴。

操作方法

- 用拇指或食指指腹，置于穴位处按揉，力度要适中。
- 每个穴位按揉200～300次，每日1遍。

3 灸春湿，建好『根基』

功效 温阳散寒、除湿、健脾和胃

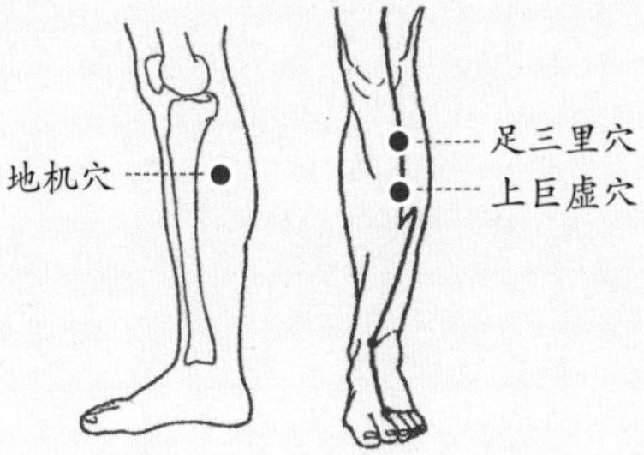

穴位

足三里穴：位于外膝眼下四横指。

上巨虚穴：位于足三里穴下3寸。

地机穴：内踝尖与阴陵泉（小腿内侧，膝下胫骨内侧凹陷中）的连线上，阴陵泉穴下3寸。

操作方法

- 将点燃的艾条置于离皮肤2～3厘米处，进行熏灸。
- 每个穴位灸10～15分钟，1周灸2～3次。

小贴士

地机穴是脾主运化的重要一环，该穴将吸收的精微物质经经水巧妙地运输到人体各部，达到滋养全身的作用。同时，该穴汇聚脾经气血，是生机兴旺之穴，功善调血健脾，利湿通淋，对于脾失健运所致的痛经、崩漏、月经不调、腹痛、腹泻、小便不利、水肿等皆有治疗作用。

七绝·苏醒

[宋] 徐铉

春分雨脚落声微，
柳岸斜风带客归。
时令北方偏向晚，
可知早有绿腰肥。

春分

chun.fen

昼夜平分，
万物翠青

暖，避免风寒之邪侵袭肌表，甚或直接侵袭肺脏。此外，春意萌动，应当疏泄，避免郁而化火，避免身体出现不适症状，如皮疹、眼干、腹泻等。在春分这个节气，不着急减衣物，宁暖勿寒，稍不慎便可招受风寒，对于有呼吸系统疾病的患者或是中老年人，在居家生活时也要避免穿堂风，阳台活动或起居时多穿一件外套，给自己抵御风寒多加上一份屏障。

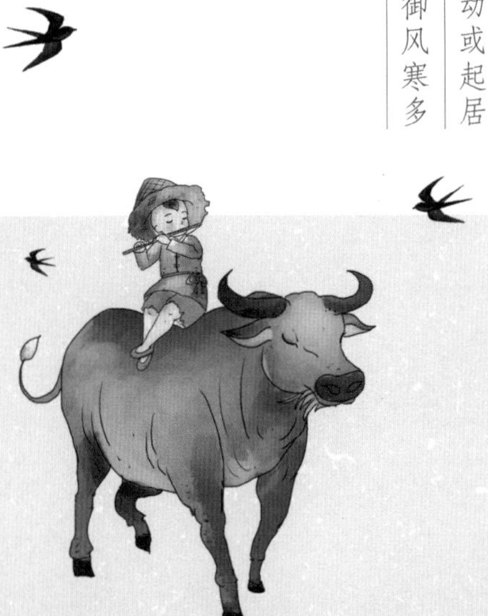

春分时节，白昼黑夜等长，是一个交接的时节。春分节气一到，雨水明显增多，春分之后，昼长于夜，白昼继续变长，黑夜继续变短。这也是春季第四个节气，正当春季（立春至立夏）三个月之中，平分了春季。有谚语道『春分秋分，昼夜平分』『吃了春分饭，一天长一线』，所以古时又将春分称为『日中』『日夜分』『仲春之月』等。在这个时间段，我国南方大部分地区雨水充沛，阳光明媚，有利于越冬农作物的生长，也是人们踏青的好时节。这时候在田野中，不时会见到父母带着孩子放风筝追逐玩耍。虽说天气开始转暖，但依然时不时可以感受到寒意，仍需注意保

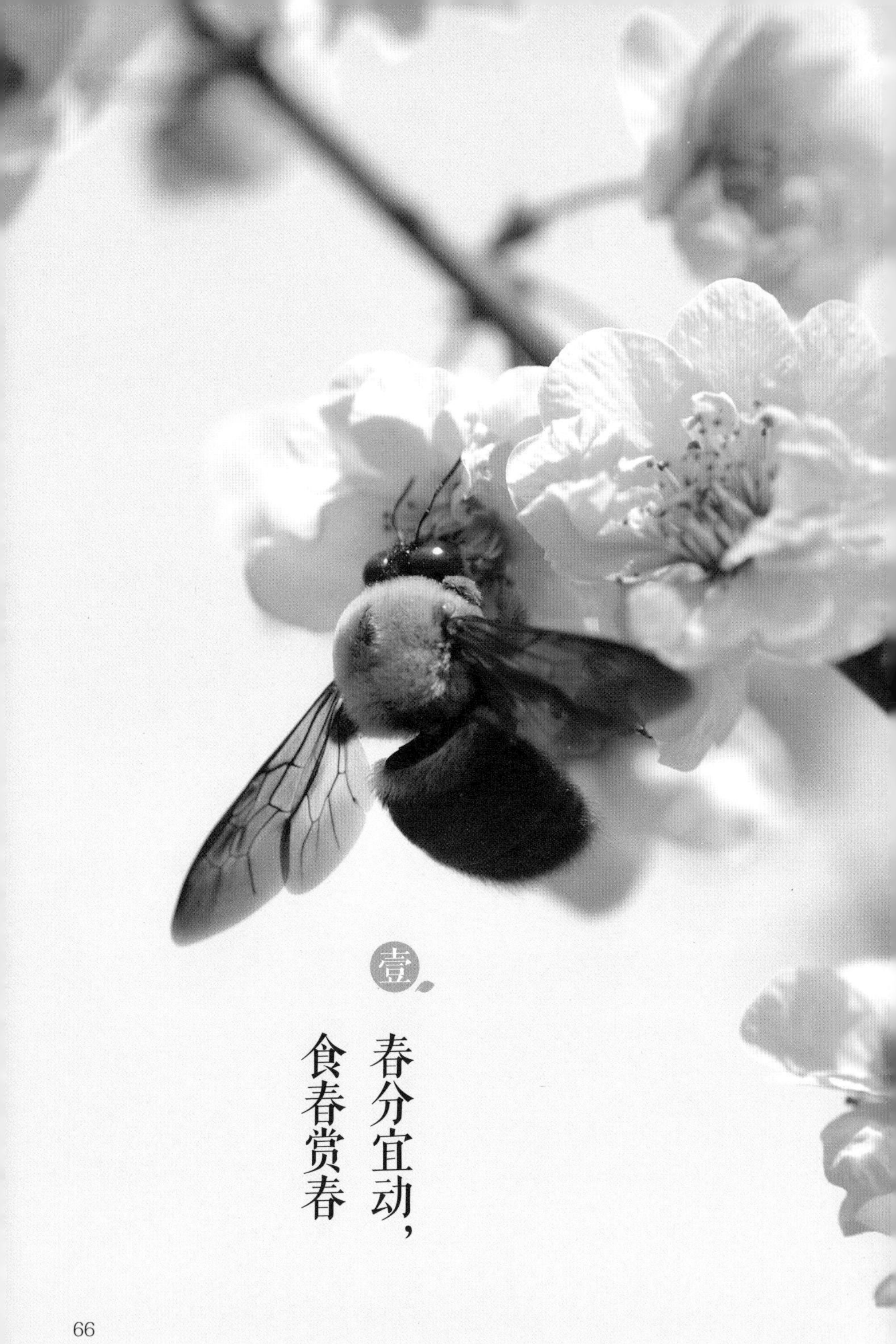

壹

春分宜动，食春赏春

1 吃春菜，喝春汤

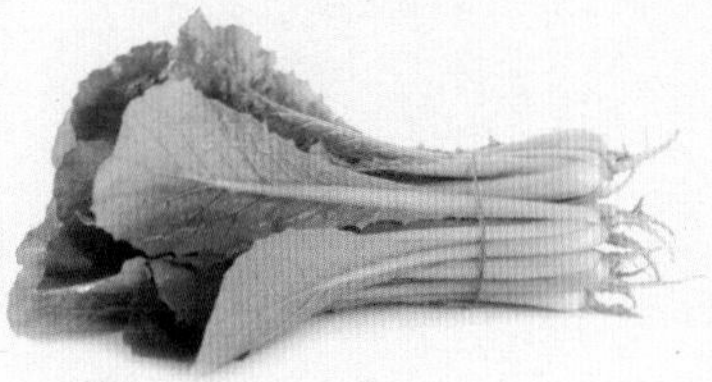

在南方一些地方有个习俗，叫做“春分吃春菜”。在春分这一天，老百姓会到野外采摘春菜，将采回的春菜与鱼片“滚汤”，名曰“春汤”。有句顺口溜道：“春汤灌脏，洗涤肝肠。阖家老少，平安健康。”采摘春菜的过程有利于增加人们的户外活动，岭南常见的春菜有鱼腥草、菠菜、芹菜、马齿苋等。“吃春菜”真是应了春分养生之道。

2 春风拂面，风筝满天飞

放风筝是春分传统习俗，清代文人高鼎《村居》曰：“草长莺飞二月天，拂堤杨柳醉春烟。儿童散学归来早，忙趁东风放纸鸢。”正如《内经》所云：“春三月，此谓发陈。天地俱生，万物以荣，夜卧早起，广步于庭，被发缓形。”春分是放风筝的大好时机，这是一种回归自然的良好运动，既可获得欢乐，又可运动全身、疏通经络、调和气血，达到强身健体的目的。

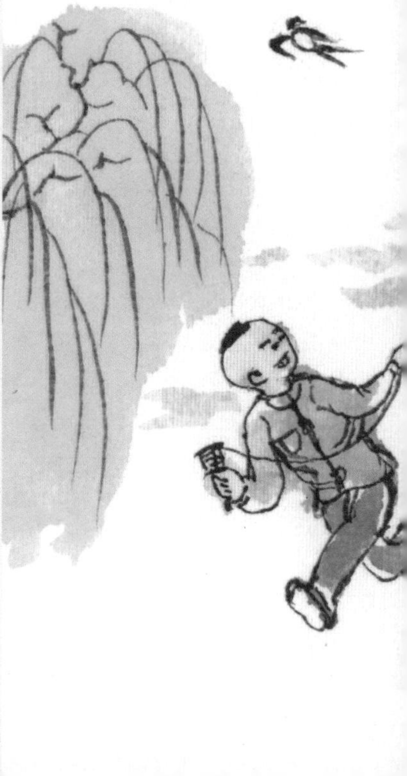

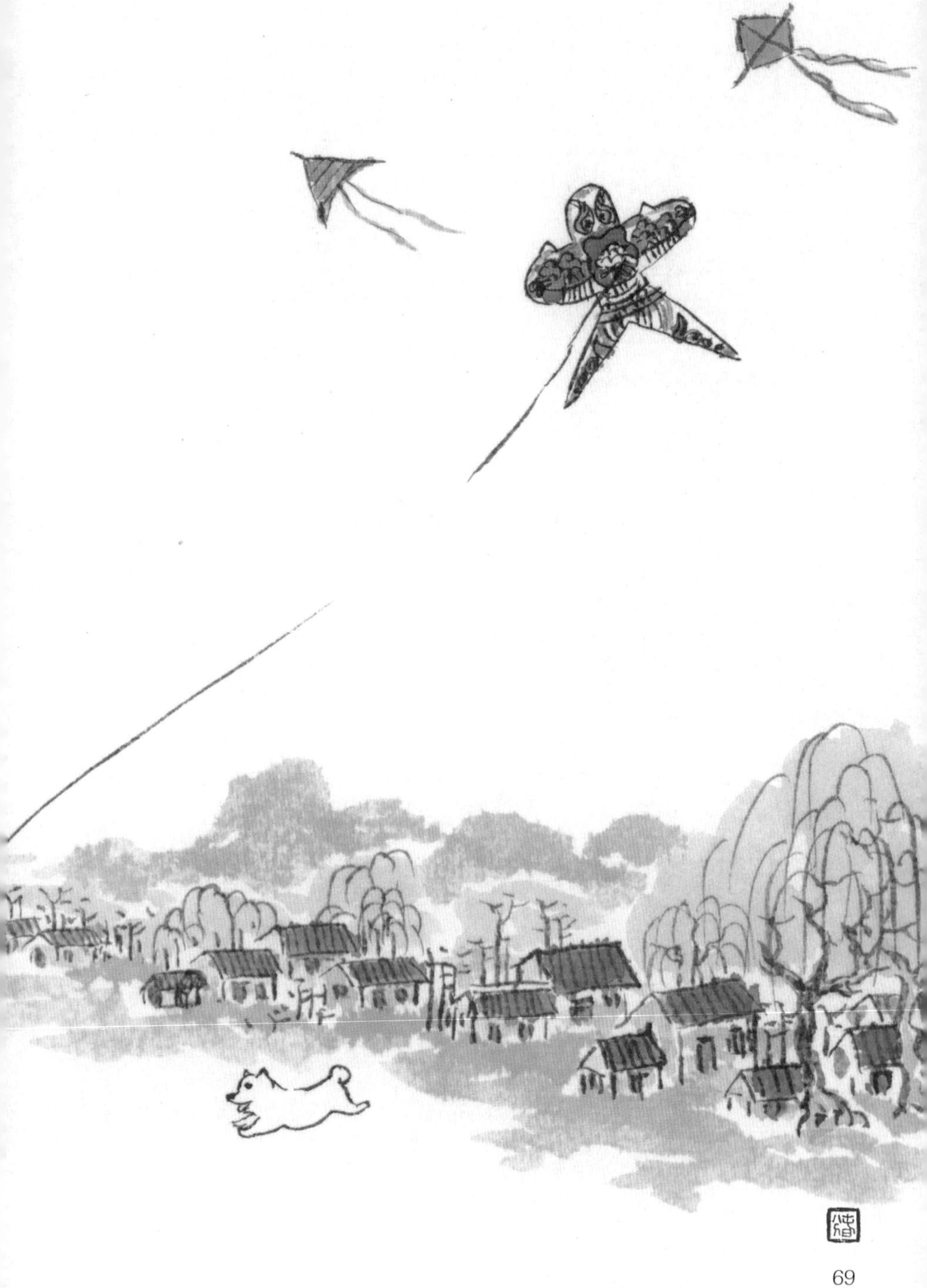

3 白夜各半，竖起鸡蛋

春分，民间流行竖鸡蛋，把鸡蛋轻轻地放在桌子上，就能很容易地把它竖起来。竖蛋是中国节日食俗之一，在每年春分这一天，各地民间流行“竖蛋游戏”。春分时节，可以让鸡蛋立起来的寓意是人丁兴旺、代代传承、全年交好运、事事顺利。

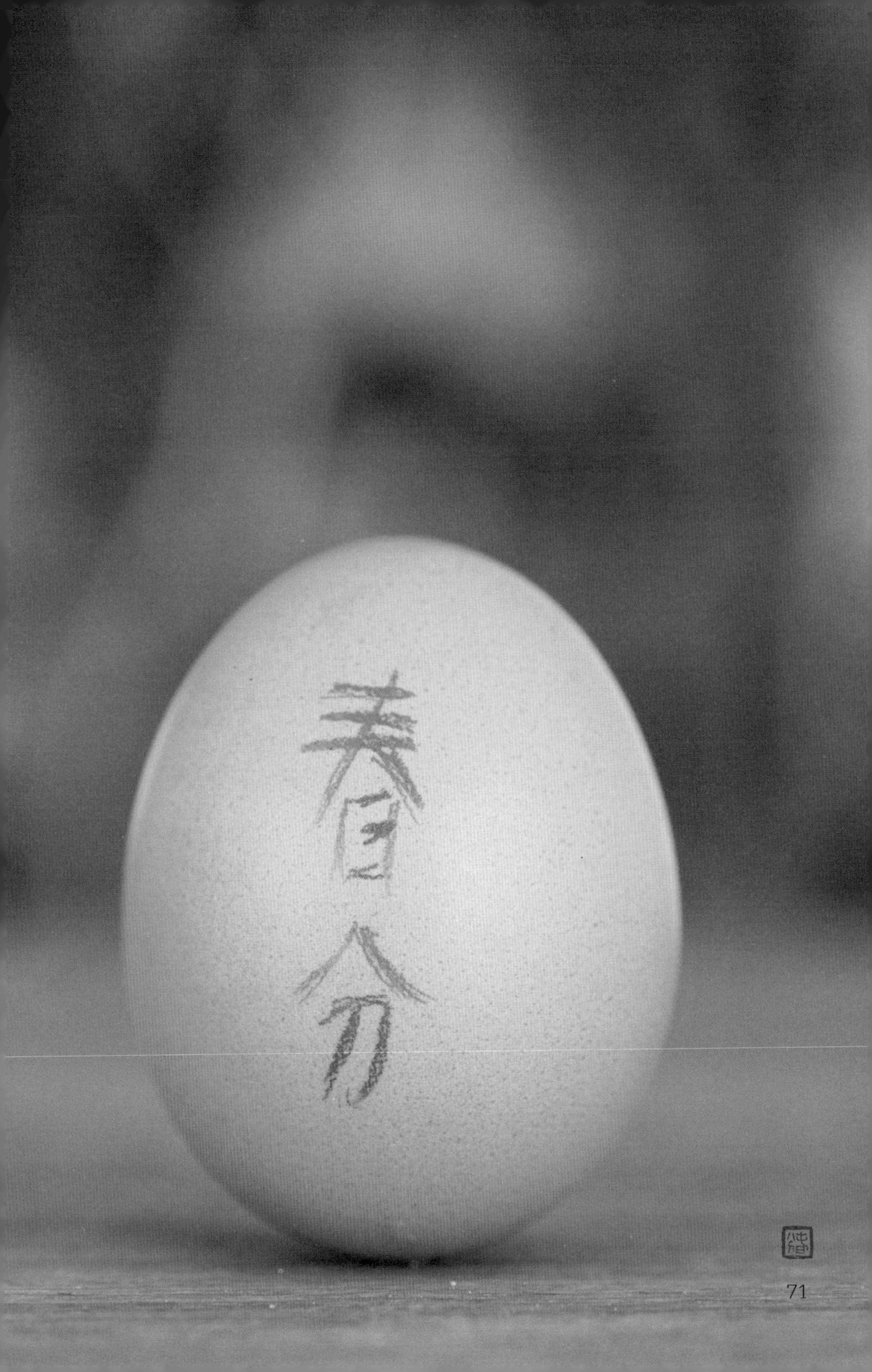
春分

贰

六旬阿姨胃胀痛，疏肝健脾快乐行动

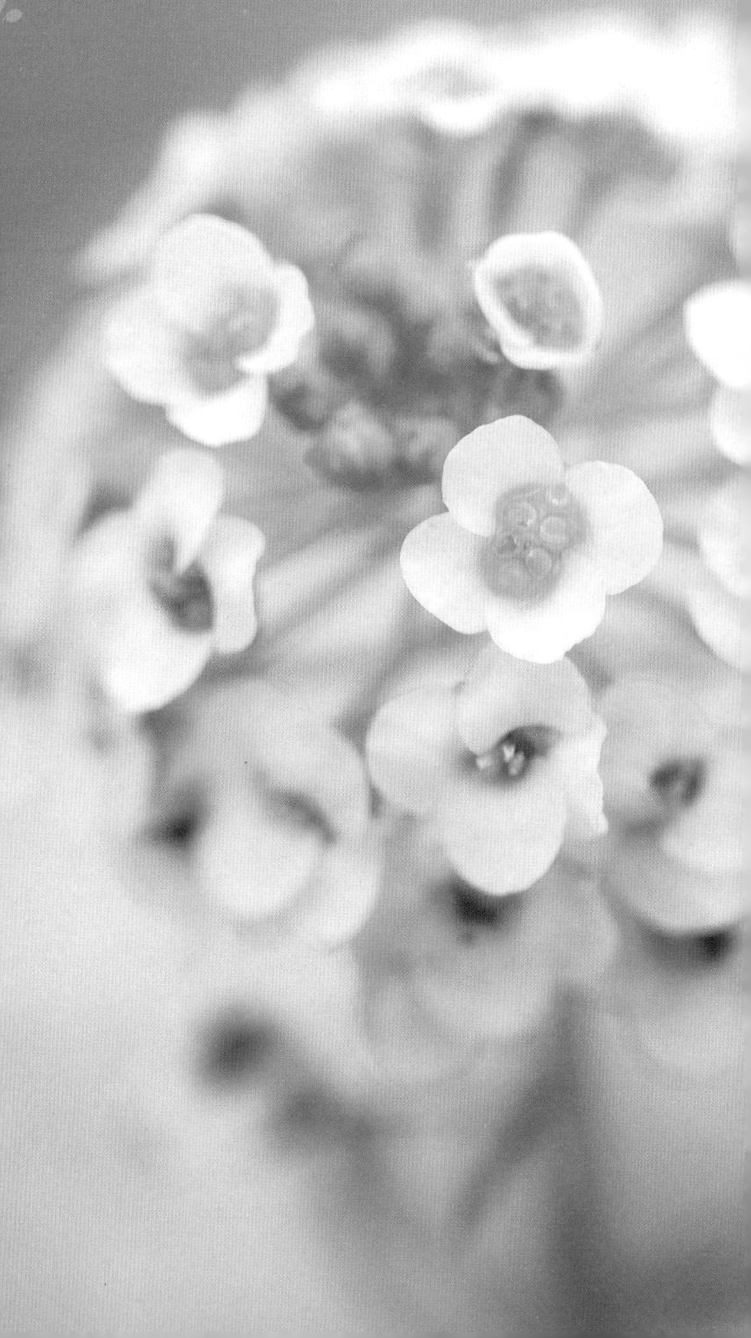

练姨今年59岁，是地地道道的老广，5年前开始出现胃胀痛，频繁嗳气，经过德叔中医治疗后，近1年胃痛未发作。但是今年过年不停地吃吃喝喝，饭局频繁，2周前开始反复出现口腔溃疡，练姨心想过几天就会好了，也没怎么管。可是没想到，一个刚好，另一个又起，折磨得练姨吃不好，睡不香。为图个方便，练姨自行服用清热泻火类药膳，不久口腔溃疡基本痊愈，但是老毛病又犯了，开始出现胃胀、胃痛、嗳气，时不时还会反酸，老觉得喉咙里面有痰，怎么咳都咳不出来，无奈之下，作为德叔的忠实粉丝，又来找德叔求治。

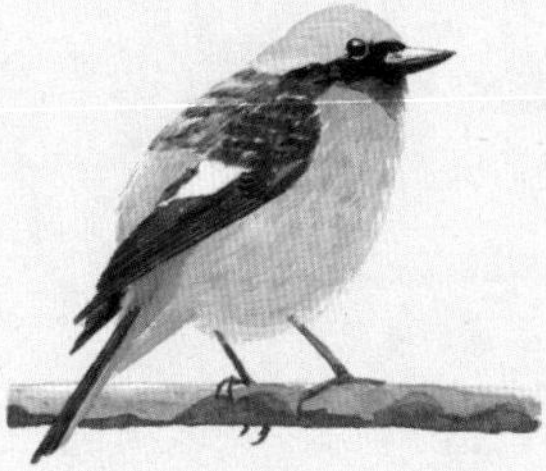

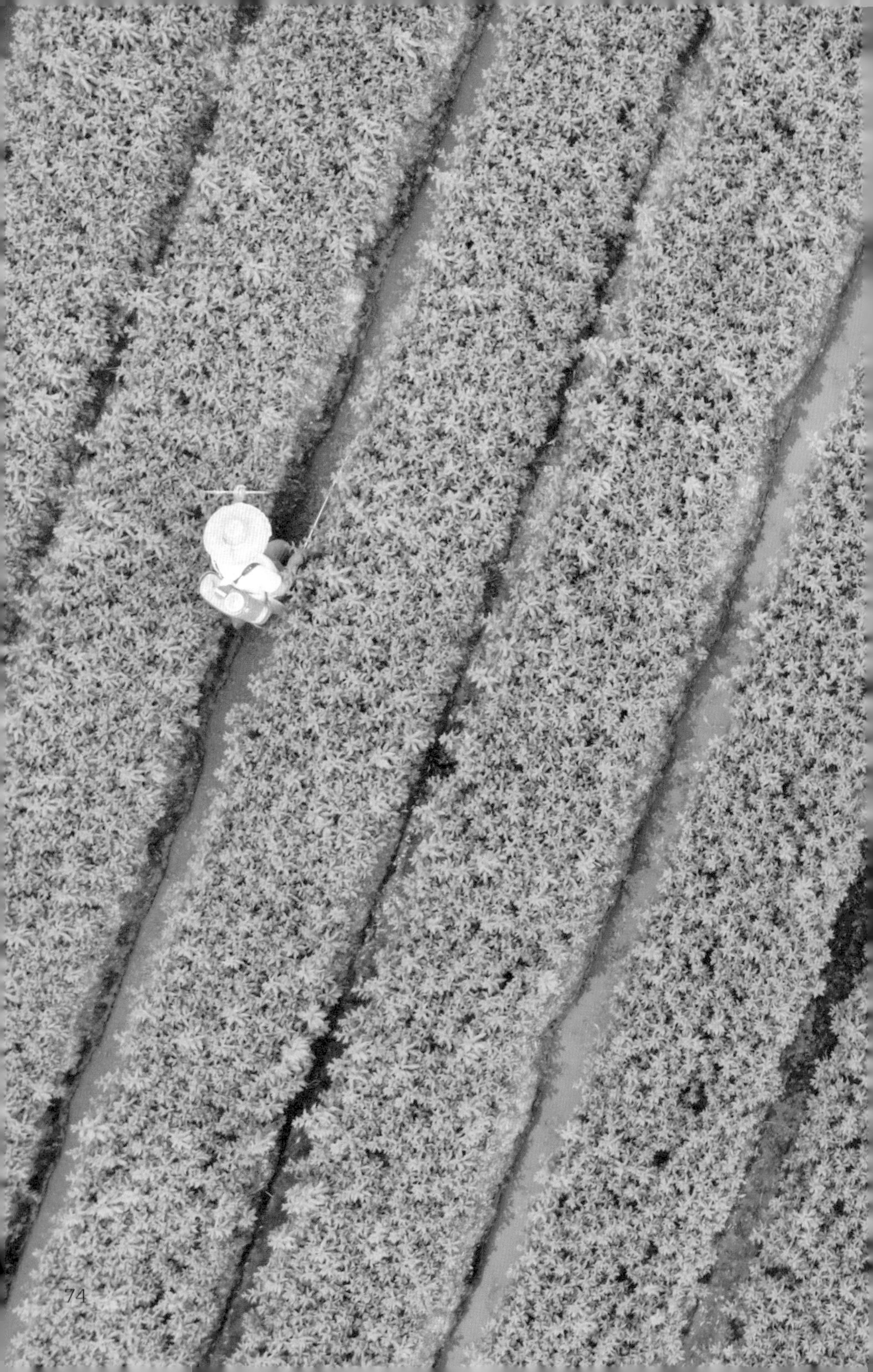

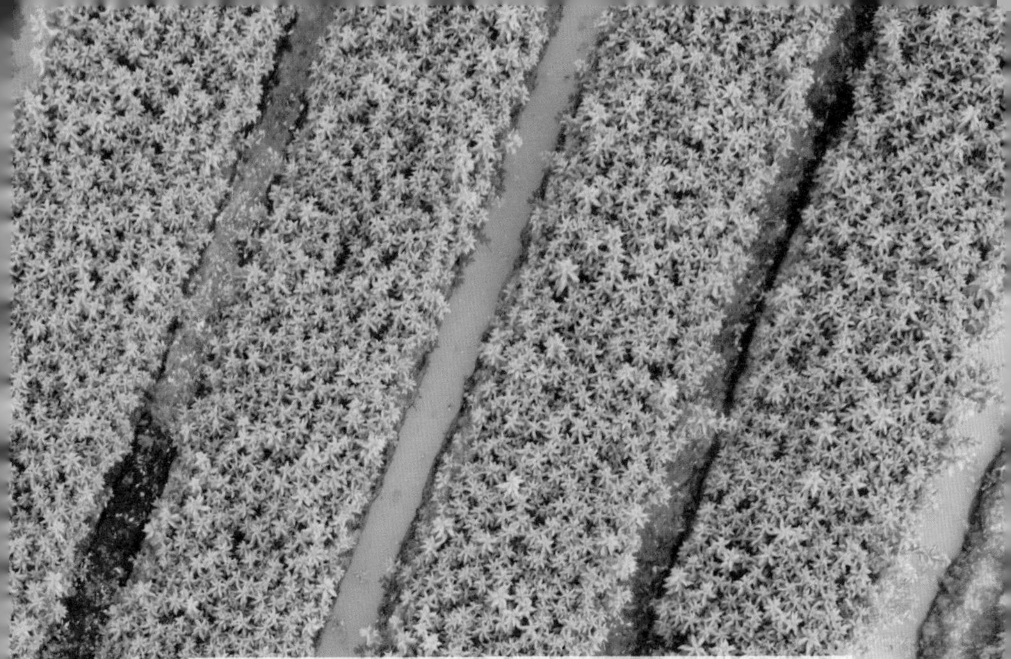

练姨这类中老年人脾胃功能薄弱，吃得太多或吃得太杂，就容易出现食滞，此时又是春分时节，是阳气升发最旺盛的时候，食滞胃肠后非常容易化火，导致口腔溃疡。而练姨又自行吃了不少泻火之品，伤到脾胃，脾胃阳气虚弱，运化水谷能力下降，所以出现了胃胀、胃痛、嗳气、反酸、有痰等一系列症状。

古人云：“春分者，阴阳相半也，故昼夜均而寒暑平。”中医认为在这个节气养生，应从情志、饮食、运动、起居等各方面着手，使人体处于阴阳平衡的状态。从情志方面，肝属木，喜条达，与春令升发之阳气相应。此时要顺应阳气升发的自然规律，使肝气顺畅条达。要学会自我调控情绪，遇事要戒愤怒，培养乐观开朗的性格，多些兴趣爱好，如通过栽花种草、养鱼养鸟等涵养性情。饮食上，则是以清淡为主，宜甘少酸，忌食大寒、大热的食物，韭菜、芹菜、香椿、大枣、山药、土豆等疏肝健脾的食物是很好的选择。运动方面，春分时节春回大地，最适合踏青、放风筝。早晨起床后多进行户外活动，多做伸展运动，如广播体操、八段锦、太极拳、打球、广场舞等，有利于肝气疏泄，也有助于缓解春天倦怠思眠的状态。此外，春天阳气升发，应当入夜而眠，早早起床，使神志和人体阳气随着春天自然界的阳气生发而勃发。

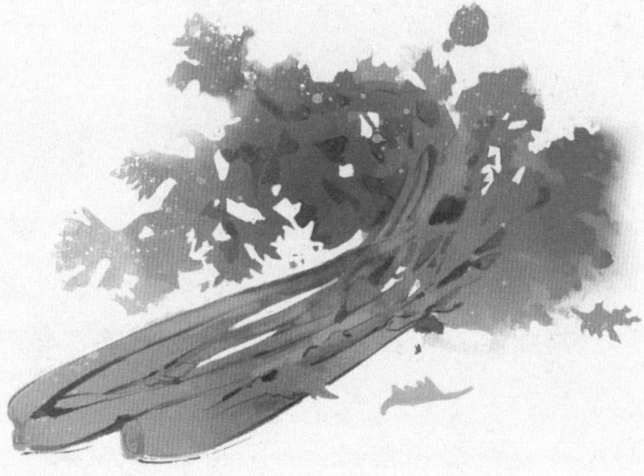

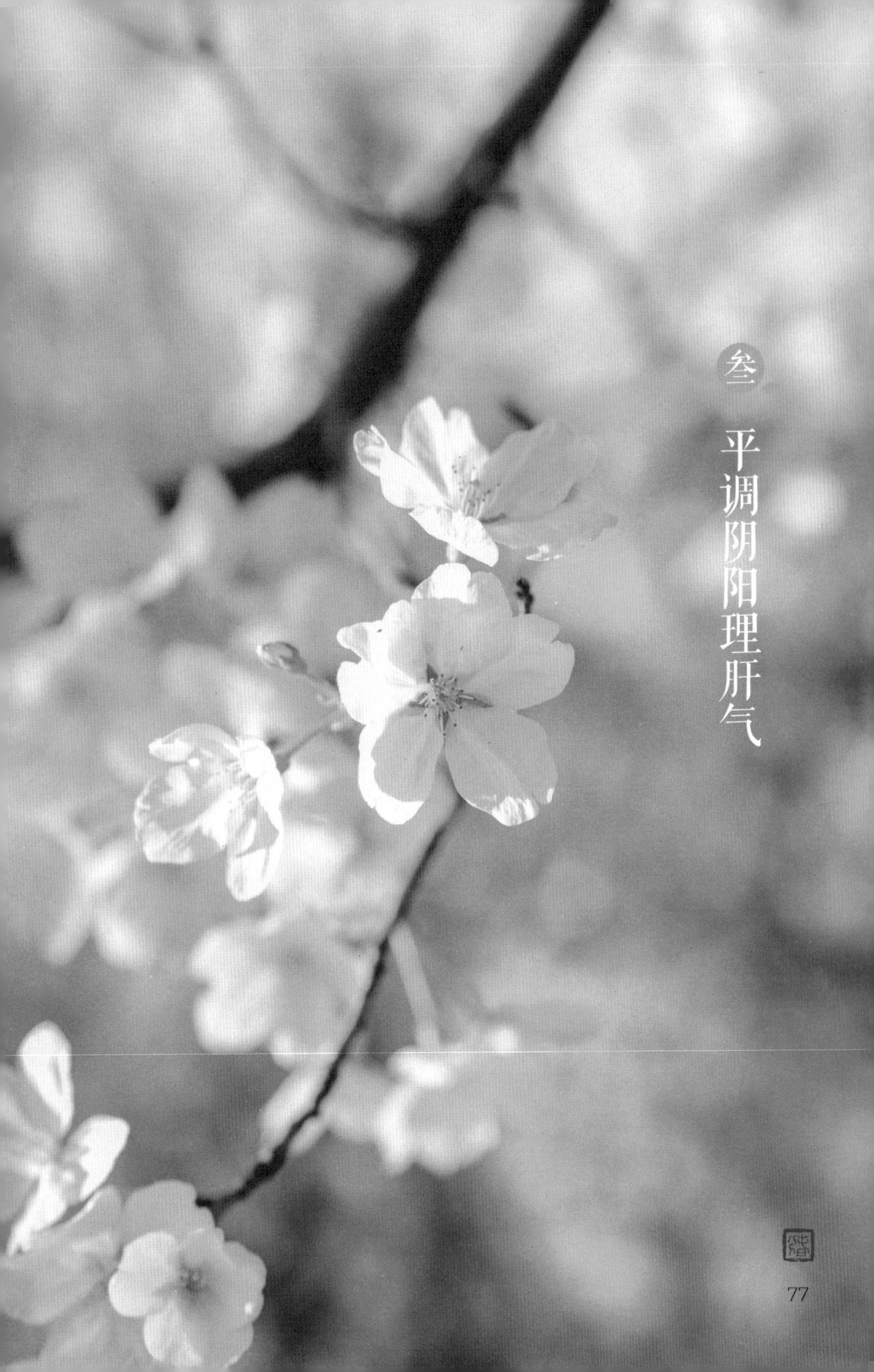

叁 平调阴阳理肝气

1

香椿炒鸡蛋

功效 健脾、理气、疏肝

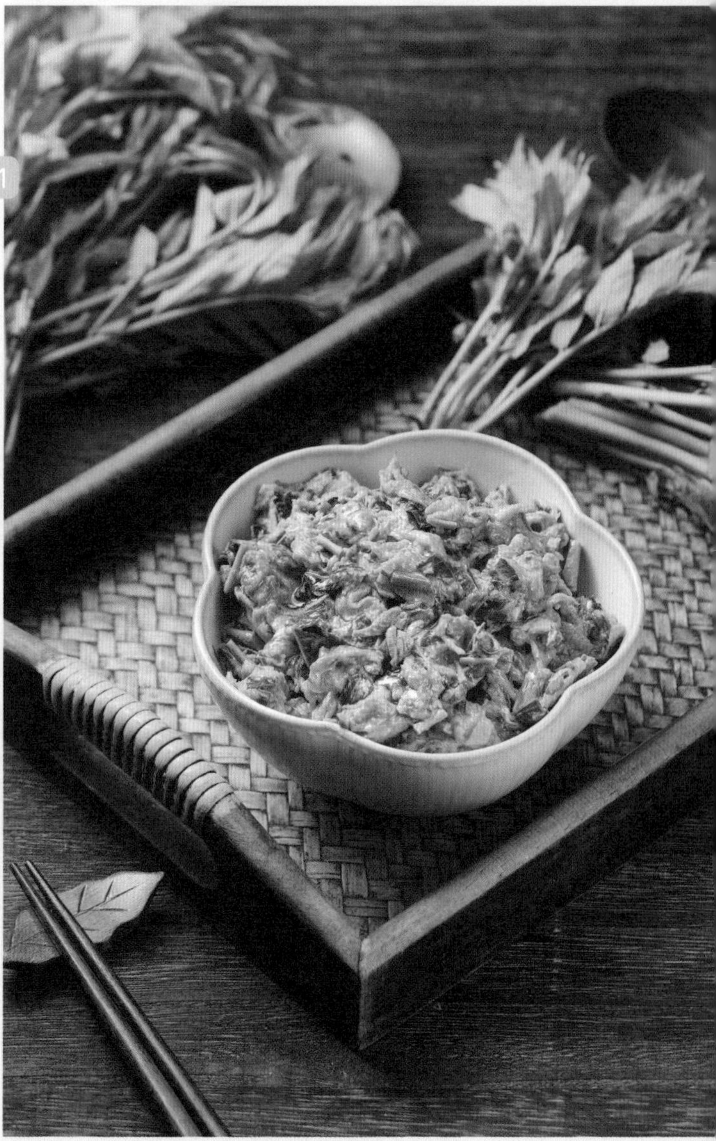

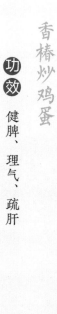

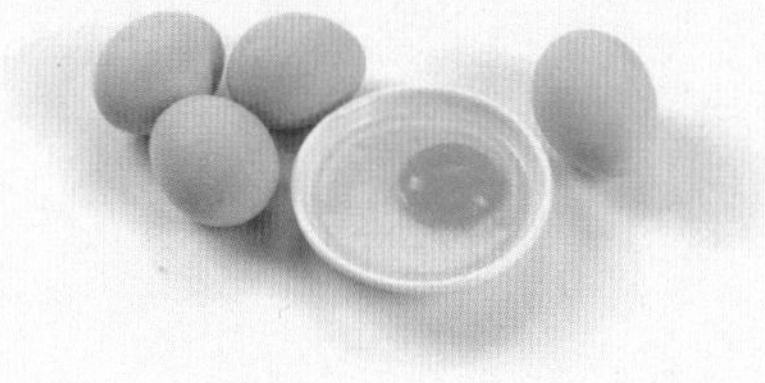

材料

香椿150克，鸡蛋3～4个，食用油、食盐适量。

做法

将香椿洗净焯水后切成小碎段，将鸡蛋打散在碗中，鸡蛋碗里加入少许食盐，搅打均匀，再将香椿碎加入蛋液内搅匀。热锅倒入食用油，烧至7分热，将香椿蛋液倒入锅中。稍稍凝固后，用铲子将蛋液划散，翻炒数下，即可出锅。此为2~3人量。

小贴士

香椿，味甘，性寒，有清热解毒、醒脾开胃、增进食欲等功效，其种子有祛风散寒、消肿止痛的作用。《陆川本草》记载其“健胃，止血”。因此对中焦气机升降失和所致的食欲不开、食积呕腐、胃脘胀闷、腹痛腹泻等症状，以及对湿久化热、湿热伤阴所致的口苦口干、心烦、大便偏干、情志失调等症状，均有调理作用。

2 指揉三穴

功效　疏肝、健脾、理气

穴位

行间穴：第1、第2趾间，趾蹼缘的后方赤白肉际处。

太冲穴：足背第1、第2跖骨间，跖骨结合部前方凹陷中，或触及动脉搏动处。

足三里穴：位于小腿前外侧，膝盖骨下方内外侧均有一凹陷，在外侧凹陷向下3寸（4横指），距离胫骨（小腿骨）往外1横指（中指）处。

操作方法

用拇指或食指指腹，置于穴位处按揉，力度适中。每个穴位按揉150～200次，每日2遍。

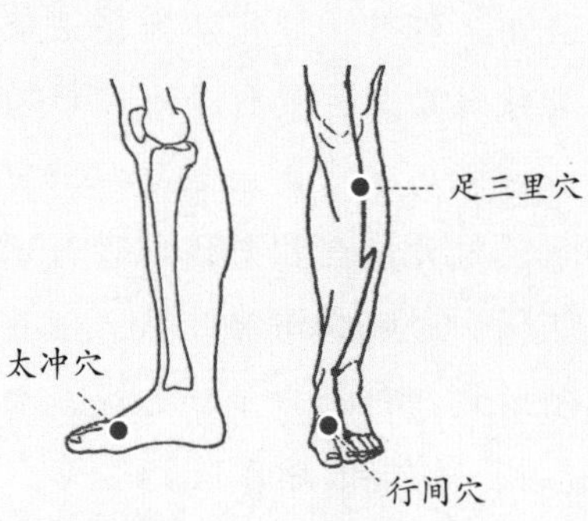

3 六字诀，平肝气

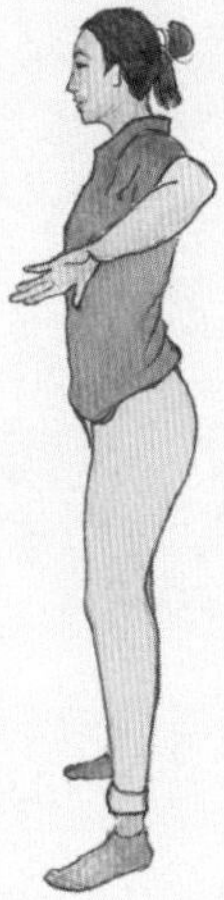

六字诀是我国古代流传下来的一种养生方法，通过呬、呵、呼、嘘、吹、嘻六个字的不同发音口型，唇齿喉舌的用力不同，以牵动不同的脏腑经络气血的运行。六字诀中嘘字功可以平肝气，用于改善目疾、胸胁胀闷、食欲不振、两目干涩、头目眩晕等病症。

操作方法

嘘，读xū。口型为两唇微合，有横绷之力，舌尖向前并向内微缩，上下齿有微缝。

呼气念嘘字，足大趾轻轻点地，两手自小腹前缓缓抬起，手背相对，经胁肋至与肩平，两臂如鸟张翼向上、向左右分开，手心斜向上。两眼反观内照，随呼气之势尽力瞪圆。屈臂两手经面前、胸腹前缓缓下落，垂于体侧。再做第2次吐字。如此动作做6次为1遍，作1次调息。

清明

[唐] 杜牧

清明时节雨纷纷，
路上行人欲断魂。
借问酒家何处有，
牧童遥指杏花村。

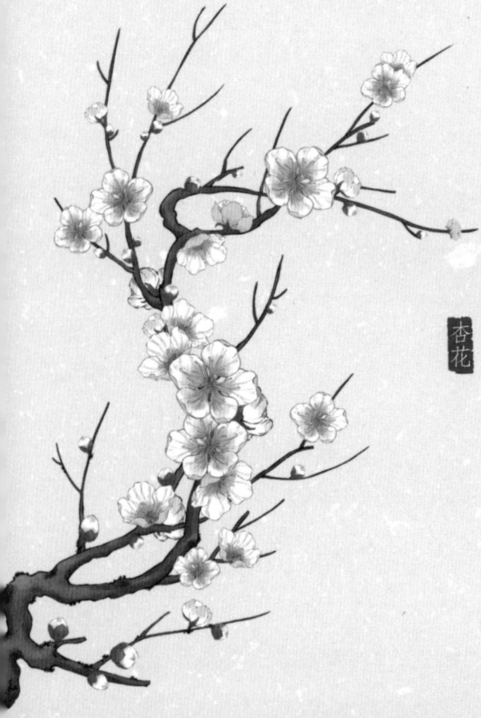

清明

qing · ming

惠风和畅，
春意盎然

好时节，『清明谷雨两相连，浸种耕田莫迟延』正是说的这个道理，所以清明对于农业生产而言也是一个重要的节气。总之，清明融自然节气与人文风俗为一体，既是一个扫墓祭祖的肃穆节日，也是人们亲近自然、踏青游玩、享受春天乐趣的欢乐节日，是天时、地利、人和的合一，充分体现了中华民族的先祖们追求『天、地、人』和谐合一的精神，讲究顺应天时地宜、遵循自然规律的思想。

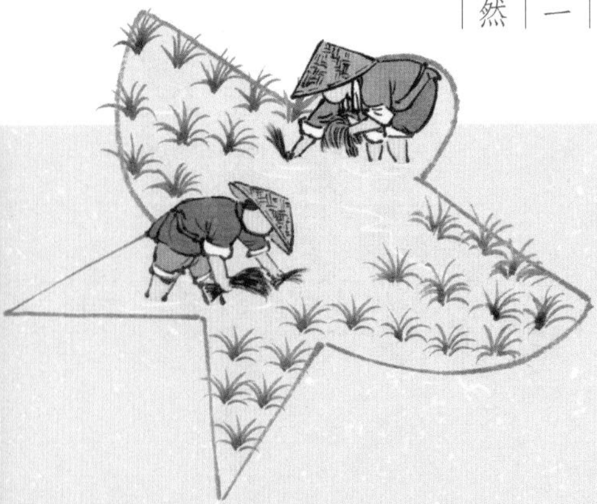

《历书》：「春分节后十五日，斗指丁，为清明，时万物皆洁齐而清明。」清明时节，气候回暖，万物吐故纳新，气清而景明，正是一年好时节。清明不仅是一个自然节气，也是中华民族的一个传统节日，又称踏青节、祭祖节。这一时节，阳光明媚、草木萌动、万物皆显，自然界呈现生机勃勃的景象。此时南方地区气候清爽温暖，大地呈现春和景明之象，北方地区也开始断雪，渐渐进入阳光明媚的春天。受冷暖空气交汇的影响，清明降雨量也明显增加，「清明时节雨纷纷」便是对清明雨季最好的写照。俗语说：「清明前后，种瓜种豆。」这一时节也是种植庄稼的

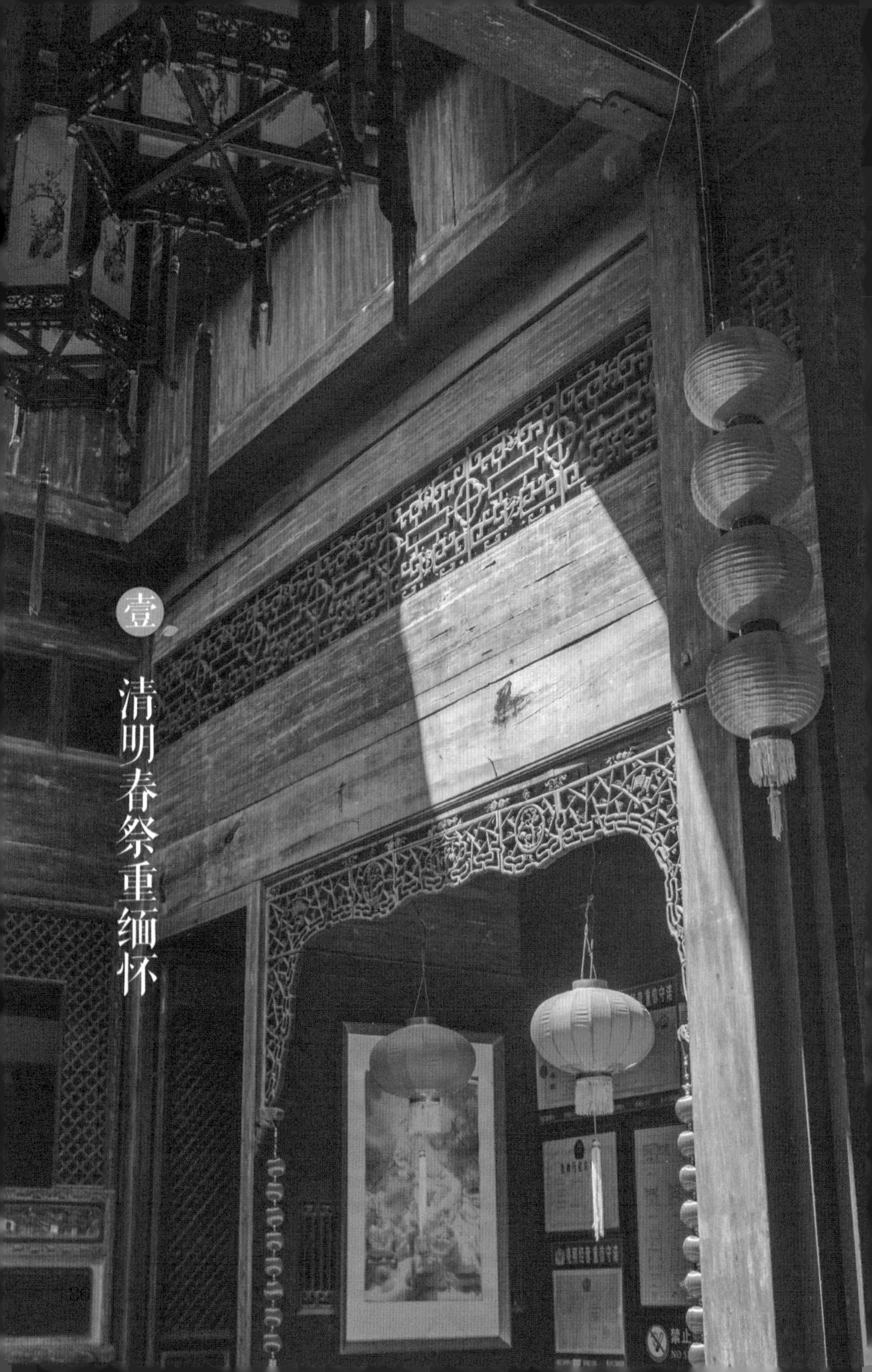

壹

清明春祭重缅怀

1 清明细雨，扫墓祭祖

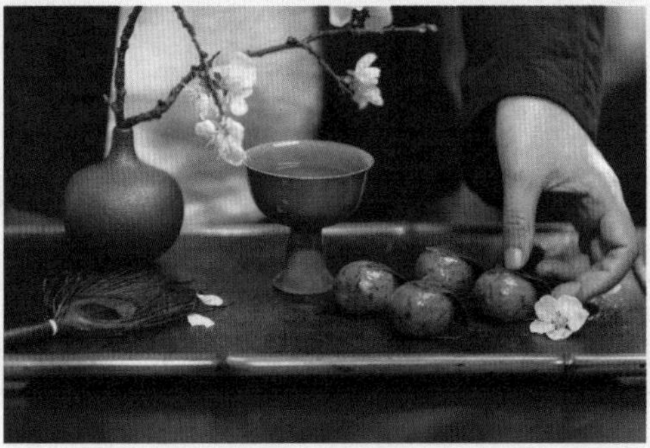

清明节是我国纪念祖先的传统节日，主要形式是扫墓祭祖。早之前只允许在寒食节上坟，但后来由于寒食与清明接近，清明原本是“上饭”之日，所以寒食、清明统称为拜扫之日。到了宋代，民间兴起焚烧纸钱祭奠先人的习俗，但是由于寒食禁火，百姓烧纸只能在清明期间举行，慢慢取代寒食扫墓的传统习俗。

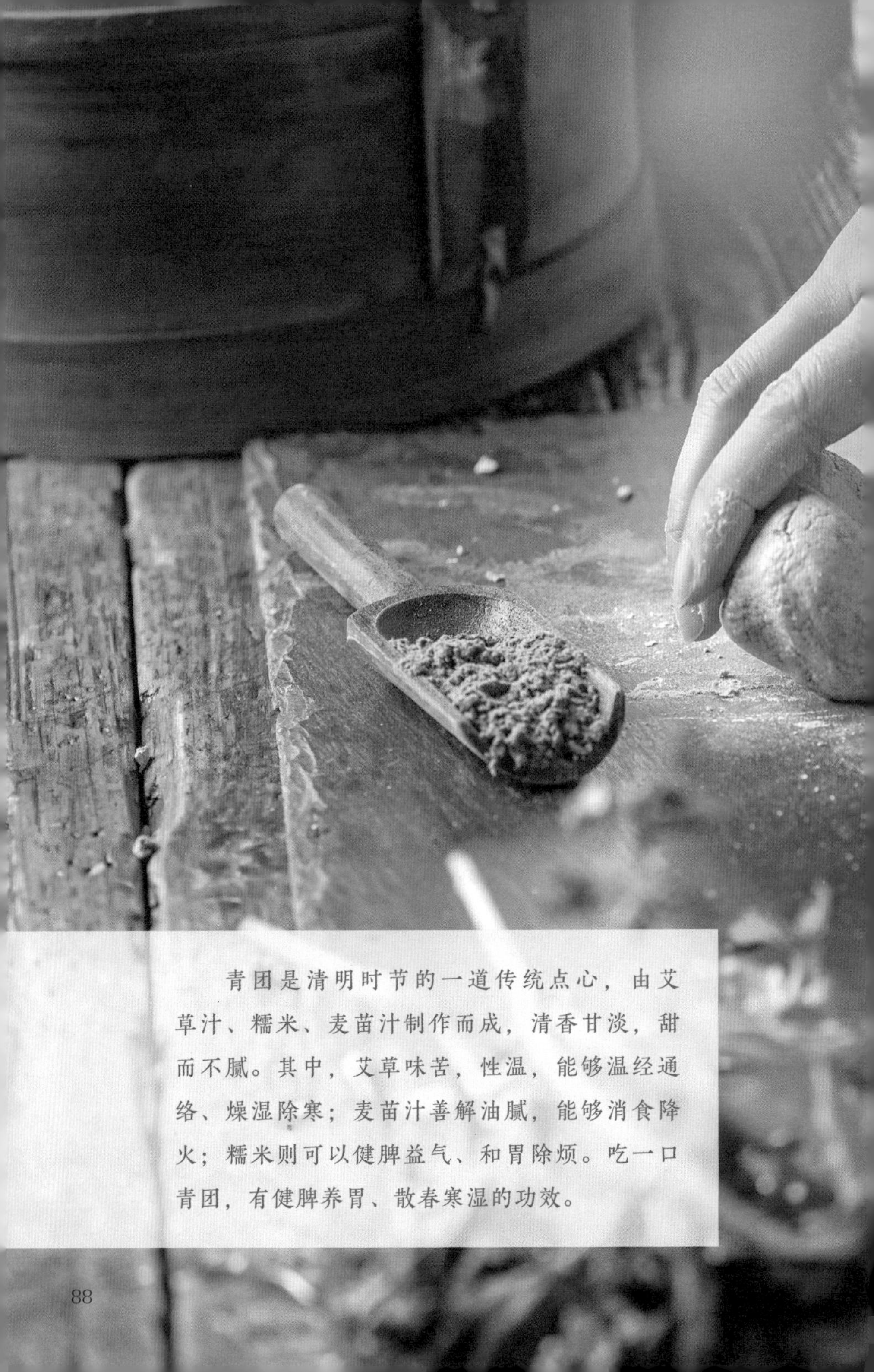

青团是清明时节的一道传统点心，由艾草汁、糯米、麦苗汁制作而成，清香甘淡，甜而不腻。其中，艾草味苦，性温，能够温经通络、燥湿除寒；麦苗汁善解油腻，能够消食降火；糯米则可以健脾益气、和胃除烦。吃一口青团，有健脾养胃、散春寒湿的功效。

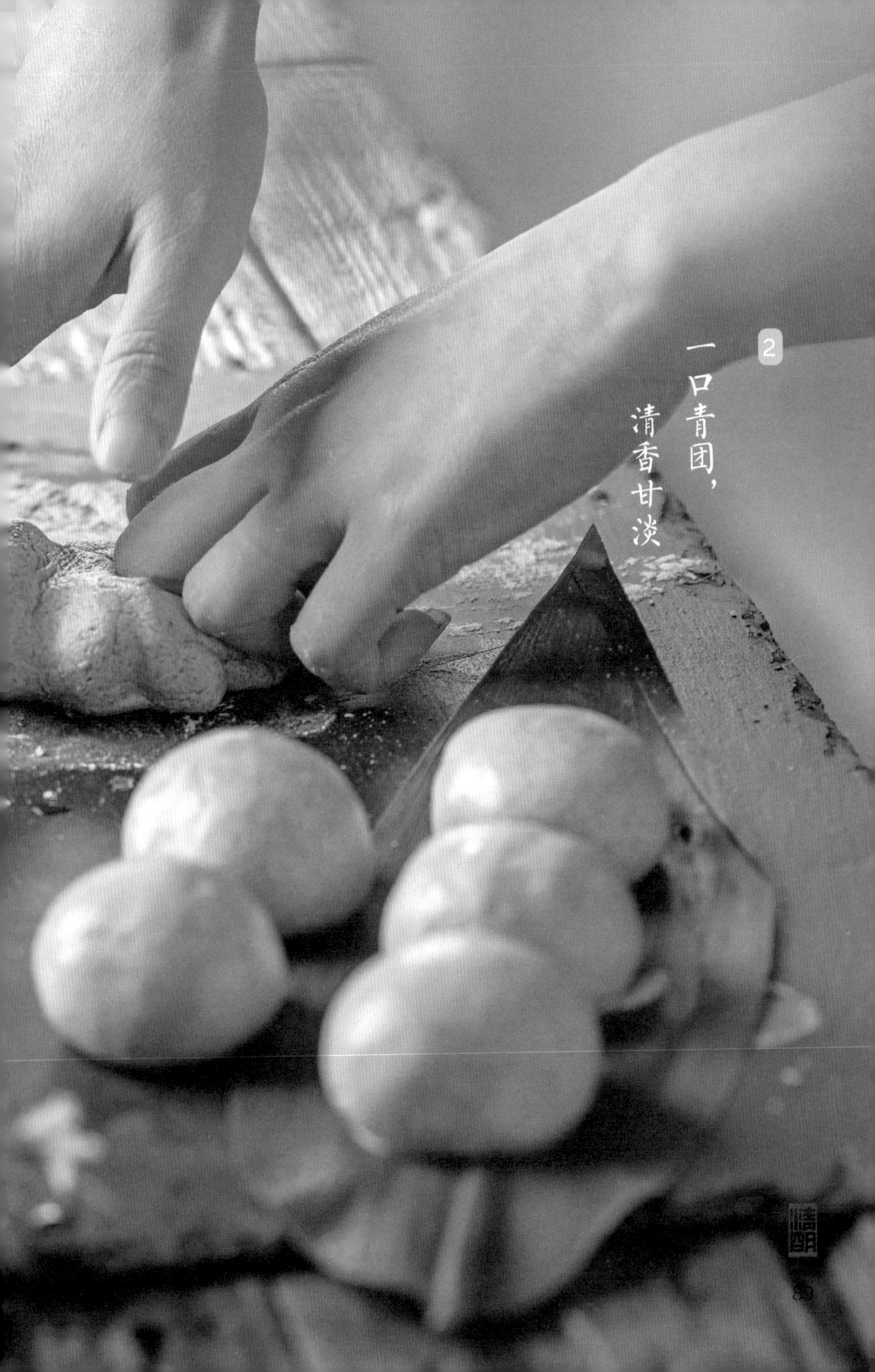

2 一口青团，清香甘淡

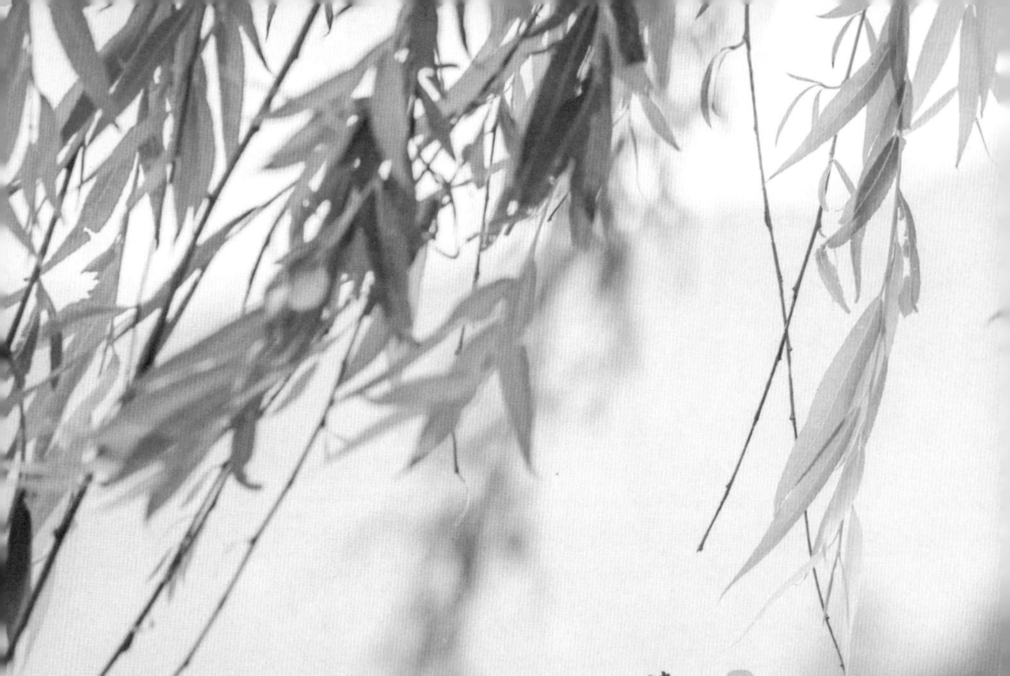

3 清明插柳，驱虫辟邪

民间认为清明节的柳枝具有驱虫辟邪之效，这天除了将其插于门框，还会折来一束握在手中当笤帚清扫土墙，一边扫一边口中念念有词：“清明柳，扫墙头，蝎子蚰蜒上山走。”

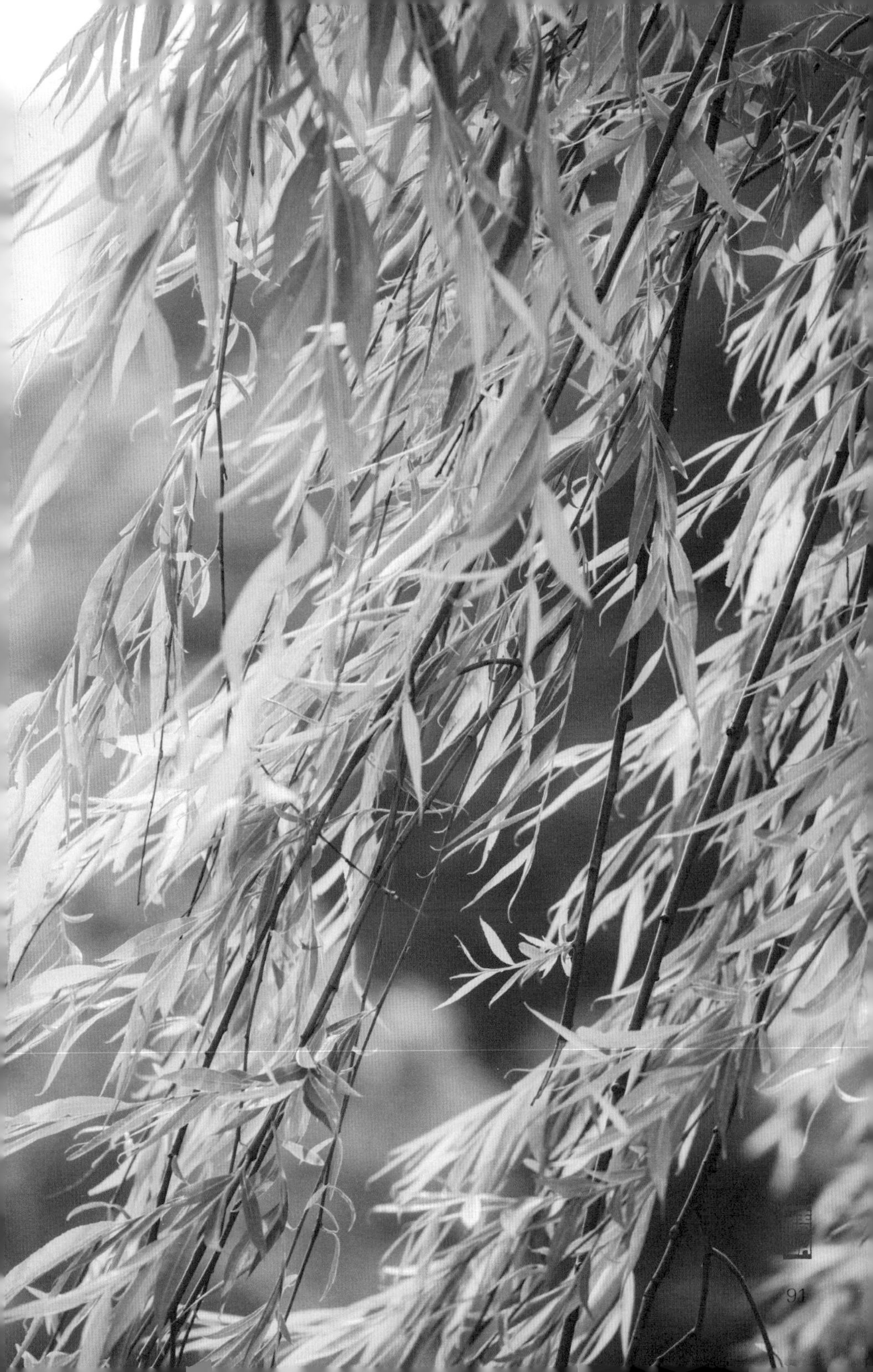

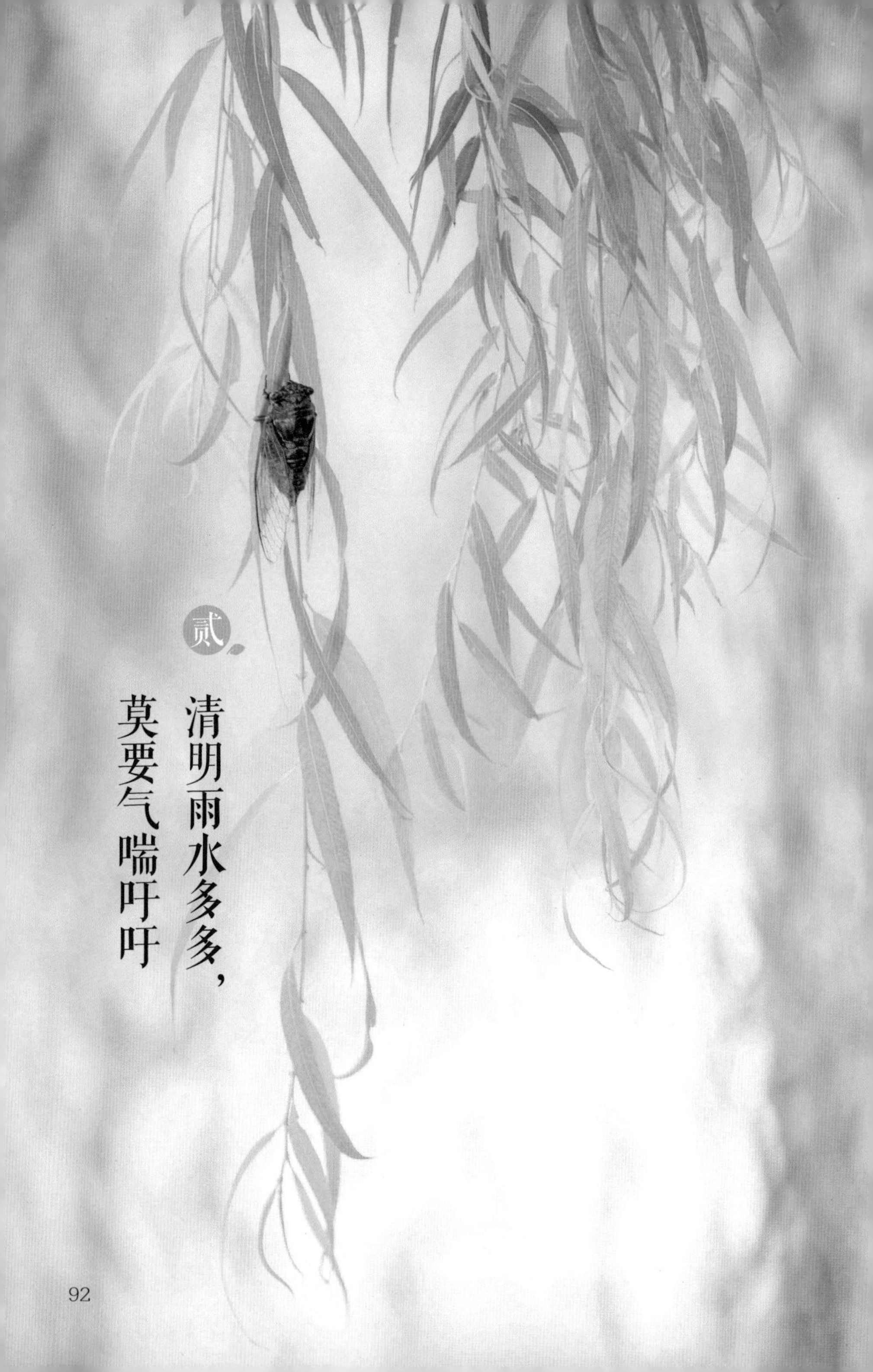

贰

清明雨水多多，莫要气喘吁吁

吴先生54岁，2017年发现患有支气管哮喘，平时坚持使用吸入药物控制，前2年控制得非常好，但4年前开始控制不佳，每年因哮喘发作至少要住院治疗1次。近来很容易感冒，一感冒哮喘就会发作。2周前清明放假，就约了老朋友一起去爬山，半道时觉得热，出汗，就把外套脱了，结果一阵凉风吹来，就开始打喷嚏了，没到家就开始鼻塞、流清涕。自行服了感冒药后不但没缓解，还出现了咳嗽、咯痰、气喘等不适，胸口也很闷，喉中吺吺有声，胃口差，打不起精神。这段时间，吴先生的哮喘因为感冒反反复复发作，所以在吴太太的建议下来到德叔的门诊治疗。

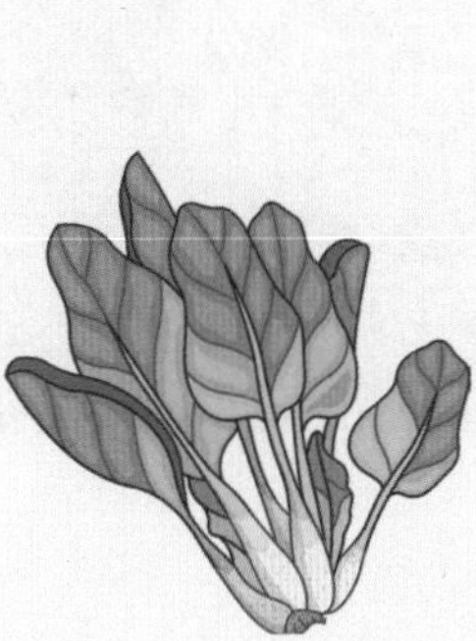

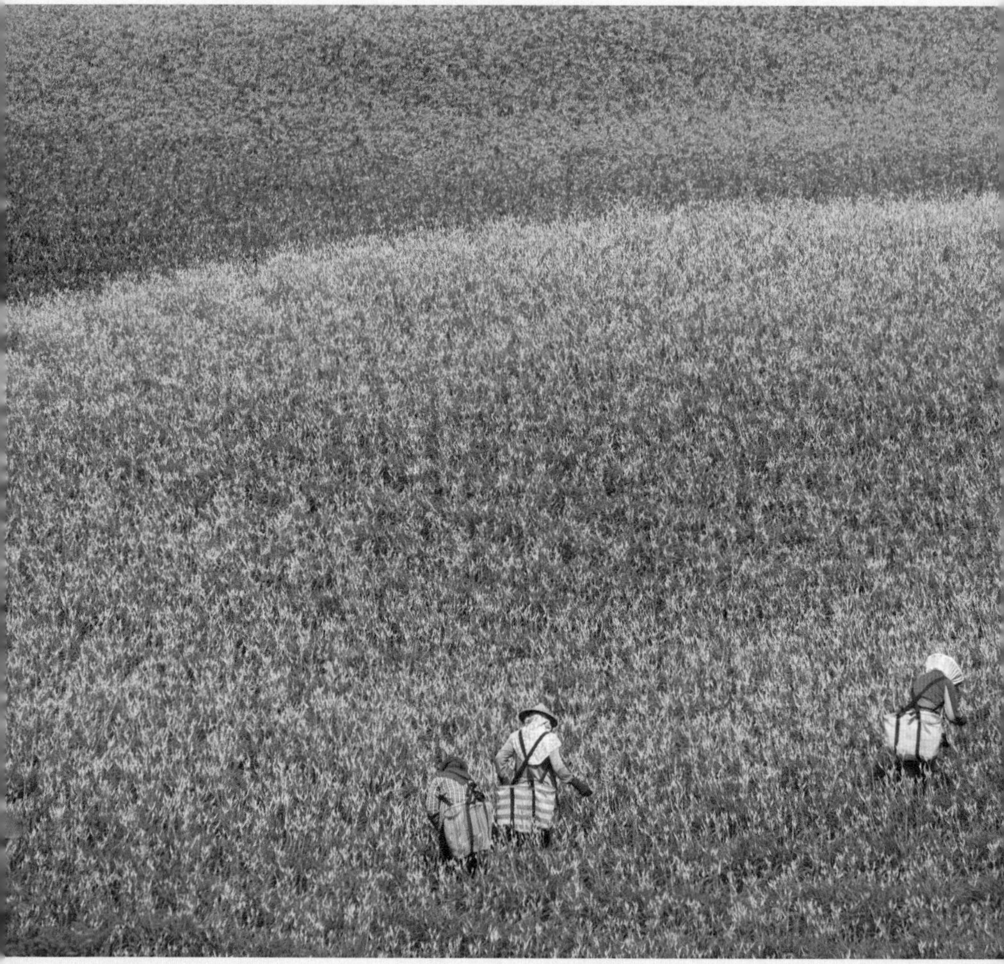

吴先生患有哮喘数年，反复的咳、痰、喘使得他的肺、脾、肾三脏皆为虚弱，平时天气稍有变化，一旦防护不周，就会使他感冒、咳嗽，若没有及时治疗，便会加重诱发哮喘。他这次发病就是因为汗出后受了寒。清明，尤其是广州的清明，大家都觉得温度已经很高了，可以放心减衣服。但是这个时候昼夜温差相对较大，空气湿度也大，加上山中日照少，相对还是比较凉的，健康人都容易感冒，更何况像他这种肺、脾、肾久虚的人。风寒引动伏痰，导致痰气交阻，在气道内“兴风作浪”，从而出现了气喘、咳嗽、痰多等症状。

吴先生可通过参加户外运动，像晨运、登山、踏青、郊游等，以顺应机体生发之气；饮食上可适当吃些平肝健脾的食品，如荠菜、菠菜、山药、芹菜、黄花菜等，忌食发物，如海鱼、海虾、竹笋、毛笋、羊肉等，以防引发旧病。清明时节春寒未尽，温差大，雨水多，气候潮湿，此时防寒防湿仍是很必要的，尤其像吴先生这种肺、脾、肾亏虚、患有宿疾的人群，稍不注意就会感寒发病。所以“春捂”要到清明节后，即捂头捂脚捂下身，不着急摘下帽子围巾、不着急换短袖短裤，外出时随手备件外套，以防天气突变；防湿要做到不淋雨，不久居潮湿之地，注意室内通风抽湿，同时多外出晒太阳，适当运动。

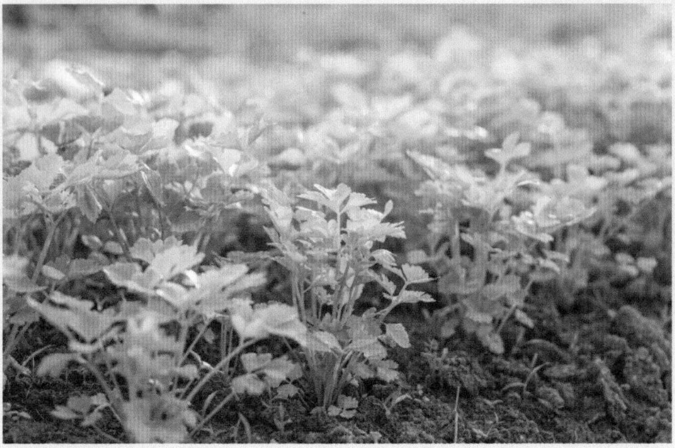

叁

清明宜健脾，兼畅达肝气

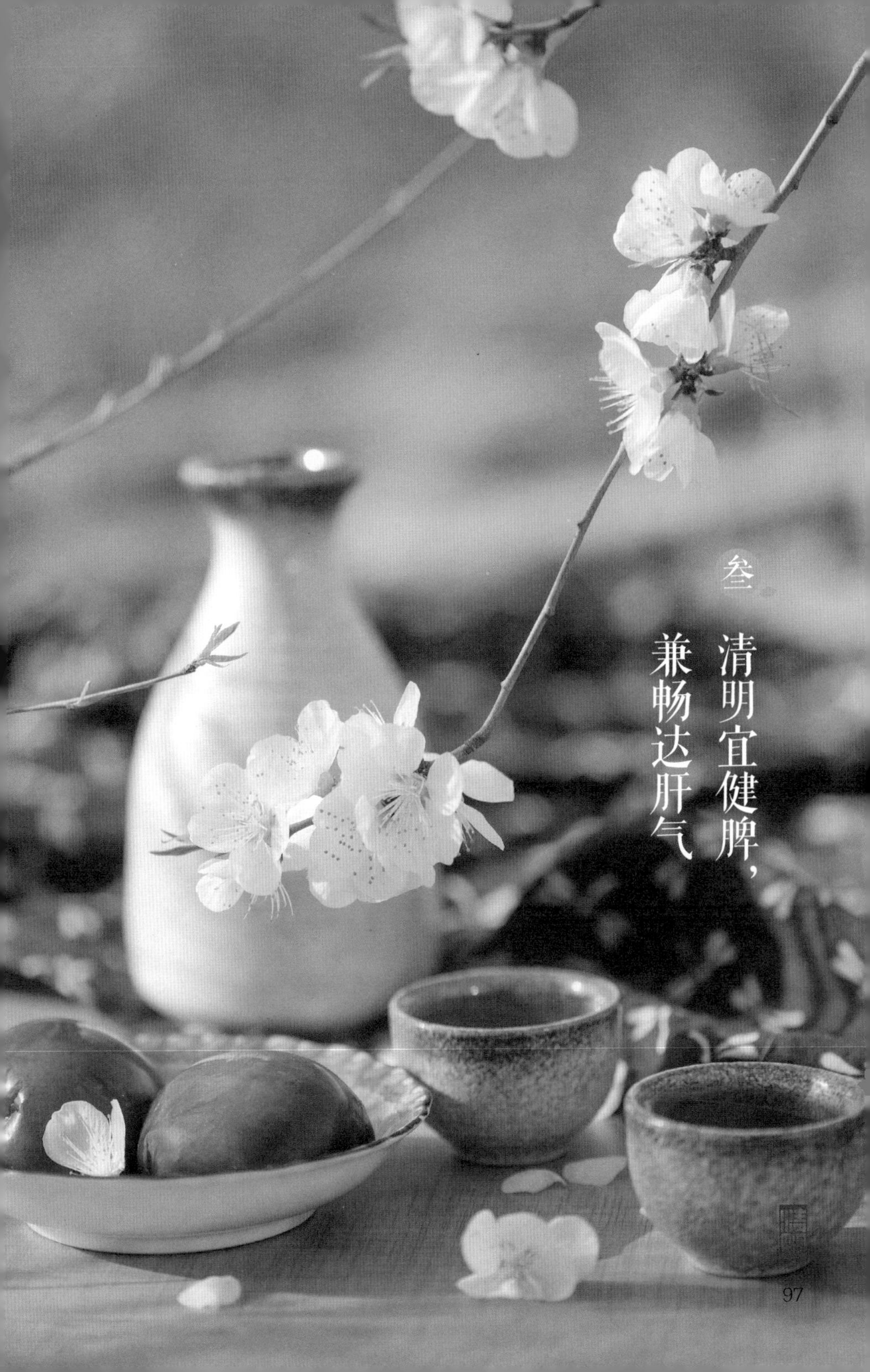

1 西芹炒牛肉

功效 补脾胃、益气血

材料

西芹100克，牛肉300克，彩椒1~2个，山药150克，生姜、生抽、食用油适量。

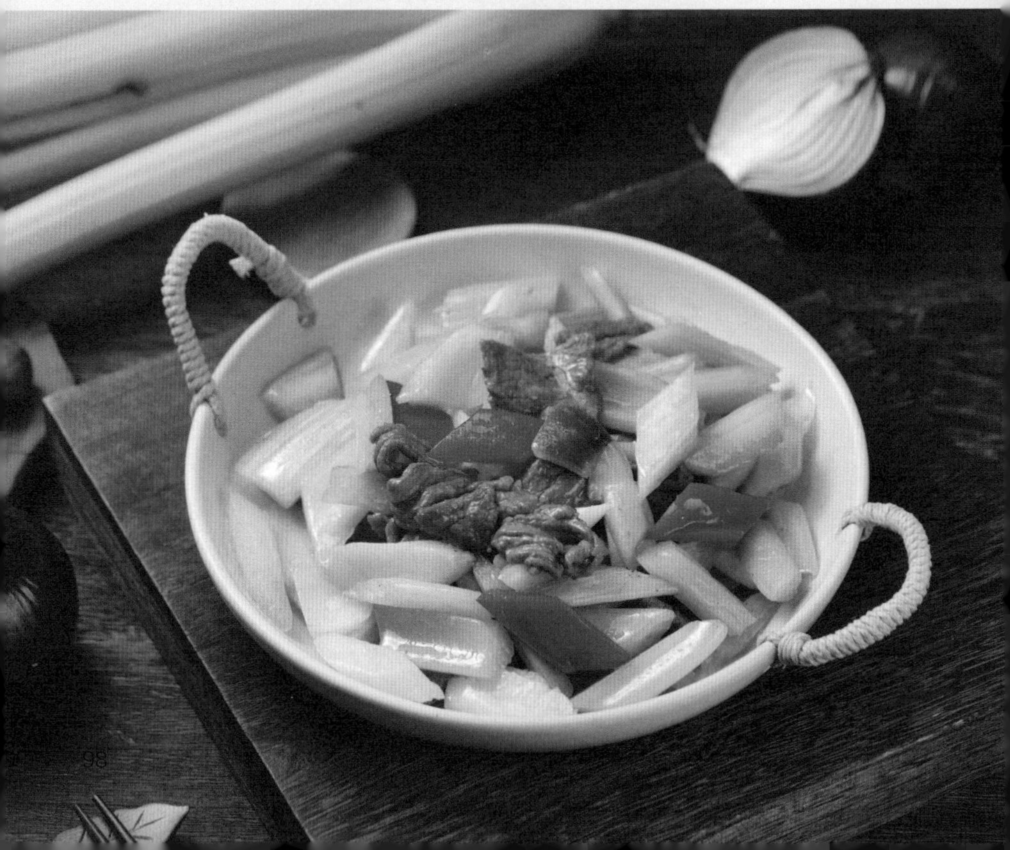

做法

将诸物洗净，西芹切段备用，彩椒切片备用，山药去皮切块，牛肉切片备用；牛肉放入碗中，加生抽、食用油抓匀，腌制10～15分钟；加热锅后，放适量食用油，放入生姜炒香，放入西芹、山药、彩椒翻炒，再将腌制后的牛肉放入锅中炒至肉熟即可。此为2~3人量。

小贴士

根据种植环境及种类的不同，芹菜分为西芹、水芹和旱芹，其中旱芹又名香芹、药芹，不仅香气浓郁，还具有较高的食疗价值。芹菜不仅能清热平肝，还能养阴血，所以对于肝阴不足或肝阳上亢、化火生风引起的眩晕、耳鸣、失眠等具有一定的疗效，《本草从新》言其“治肝阳头晕，面红目赤，头重脚轻，步行飘摇”。春天应人体肝气，清明时节是肝气升发最为旺盛的时候，患有高血压的中老年人很容易因为肝气升发太过而出现头晕、头痛、失眠等不适，适当食用芹菜汁可以缓解上述症状。但芹菜性偏寒凉，平素脾胃虚弱之人不宜长期食用。

2 疏肝安神操

功效 疏肝健脾、安神降压

操作方法

平静站立，双脚张开，约与肩同宽，脚稍外张，以身体舒适角度为宜。右手上举，置于耳旁，掌心向上，右肩稍向前或后活动，以右侧胁肋部发热为度，持续数秒后右手放松下垂，反复10～15次，然后换左手重复以上动作。每天重复3～5遍。

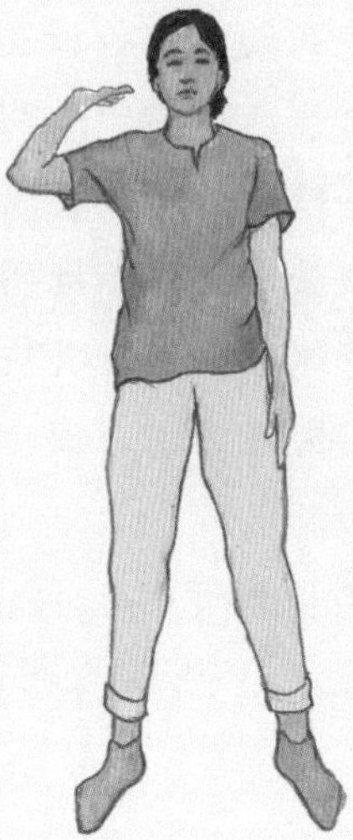

3 咳呼导引功

功效 宣肺平喘、降气止咳

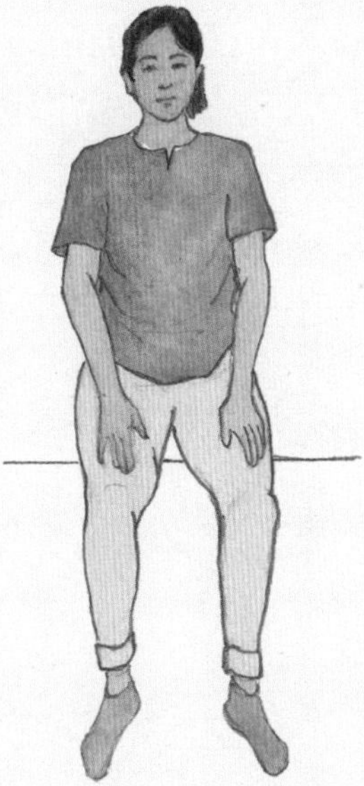

清明时节也是慢性支气管炎、哮喘、过敏性鼻炎等肺系疾病复发的高峰期，因为这类人群多肺气亏虚，清明时节，肝气最盛，很容易反侮肺金，引动宿疾。对于素有咳喘的患者可以通过练习咳呼导引功强健呼吸功能。

操作方法

端坐，全身放松，用鼻子做深细匀长的吸气，吸后闭气稍停，咳嗽一声使气从胸中上冲咽喉而出，然后再呼气。可反复作此吸、咳、呼动作12次或24次，每天早晚各1遍。

咏廿四气诗·谷雨三月中

［唐］元稹

谷雨春光晓，山川黛色青。
叶间鸣戴胜，泽水长浮萍。
暖屋生蚕蚁，喧风引麦葶。
鸣鸠徒拂羽，信矣不堪听。

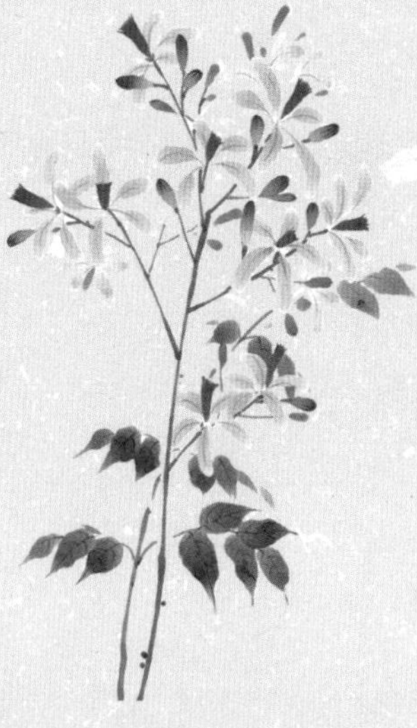

楝花

谷雨

gu yu

雨生百谷，

清净明洁

境的变化相适应，保持正常的生理功能，以天地之气生，四时之法成为原则。人生于天地之间，自然界中的变化会直接或间接地对人体的内环境产生影响，保持内外环境的平衡协调是避免、减少疾病发生的基础。饶是春雨多情，但也不可深兮，空气湿度增加之时，人们需防雨水之寒湿潜入体内。若保暖不当，寒邪袭击肌表而出现鼻塞、流涕等；湿邪侵袭肌肤则易出现皮肤瘙痒起疹；湿邪困于脾，则易出现胃纳差、身体困重乏力、泄泻等不适。

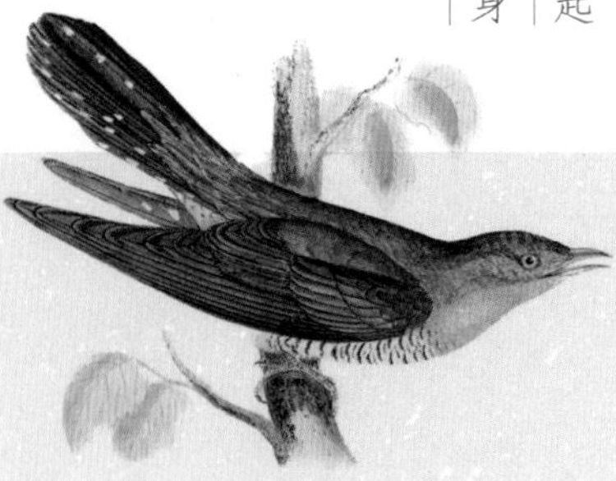

谷雨，取『雨生百谷』之意，作为春季最后登台的角色，春季将落下帷幕。此时虽为一年之暮春，但也为一年新谷萌芽创造时机。时值暮春，风暖气清，正是播种良时。谷雨三候：『一候萍始生，二候鸣鸠拂其羽，三候为戴胜降于桑。』随着雨量渐增，浮萍始长，布谷鸟督促人们播下谷种，象征祥和美满的戴胜鸟亦为一年农耕祈福。柔情绵雨悉心为新种斟满，孕育一年收成的寄望。绵雨洗秽，不可谓不清净；身心敞亮，不可谓不明洁。谷雨节气后，降雨增多，空气中的湿度逐渐加大，此时我们在调摄养生中要结合自然环境变化，通过人体内部的调节，使内环境与外环

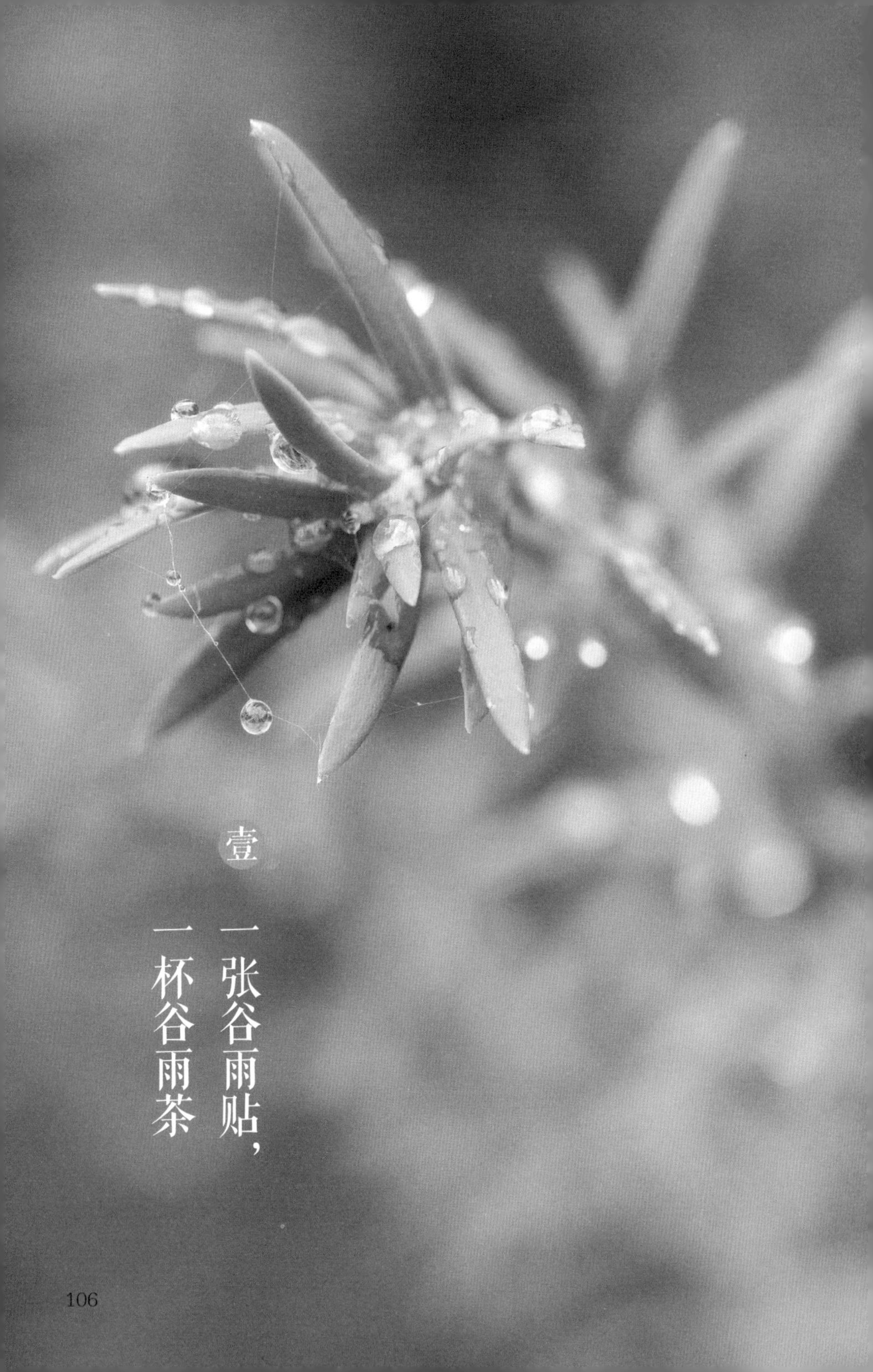

壹

一张谷雨贴，一杯谷雨茶

1 除虫害，盼体健

谷雨时节，气温转暖，亦是虫类繁衍之时，古人为防虫类叮咬、啃食农作物，在山东、山西等地，人们不仅在田间进行大规模灭虫活动，禁杀五毒，在谷雨之时还会张贴天师符，此符名为“禁蝎咒符”。清乾隆六年《夏津县志》记载“谷雨，朱砂书符禁蝎”，亦在一定程度上反映了当时民众除害虫、盼体健、望丰收的心情。

此外，谷雨时节古人有着祭祀文祖仓颉、赏牡丹、走谷雨等风俗习惯，这也充分体现了人们丰富的精神生活。

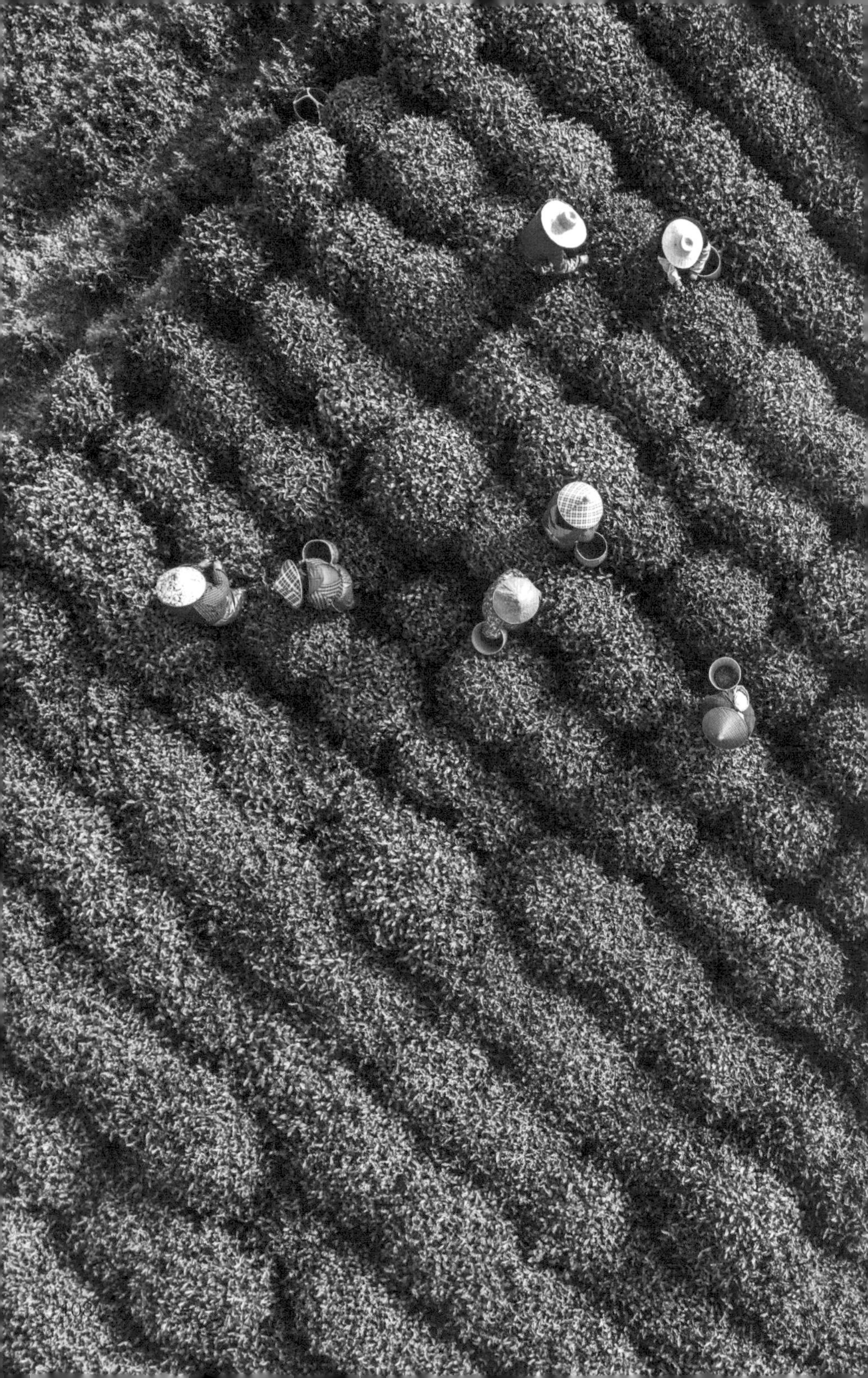

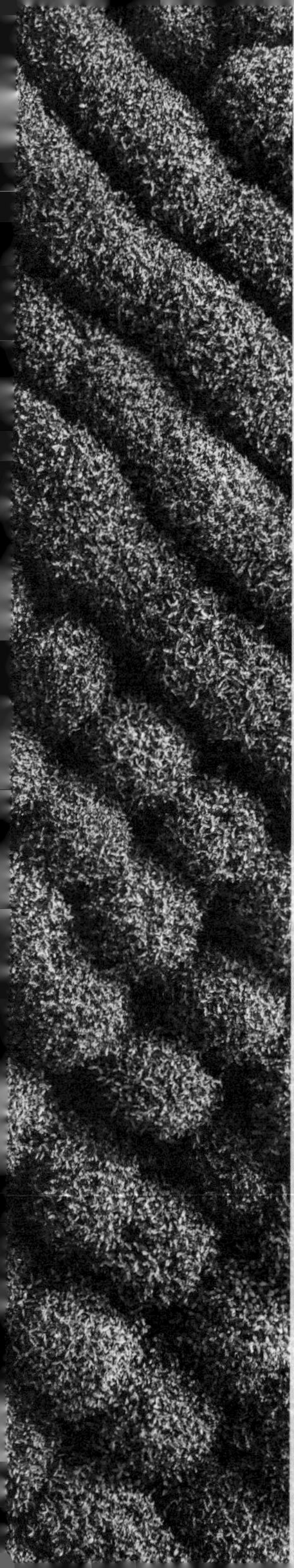

2

采谷雨茶，降降肝火

谷雨茶又名二春茶，此采茶习俗为南方特有。南方谷雨时节温度宜人、雨量充沛，茶树梢上芽肥、色绿，正是采摘好时机。捧于掌心，其茶翠绿盈盈；二指轻揉，触感柔软。清香沁人的谷雨茶亦含有氨基酸和维生素等多种营养物质。谷雨时节，一壶谷雨茶，上承无根水，下接人间泉，可清泻肝火、辟秽明目，春季正防肝升太过，采茶煮茶，身体力行，既采自然之清气，又润人脏腑。故时逢谷雨，人们结伴采茶，煮水谈笑，春天的生机在路边的泥土里、在茶里，更在人们心里。

3

出海平安，满载而归

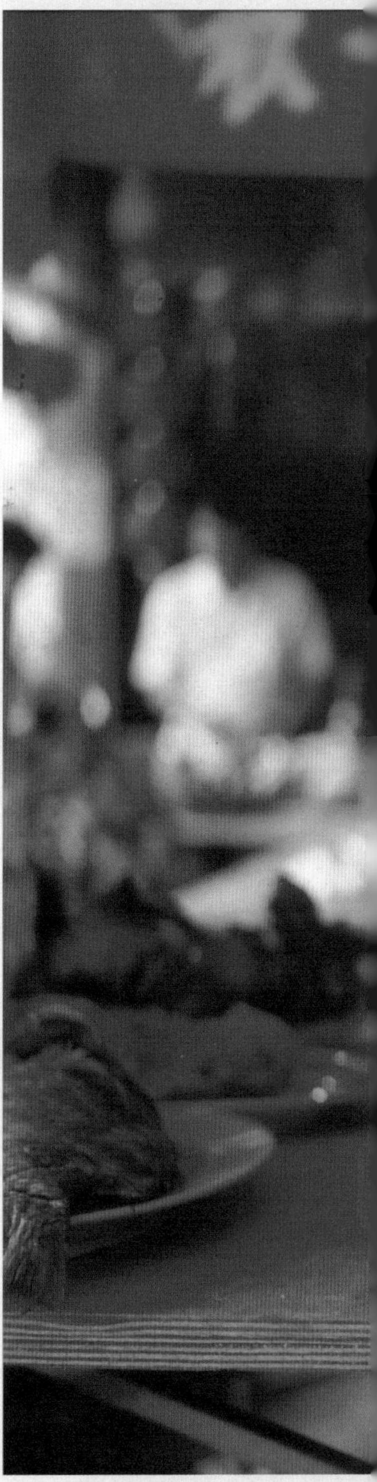

时逢谷雨，寒冷海水日趋温暖，游鱼嬉戏于浅海地带，正是渔民下海捕鱼的好时节。在中国北方沿海一带，谷雨时节亦是出海捕鱼的“壮行节”。正值谷雨，为讨一个“出海平安、满载而归”的好兆头，渔民们皆去海神庙或娘娘庙等地方供奉祭品，行祭祀活动，敲锣打鼓，鞭炮齐鸣，热闹又隆重地迎接下海捕鱼的新生活。

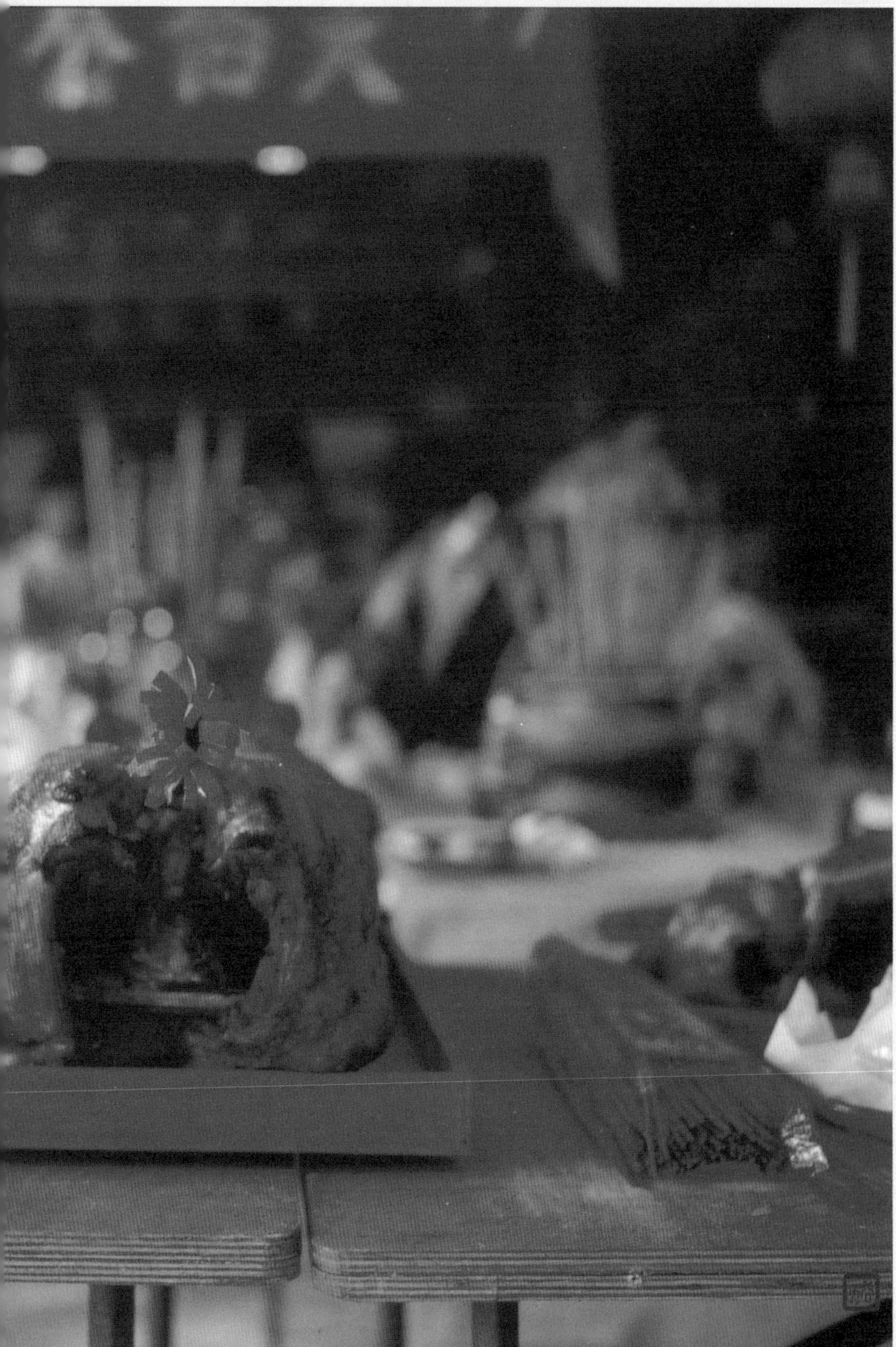

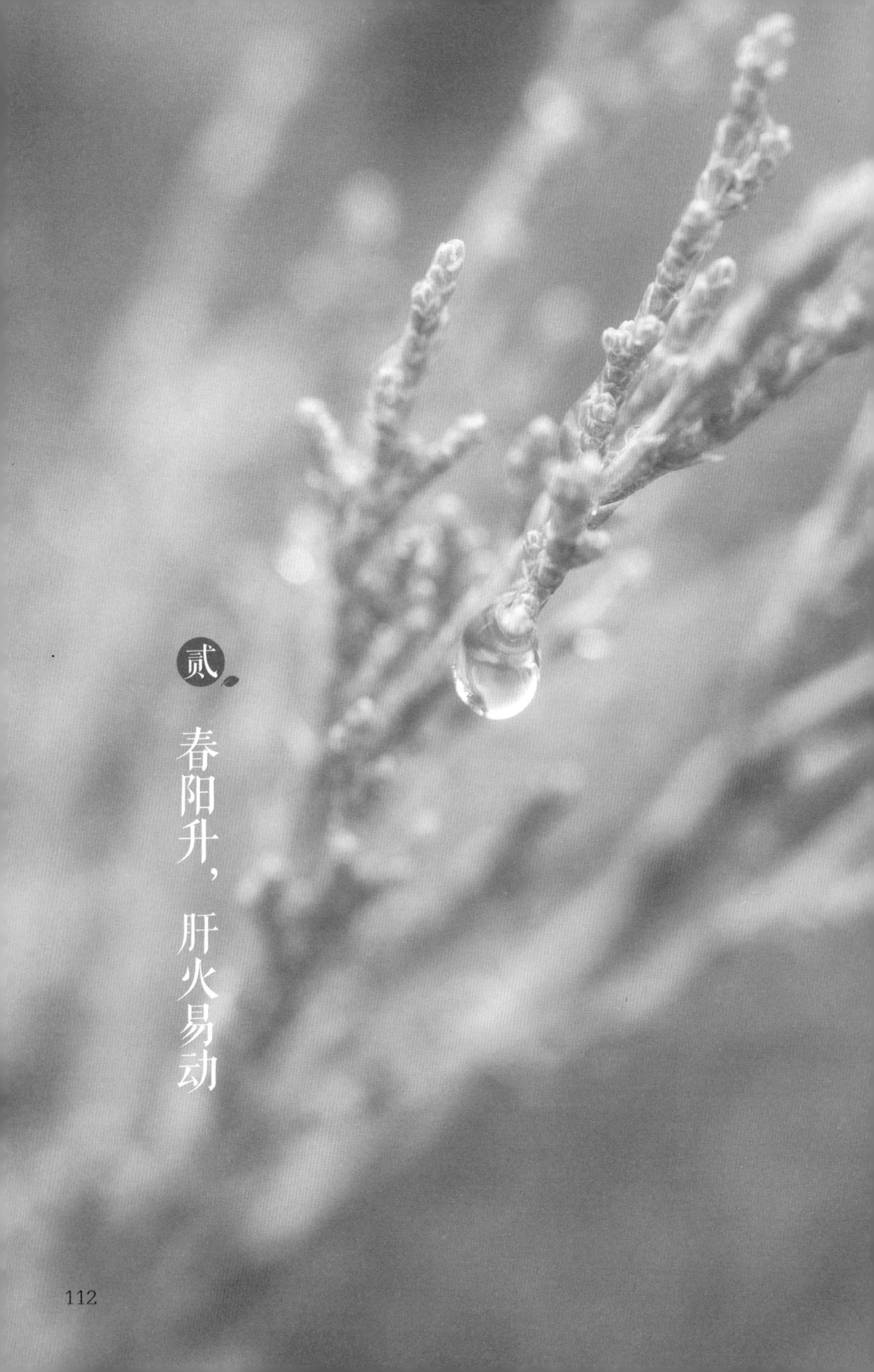

贰

春阳升，肝火易动

曾先生39岁，2021年开始出现头晕头胀，起初以为是颈椎病再犯，贪图方便，仅仅在小区医馆进行了理疗，未见缓解。后在某医院确诊为高血压，医生嘱其按时服降压药，但囿于平日工作应酬，时常奔波于城市之间，总忘记服药，故而血压控制效果欠佳。加之年后公司业务繁忙，曾先生连续加班熬夜了几天，头晕、头胀痛加重了，疲倦乏力，眼睛还经常充血，睡眠欠佳，难以入睡，又容易惊醒，常常做梦，呼噜不断，心情烦躁，时时发火。

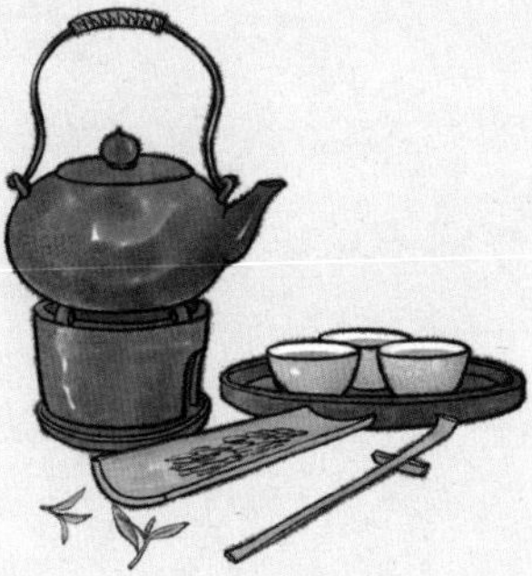

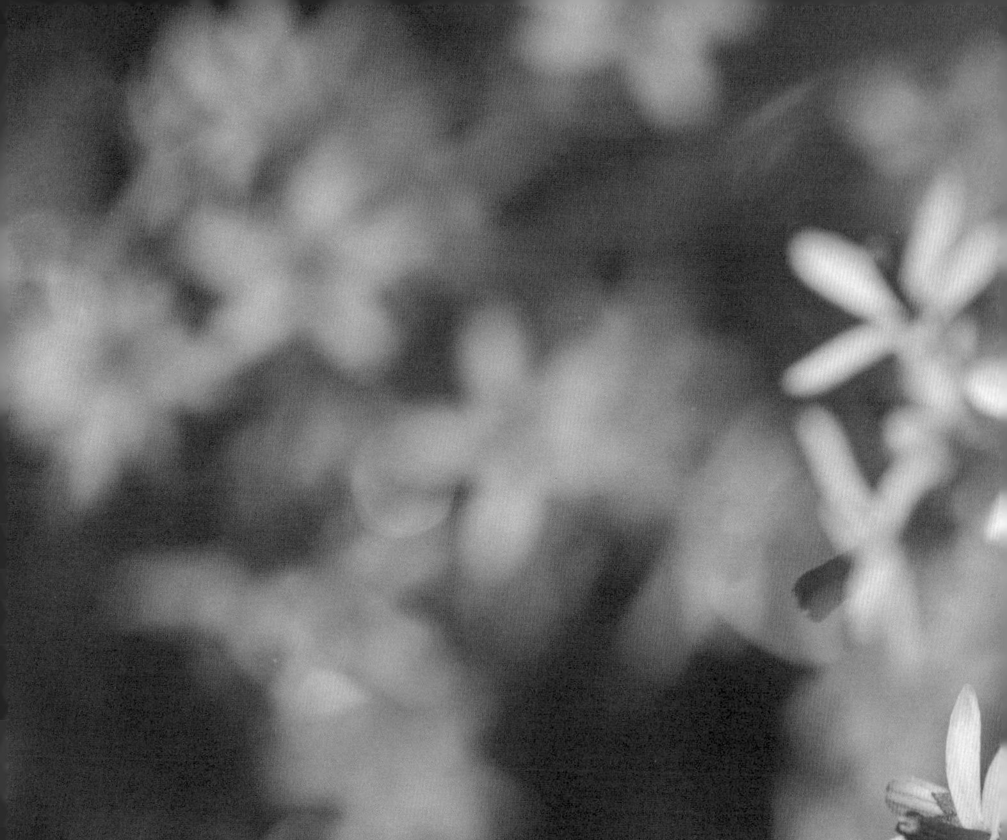

像曾先生这类的“职场精英”，出现头晕、头胀痛，多与肝相关。长期工作压力大、不断加班熬夜，不仅消耗肝血，还会导致肝郁气滞，日久化火，又将在与肝同属木行的春季加重，春风助燃，肝火愈旺，肝火扰乱心神便会进一步导致睡眠差、心烦气躁等。此外，谷雨时节空气湿度较大，而曾先生外出频繁，平素饮食不规律，导致脾胃运化水液的功能出现了故障，就会产生痰湿之邪，痰湿凝结于气道则会打鼾，而痰湿困于中焦，则清阳不升，人体感觉困重乏力。

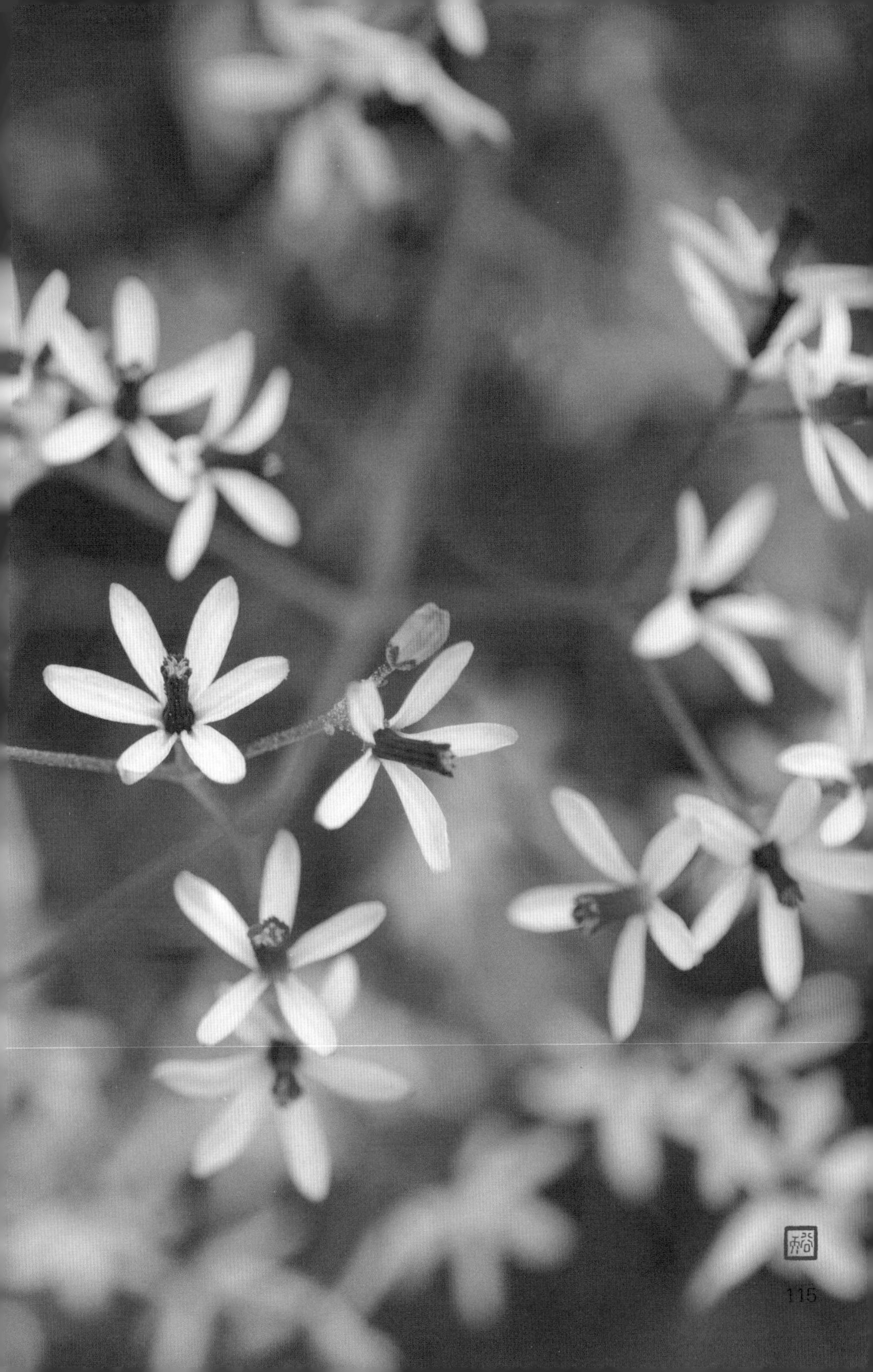

言及谷雨养生，主要注重肝脾养生。《素问·太阴阳明论》云：“脾者土也，治中央，常以四时长四脏，各十八日寄治，不得独主于时也。”四季之末十八日皆由脾所主，暮春之谷雨亦为脾之所主。脾主运化，喜燥恶湿，人法阴阳以养生，言及谷雨养生，一是疏调肝气，养护肝阳。肝与春季在五行中同属木行，肝主疏泄，喜条达恶抑郁，谷雨在春，宜春游采纳明洁自然清气；宜活动以调畅一身之气血，气血冲和则万病不生；宜调畅情志，戒怒忌郁。二是健运脾气，外防寒湿。谷雨来临，便为暮春，即将迎来炎热潮湿之夏，此时可以健脾祛湿之法护脾土之燥，可适食山药、薏米、鲫鱼等物。同时仍应防备潜伏之寒气，注意保暖。《素问·上古天真论》云：“虚邪贼风，避之有时；恬淡虚无，真气从之；精神内守，病安从来。”既避寒湿之邪，又秉舒畅之情，以健康之躯体会谷雨之美。

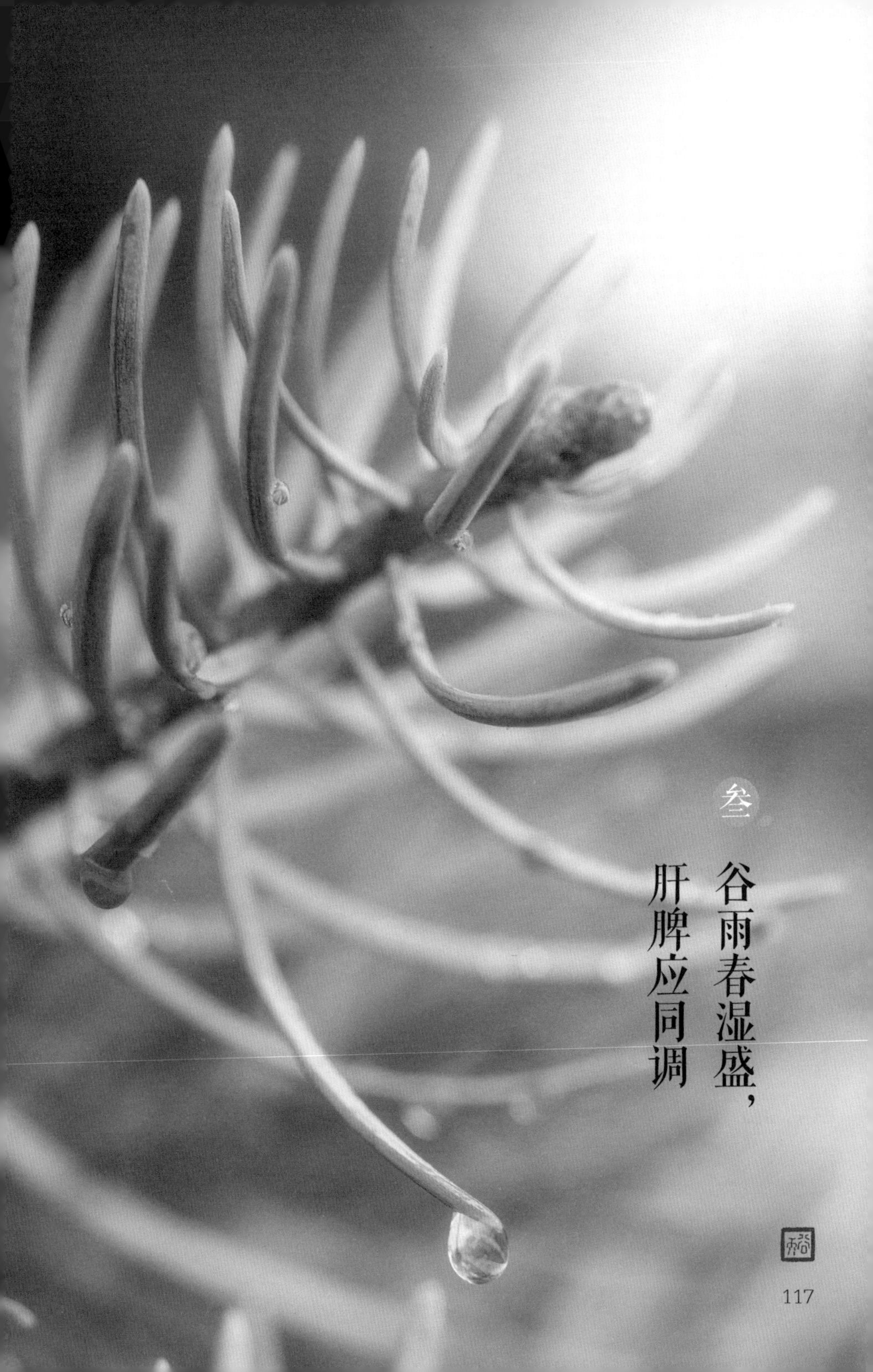

叁

谷雨春湿盛，肝脾应同调

1 甄氏清肝平肝饮

功效 补益肝肾、平肝降压

材料

天麻20克，决明子15克，钩藤15克。

做法

将诸物洗净，放入冷水中稍浸泡；一起放入锅中，加适量清水，煎煮约30分钟，趁热代茶饮。此为1～2人量。1周饮2～3次为宜，脾胃虚寒者不宜长期饮用。此为1~2人量。

小贴士

苏州评弹《唐宫惊变》中提到唐明皇李隆基，每日清晨调服一盅赤箭粉，作为滋补上品，然后再临朝。宋代沈括在其《梦溪笔谈》中也早就指出：“赤箭，即今之天麻也。”天麻，一般都认为是“治风之神药”，有息风止痉、平肝潜阳之用，善治头晕，此外还能补益强身，对中老年人体虚头晕效果非常好。清代著名医家张志聪称：“天麻功同五芝，力倍五参，为仙家服食上品。”足见前人对天麻延年益寿之功充分肯定。

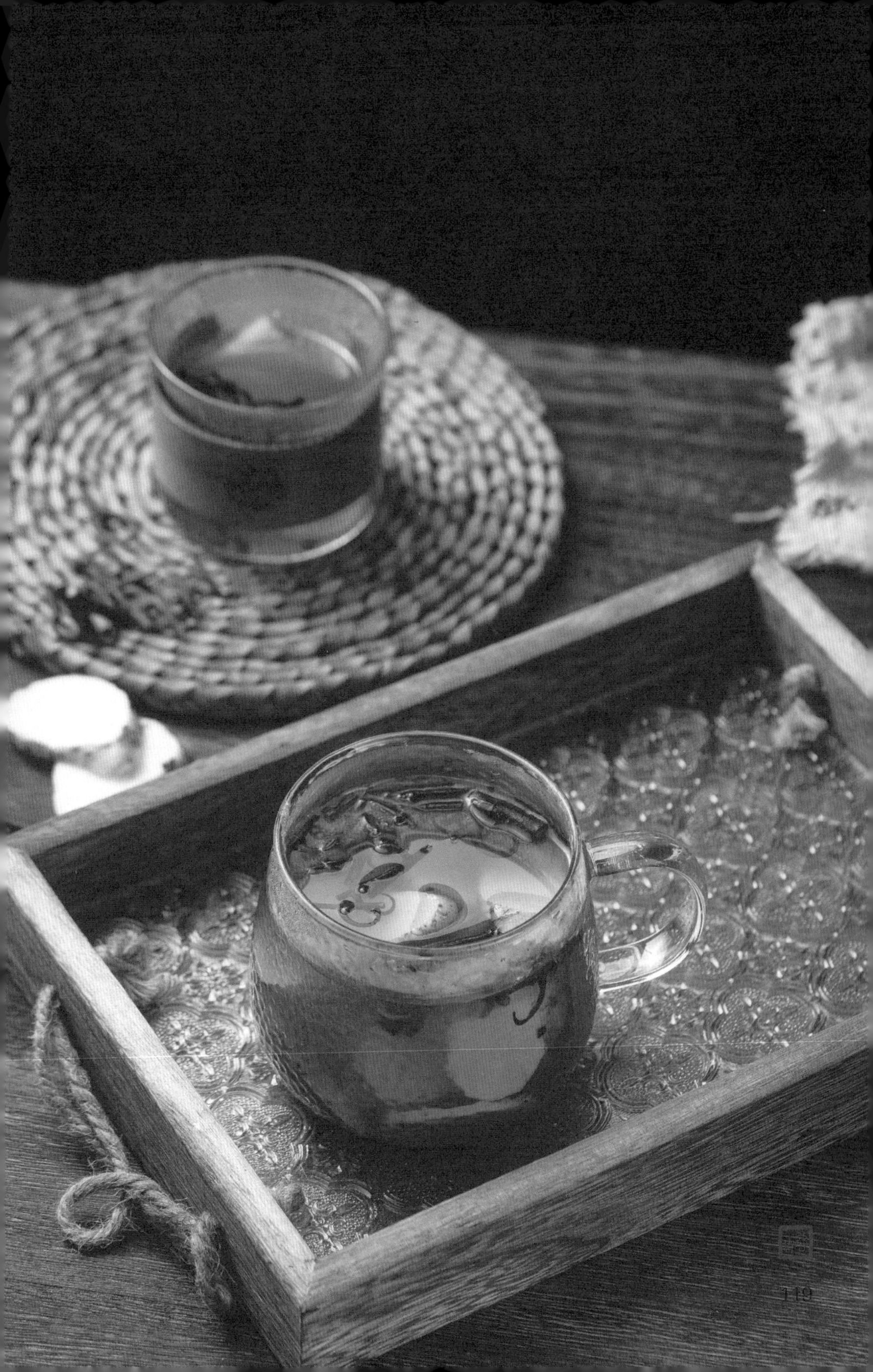

2 揉“出气筒”，肝火消

功效 平肝滋阴、潜阳定志

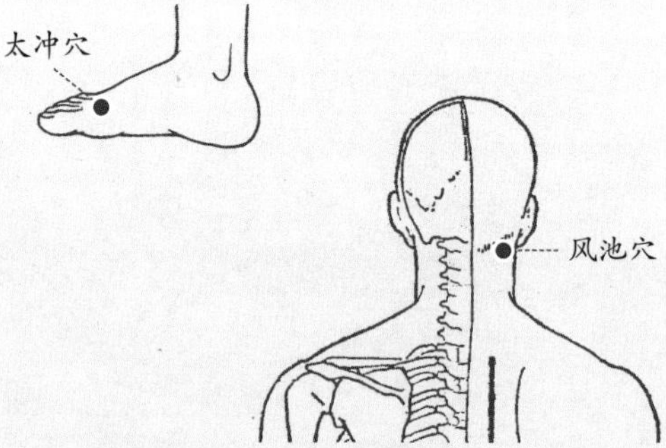

穴位

太冲穴：足背，由第1、第2脚趾间缝向足背上推，至其两骨联合前缘凹陷中，有动脉搏动处，即是本穴。

风池穴：双手掌心贴住耳朵，十指自然张开抱头，拇指往上推，在脖子与发际的交接线各有一凹处，按之有酸胀感即是本穴。

操作方法

用拇指或食指指腹，置于穴位处按揉，力度要适中。每个穴位按揉150～200次，每日1遍。

功效 芳香安神、疏肝理气

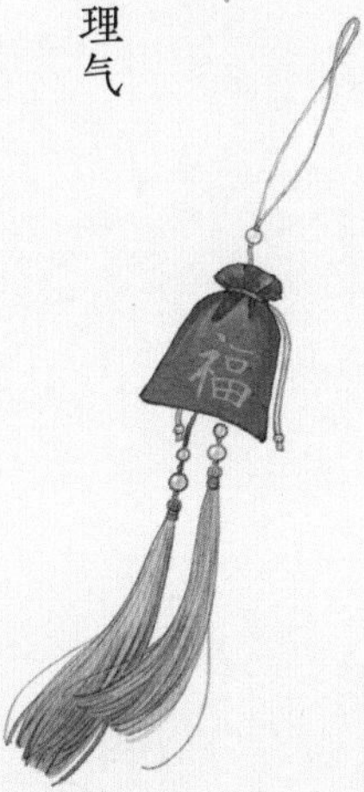

材料

茉莉花20克，玫瑰花20克，薰衣草30克，菊花20克。

操作方法

- 将上述药物碾碎后放入防潮袋中，再装入香囊，置于床头。
- 每个月更换内置中药，也可以制作迷你香囊，随身携带。

小贴士

古时一位文人将茶叶悬挂于吐香的茉莉花间，称为茶引花香，次日取出茶叶冲泡品尝，果觉香味频添，后经智慧的劳动人民多次试制，终于窨制成世界独特的茉莉花茶。茉莉花以芳香著称于世，被誉为“人间第一香”，素为人们所喜爱。我国古代妇女曾以丝穿茉莉花心配系衣襟或插鬓旁作为装饰。据《本草纲目》记载茉莉花、叶入药，有清热解毒功效，治外感发热、腹胀、腹泻、目赤肿疼疗效甚佳。其根有麻醉功效，可治跌打损伤，真可谓全身是宝。

清明

桐始华 田鼠化为鴽

虹始见

谷雨

萍始生 鸣鸠拂其羽

戴胜降于桑

雨水

獭祭鱼 候雁北

草木萌动

春分

玄鸟至 雷乃发声 始电

立春

东风解冻 蛰虫始振

鱼陟负冰

惊蛰

桃始华 仓庚鸣 鹰化为鸠

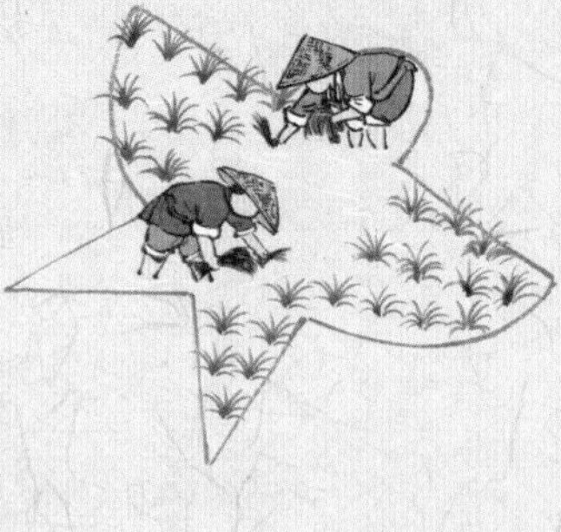

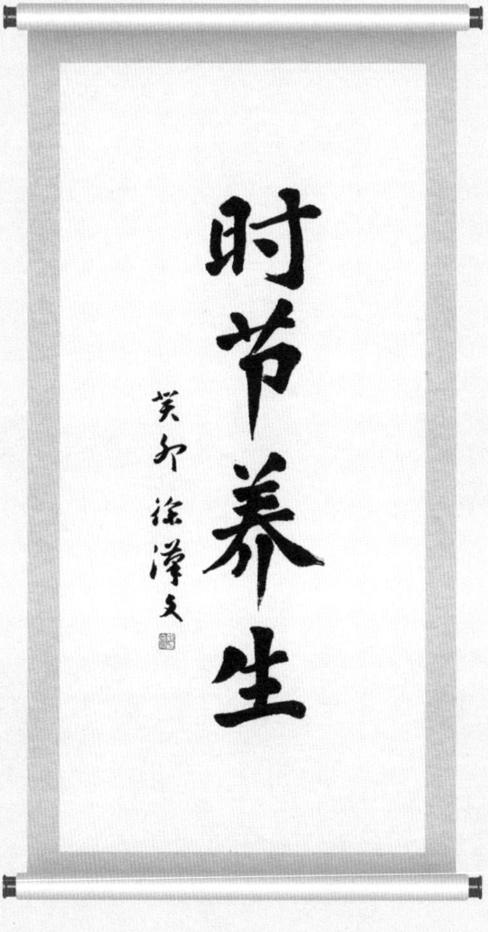

■徐汉文，岭南书法名家梁锦英先生入室弟子，广州硬笔书法家协会副主席，擅长行草书。

夏

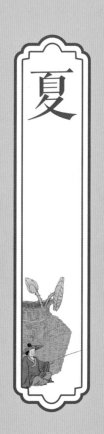

立夏

［宋］赵友直

四时天气促相催，一夜薰风带暑来。
陇亩日长蒸翠麦，园林雨过熟黄梅。
莺啼春去愁千缕，蝶恋花残恨几回。
睡起南窗情思倦，闲看槐荫满亭台。

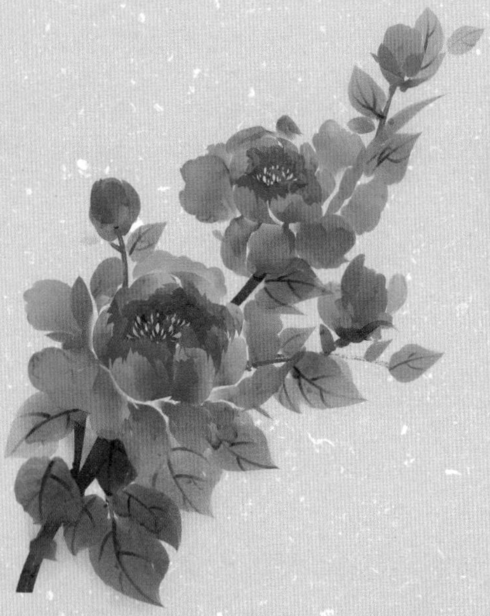

牡丹花

立 li xia 夏

沛雨甘霖，
万物假大

夏，心气通夏气，此时心火开始横行霸道，慢慢燃起，加上此时很多地区气温明显升高，炎暑将临，人们的新陈代谢加快，出汗增多，暑湿易伤气，常使人烦躁不安、倦怠懒散；同时亦需防备夏日暑热之邪，其灼于肺卫则自觉毛孔闭塞、汗出不畅；困于脾土则易导致食欲不振、倦怠乏力等不适。

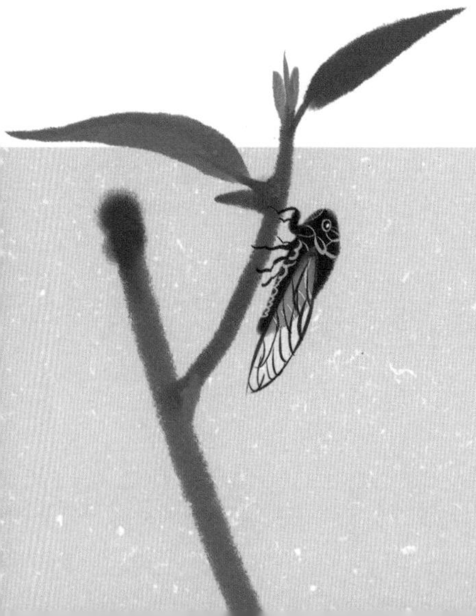

《月令七十二候集解》：『立夏，四月节。立字解见春。夏，假也，物至此时皆假大也。』立夏作为夏季第一节气，送走明媚春光，顺接繁茂之夏。『初候蝼蝈鸣，二候蚯蚓出，三候王瓜生。』拉开立夏的序幕，听闻田间蛙声一片，低头可见蚯蚓为农民辛勤掘土，瓜苗、菜芽争相痛饮清甜的雨水，比赛着长大，可谓万物繁荣，始于立夏。秦岭淮河以南地区降雨丰盛，成长于适宜的温度，沐浴着充足的阳光，春天的作物至此已经长大，夏季作物更是茁壮成长。沛雨甘霖对于农作物和植物当然是喜事一桩，然而酷夏暴雨或使人不适。心与夏季同属火行，中医认为心对应

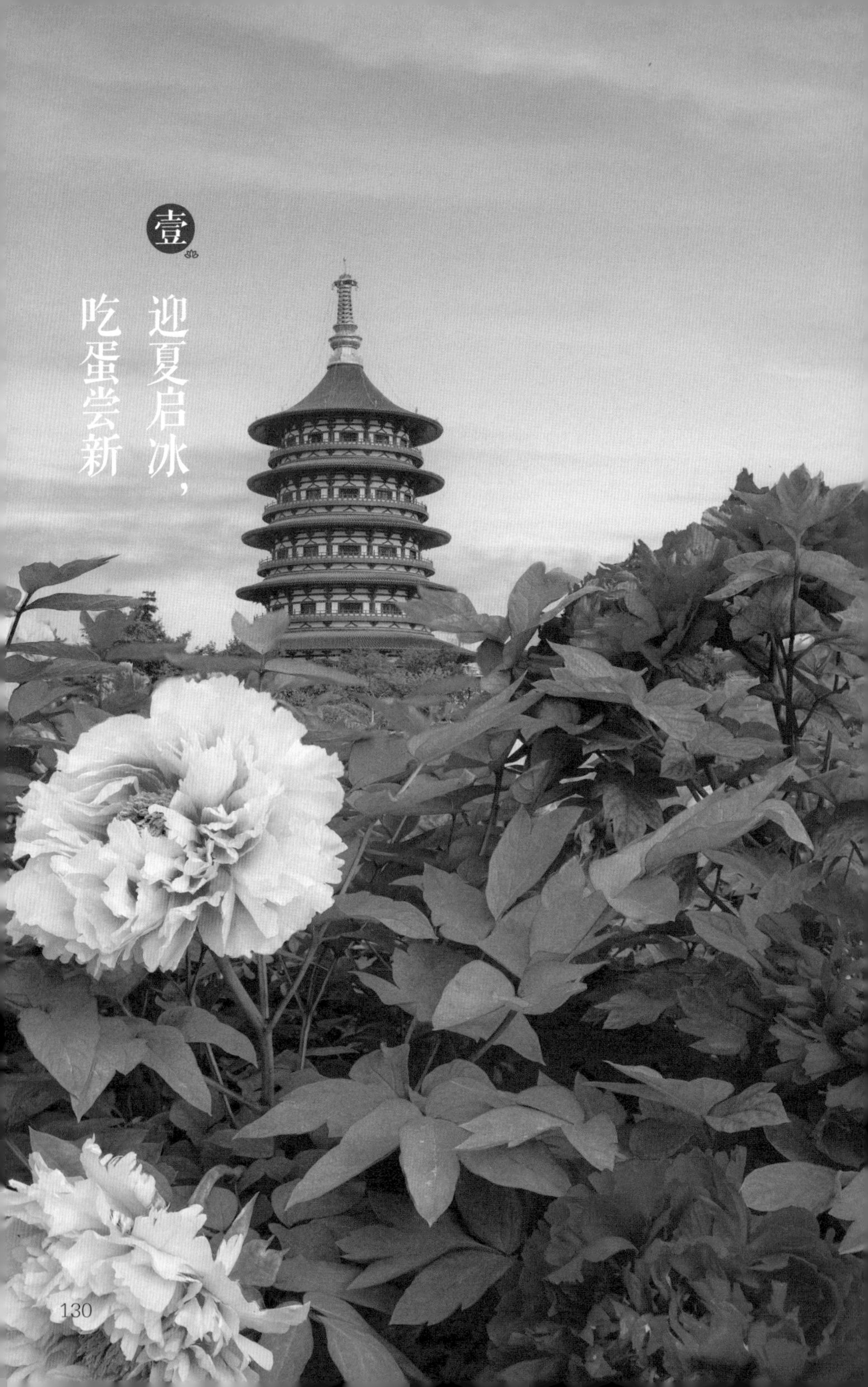

壹

迎夏启冰，吃蛋尝新

1 启冰

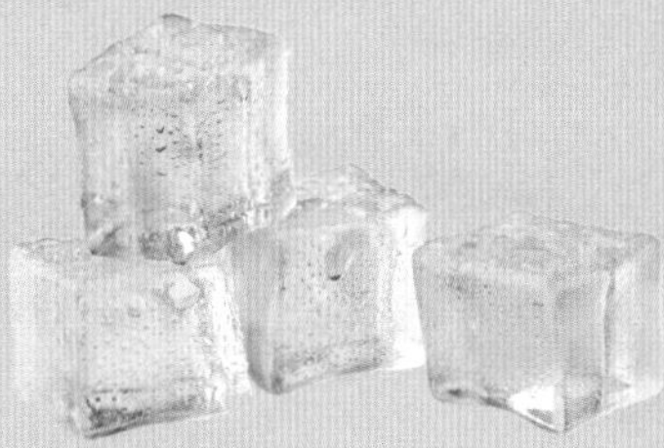

《孝经纬》中记载："谷雨后十五日，斗指东南，维为立夏。"物至此时，皆生而起。"立夏日启冰，赐文武大臣"，立夏这天，古代帝王率文武百官到京城南郊去迎夏，启封上年冬天贮藏的冰，由皇帝赐给百官，以消暑热。

2 立夏吃了蛋，热天不疰夏

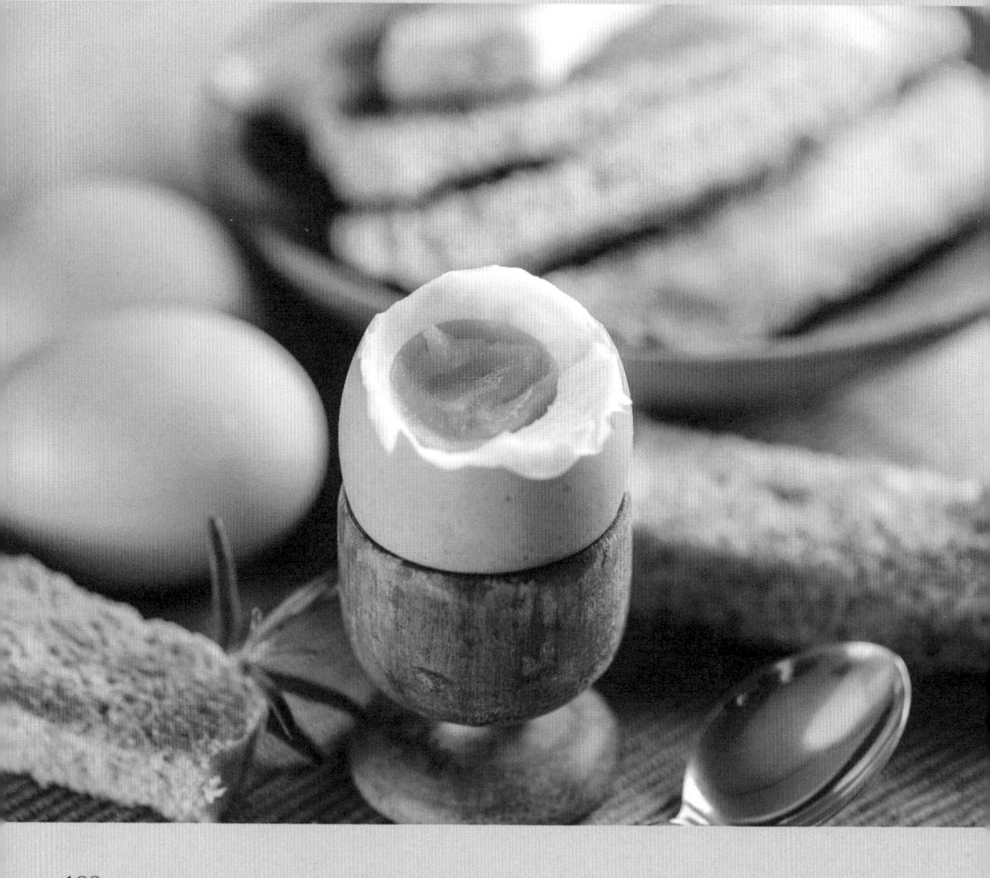

立夏前一天，很多人家就开始煮“立夏蛋”，一般会加入茶末或胡桃壳。有句俗语为：“立夏吃了蛋，热天不疰夏。”“疰夏”也叫“苦夏”。立夏后暑湿渐重，易困阻脾胃，耗伤正气，出现倦怠嗜卧、低热、食欲不振等不适。鸡蛋性平，可补气虚，安神养心，为了预防疰夏，常在立夏节气这天吃“立夏蛋”，能增强体质，预防在夏季出现的苦夏症状。

小贴士

关于斗蛋、吃蛋的由来有一个有趣的传说，相传很久以前，女娲为了使人间的小孩子不得疰夏之疫，斗法胜了病疫瘟神，瘟神保证不让女娲的子孙再受病害，让孩子以胸前挂蛋为标志，立夏之日只要孩子胸前挂蛋者一律不加伤害，于是女娲给民间传话：“立夏之日，无论男女老少，都要在胸前挂上蛋袋。”

3 尝新

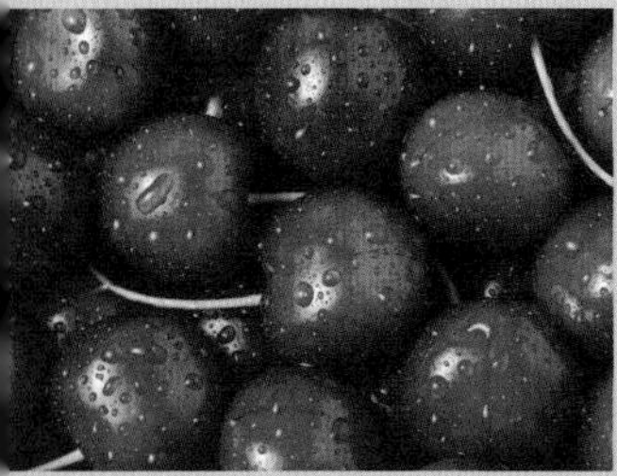
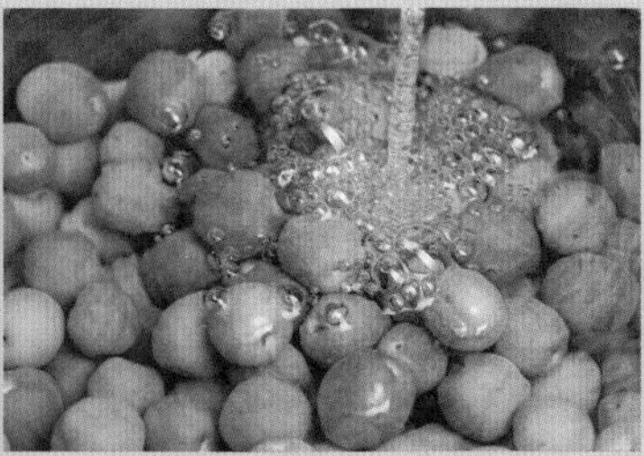
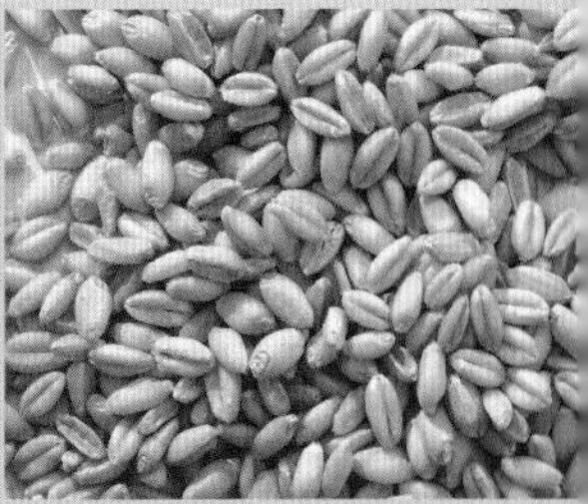

部分地区有“九荤十三素”之说，九荤为鲥鱼、鲚鱼、咸蛋、螺蛳、鸭、腌鲜、虾、猪肉和鲳鳊鱼；十三素包括樱桃、梅子、麦蚕（新麦揉成细条煮熟）、象笋、蚕豆、豌豆、黄瓜、莴笋、萝卜、玫瑰、茅针、草头、松花，各地稍有不同。苏州有“立夏见三新”的谚语，三新为樱桃、青梅、麦子。四川及浙江的岩坦山区家家吃竹笋、槐豆、豆腐。广西某些地方吃“五色饭”，即用赤豆、黄豆、黑豆、青豆、绿豆这五色豆拌合白粳米煮成的“立夏饭”……但是，不论是哪个地区的饮食习惯，都是以健脾胃、清暑湿为主。

小贴士

竹笋，味甘，微寒，入胃经、大肠经、肺经，具有清热泻火的功效，用于肺热咳嗽、骨蒸潮热、头晕、热淋、牙痛等。

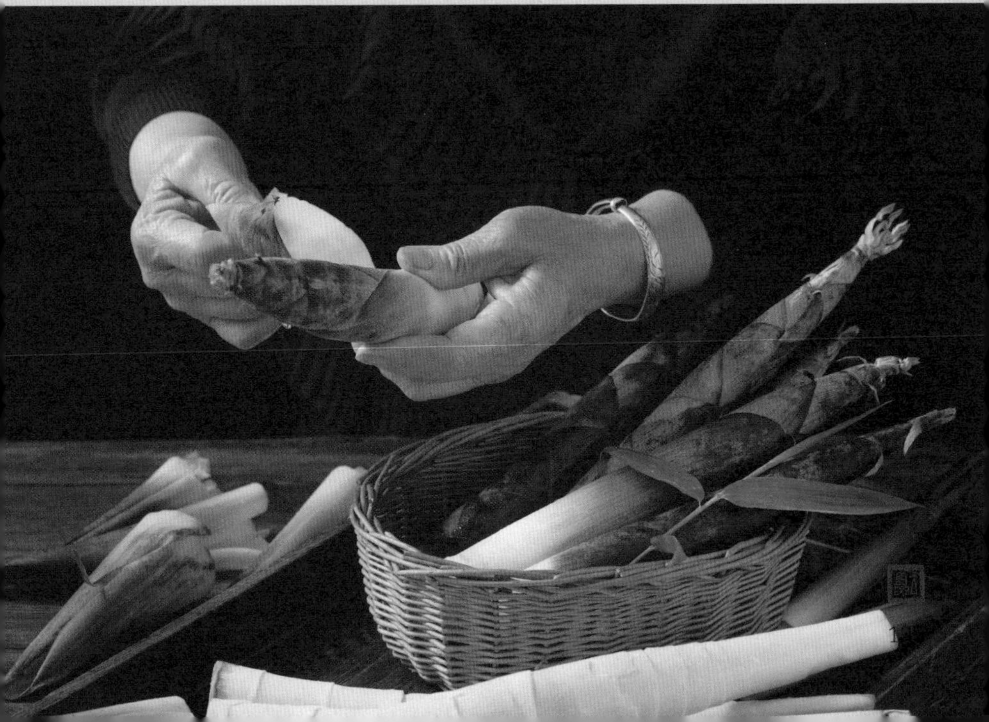

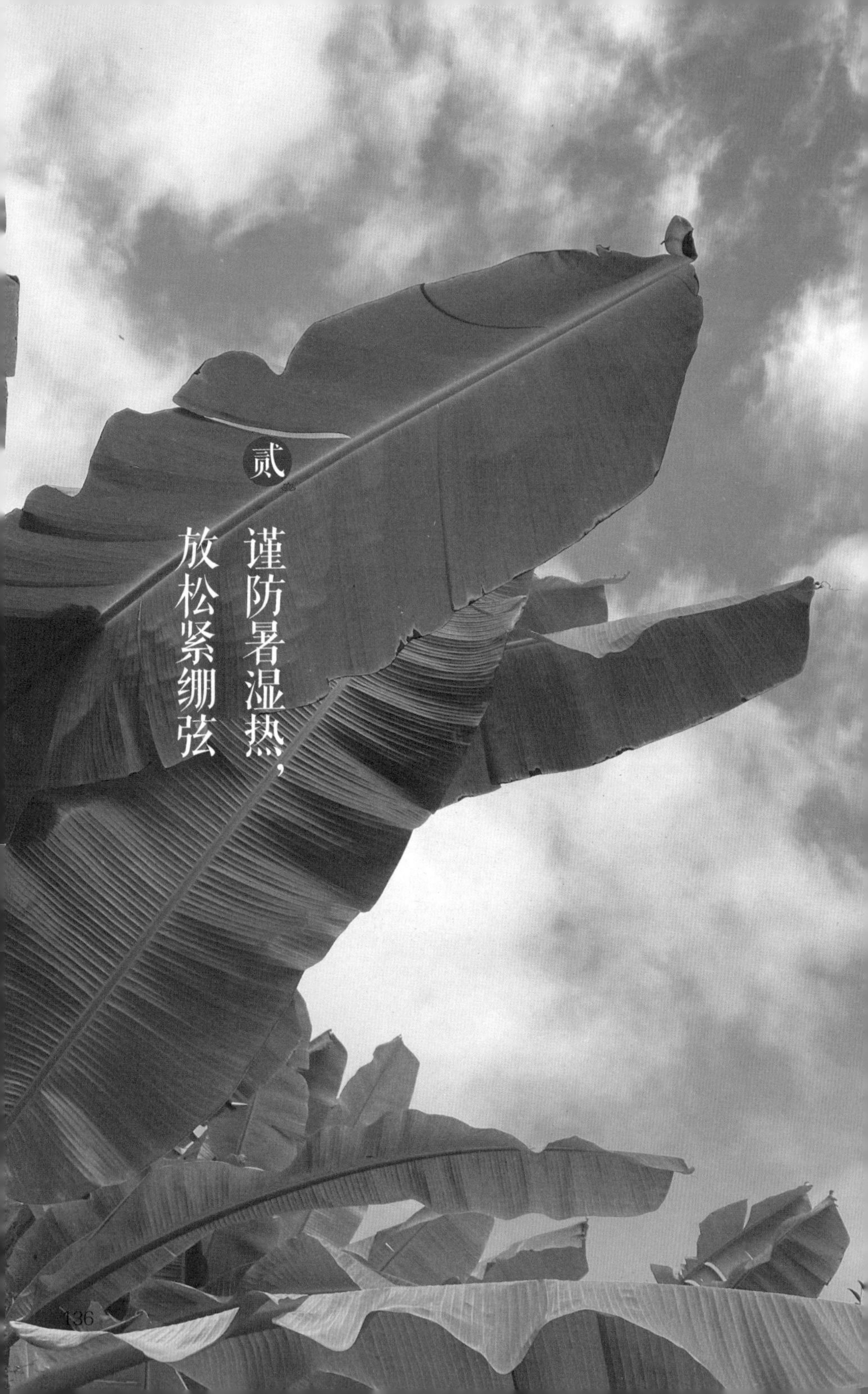

贰

谨防暑湿热，放松紧绷弦

龙先生刚30岁出头，看似是精壮的汉子，但总是会被一些极小的动静所惊吓。4年前他就因焦虑症四处求医，吃了无数西药、中药才稍微有些好转。可半年前开始，他的老毛病突然加重了，总会做噩梦，梦中惊醒后大汗淋漓，浸湿衣被，没有半个小时心跳都不能平静下来。白天，龙先生心里弦也时刻紧绷着，有时候敲门声都会让他莫名不安，全身发凉、震颤不已。几个月折腾下来，龙先生已经无法正常工作，整日待在家里。在气候舒适的岭南，龙先生却羽绒服加身，面色苍白，神情恍惚。近日立夏节气到来，龙先生一个人待着的时候更是焦虑惊慌。得知德叔擅长治疗内科杂病，龙先生赶忙来到诊室，有气无力地讲："平时稍微活动下便会出一身汗，吃点生冷食物肚子就会不舒服，胃口也差，这几个月来大便基本没有成形过。"

龙先生的诸多不适，归根结底都是心阳亏虚

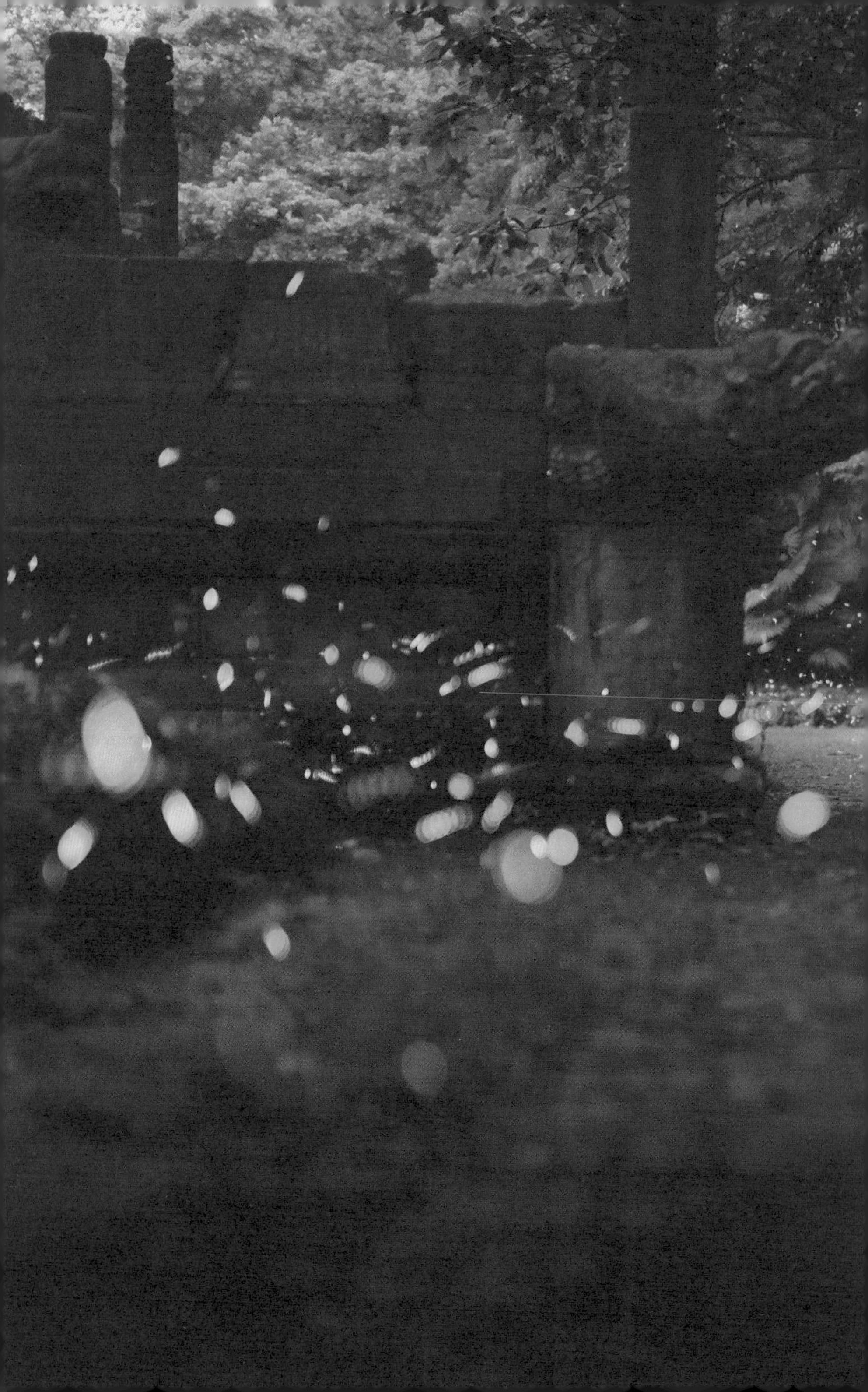

惹的祸。《内经诠释》曰："心为一身之主，脏腑百骸皆听命于心，故为君主。心藏神，故为神明之用。"故心可以管理人的精神、意识、思维、情志等。如果心阳虚弱了，就不能守护心气，心气有"家"而回不去，漂浮在外，心得不到滋养，就会焦虑、易惊、噩梦不断；脾胃为后天之本，可将吃进去的食物转化为气血，而服用过多解郁类的药物，让脾胃超负荷运作，耗损阳气，导致脾胃虚寒，引起胃口差、大便烂；气血化生不足，会加重心阳亏损。立夏节气到来，大自然的阳气充盛，人体的阳气也处于升浮的状态，像龙先生这类本就心阳不足的人群，心气更加难以安静地待在"家里"，浮越加重心阳耗损，所以各种症状就更加严重。

暑为阳邪，"暑易伤气""暑易入心"，立

夏时节，天气转热，养生要注意精神调养及对心脏的养护。首先，尽可能保持平和的心态，情绪上忌怒。其次，选择适合自己的解压方式，例如听音乐、逛街、看电影等，也可以约上亲朋好友到户外散心，疏解心情，宣泄不良情绪，使精神得到彻底的放松；平时焦虑、烦躁时，还可以打坐或者做一做扩胸运动。此外，为了减少炎炎夏日对身体的消耗，应睡好子午觉，遵循“子时大睡，午时小憩”的原则。子午觉是指在子时和午时入睡。而子时、午时，正是阴阳交替的时候，也正是人体内精气“合阴”“合阳”的时候，子午觉的存在，是为了人体养阴养阳。子时是从23时到次日凌晨1时，是一天中阴气最重的时候，子时之前入睡有利于养阴。而午时是从11时到13时，是一天中阳气最盛之时，小憩片刻可以养阳。

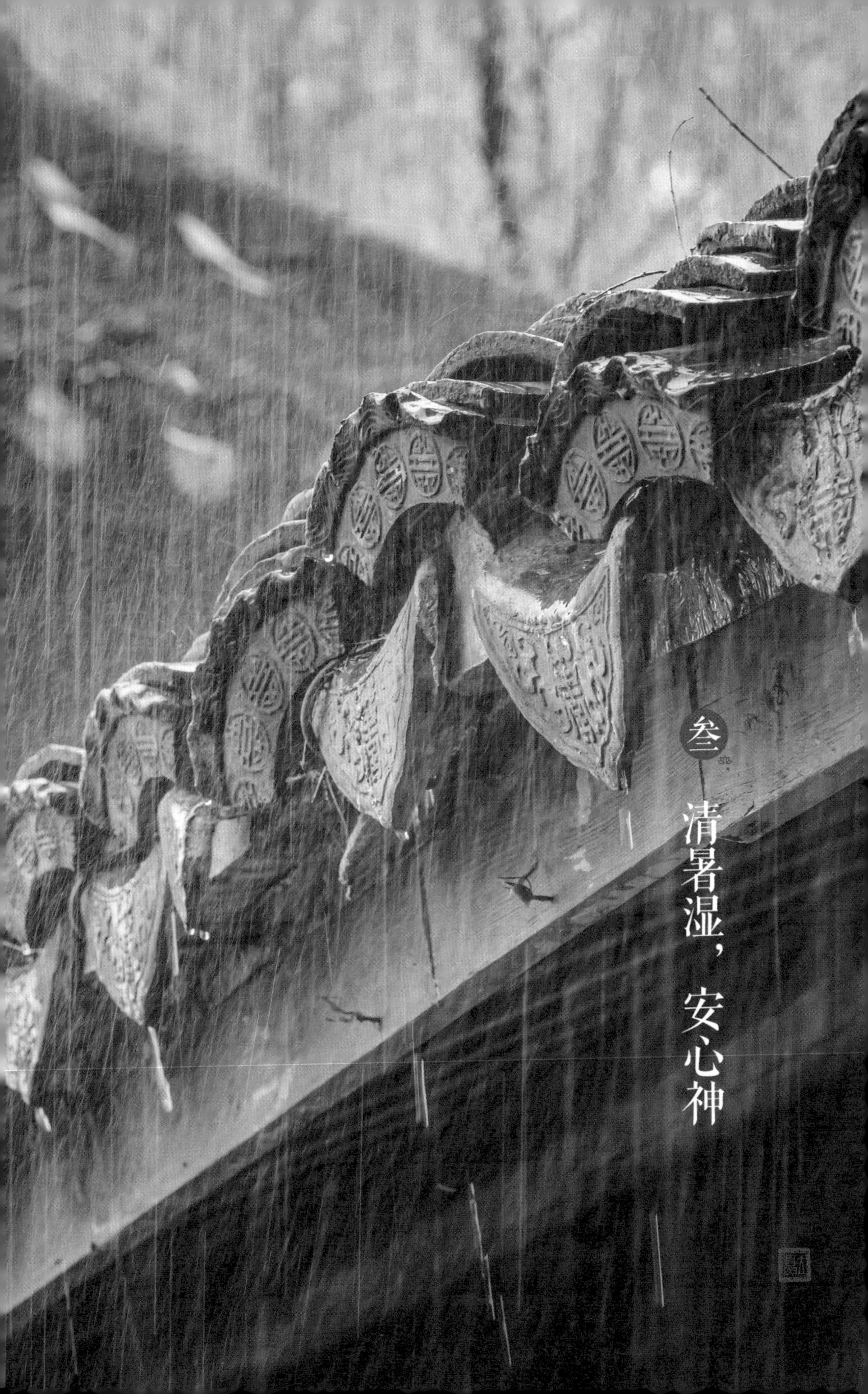
叁
清暑湿，安心神

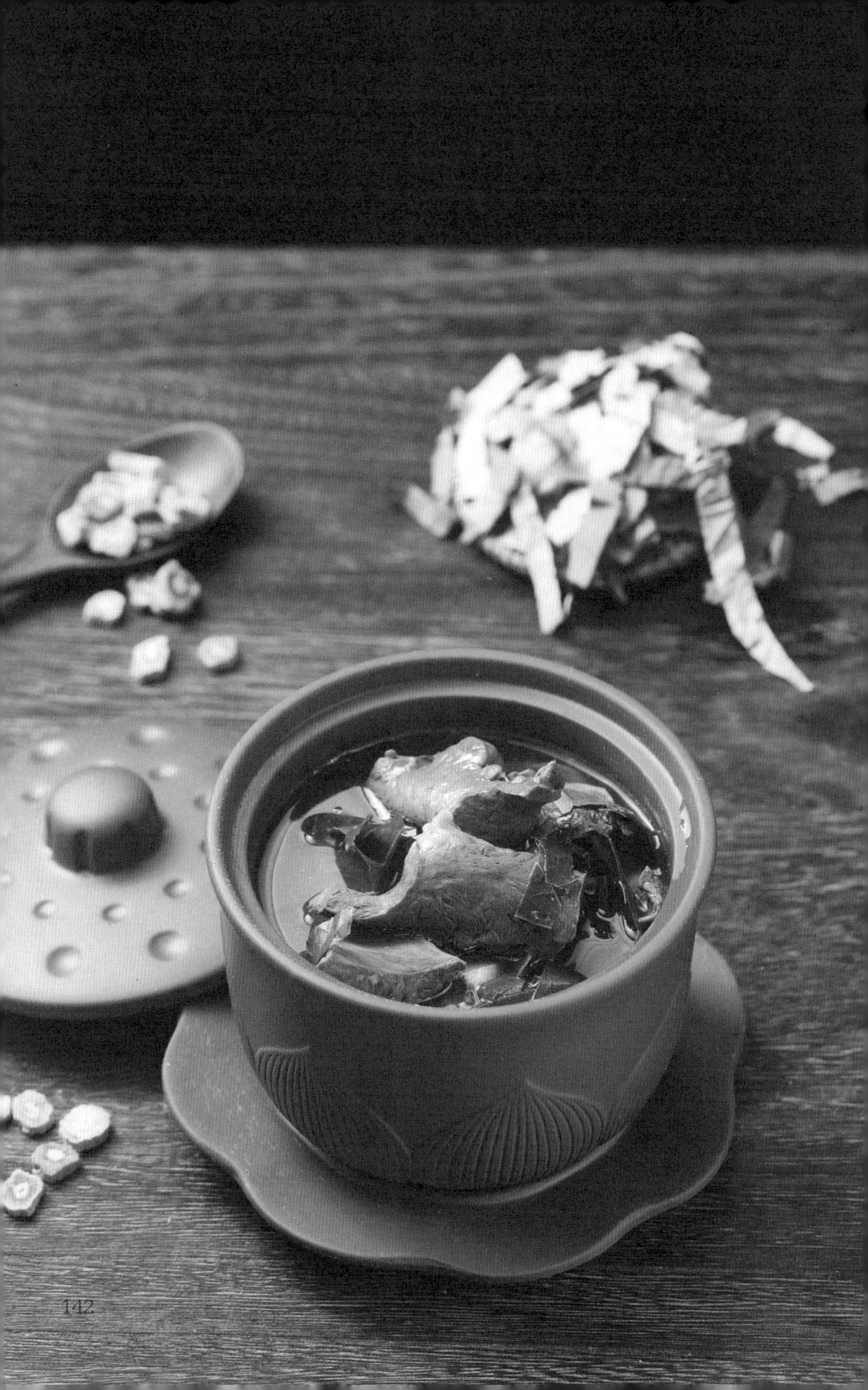

1

党参炖猪心

功效 补气生津、养心安神、清暑湿

材料

猪心半个，党参20克，荷叶（干品）10克，生姜4～5片，精盐适量。

做法

将诸物洗净，猪心切片，放入沸水中焯水备用；上述食材一起放入炖盅，加清水1 000毫升（约4碗水量），隔水炖约2小时，放入适量精盐调味即可。此为1～2人量。

小贴士

自古即有“以脏补脏”“以心补心”的说法。猪心具有补虚、安神定惊、养心补血的作用，常用于治疗心虚失眠、惊悸、自汗等心神异常之病变。猪心通常有股异味，如果处理不好，药膳的味道就会大打折扣，可在买回猪心后，立即在少量面粉中“滚”一下，放置1小时左右，然后再用清水洗净，这样猪心药膳才能味美纯正。

2

指尖魅力，安神助眠

功效 宁神定志

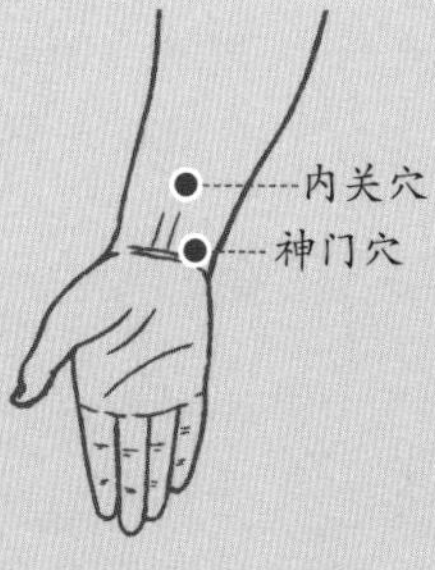

选穴

内关穴：位于前臂掌侧，腕横纹上2寸处。

神门穴：位于腕部，腕掌侧横纹尺侧端，尺侧腕屈肌腱的桡侧凹陷处。

操作方法

- 用拇指或食指指腹，置于穴位处按揉，力度要适中。
- 每个穴按揉5～10分钟，每天早晚各1次，用力需由浅及深逐渐加力。

3 初夏之花香

功效 疏肝、解郁、安神

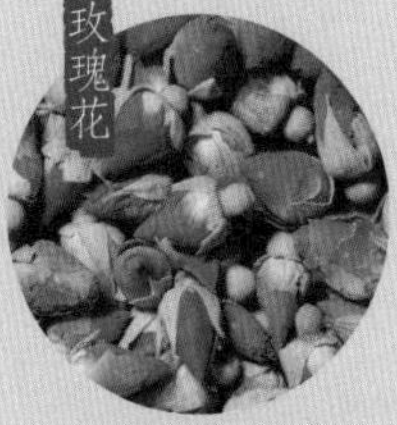

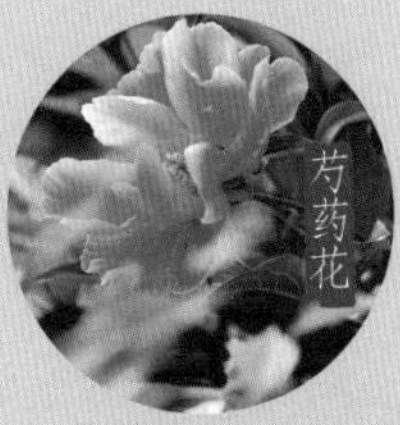

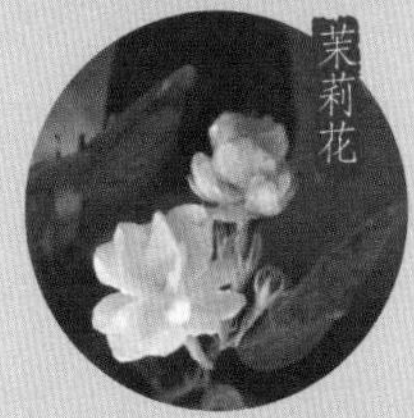

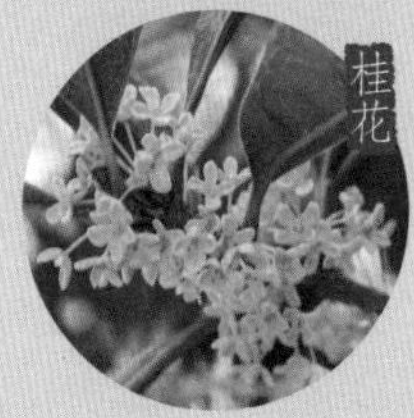

材料

玫瑰花、芍药花、桂花、茉莉花各15克。

操作方法

- 将上述药材放入锅中，加适量清水煎煮15～20分钟，取汁备用。
- 倒入药汁煎煮5分钟，放入杯中，鼻腔对着杯口吸3～5分钟，每周2～3次。若出现口干、咽干、鼻干等一系列燥的表现，以上药物减半使用。

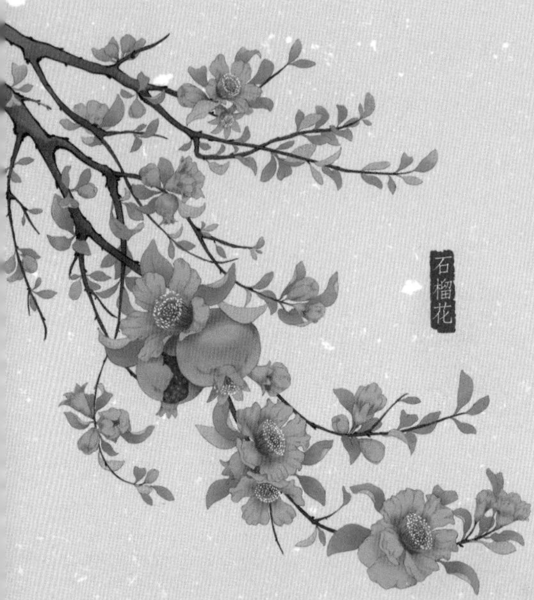

五绝·小满

[宋]欧阳修

夜莺啼绿柳，
皓月醒长空。
最爱垄头麦，
迎风笑落红。

小 xiao man 满

小得盈满，暑湿渐进

中，尤其在北方要及时添衣保暖，以防感受外邪生病。月令小满，天气逐渐炎热，万物繁茂生长，人体心气生发，有利于心脏的生理活动，因此小满养生要注意心的养护，调适心情，宁心静气，勿噪勿扰。此外，小满雨水增多，暑湿渐进。中医认为脾喜燥恶湿，如果此时贪凉饮冷，使得脾土损伤，则容易导致湿困脾土，出现湿疹、脚气、汗斑、失眠、口腔溃疡等因湿邪困扰的种种不适，所以这个时节清暑热的同时还要固护脾胃。

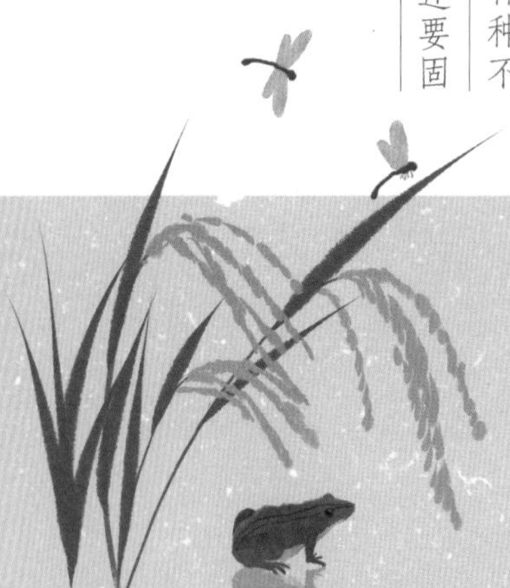

小满是夏季的第二个节气，和雨水、谷雨、小雪、大雪等一样，都是直接反映降水的节气。『小满小满，江河渐满』，意味着进入了大幅降水的雨季，雨水开始增多，往往会出现持续大范围的强降水。另指北方麦类等夏熟作物的籽粒开始灌浆，只是小满，还未完全饱满，作物生长旺盛、生机勃勃。小满小满，小得盈满，是一种将满未满的状态，体现了勃发的生机，又育藏着收获的期盼。在气温上，不如春日温凉，不如盛夏酷暑，民间亦有句谚语：『未食五月粽，寒衣不敢送。』也就是说在端午节前，还可能会有阴冷的时刻，乍暖还寒或寒热交替，人在气温交变之

壹

食碗油茶面，尝尝初夏味

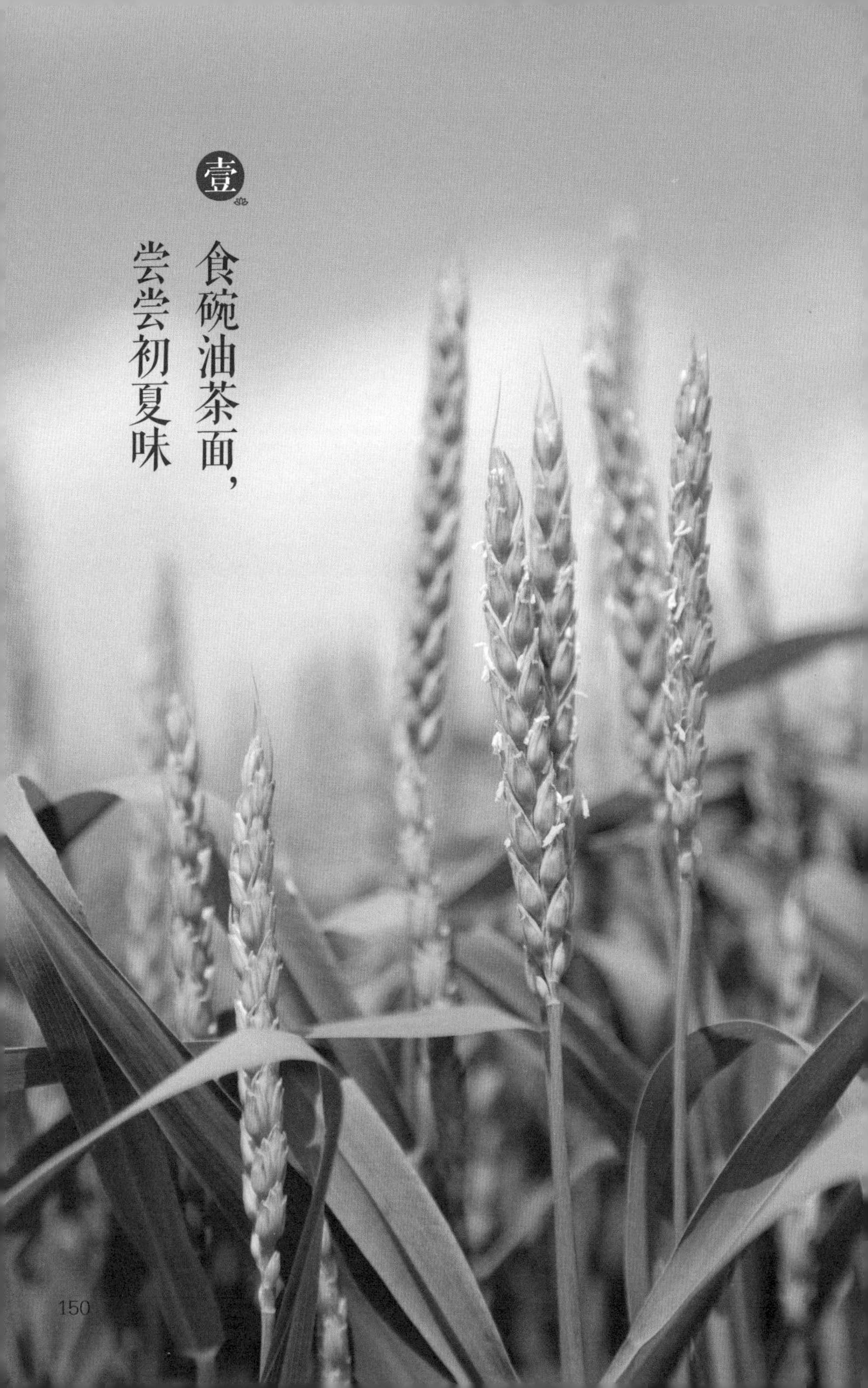

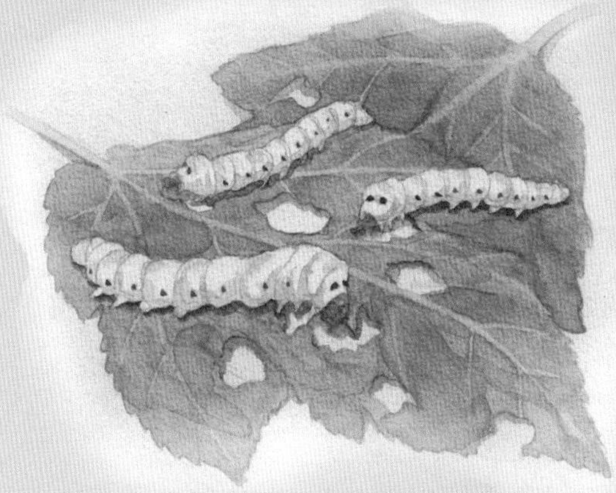

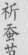

1 祈蚕节

我国农耕文化以“男耕女织”为典型，女织的原料在北方以棉花为主，南方以蚕丝为主。蚕丝需靠养蚕结茧抽丝而得，所以我国南方农村养蚕极为兴盛，尤其是江浙一带。蚕是娇养的“宠物”，很难养活，气温、湿度，桑叶的冷、熟、干、湿等均影响蚕的生存。由于蚕难养，古代把蚕视作“天物”，为了祈求“天物”的宽恕和养蚕有个好的收成，人们在农历四月放蚕时节举行祈蚕节。此时，也是食桑叶的最佳季节，鲜嫩的桑叶清凉可口，可以清热润燥。

2

小满之日苦菜秀

小满前后是吃苦菜的时节，苦菜是中国人最早食用的野菜之一，中医称之为“败酱草”。《周书》记载：“小满之日苦菜秀。”当年红军长征途中，曾以此充饥，渡过了一个个难关，江西苏区有歌谣唱：“苦苦菜，花儿黄，又当野菜又当粮，红军吃了上战场，英勇杀敌打胜仗。”苦菜，苦中带涩，涩中带甜，新鲜爽口，清凉嫩香，营养丰富，具有清热、凉血、解毒的作用，古人还用它来醒酒。此外，还可以把苦菜烫熟，冷淘凉拌，调以盐、醋、蒜泥或辣椒油，或者挤出苦汁，用来做汤、做馅、热炒、煮面等；也可以用黄米酒腌制苦菜。

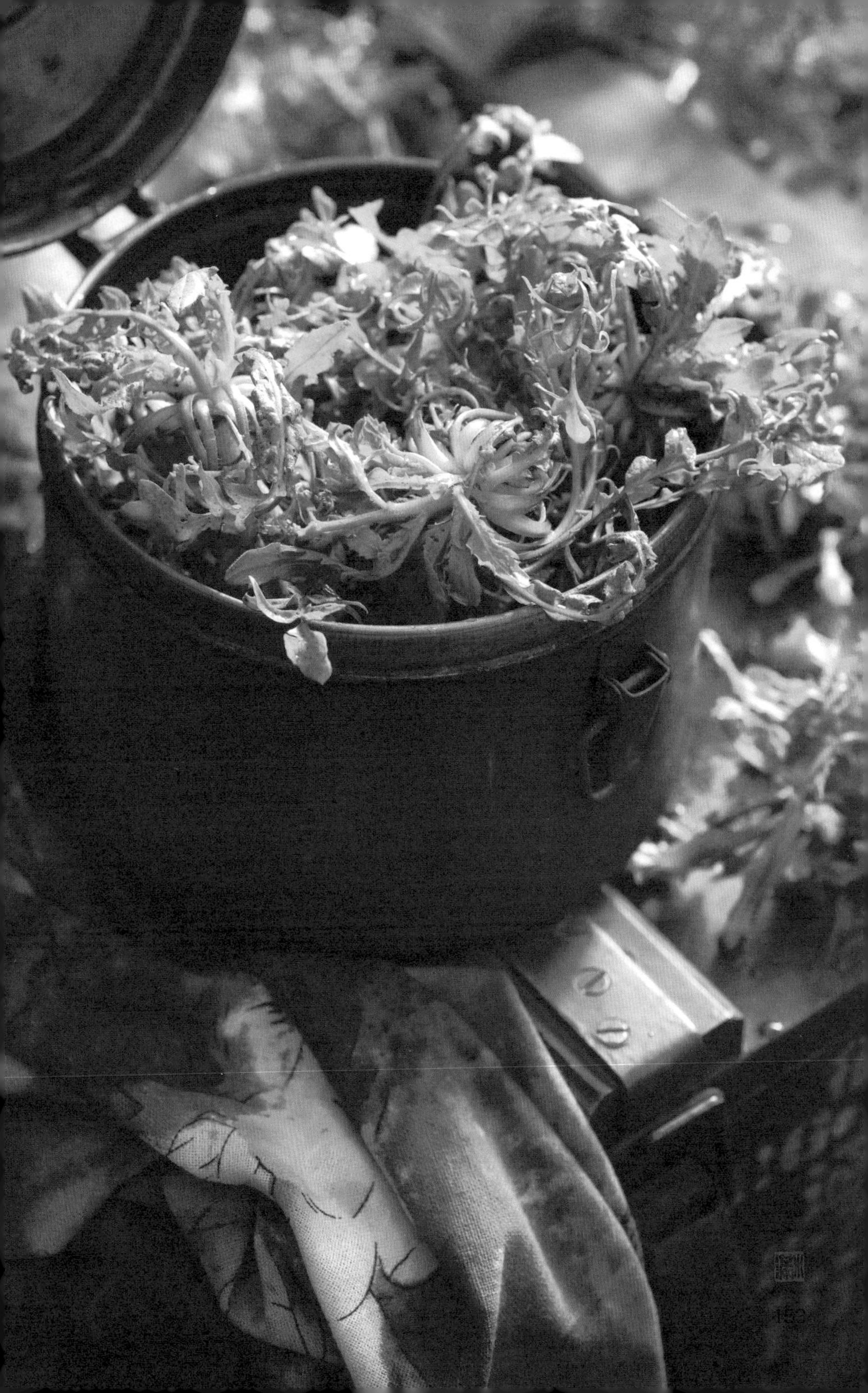

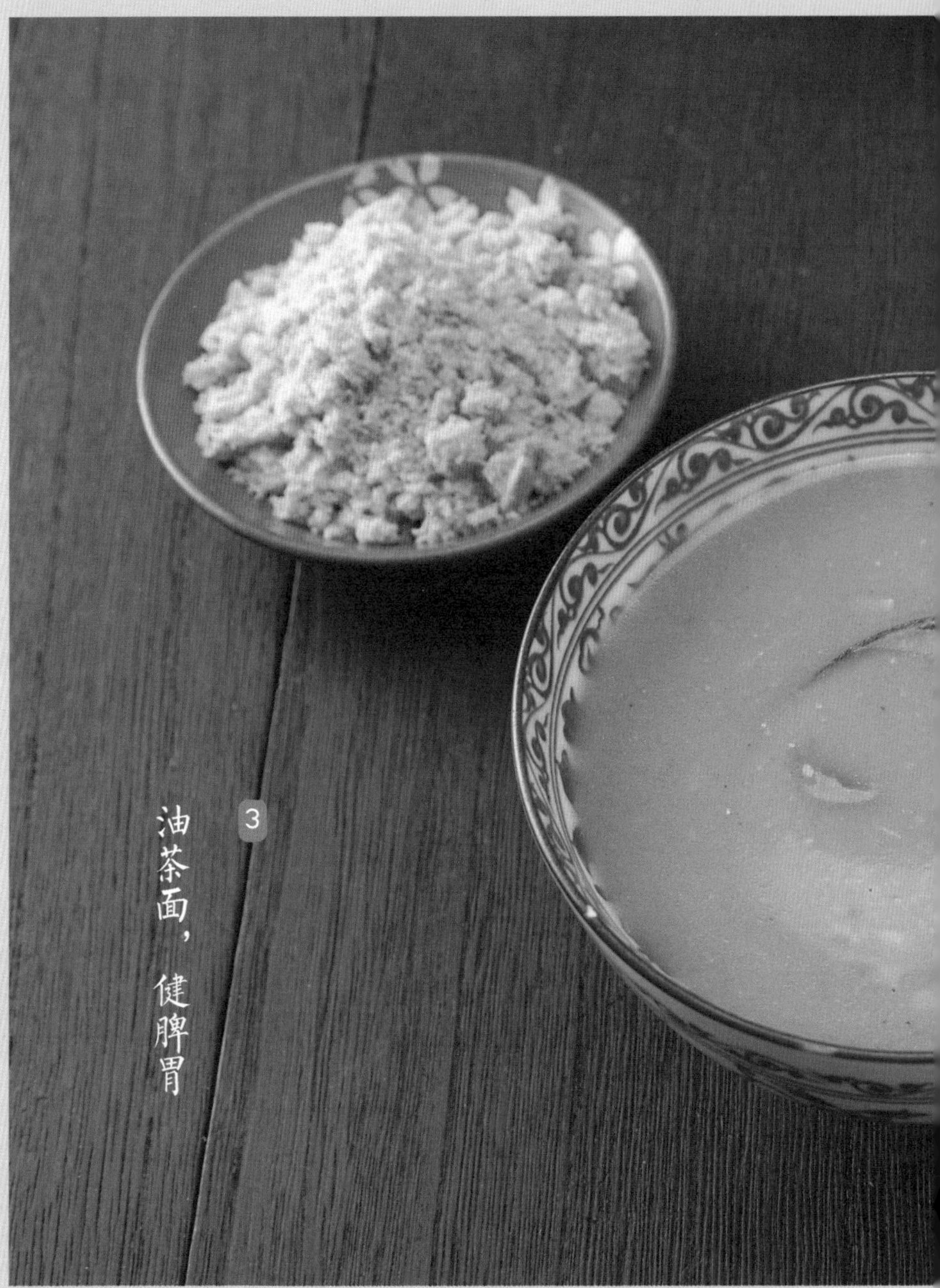

3

油茶面，健脾胃

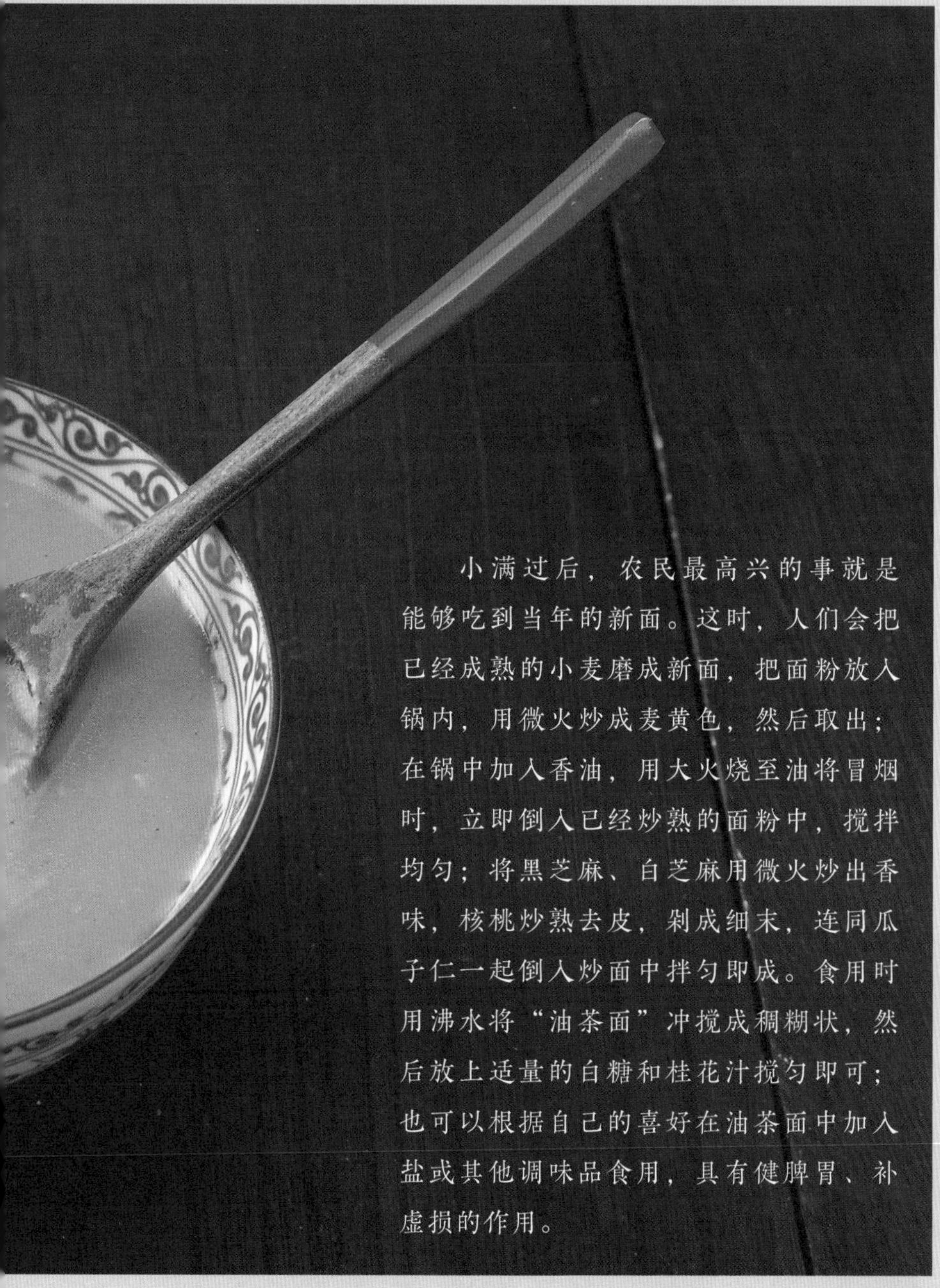

小满过后，农民最高兴的事就是能够吃到当年的新面。这时，人们会把已经成熟的小麦磨成新面，把面粉放入锅内，用微火炒成麦黄色，然后取出；在锅中加入香油，用大火烧至油将冒烟时，立即倒入已经炒熟的面粉中，搅拌均匀；将黑芝麻、白芝麻用微火炒出香味，核桃炒熟去皮，剁成细末，连同瓜子仁一起倒入炒面中拌匀即成。食用时用沸水将“油茶面”冲搅成稠糊状，然后放上适量的白糖和桂花汁搅匀即可；也可以根据自己的喜好在油茶面中加入盐或其他调味品食用，具有健脾胃、补虚损的作用。

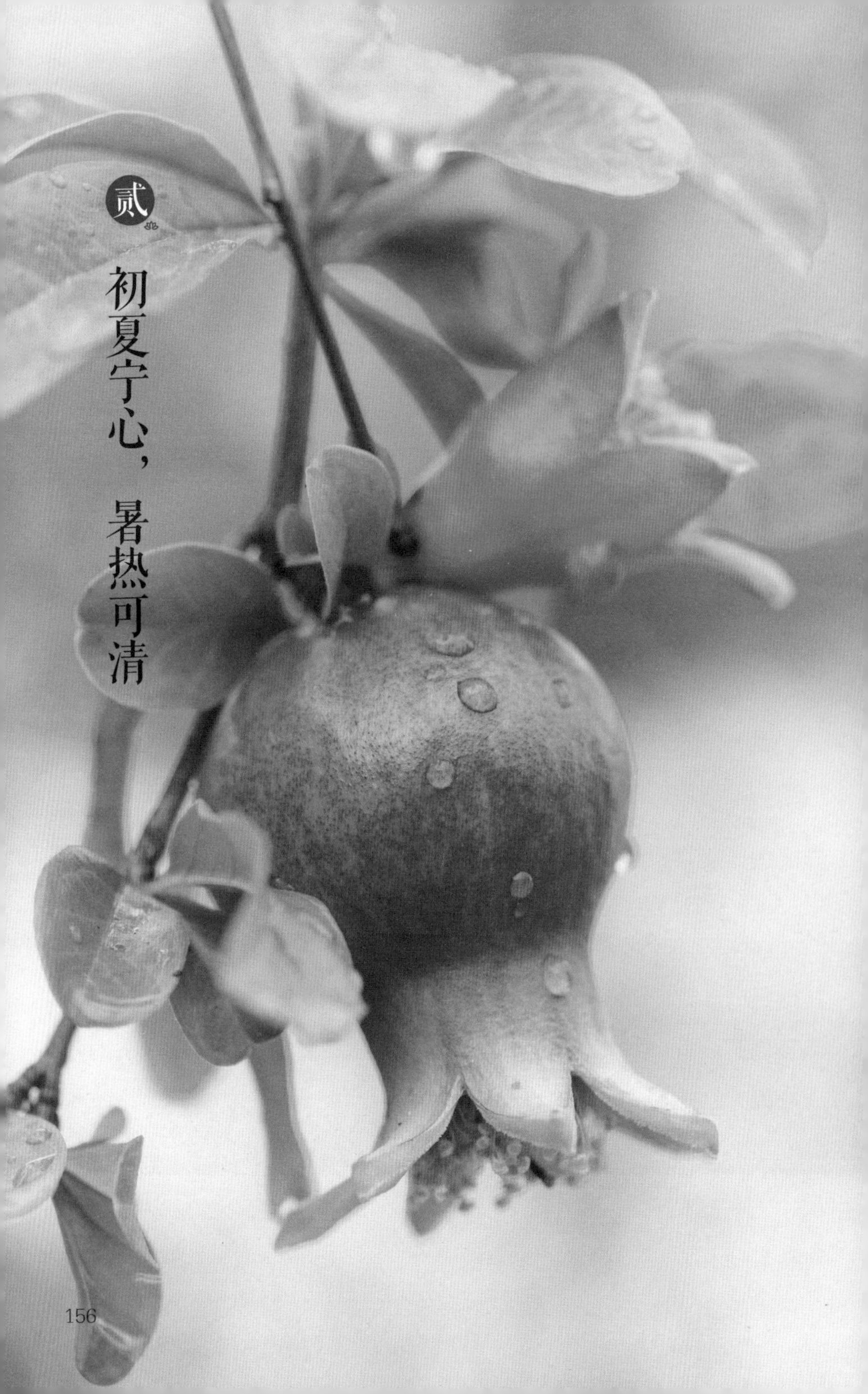

贰 初夏宁心，暑热可清

程老师是一名中学老师，每天都奋战于讲台前，讲话多了，经常会觉得喉咙不舒服。近来学校安排的课程较多，程老师的老毛病又犯了，经常觉得喉咙有烧灼感，清一清嗓子会舒服一点。可是程老师又怕影响别人，心里着急想尽快康复，便总是买胖大海、菊花、罗汉果等清热解毒利咽之品泡水喝，或者含些润喉片，虽然会在当时觉得舒服很多，但很快便又会复发，时间久了，还会出现咳嗽、喉中有异物感、腹冷、双脚冰凉、大便烂等不适。近日小满节气来临，程老师的喉咙不适更加严重了，疼痛感伴随着白痰一涌而来，熟悉的讲台突然成了程老师最害怕的地方。因为只要讲一会儿课，就会有痰堵在喉咙而讲不出话，需要大力地清一清喉咙才能继续讲课，这不仅影响了孩子们的学习，还让程老师内心充满愧疚感。病急乱投医，程老师找朋友弄了些小偏方，可是刚喝了2剂，喉咙中的痰却更多了，还开始头晕。

程老师的咽喉不适是肾阴不足、虚火上浮所致。肾为先天之本，五脏六腑之精皆藏于肾，肾精充足，可以濡润咽喉。程老师作为一名老师，讲话很多，耗损肺之气阴，时间久了累及肾，引起肾阴不足，阴液不能上达，咽喉失于濡养，出现咽干不适，虚火上炎熏灼咽喉而见灼热隐痛之症。程老师服用的胖大海、润喉片等利咽之品，多数偏寒凉，长期服用加重肺气耗损，出现咳嗽；脾胃损伤，出现腹冷、双脚冰凉、大便烂等不适。人体的脾“喜燥恶湿”，最怕小满这样闷热潮湿的天气，程老师的脾胃本就虚弱，化不了湿，这些湿变成“湿邪”，困阻住脾胃。脾胃亏虚，制约不了虚火，虚火上炎灼伤喉咙，咽痛便加重；运化不了水湿，水湿停聚成痰，便会阻塞在咽喉；程老师的小偏方中含有金银花、连翘等清热解毒之品，更伤脾胃，所以不但没用，反而变生他症。

小满养生要以“心气平和，饮食清淡”为大原则。气候闷热潮湿，容易让人心浮气躁，情绪波动比较大，所以平时要注意控制自己的情绪，可以多参加一些文体活动，如下棋、书法等，还可以进行适当的锻炼，以散步、慢跑、打太极拳等为宜。避免剧烈运动引起大汗淋漓；避免在炎热的时间进行锻炼；室外锻炼要戴遮阳帽，穿着白色或浅色、透气性好、质地柔软及宽松的衣服。

饮食调养方面，宜以清淡为主，忌肥甘滋腻的食物，可适当多吃些具有清热、化湿、养阴作用的食物，如鲤鱼、黄瓜、胡萝卜、丝瓜、莲藕、西红柿、冬瓜、芹菜、梨等，但不要伤脾。《素问·至真要大论》云："诸湿肿满，皆属于脾。"为了祛除湿邪，还应同时固护好脾胃，尤其是像程老师这类脾胃较弱的人群，避免食入过多清暑湿之品，药膳方面可以用陈皮、砂仁、党参、白术、山药等健

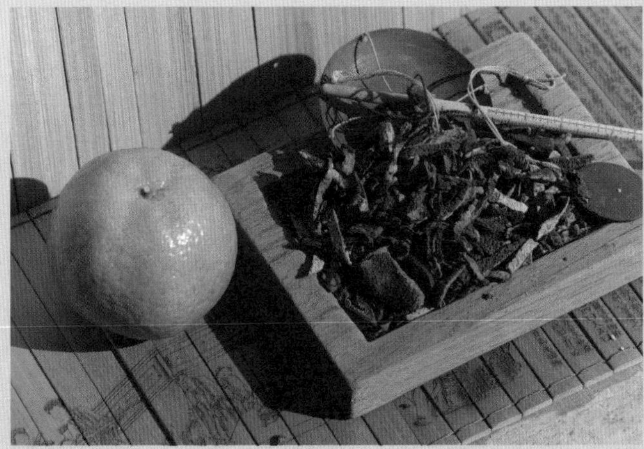

脾之品，配一些荷叶、淡竹叶、苦瓜、冬瓜等清暑湿之品。此时养生虽然以清暑湿为主，但清暑湿不能伤脾，且清暑湿力度不宜过猛。

作为广东三宝之首的陈皮，能入茶、入膳、入酒、入药，入方能和百药，入膳能调百味。陈皮的种类很多，广陈皮最受欢迎。广陈皮中的上品为新会陈皮，南药北用，新会陈皮早在宋代就已成为广货之一走向全国，叶天士所开的“二陈汤”，就特别指明陈皮者须为“新会皮”。李时珍《本草纲目》中对陈皮也有详述：“苦能泄能燥，辛能散，温能和。其治百病，总是取其理气燥湿之功。”广东人用陈皮防晕车、清肠道、治咳嗽、消积食、助睡眠等，将陈皮的功效发挥得淋漓尽致。

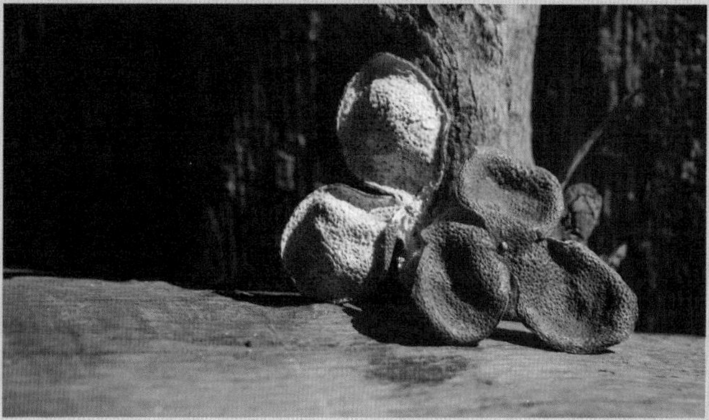

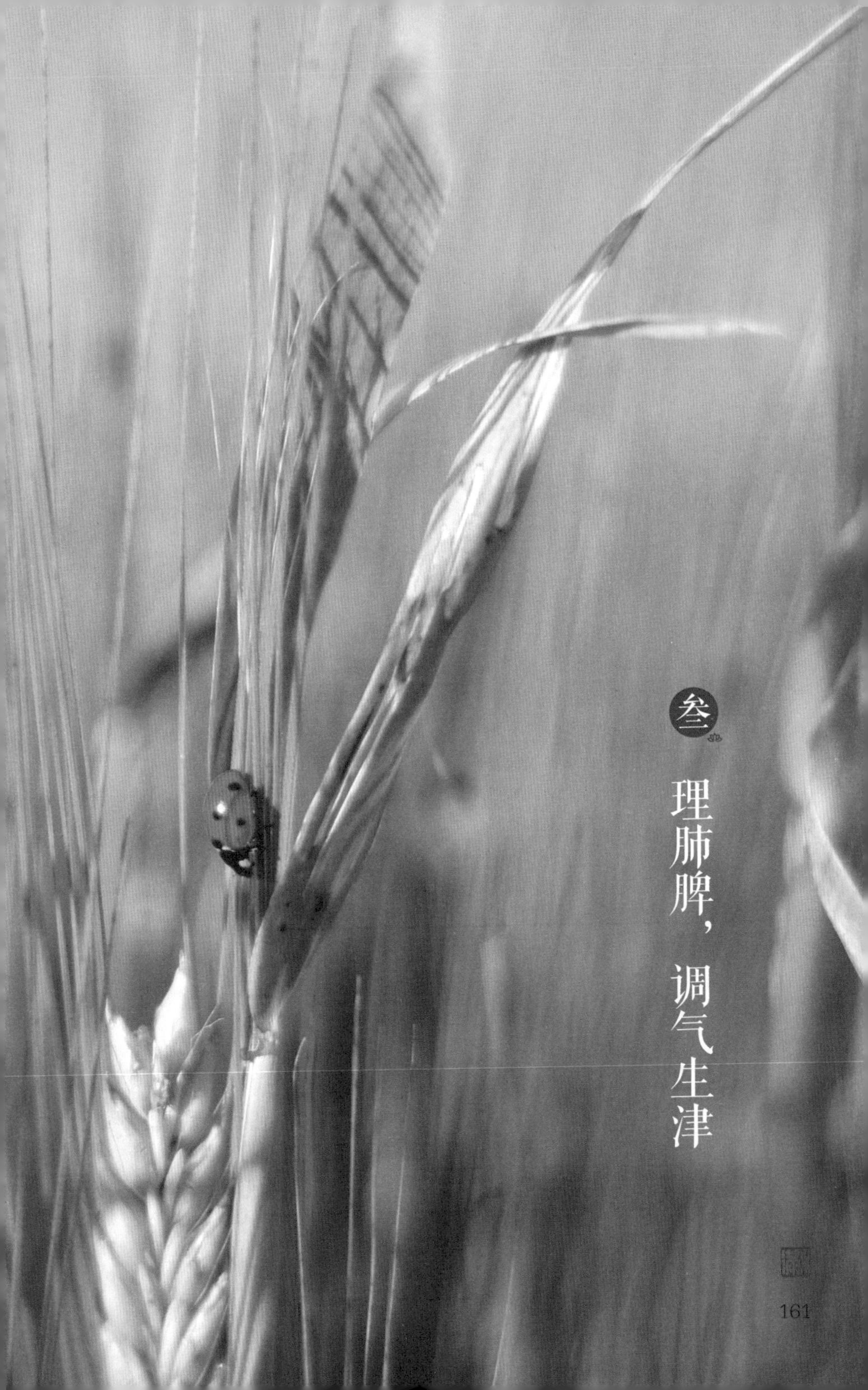

叁

理肺脾，调气生津

1 利咽酱

功效 健脾、生津

材料

新鲜黄梅500克，白砂糖200克，适量精盐。

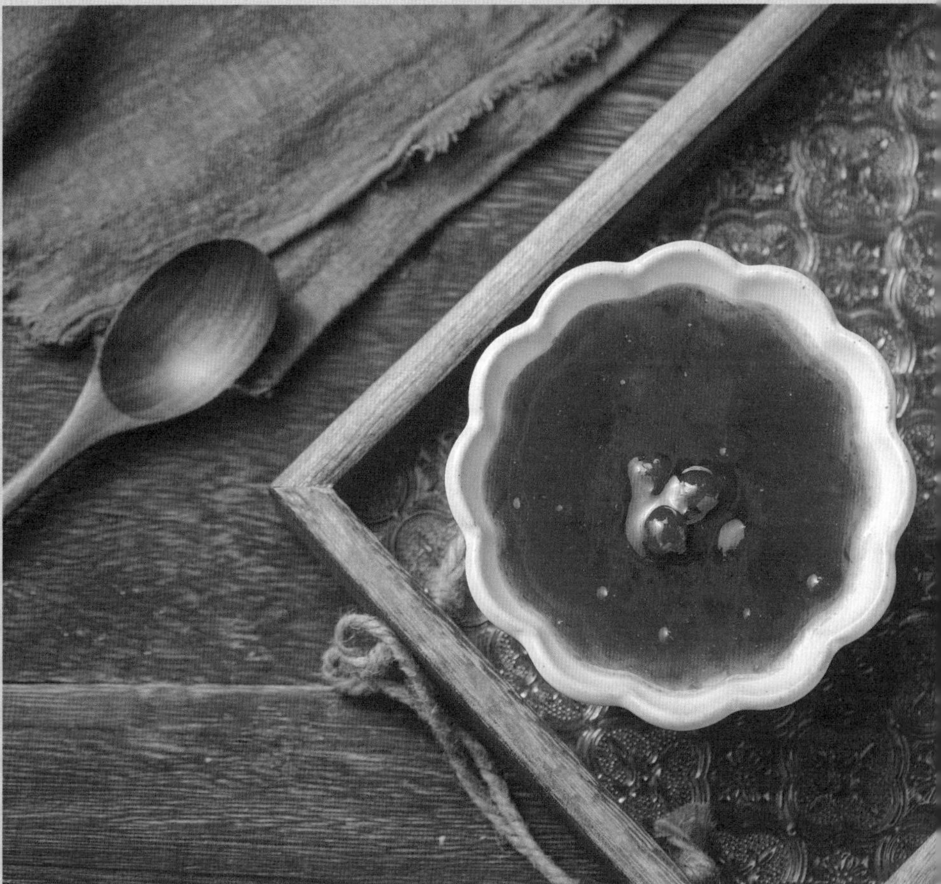

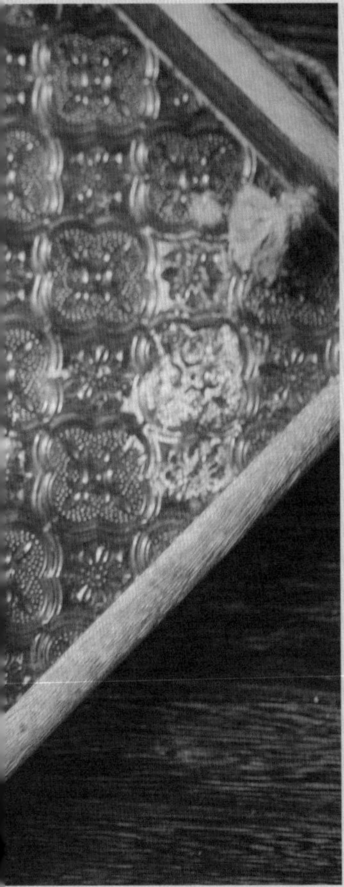

做法

黄梅洗净备用；在清水中加适量精盐，将洗干净的黄梅泡在盐水里24小时，去除涩味；锅里加满水，把黄梅放进去，中火煮开，倒掉锅中水；用锅铲把黄梅压碎，使果肉和果核分离；加适量清水、白砂糖、精盐，用小火熬制，一边熬一边用锅铲翻动，注意不要粘锅，熬到果肉与糖融合，锅里开始冒大泡泡就关火；把带梅核的部分及果酱分别装入玻璃瓶中，晾凉，放冰箱里保存。

小贴士

- 熬好的黄梅酱可以用来当果酱吃，也可以做烧烤的蘸料，配烤肉（鸡、鸭、鹅或猪肉）。
- 带黄梅核的酱可以煮水当酸梅汤饮用。
- 黄梅酱适用于有胃口欠佳、咽干、咽痒、咳嗽等不适的人群。

2 降心火，安心神

功效 开窍醒脑、清心安神

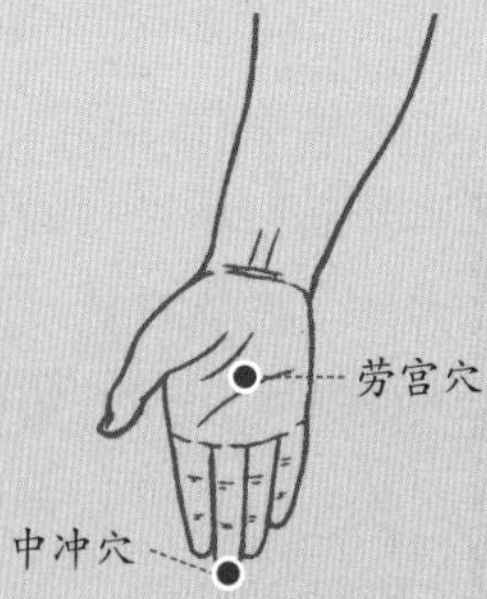

选穴

劳宫穴：位于手掌心，第2、第3掌骨之间偏于第3掌骨，握拳屈指时中指尖处。

中冲穴：位于中指末端最高点。

操作方法

- 用拇指或食指指腹，置于穴位处按揉，力度要适中。
- 每个穴按揉约5～10分钟，每天早晚各1次，用力需由浅及深逐渐加力。

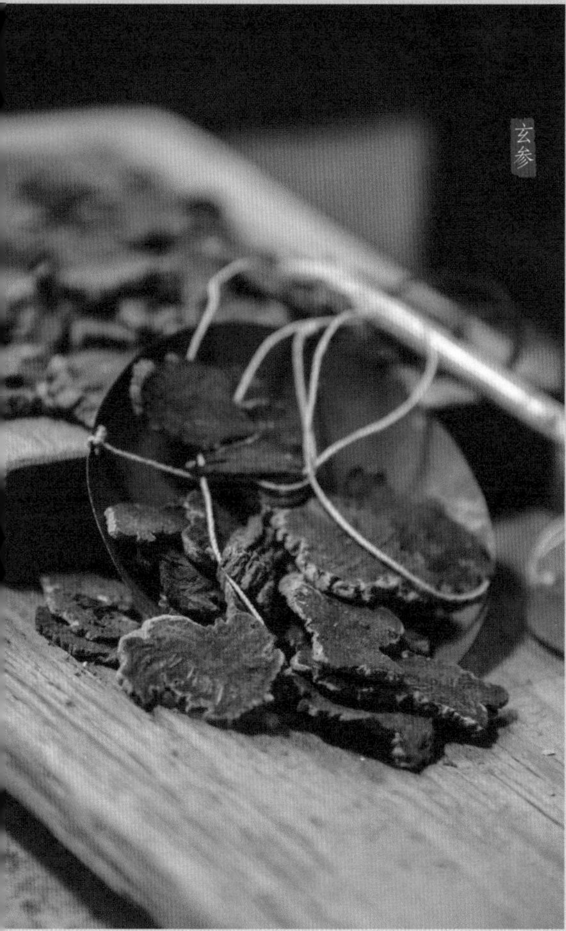

3 漱漱口，降降火

功效 利咽解毒、滋阴降火

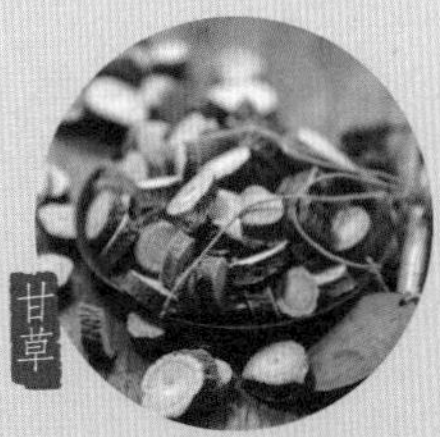

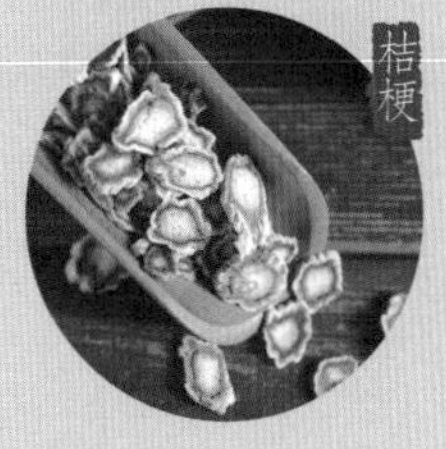

材料

玄参15克，桔梗15克，甘草5克，粗盐适量。

操作方法

将上述药材洗净，放入锅中加适量清水，煎煮约40分钟，再放入适量粗盐，煎煮约10分钟，取药汁于饭后进行漱口，每日2~3次。

时雨

［宋］陆游

时雨及芒种，四野皆插秧。
家家麦饭美，处处菱歌长。
老我成惰农，永日付竹床。
衰发短不栉，爱此一雨凉。
庭木集奇声，架藤发幽香。
莺衣湿不去，劝我持一觞。
即今幸无事，际海皆农桑。
野老固不穷，击壤歌虞唐。

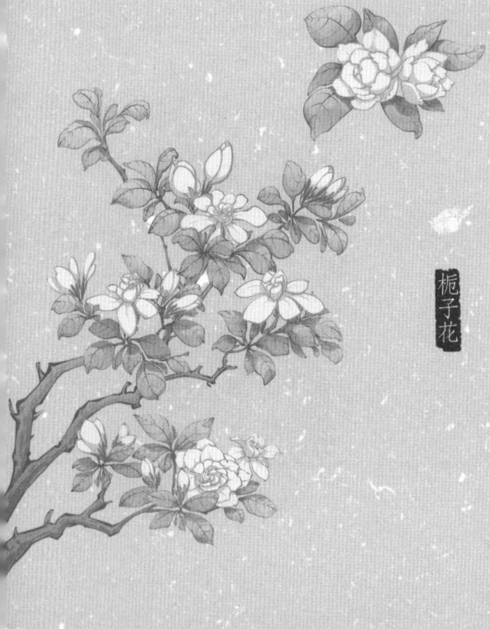

栀子花

芒种

mang zhong

渌沼莲花放，
炎风暑雨情

梅天』。古诗《约客》写道：『黄梅时节家家雨，青草池塘处处蛙。』可见江南黄梅天多雨。北方会更干燥些，但雨量湿度也是全年最高，岭南地区则进入雷雨时节，『龙舟水』倾盆而下，雨量充沛，空气湿度和温度更是显著升高，但气温仍会有较大的起伏变化。清人徐士鋐在《吴中竹枝词》提到：『阴晴不定是黄梅，暑气熏蒸润绿苔。』随着空气湿度这样的『外湿』增加，人体的『内湿』也不易散去，潮湿的空气会让人体感觉不适，内湿胶着裹挟在身体里面，阻遏阳气，人经常会觉得四肢困倦、萎靡不振。

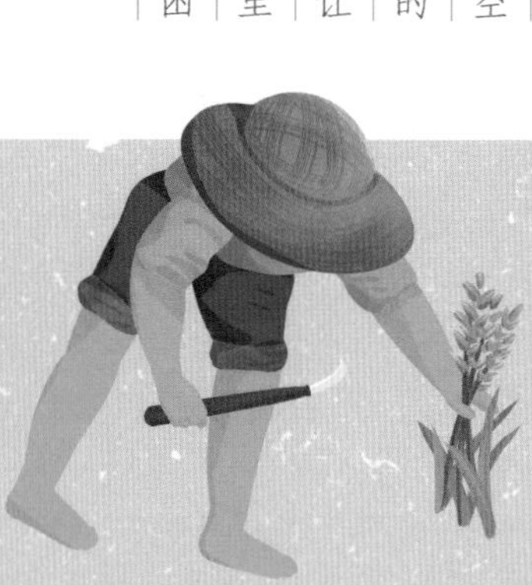

芒种时节，麦黄杏熟，也是晚稻谷播种最忙的时节。《月令七十二候集解》：『五月节，谓有芒之种谷可稼种矣。』芒种的『芒』字，是指麦类等有芒植物的收获，芒种的『种』字，是指谷黍类作物播种的节令。『有芒的麦子快收，有芒的稻子可种』。『芒种』与『忙种』谐音，表明一切作物都在『忙着种』了。北方的农民们忙着收麦子，南方的农民们忙着插稻秧，从北到南，都在割麦栽秧两头忙。江南一带更是流传着『芒种插得是个宝，夏至插得是根草』的农谚。而在气候上，芒种前后气温显著升高，江南开始阴雨连绵的梅雨天，正当梅子黄熟，称这一时期为『黄

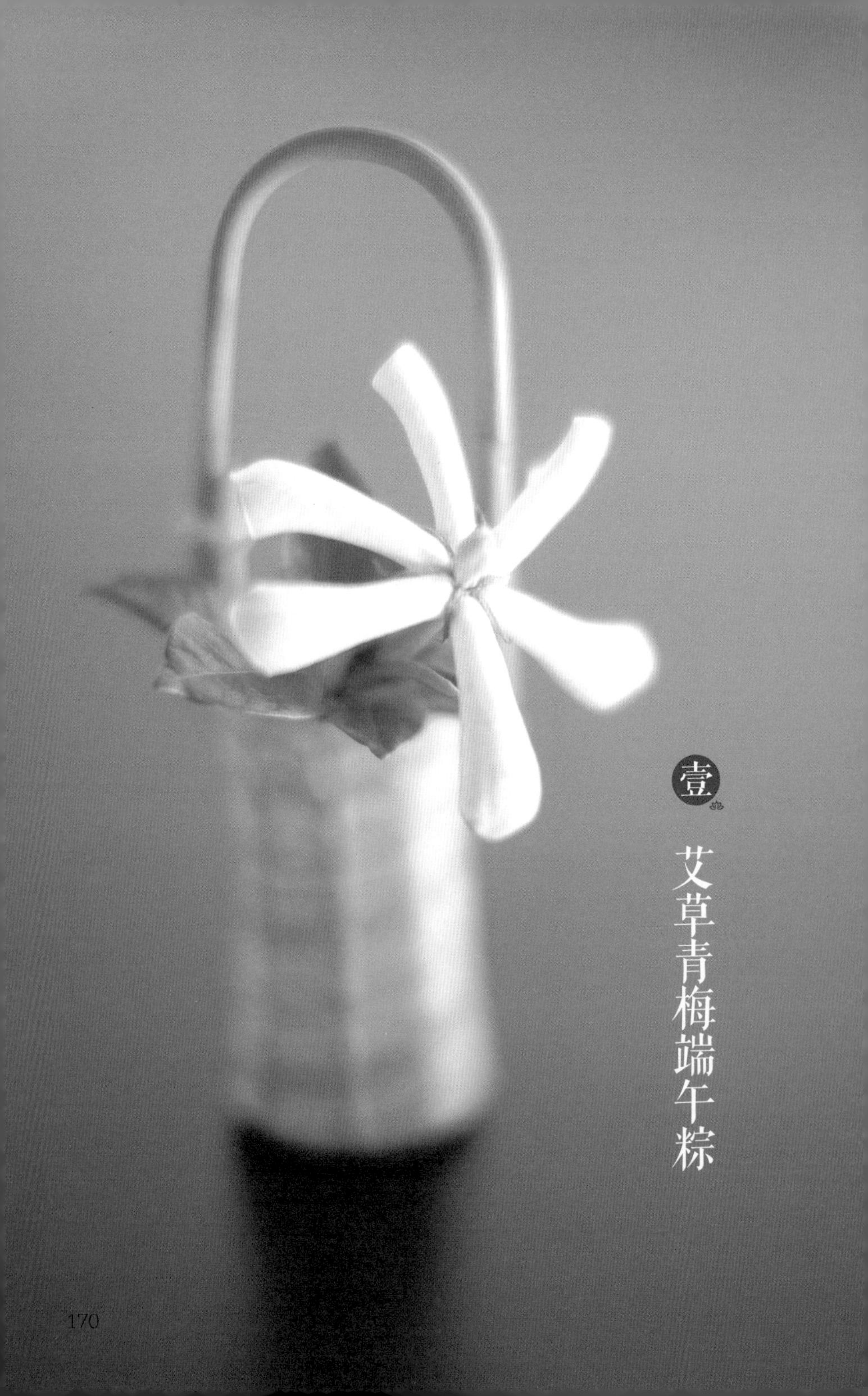

壹

艾草青梅端午粽

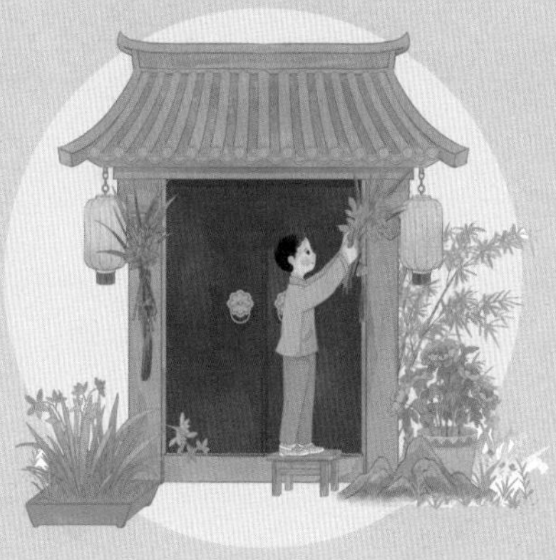

1 门前飘着艾香，赶走仲夏之疾

芒种时节，天气越来越热，蚊虫滋生，容易传染疾病，故农历五月有“百毒之月”之称。民间有“手执艾旗招百福，门悬蒲剑斩千邪”的名句。《本草正》记载艾草可“辟风寒湿，瘴疟”，是理气血、逐寒湿常用的药材。石菖蒲具有化湿开胃、开窍豁痰、醒神益智的作用，在天上属五瑞之首，被百姓视为百阳之气，因为生长在水中，而且形状非常像宝剑，所以被方士们称为“水剑”，插在门口可以避邪，后来此风俗引申为“蒲剑”。古时通常将艾草、石菖蒲用红纸绑成一束，然后插或悬在门上，以祛除不祥，保佑平安。

2 煮一煮酸甜可口的五月梅

在南方，每年五六月是梅子成熟的季节，但新鲜梅子大多味道酸涩，难以直接入口，而加工后变成青梅酒，酸甜可口，清热、解暑、消食，可洗去夏日的烦躁和惫懒。说到这里很多人会想到三国“青梅煮酒论英雄”典故。

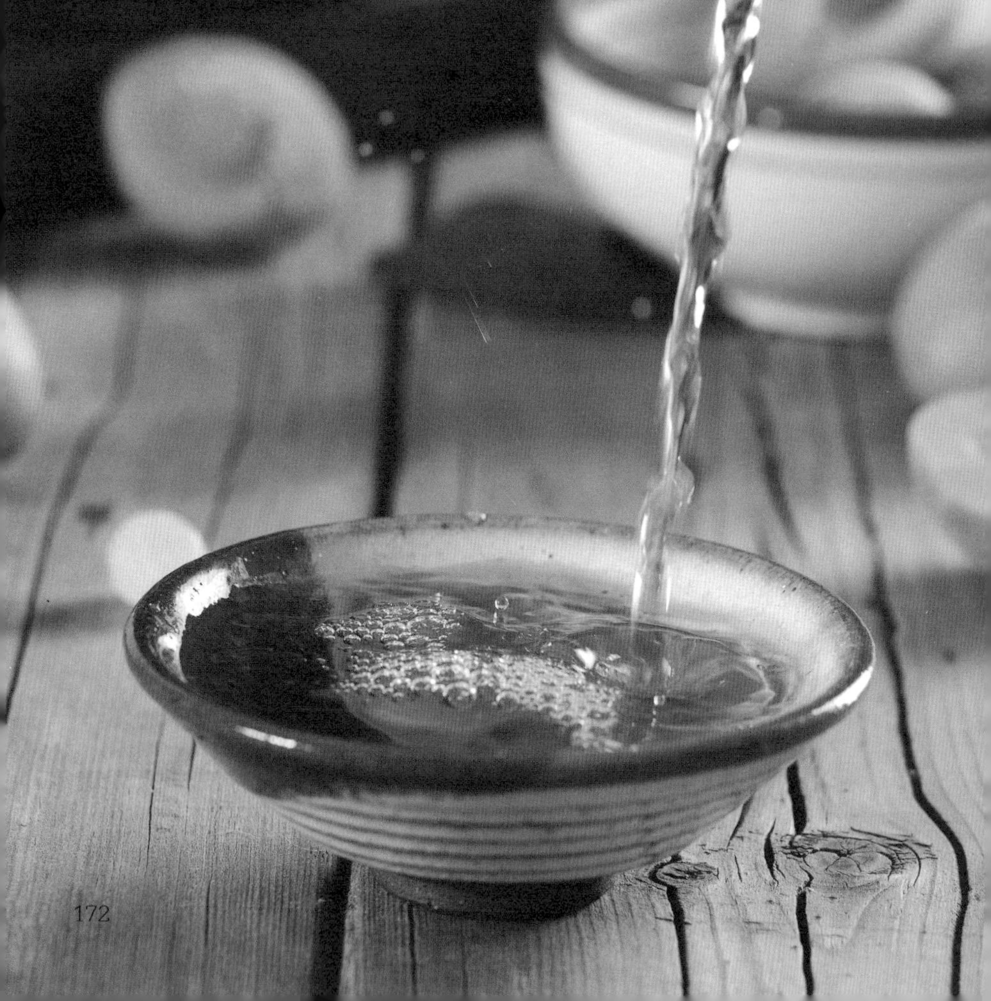

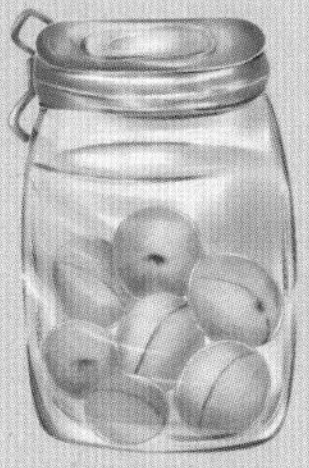

小贴士

东汉末年，曹操挟天子以令诸侯，势力逐渐增强，刘备势单力薄，为了避免曹操的谋害，无奈在住处后园种菜，并亲自浇灌，以为韬光养晦之计。张飞与关羽不明白刘备为何这样做，并说刘备不关心天下大事，却做一些小人之事。有一天，刘备正在园中浇菜，曹操派人来请，刘备胆战心惊地来到了曹操府中。曹操不动声色地对刘备说：“在家做的大好事！”说者有意，听者更有心，这句话把刘备吓得面如土色，曹操又马上说：“你学种菜，不容易啊！”刘备这才稍稍放下心来。曹操又说：“刚才因看见园中枝头上的梅子青青的，便想起当年望梅止渴的事情，今天见此梅，不能不欣赏，正好酒也煮好了，因此邀请你到小亭一聚。”

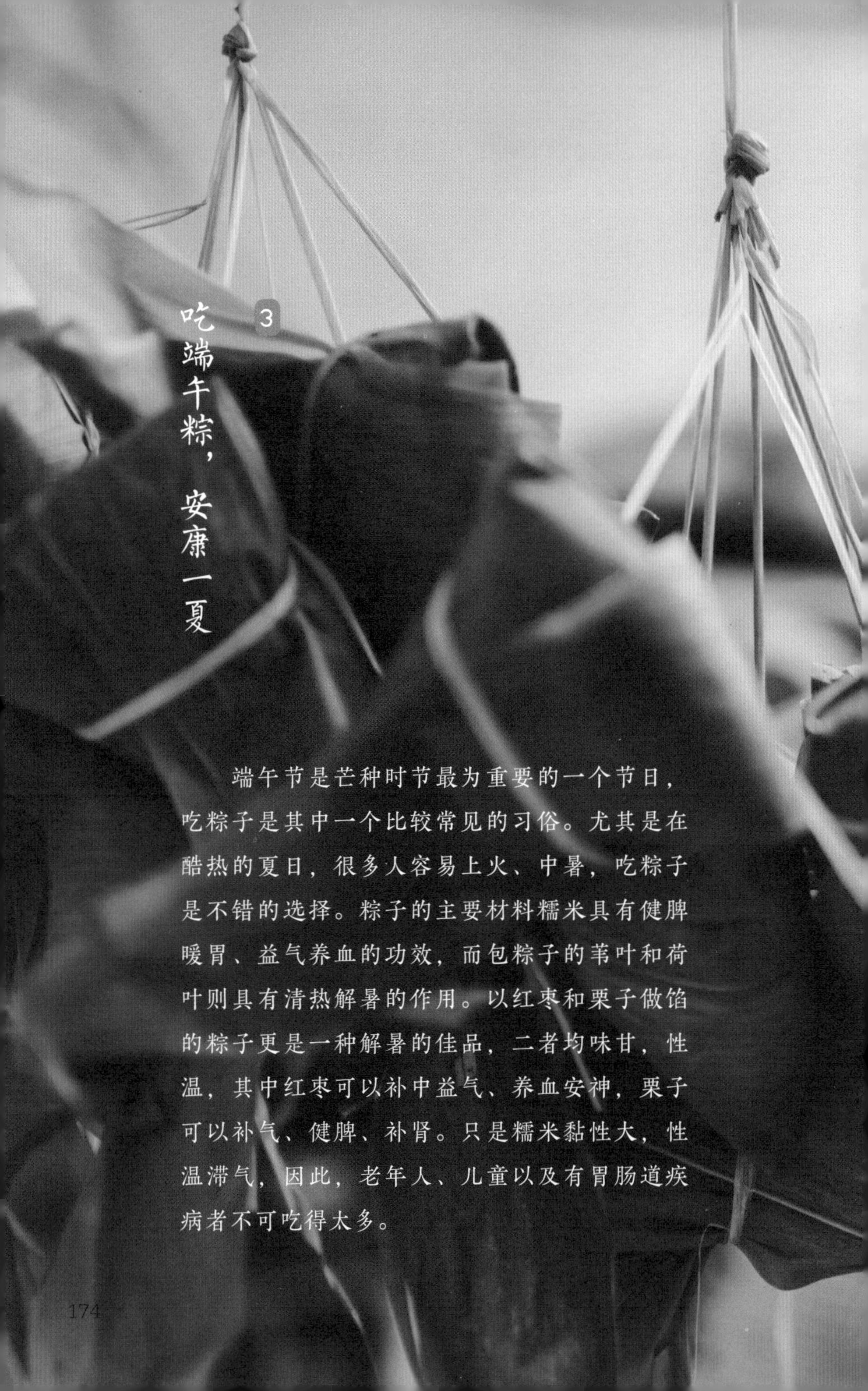

3

吃端午粽，安康一夏

端午节是芒种时节最为重要的一个节日，吃粽子是其中一个比较常见的习俗。尤其是在酷热的夏日，很多人容易上火、中暑，吃粽子是不错的选择。粽子的主要材料糯米具有健脾暖胃、益气养血的功效，而包粽子的苇叶和荷叶则具有清热解暑的作用。以红枣和栗子做馅的粽子更是一种解暑的佳品，二者均味甘，性温，其中红枣可以补中益气、养血安神，栗子可以补气、健脾、补肾。只是糯米黏性大，性温滞气，因此，老年人、儿童以及有胃肠道疾病者不可吃得太多。

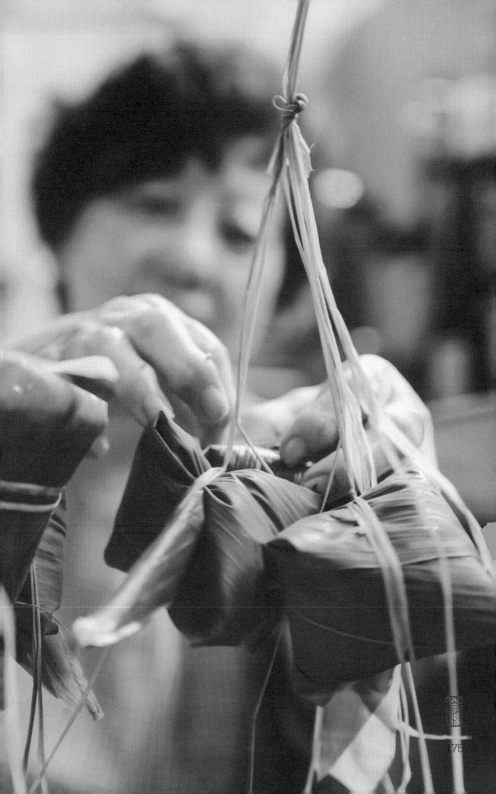

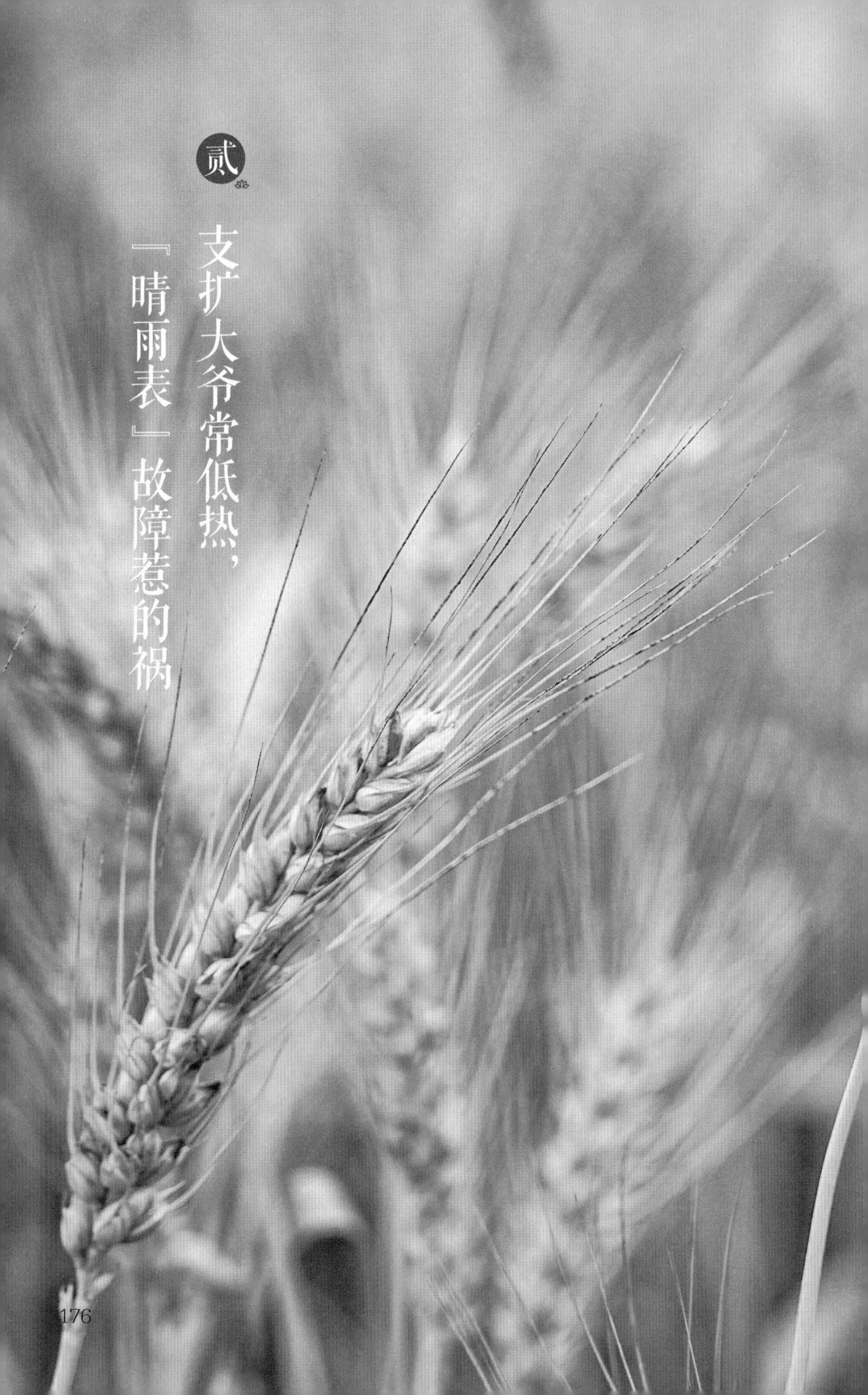

贰

支扩大爷常低热，『晴雨表』故障惹的祸

谭叔今年76岁，患支气管扩张症（简称支扩）30年了，每逢天气变化就容易感冒，一感冒就会发烧、咳嗽不止，感冒药、抗生素、止咳化痰等药物一起上，但病程仍然会持续很长一段时间，严重时甚至会咯血。长期、不规律地服用各种药物，让谭叔变得更加“娇弱”，饮食稍不注意就容易拉肚子，人逐渐消瘦，精神也不怎么好，很容易疲倦。最近芒种节气到了，气温走高，时有雷雨，空气潮湿闷热起来，谭叔一个不慎又发起烧来，还伴有咳嗽、咯黄痰，痰中带血丝等症状，吃了些退烧、抗感染和止咳的药，烧是退了一些，但却一直维持在37.5～38.0℃降不下来了，整个人一点精神也没有，特别困，饭都不想吃。近3天谭叔的咳嗽还加重了，白天晚上咳到停不下来，觉都睡不好，痰也很多，时不时带血丝。

肺是人体中最为娇嫩的一个脏器，也称之为人体的“晴雨表”，是人体气温变化感知最为敏感的脏器，主要是它和外界大气直接相通，是人体抵御病邪的第一道屏障，一旦肺感受了病邪，就很容易咳嗽、发热。

谭叔患支扩迁延日久，肺脏的正气被消耗，导致肺气不足，而亏虚的肺气就像是破烂不堪的城墙，“邪气”可以轻易入侵，所以谭叔比其他人更容易感冒，而且肺气没有能力把“外敌”邪气驱赶至体外，加上感冒药、退烧药过度发汗，进一步消耗肺气，抗生素损耗脾胃阳气，削弱肺气生产量，所以不仅反复发热难退、咳嗽难止，还容易

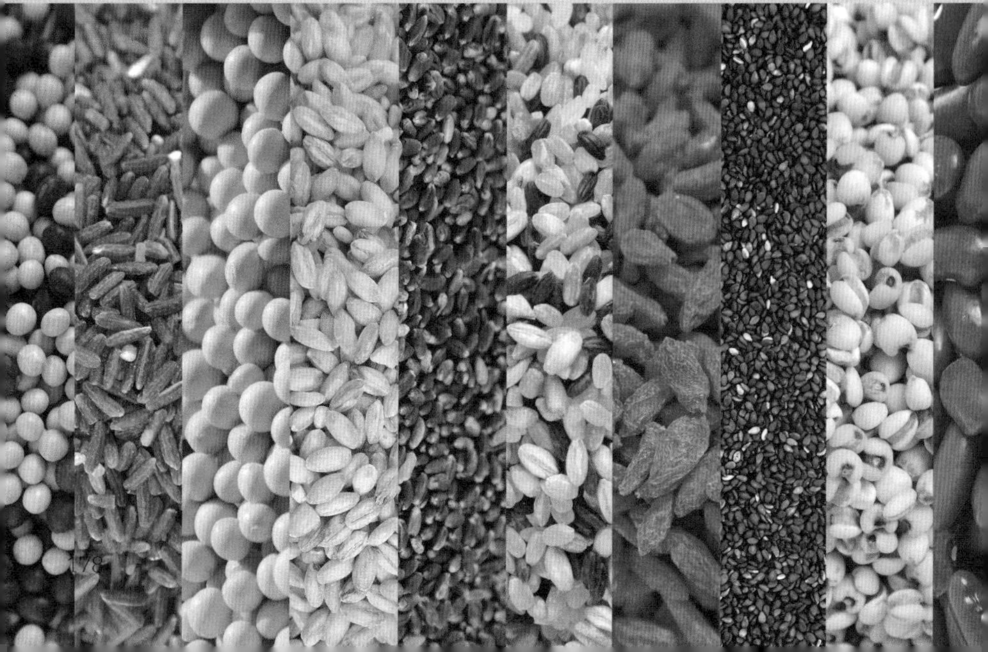

腹泻、疲倦。

芒种节气，空气中的湿热像一摊黏腻的浆糊，侵犯到体表，湿热熏蒸打开毛孔，让汗液加速外流，耗损肺气；湿热包裹住人体，让肺气和脾胃之气动弹不得，被束缚住的肺气没法供给到体表，便很容易感受外邪，邪正斗争，引起发烧、咳嗽；脾胃懒洋洋的，没有好好发挥消化水谷的作用，供应不了足够的气血，正气在药物的支持下依然打败不了邪气，所以发热反复；湿热困阻体内没法排出，便会渐渐地损伤肺络，引起痰中带血丝。

“湿为阴邪，易困阻脾阳，阻遏气机，致脾阳不振，运化无权”，热气蒸腾津液外出而为汗，

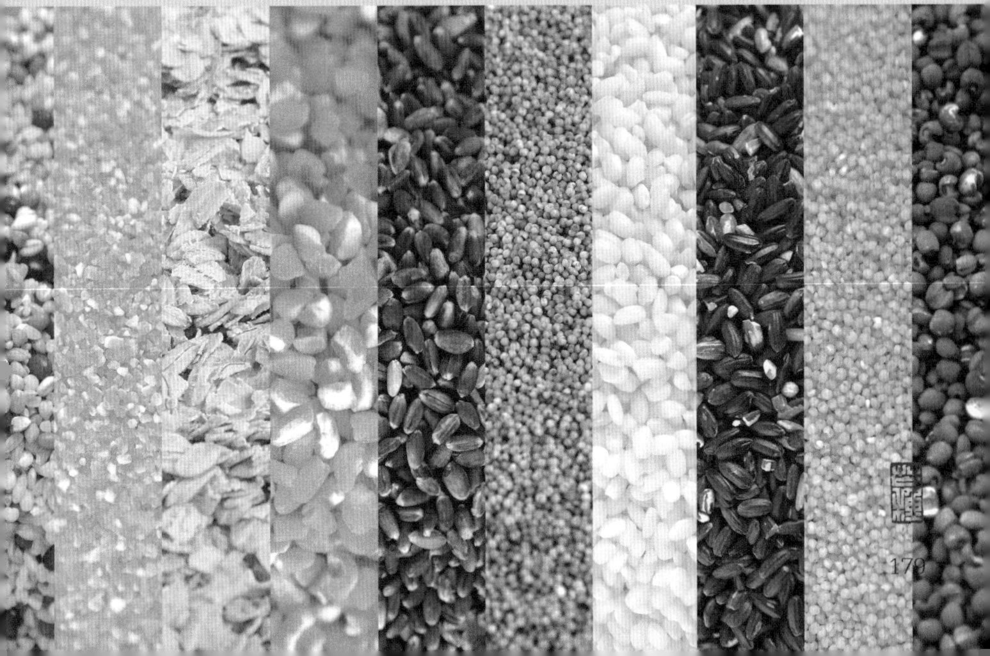

这样的大环境，人们很容易感冒。日常调护注重调养脾胃，除湿祛暑。此时，饮食宜清补，唐代的孙思邈提倡人们“常宜轻清甜淡之物，大小麦曲，粳米为佳”，又说：“善养生者常须少食肉，多食饭。”元代医家朱丹溪的《格致余论·茹淡论》曰：“少食肉食，多食谷菽菜果，自然冲和之味。”这样的饮食可以在芒种节气中为脾胃减负，让脾胃可以轻快地化生气血。另外，尽管人容易变得懒洋洋，但仍然要坚持进行适量的体育锻炼，以促进人体气血运行，帮助人体阳气振奋，防止湿热入侵。可以根据自己体力所能接受的范围选择合适的运动方式，如游泳、跑步、打球、爬山等，但要避开午后温度及湿度都较高的时候，以早上和傍晚为主，避免出汗过多，出汗后及时擦干汗液，尤其是在南方，要注意“人造风寒”，防止感冒。

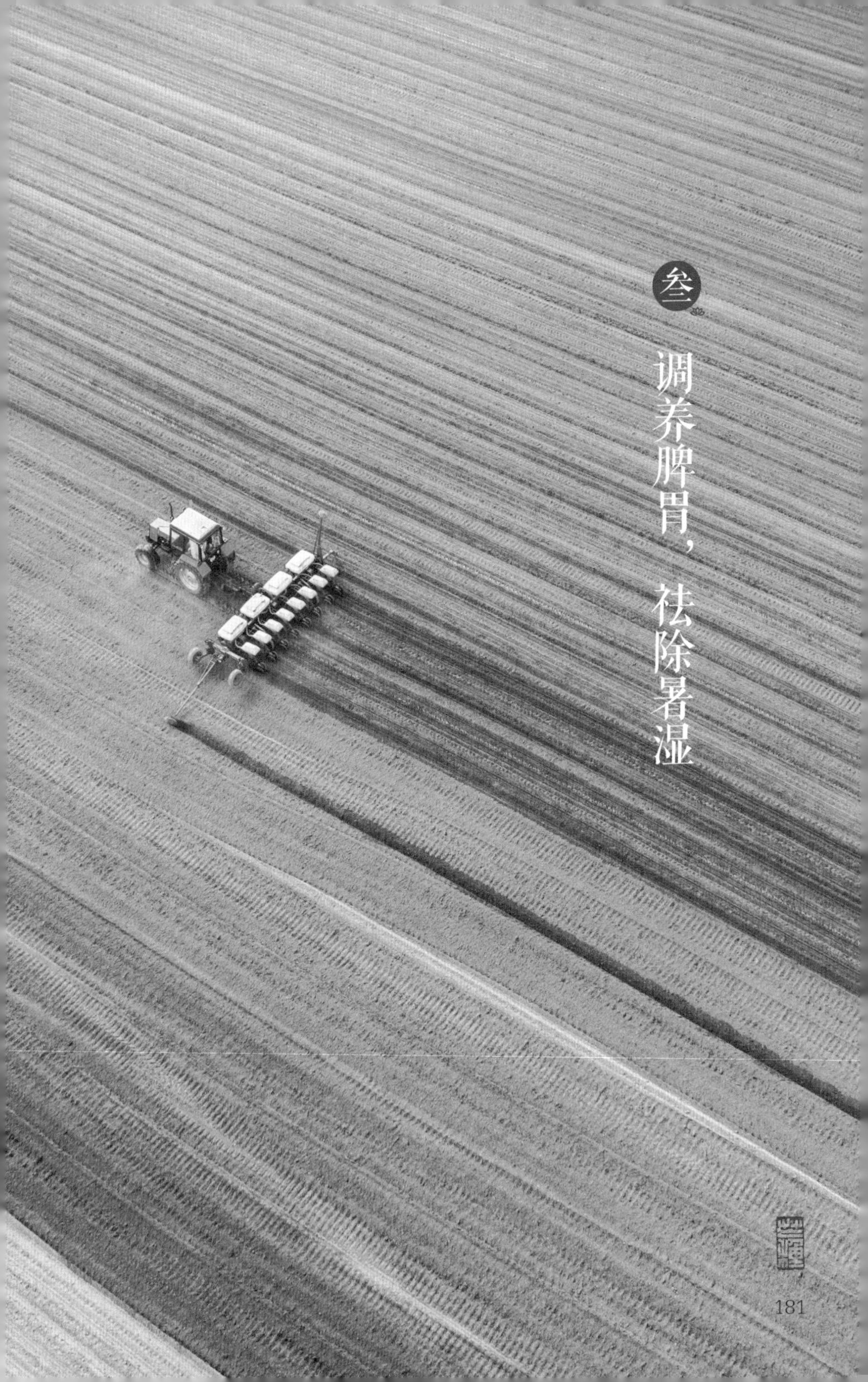

叁 调养脾胃，祛除暑湿

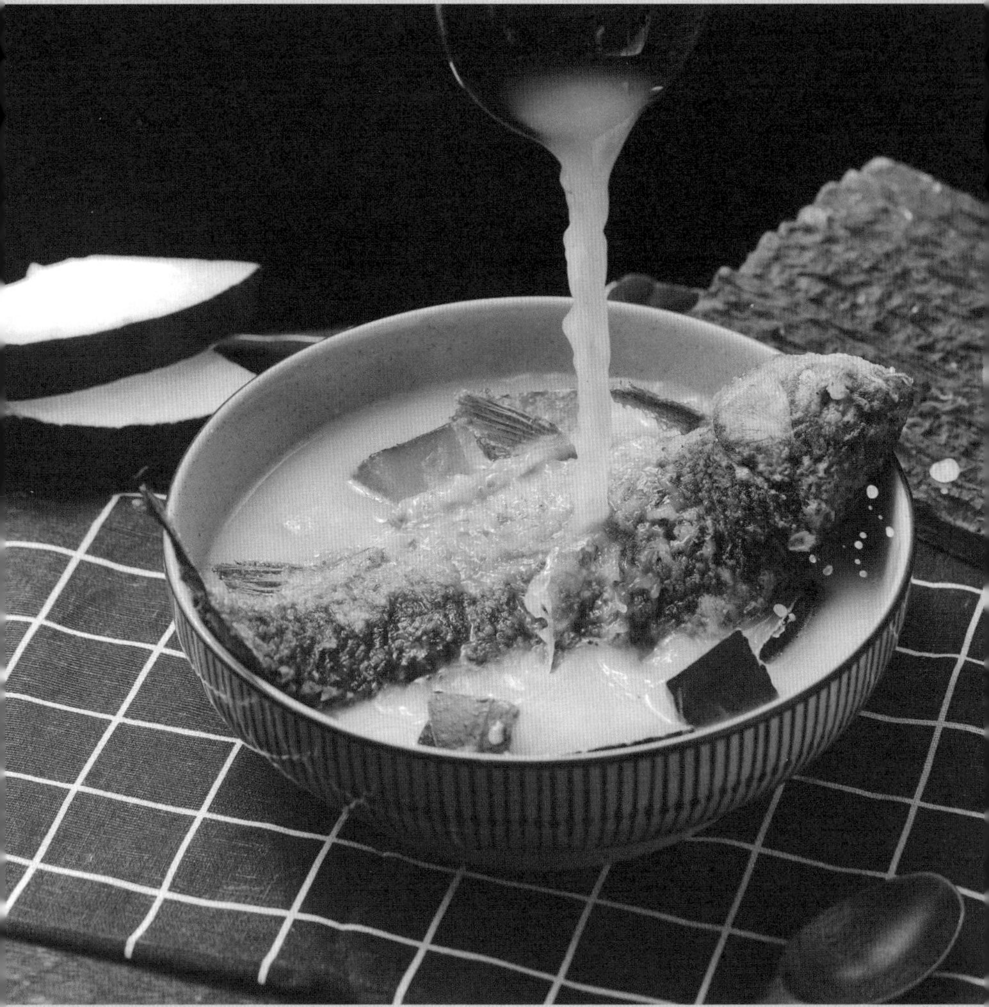

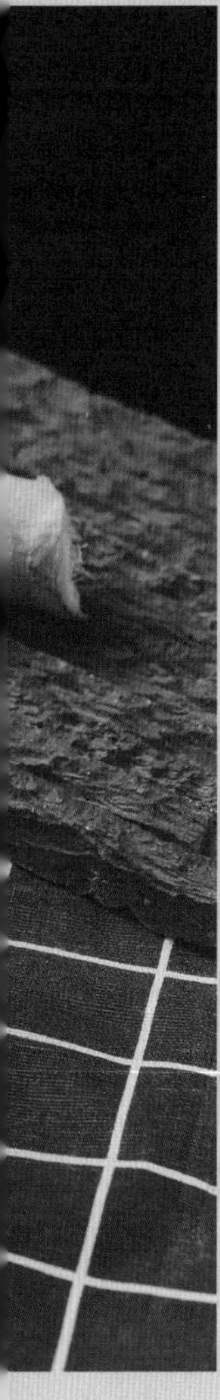

1 鲫鱼冬瓜薏仁汤

功效 益气健脾、利水消肿、退虚热

材料

鲫鱼1条或2条，冬瓜150克，薏苡仁50克，生姜3～5片，食用油、精盐各适量。

做法

鲫鱼宰净，去内脏，置油锅慢火煎至两面微黄；冬瓜不去皮，洗净，切块；薏苡仁洗净，稍浸泡；上述食材一起放进瓦煲内，加入清水1 500毫升（约6碗水量），武火煲沸后改为文火煲1小时，调入适量精盐即可。此为2～3人量。

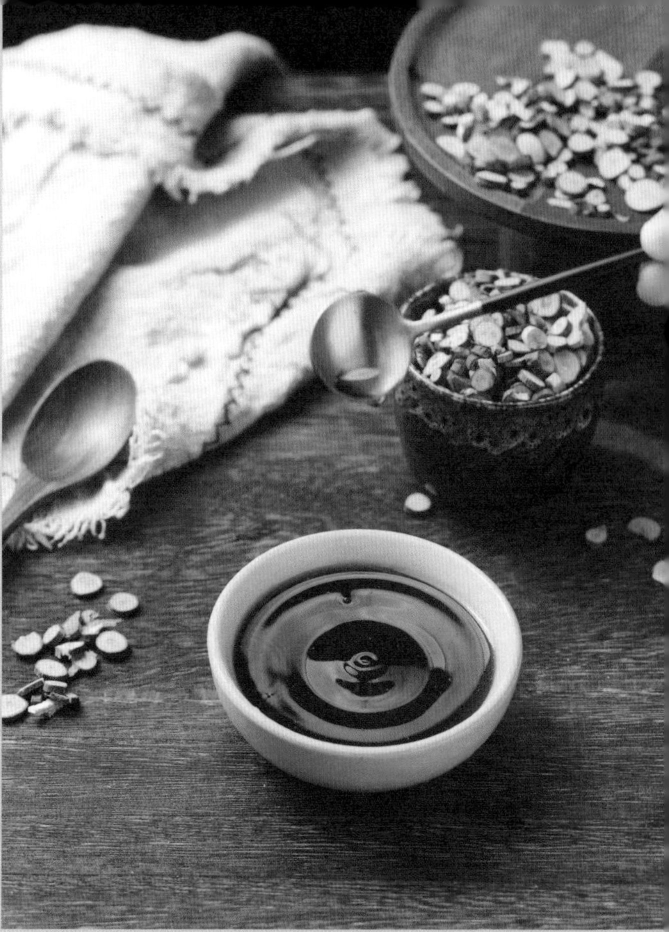

2 泡一泡，逼走『五月毒』

功效 祛风通络、清热祛湿

材料

五枝汤（桑枝、槐枝、桃枝、柳枝、楮枝各50克）。

操作方法

- 将上述药材放入锅中，加入适量清水煎煮30～40分钟。
- 取药汁倒入泡脚盆中，待温时（水温45℃左右为宜）开始泡脚，每天10～15分钟，1周4～5次。

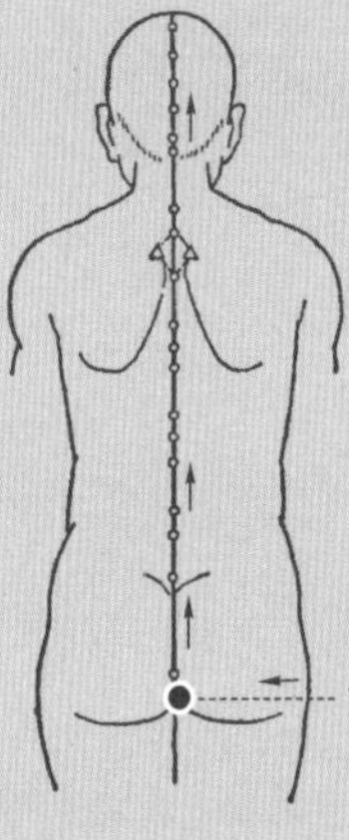

3 刮走暑湿毒

功效 祛风散寒、除湿通络

准备物品

刮痧板、刮痧油、毛巾等。

部位

督脉和膀胱经。

操作方法

先刮督脉，再刮膀胱经。将刮痧油均匀涂抹在操作部位，刮痧板与皮肤呈45°，由上到下，力度及速度要均匀，以患者能耐受为主，刮痧时间一般控制在10～15分钟，1周1次为宜。

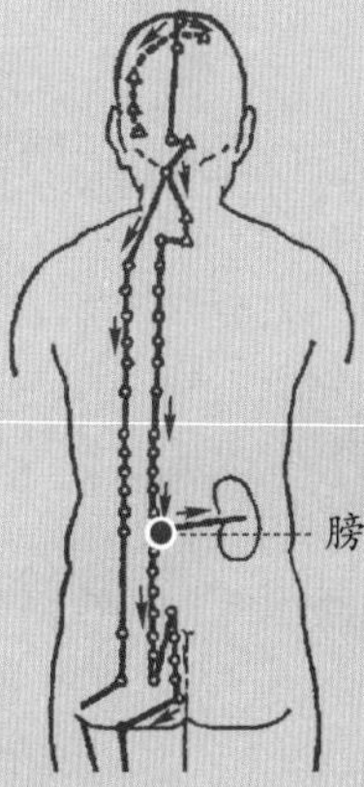

小贴士

刮拭部位都不要追求出痧，以所刮拭部位汗毛孔张开为宜。刮痧以后要注意保暖，忌吃生冷、寒凉的食物。

夏至过东市二绝·其一

［宋］洪咨夔

插遍秧畴雨恰晴，
牧儿顶踵是升平。
秃穿犊鼻迎风去，
横坐牛腰趁草行。

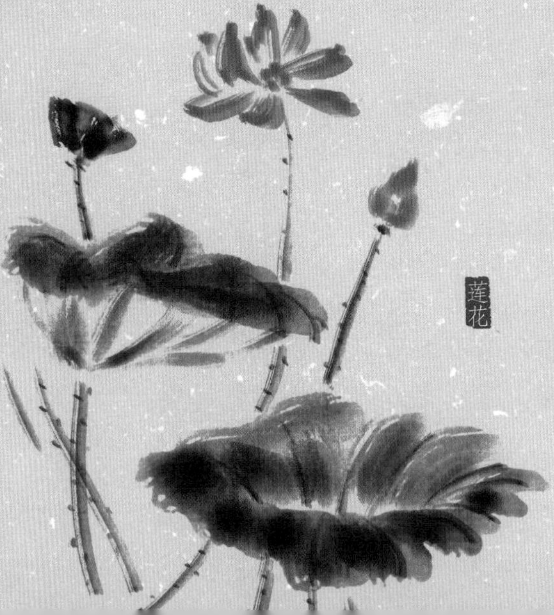

夏至

xia zhi

昼晷已云极，
宵漏自此长

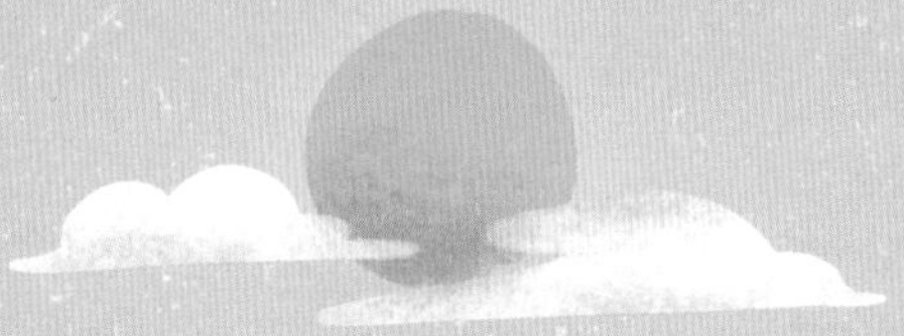

而鸣；『半夏生』，半夏是一种喜阴的药草，因在仲夏的沼泽地或水田中出生所以得名。我国民间有『吃过夏至面，一天短一线』的民俗说法。《月令七十二候集解》这样解说其含义：『五月中，夏，假也，至，极也，万物于此皆假大而至极也。』夏至节后由于太阳辐射到地面的热量仍比地面向空中发散的多，所以在短期内气温继续升高，天气开始变得炎热，并在夏至后的第三个庚日就进入伏天。如广东人所说的『上晒下蒸』，这种气温是最难受的。饮食上宜清淡，以清补、健脾为原则，可适当多吃些苦味食物，如苦瓜、芹菜、茼蒿、苦菊等，这些食物有利于祛暑益气、除燥祛湿、生津止渴和增进食欲；此外，夏至要神清气和，快乐欢畅，心胸宽阔，精神饱满，要培养积极乐观的心态，保持气机的畅通。

夏至，古人曰：『日长之至，日影短至，至者，极也，故曰夏至。』公元前七世纪，先人采用土圭测日影，确定了夏至。它是二十四节气的第十个节气，夏天的第四个节气。此时，北半球迎来白昼最长的一天，表示日影长到了极点，万物到此时壮大繁茂到极点，阳气也达到极致。夏至之后，太阳将走『回头路』，白天渐短，黑夜变长。『阴气初生，阳气渐衰』，直到秋分，方得平均。自然界会出现『鹿角解』，所谓『夏至一阴生，鹿感阴气而鹿角退；冬至一阳生，麋感阳气而麋角退。』夏至日阴气生而阳气始衰，所以阳性的鹿角便开始脱落；『蝉始鸣』，雄性的蝉在夏至后因感阴气之生便鼓翼

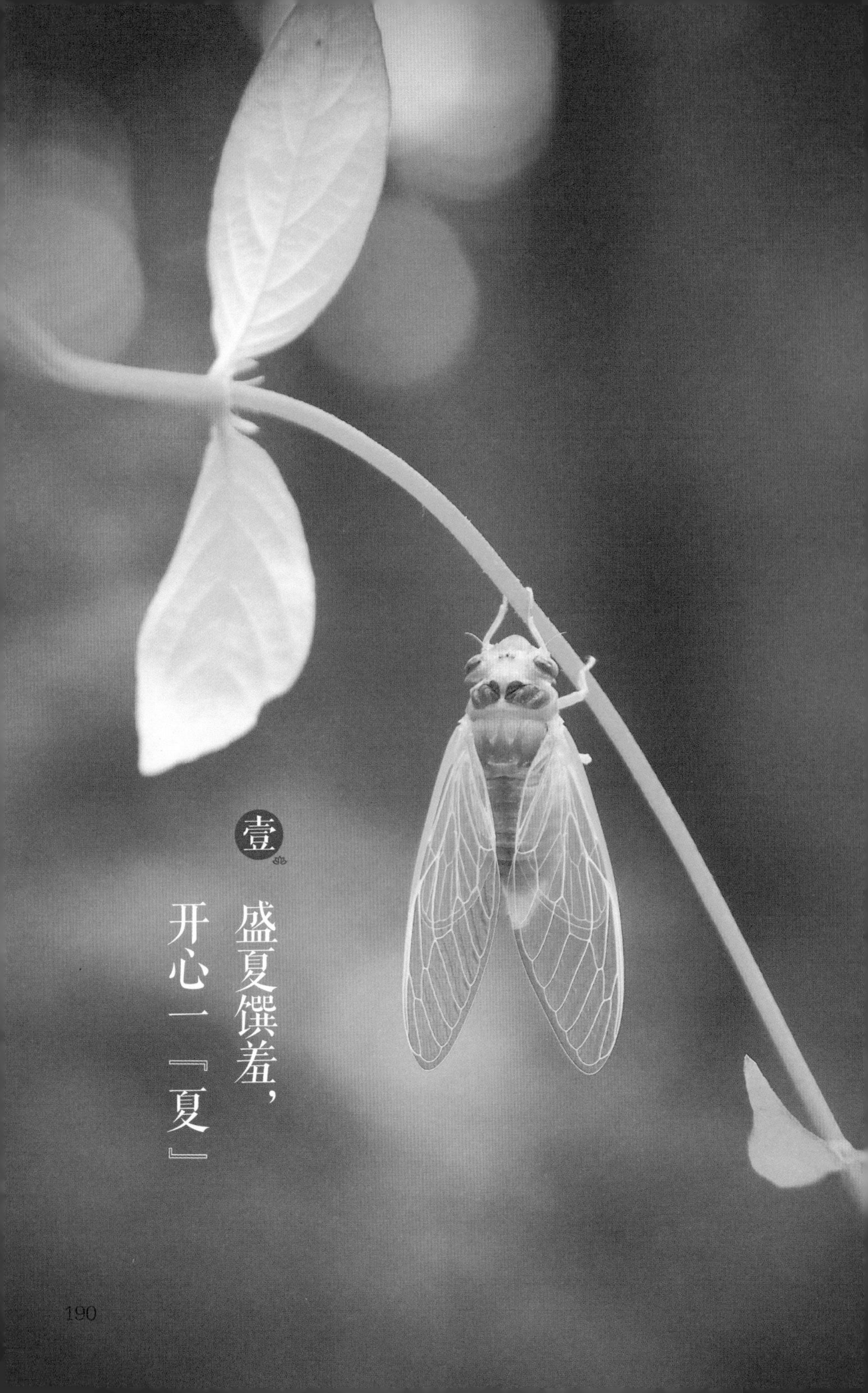

壹

盛夏馔羞，开心一『夏』

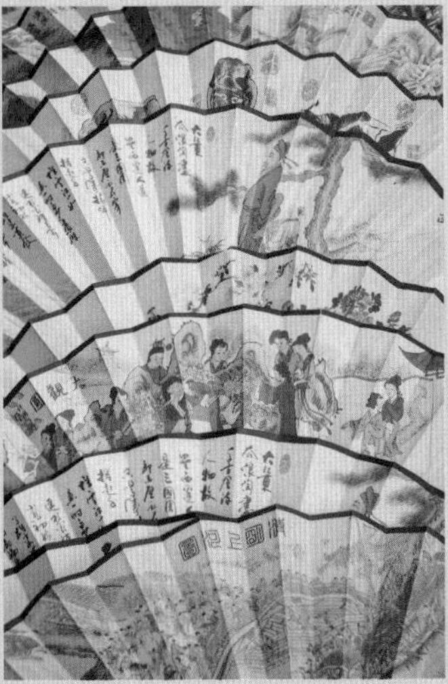

1 冬藏夏用，消夏避伏

古时夏至日，妇女们即互相赠送折扇、脂粉等什物。《酉阳杂俎 · 礼异》：“夏至日，进扇及粉脂囊，皆有辞。”“扇”，借以生风；“粉脂”，以之涂抹，散体热所生浊气，防生痱子。有些地方百姓喜欢在荷塘泛舟赏荷，荷花、荷叶那沁人心脾的馨香，可以让人神清气爽。在朝廷，“夏至”之后，皇家则拿出“冬藏夏用”的冰“消夏避伏”，而且从周代始，历朝沿用，竟而成为制度。

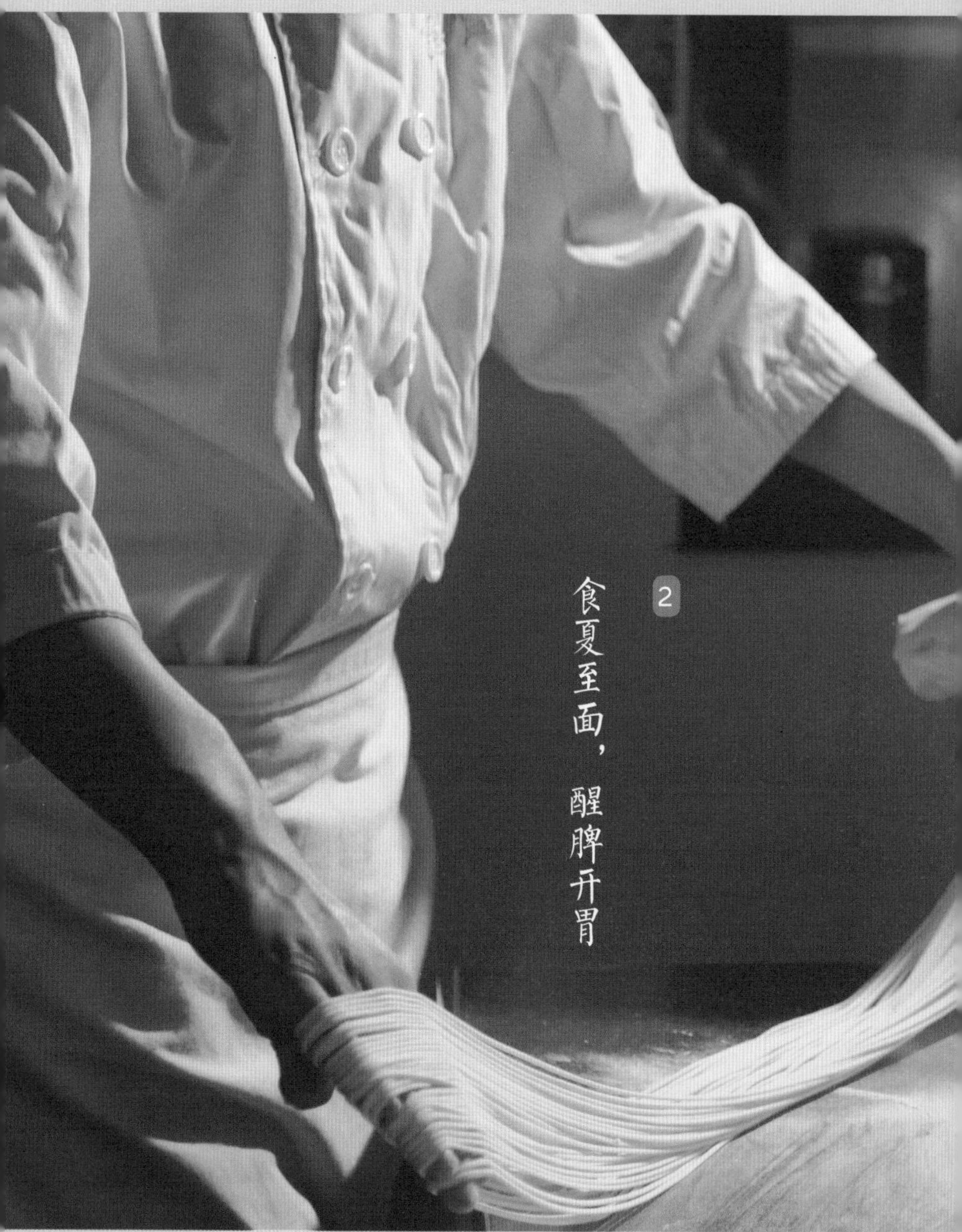

2

食夏至面，醒脾开胃

自古以来，中国民间就有“冬至饺子夏至面”的说法，在夏至，人们的饮食以热量低、便于制作的食品为主。面条常常是家庭首选，所以夏至面也叫“入伏面”，一般使用新麦磨成的新面粉做成面，加上豆芽、芹菜、胡萝卜丝等时节菜，放上一点鸡蛋丝，点上几滴麻油，虽然清淡，但是色香味俱全，还可以醒脾开胃、清夏热。夏至这一天北京各家面馆的人气都很旺盛，凉面、担担面、红烧牛肉面等很受欢迎，而在山东各地，过夏至的时候普遍吃凉面条。南方人过夏至时吃“两面黄”，是用大火将面条煎至金黄色翻身，两面都煎黄，可以根据自己的喜好，加一些虾仁、肉丝、韭黄、香菇等，并淋入调味料。

小贴士

胡萝卜：味甘、辛，性平，入脾经、肝经、肺经，具有健脾和中、滋肝明目、化痰止咳、清热解毒之效，用于脾虚食少、体虚乏力、腹痛、视物昏花、咳喘、百日咳、咽喉肿痛、烫伤等。

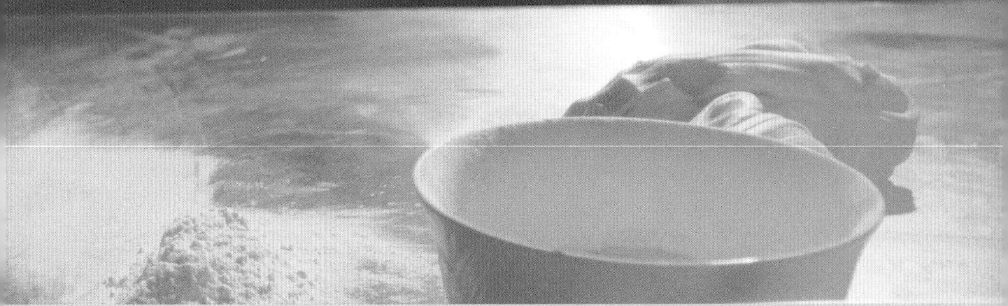

3

一席莲馔品盛夏

“馔”有“饭食”的意思，莲馔就是用莲花各部分做的食物。莲的花、叶、藕、种子都是制作美味佳肴的上品，可以祛暑、健脾、益气、养阴。明末屈大均在《广东新语》中记载了荷包饭的制作方法：“东莞以香粳杂鱼肉诸味，包荷叶蒸之，表里透香，名曰荷包饭。”荷叶有一种特殊的清香味，被广泛用于制作食品，莲花、莲子自古就是制作食品的原料。

小贴士

宋代人喜欢将莲花花瓣捣烂，掺入米粉和白糖蒸成莲糕食用；明清时则习惯将莲花花瓣制成荷花酒。慈禧太后还把白莲花制成的酒赏赐给亲信大臣，称为玉液琼浆。宋代的玉井饭和元代的莲子粥，都是以莲子为主要原料制作而成的古典美食。时至今日，人们还十分喜爱食用莲子制成的美味补品。藕更是人们经常食用的食品，如今用藕制成的花色菜肴也琳琅满目。

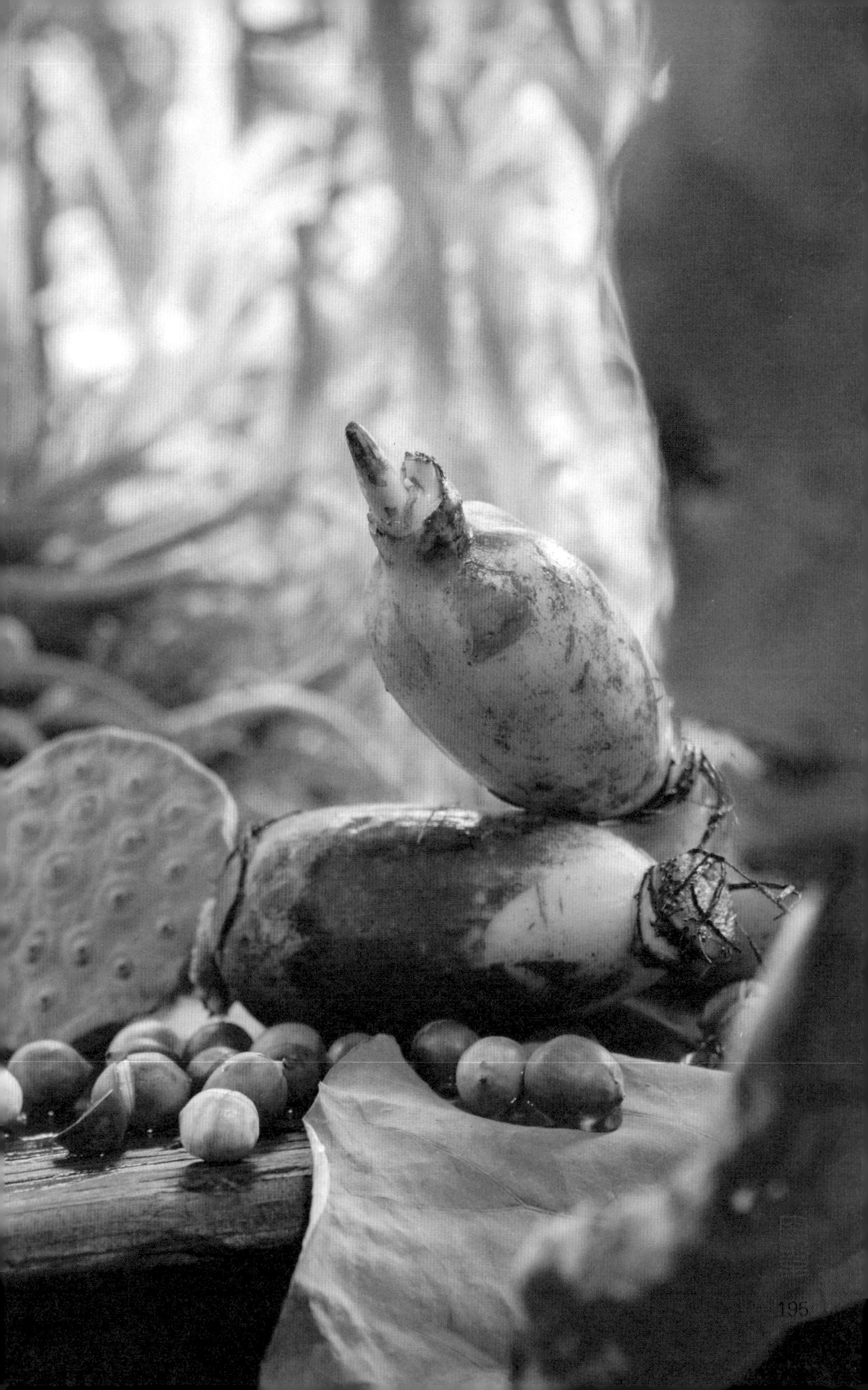

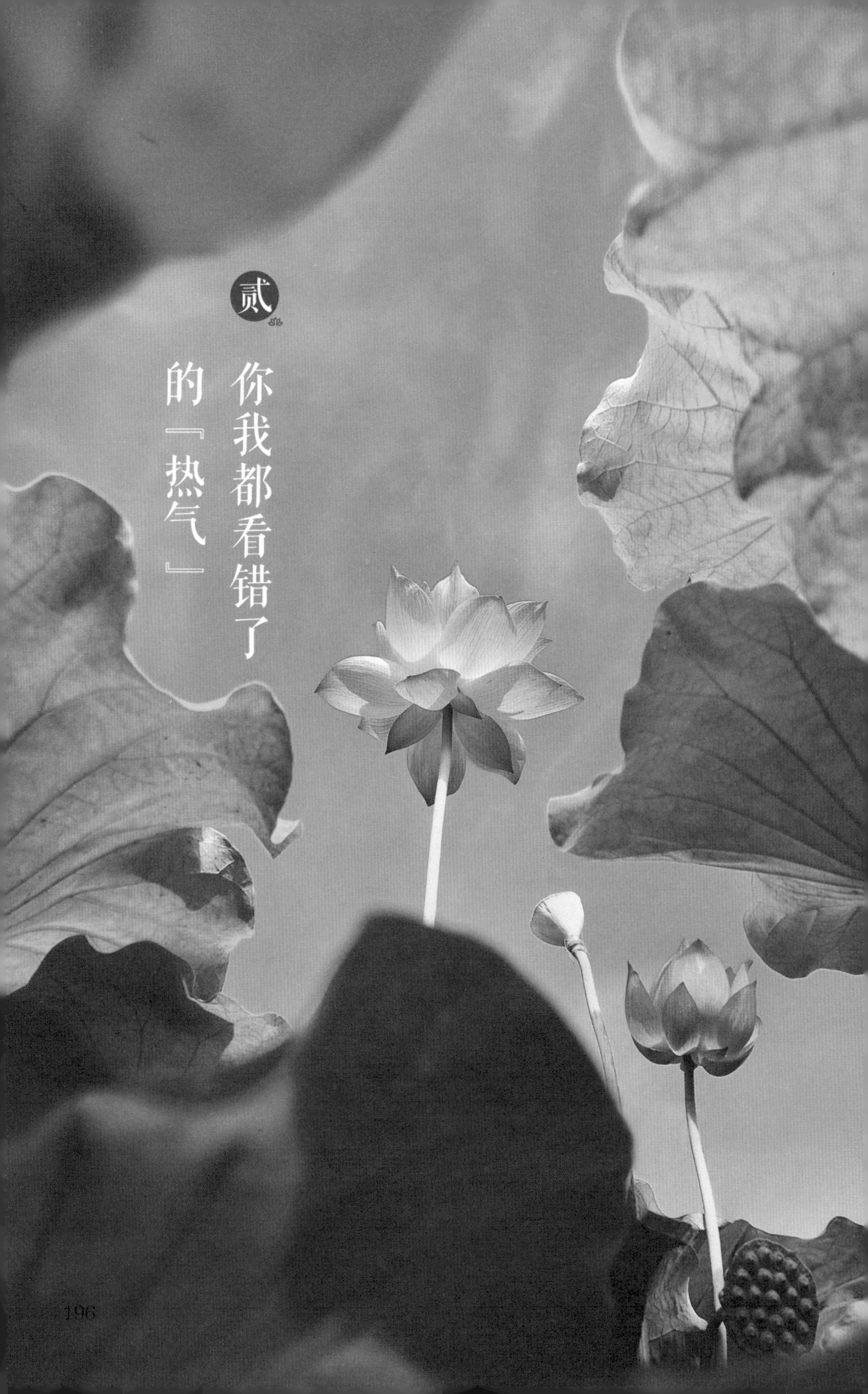

贰

你我都看错了的『热气』

轩轩今年4岁，一直是人见人爱的小胖子。但是近半年来小家伙常说肚子痛，妈妈带着轩轩到各大医院儿科就诊，做了一系列检查，却没发现任何异常。轩轩奶奶听人说这可能是由于热气，于是就给他煲凉茶喝，刚开始肚子痛有点改善，但不久腹痛越来越频繁。有时候小家伙脾气很大，睡觉翻来覆去，还会磨牙，一家人都非常担心。这段时间刚好夏至，天气又热，小家伙胃口很差，吃什么都不香，一下子瘦了不少。轩轩唯独爱吃西瓜，奶奶见轩轩爱吃，就给他吃了不少，慢慢地，轩轩的胃口更差了，大便不成形，也没怎么长个，脾气一点就着，磨牙声扰到轩轩妈妈整夜睡不着。轩轩妈妈上网查相关资料，怀疑轩轩肚子里长虫子了，正在纠结要不要让他吃打虫药，后通过朋友介绍，得知德叔治疗小儿疾病有一招，于是前来求治。

轩轩平时饮食不注意，体形较胖，积滞在里。小儿脏腑娇嫩，很容易出现食滞，此时治疗只要找准病因，腹痛很容易就消失了。但在腹痛起初，轩轩家人却误以为是热气了，食入寒凉之品，导致寒从内生，柔弱的脾胃更无力，故胃口差，腹痛难愈。中医认为肝脾是相互克制的关系，脾虚到一定程度，肝就会旺起来，就会表现出多动、睡不安稳、脾气大、磨牙等一系列肝旺症状。

夏至天气炎热，让人的胃口变得更差，西瓜清甜，是清除暑热的最佳水果之一，但对于脾胃本就偏弱的人群，尤其小朋友，却是脾胃的克星，看似胃口改善了，但却无形中加重了脾阳的损伤，所以不仅腹痛加重，胃口变得更差，而且开始容易拉肚子。肝也因为脾胃的虚弱，变得更加亢奋，肝旺的症状也再次找上门来。

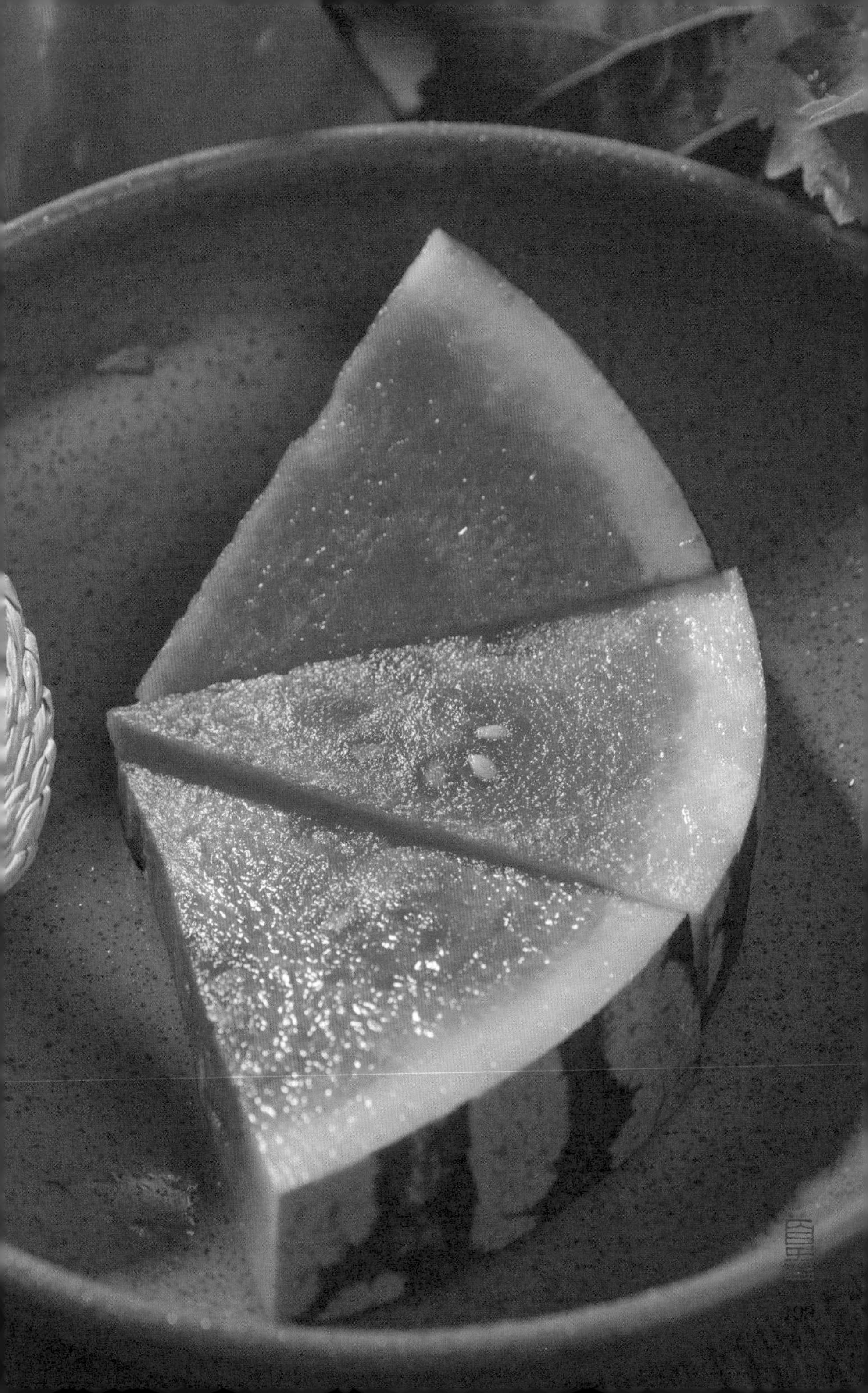

根据春夏养阳的原则，夏至是补养阳气的最佳时机，尤其对阳虚体质，或宿有寒邪内伏之证的人，应抓住此机会补养阳气。夏至的起居调养，宜晚睡早起，安排午休；夏日炎热，腠理开泄，避免贪凉，不宜夜晚露宿。夏日炎炎，往往让人心烦意乱，而烦则更热，可影响人体的功能活动，从而产生许多精神方面的不良影响。俗话说："心静自然凉。"因此，要善于调节，多静坐，排除心中杂念，轩轩这类小朋友可以选择画画、玩积木等。《黄帝内经·素问》中有这样一段描述："心主夏，心苦缓，急食酸以收之。"夏至除了清淡饮食，还可多吃苦味类食物，如苦瓜、苦丁茶等，因苦味食物具有除燥祛湿、清凉解暑、清心明目、促进食欲等作用。不过，苦味食物均属寒凉，对于脾胃虚弱的小朋友而言，要把握清暑湿之力度，清暑湿勿忘记健脾、勿伤脾，可用荷叶、淡竹叶、火炭母、木棉花等清暑湿之品与砂仁、陈皮、山药、茯苓等健脾之品搭配，两者兼顾。

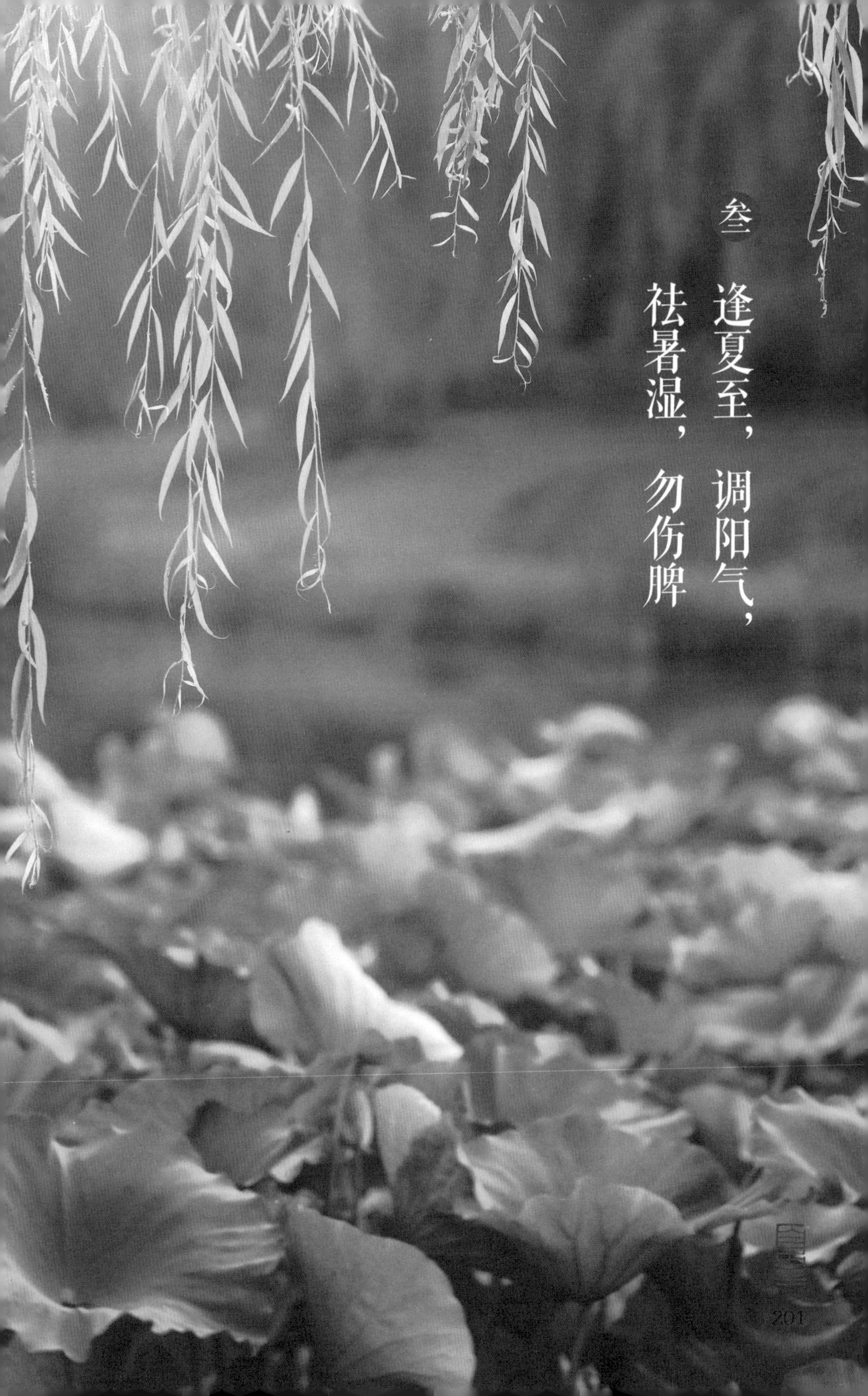

叁

逢夏至，调阳气，祛暑湿，勿伤脾

1 莲子南瓜羹

功效 益气健脾、清热生津

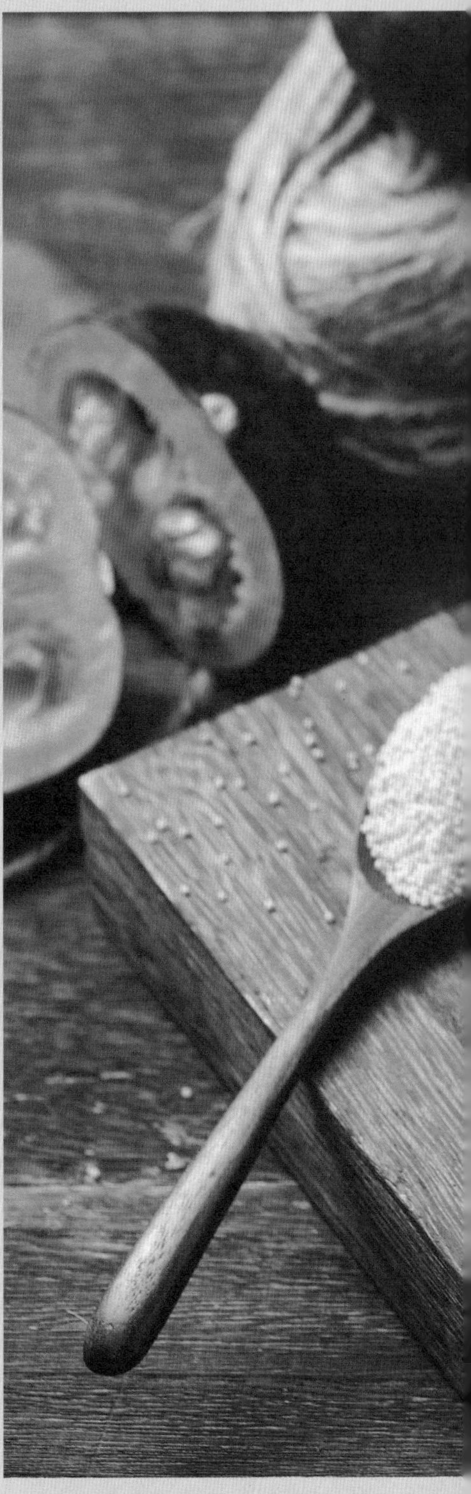

材料

小米100克，莲子（去芯）20克，南瓜（鲜品）100克，黄冰糖适量。

做法

南瓜去皮，洗净，切小块；小米、莲子洗净后稍浸泡；各材料一起放入锅中，加适量清水，煮至粥成，放入适量黄冰糖调味即可食用。此为2～3人量。

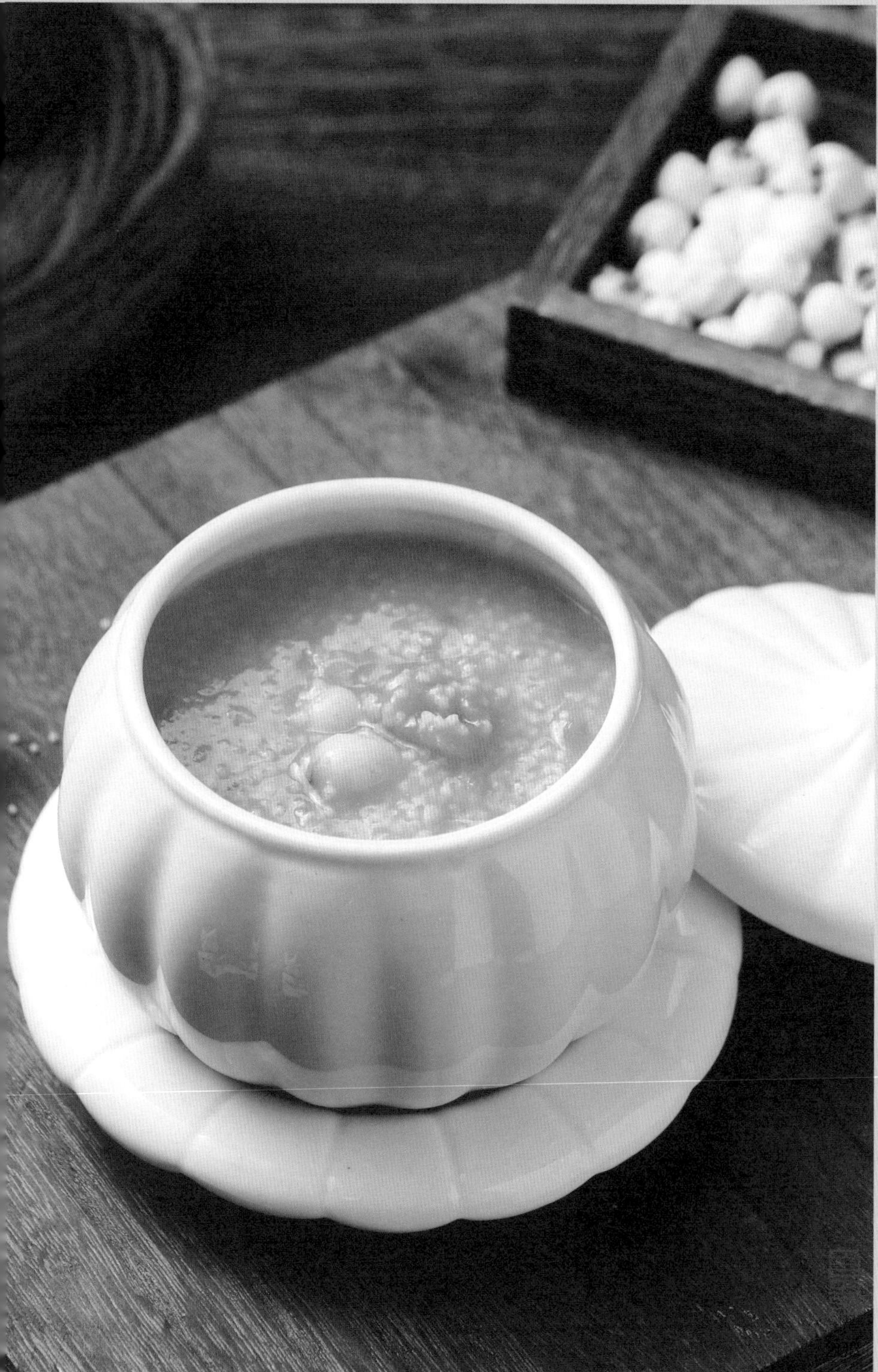

2 灭心火之门，在膻中

功效 宽胸理气

很多人在夏季总感觉心烦气躁、坐立难安，可以压一压膻中穴。膻中穴对于身体已经存积的“火气”有很好的消导作用，对心火、肝火旺的人都有很好的调节功能，是重要的排气通道。

穴位

膻中穴：位于两乳头连线与胸骨的交点处。

操作方法

双手合十，用手掌根部，叩击膻中穴20～30次，然后深呼吸，吐出憋闷在胸中的郁结之气。

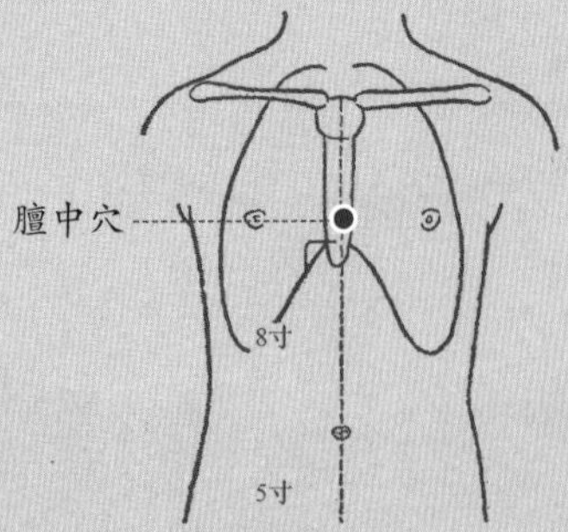

3 一揉一按，轻松搞定积食宝宝

功效 行滞消食

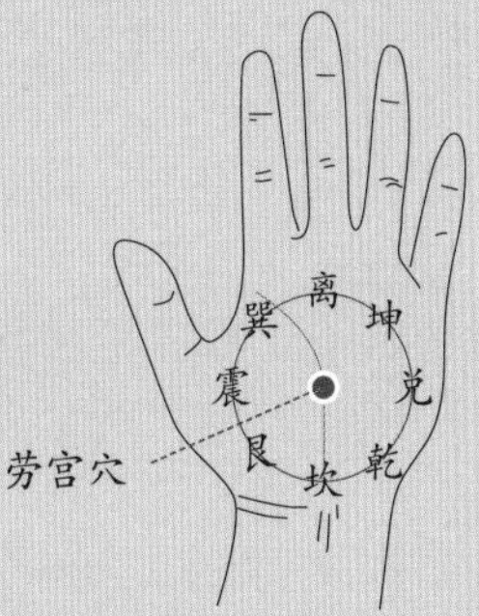

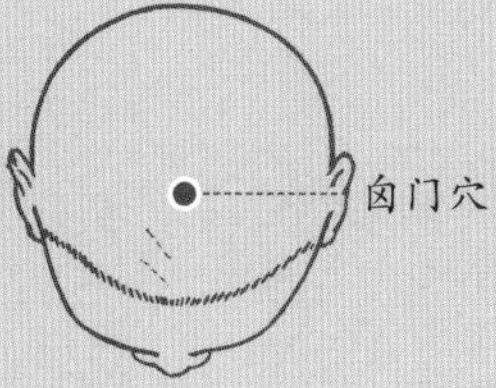

穴位

囟门穴：在前发际沿着头正中线向上摸2寸（3横指），凹陷处即是此穴。

操作方法

- 揉囟门穴：用拇指指腹置于穴位处按揉，力度要适中，按揉50～100次，隔日1遍，注意在囟门穴未闭合时不要用力按揉，要用掌心轻轻地摩擦。
- 顺运内八卦：在手掌面，以掌心（劳宫穴）为圆心，以圆心至中指根横纹内2/3和外1/3交界点为半径，画一圆，八卦穴即在此圆上，以右手食指、中指二指夹住宝宝的拇指，然后操作者用拇指自乾宫起向坎宫施运至兑宫止为一遍，叫做顺运内八卦或右运内八卦，操作200～300次，隔日1遍。

咏廿四气诗·小暑六月节

[唐]元稹

倏忽温风至，因循小暑来。

竹喧先觉雨，山暗已闻雷。

户牖深青霭，阶庭长绿苔。

鹰鹯新习学，蟋蟀莫相催。

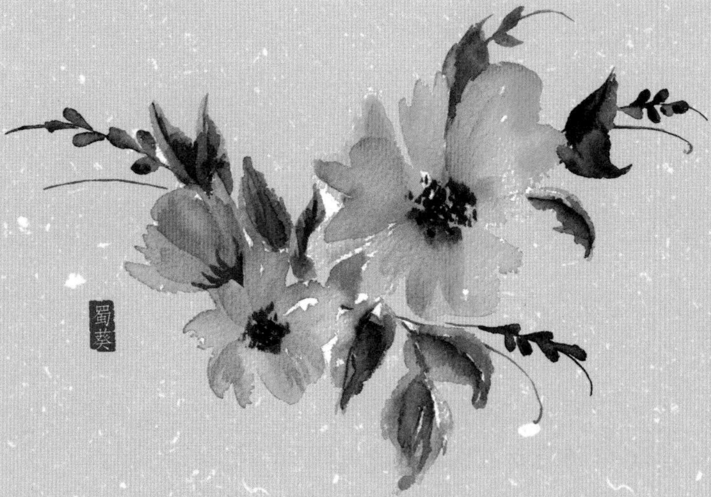

小暑

xiao shu

暑气未极，
万物狂长

内守的阳气趋向体表浮越，气温骤升导致心烦气躁，户外活动常常使人汗流浃背，适量出汗可以散热清心，但大汗则会导致气随津泄，伤气还伤阴。因此，高温之下我们要减少户外活动，出汗后适时补充水液，但不能贪食冰冻生冷，否则更伤阳气，致寒湿内困。小暑时节，虽暑气未极但暑湿俱盛，此时调理养生的重点是消暑宁心、健脾祛湿。

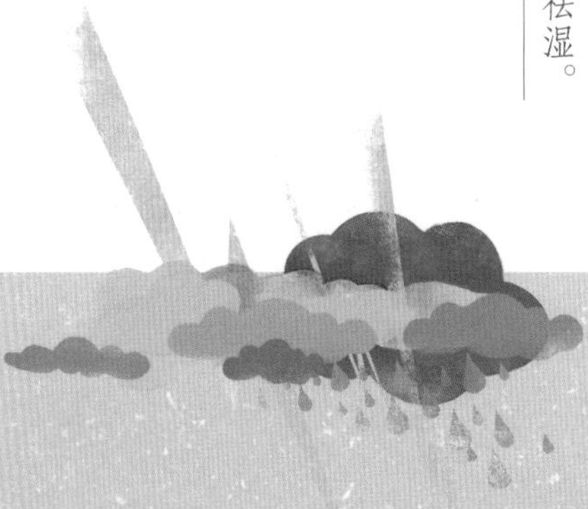

从小暑开始，炎炎似火的盛夏已经正式登场了，古籍《群芳谱》说：『暑气至此尚未极也。』意指这个时节暑气上升，气候炎热，但还没有热到极点。小暑虽不是一年中最炎热的时节，但紧接着就是一年中最热的时节大暑，民间有『小暑大暑，上蒸下煮』之说。俗话说『热在三伏』，此时正是进入伏天的开始。小暑节气的气候特点是天气炎热、雷暴增多，其是全年降水量最多的一个节气，而在南方地区，小暑还是台风多发时段，往往会出现风云突变的异常气候。暑热和雨水交替正是此时南方天气的特点，这个时候雨热同期、高温潮湿，有利于农作物的生长。而人体

壹

食新食海蜇，暑热都带走

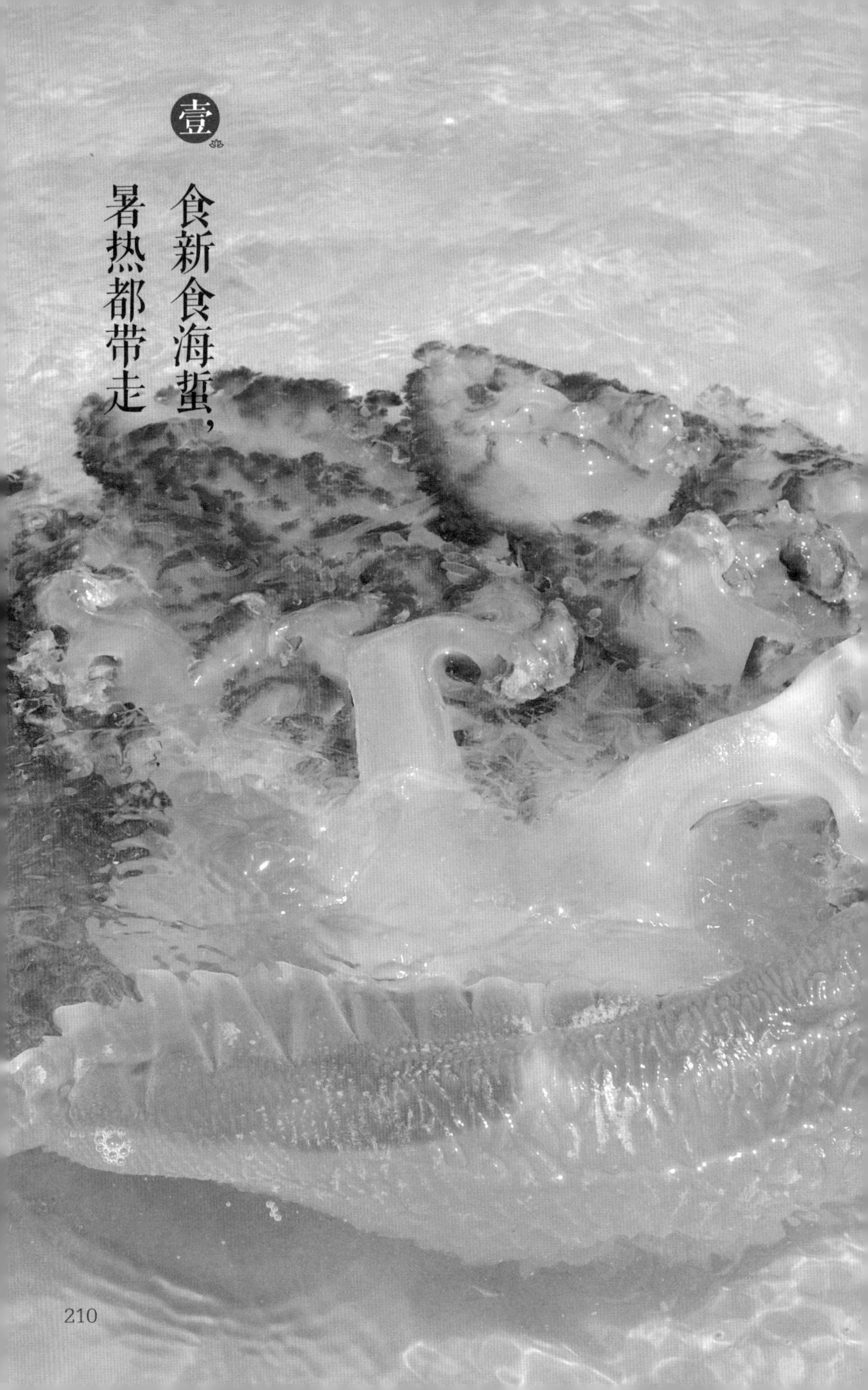

1 食海蜇，消积润肠

山东民间认为农历六月六是海蜇的生日，如果当天下雨，海蜇就会丰收。我国是世界上最早开发和利用海蜇的国家，西晋张华在《博物志》就有食用海蜇的记录。海蜇具有清热化痰、消积润肠的功效，将海蜇与黄瓜、蒜、香菜等一起凉拌食用，无疑是小暑时节解暑开胃的佳品。

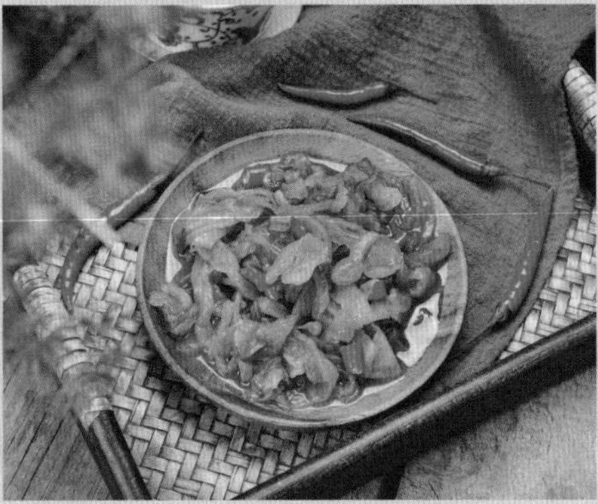

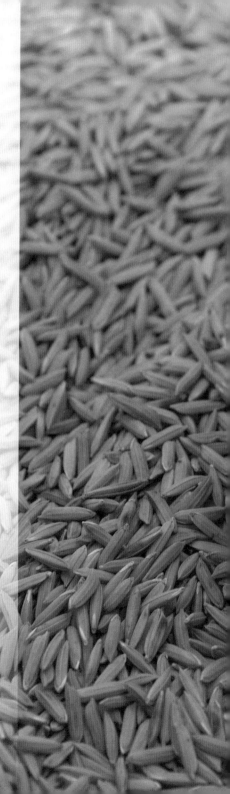

2 小暑吃黍，大暑吃谷

民间有个“食新”的习俗，即尝新米，喝新酒。据说“吃新”意乃“吃辛”，在小暑节后第一个辛日，一般买新米与大米同煮，加上新上市的蔬菜等，所以民间有“小暑吃黍，大暑吃谷”之说。

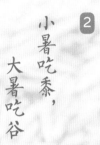

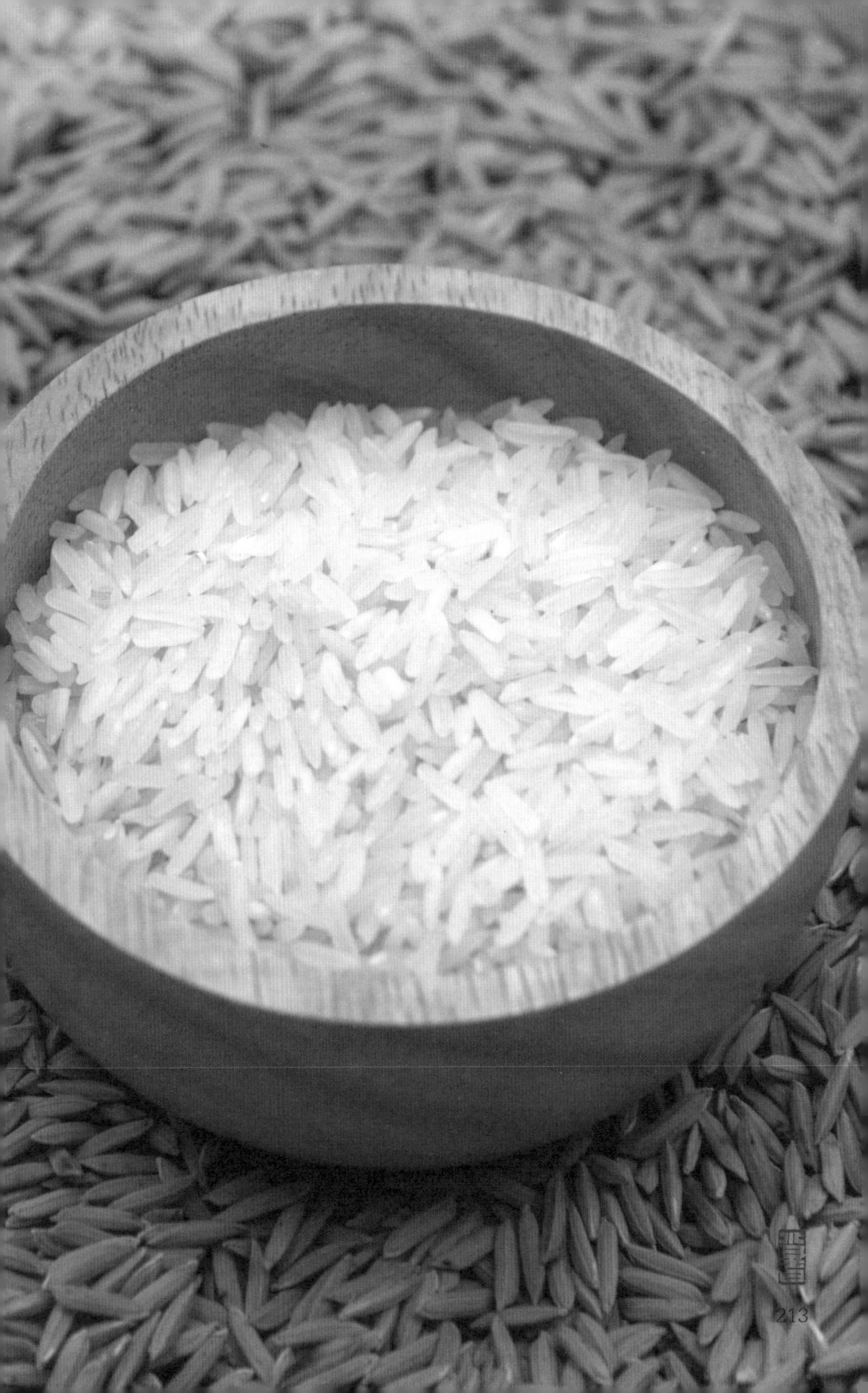

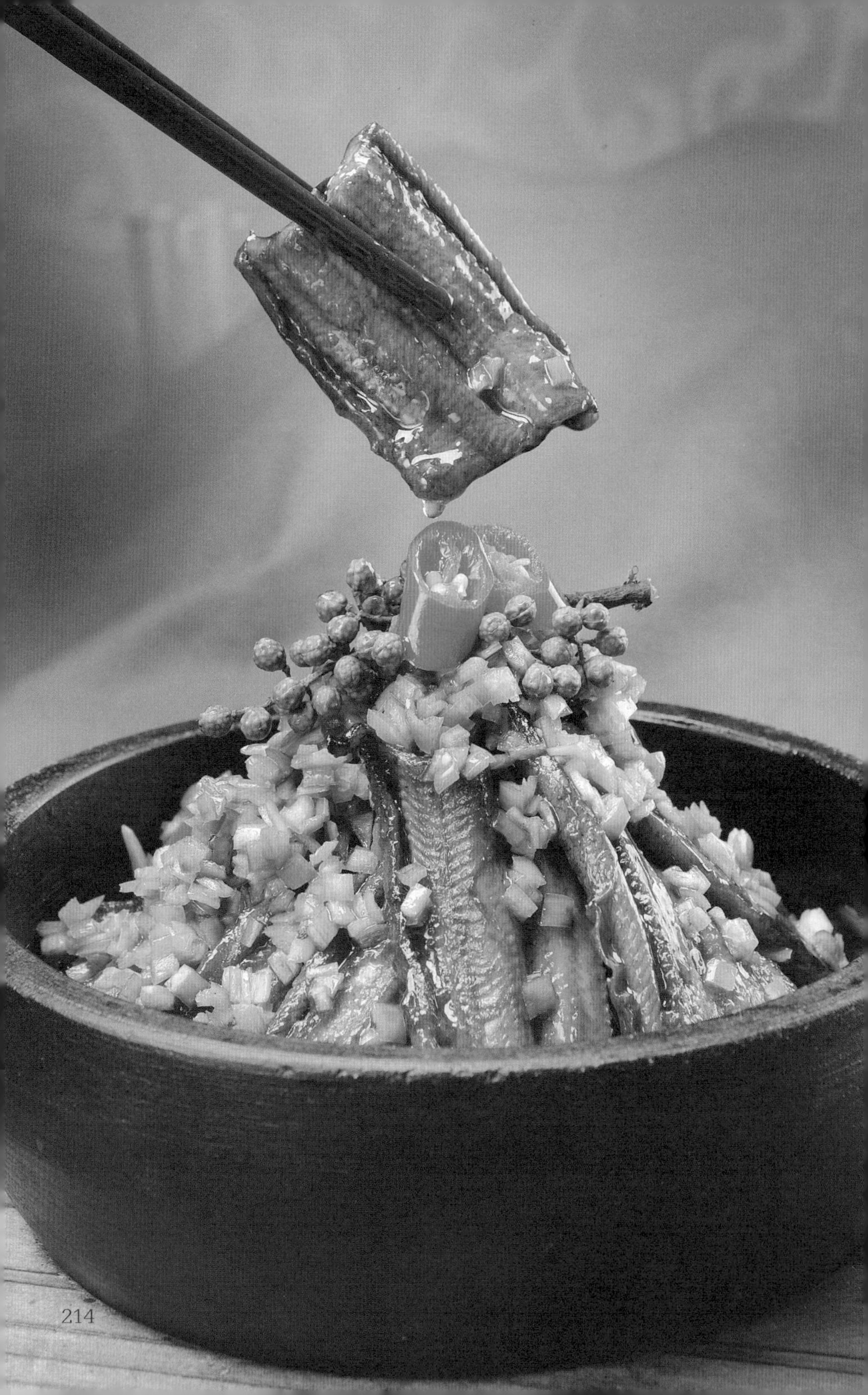

3 小暑黄鳝赛人参

人们常说，小暑黄鳝赛人参。黄鳝生于水岸泥窟之中，以小暑前后一个月的鳝鱼最为滋补味美。黄鳝味甘，性温，具有补中益气、补肝脾、除风湿、强筋骨等作用。根据冬病夏补的说法，小暑时节最宜吃黄鳝，黄鳝的蛋白质含量较高，铁的含量比鲤鱼、黄鱼高出一倍以上，并含有多种矿物质和维生素，对食积不消引起的腹泻也有较好的作用。

此外，“吃伏羊”也是小暑常见的习俗。如徐州人入伏吃羊肉，称为“吃伏羊”，这种习俗可上溯到尧舜时期，在民间有“彭城伏羊一碗汤，不用神医开药方”之说法。徐州人对吃伏羊的喜爱从当地民谣“六月六接姑娘，新麦饼羊肉汤”中便可见一斑。

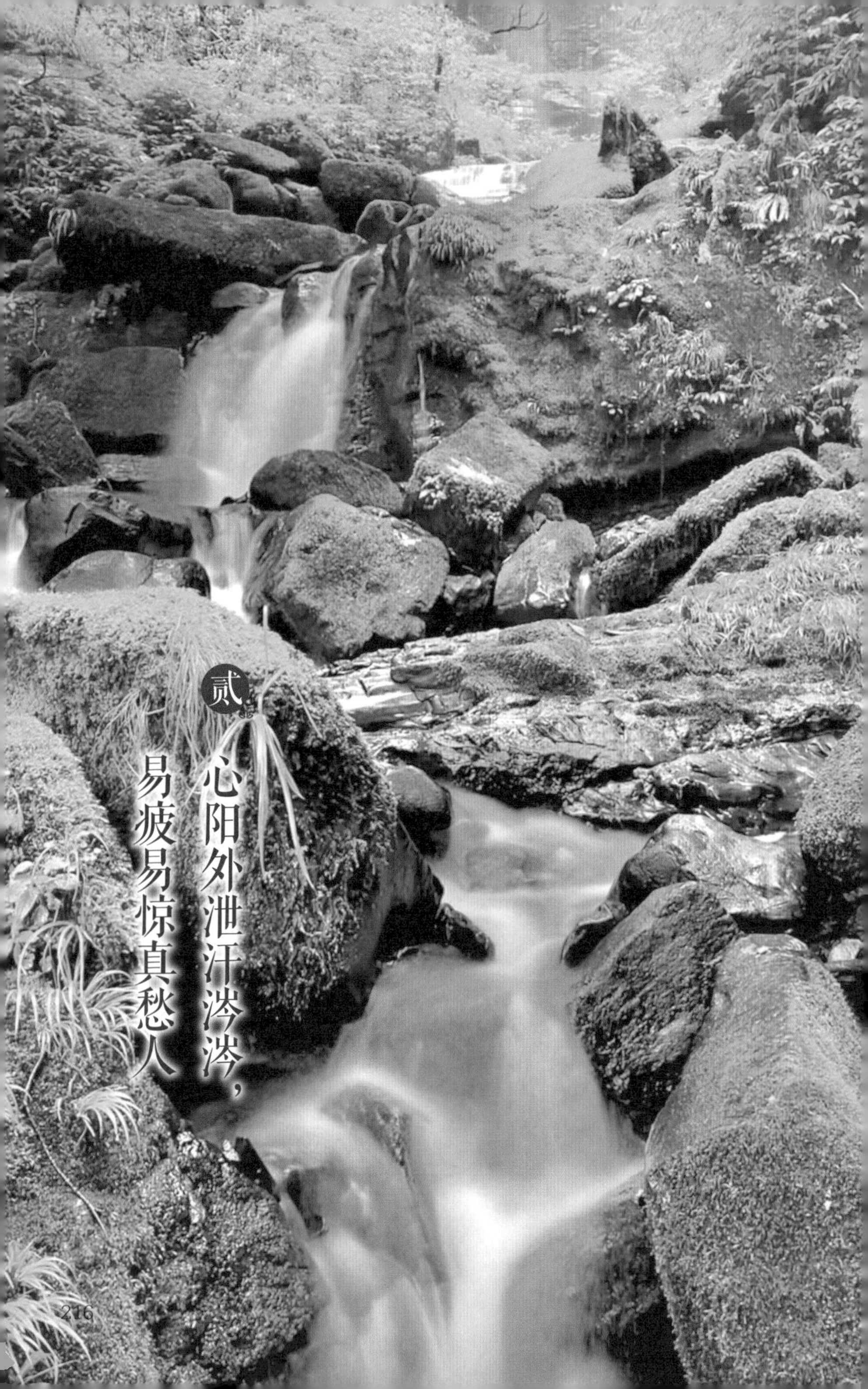

贰 心阳外泄汗涔涔，易疲易惊真愁人

小程是一个凡事都要做到尽善尽美的人，在大学期间，除了学习，她还参加了几个社团活动，有时还会去公司实习，时间被各种各样的事情填得满满的。但随着时间推移，小程的学习负担逐渐加重，为了不耽误学习，她开始边喝咖啡，边熬夜学习到凌晨1~2点。渐渐地，小程觉得身体吃不消了，总是感到疲劳，容易出汗，稍微活动下就会大汗淋漓，饮食稍不注意就会腹泻，还很容易紧张。辗转多家医院及中医馆就诊，各项检查都显示正常，有医生认为是神经官能症，吃了不少西药，症状略改善了一点。但近日小暑节气来临，天气闷热异常，小程出汗也更厉害了，出了汗后觉得怕风怕冷，一天下来要换好几套衣服，有时候稍微一点小动静，都会让她“大吃一惊”，十分紧张，并且晚上睡眠很浅，很容易惊醒，白天完全打不起精神来，小程为此十分苦恼。

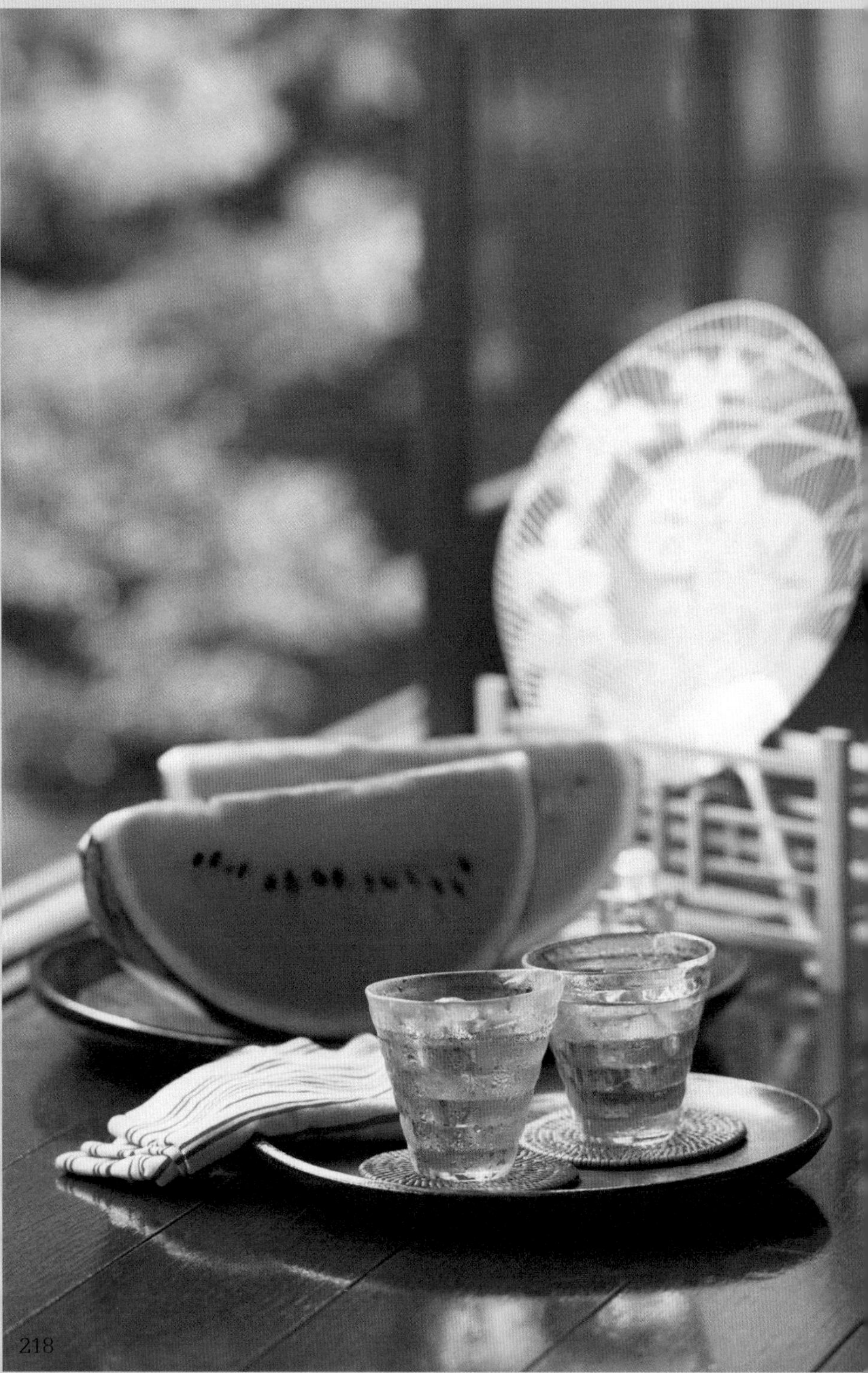

当代年轻人，通常仗着年轻体壮，就肆意放纵，熬夜、常吃生冷、煎炸油腻之物等，觉得年轻不需要养生，养生是老年人的专利。然而，正因为生活习惯的改变，现在很多疾病或亚健康越来越年轻化。小程之前经常饮用咖啡，咖啡可以调动人体的阳气，让人当时觉得精力充沛，但是长期饮用，阳气就会消耗过度；而熬夜看书，让本应夜间敛藏的阳气漂浮在外，长期如此会大量损耗体内的阳气，导致气虚失于固摄，所以出现多汗；阳气不能温养脾胃，就会容易腹泻；阳气不能温养心脏，就会很容易紧张。小暑节气，天地间阳气充盛，让小程体内的阳气也膨胀在外，毛孔大开，导致出汗加重，阳随汗泄，阳气也更加虚损，所以出汗后会怕风怕冷，睡眠时会容易惊醒，打不起精神。

小暑时节气温高，人们容易有出汗多、心烦不安、疲倦乏力等不适，俗话说“心静自然凉”“春夏养阳”，养生应平心静气、守护心阳，此时多注意心理保健非常重要，气机郁结也会引起“火气”大，平时要学会静心。“工作狂”们要注意多休息，尽量减少夜生活，这样才能更好地达到消暑降温、养护心气的保健养生功效。此外，还可适当进食莲子、百合、太子参、银耳、莲藕、鸭蛋等清润的食物，以及山药、南瓜、鲫鱼、猪肚、鳝鱼等健脾益气的食物。德叔认为，脾胃一虚，百病由生，像小程这种平素容易焦虑惊慌的患者，大多数胃肠道功能都不好，不想吃饭，大便烂，所以饮食上，小暑时节可以适当多食鲫鱼、鳝鱼、鸡肉、牛肉、淮山、香菇、南瓜、白扁豆、陈皮、生姜等相对平和的健脾益气之品。

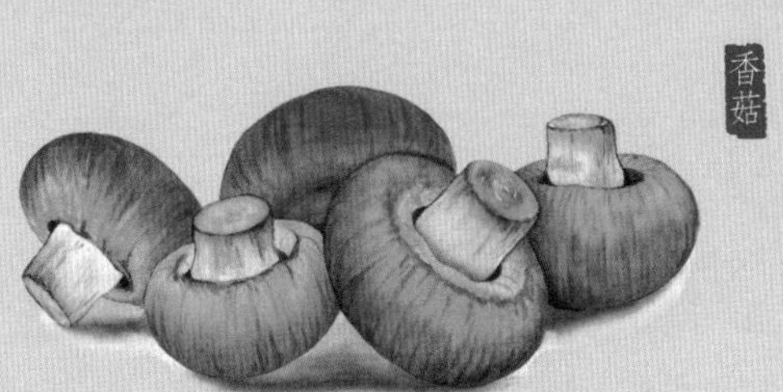

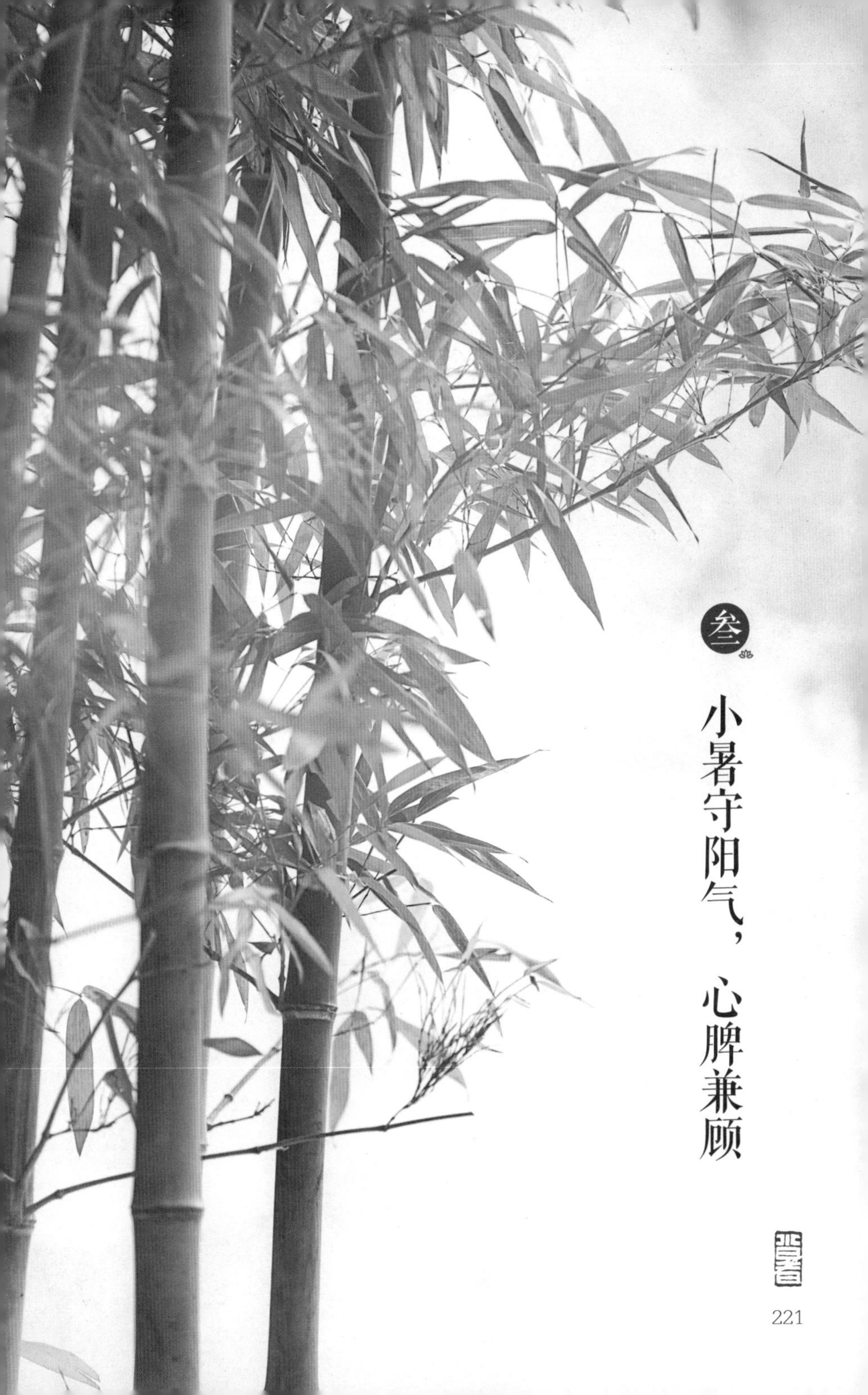

叁

小暑守阳气，心脾兼顾

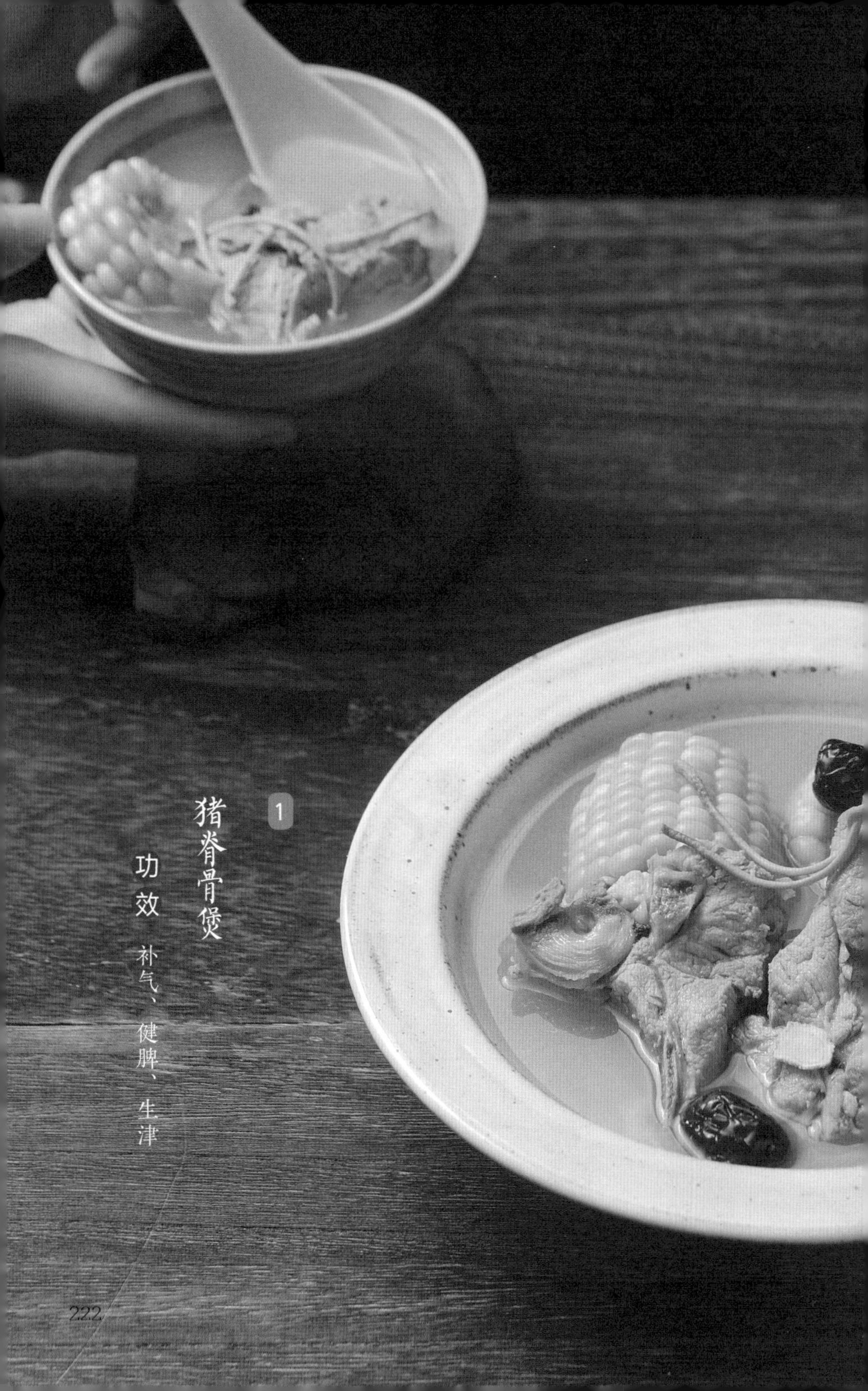

1

猪脊骨煲

功效 补气、健脾、生津

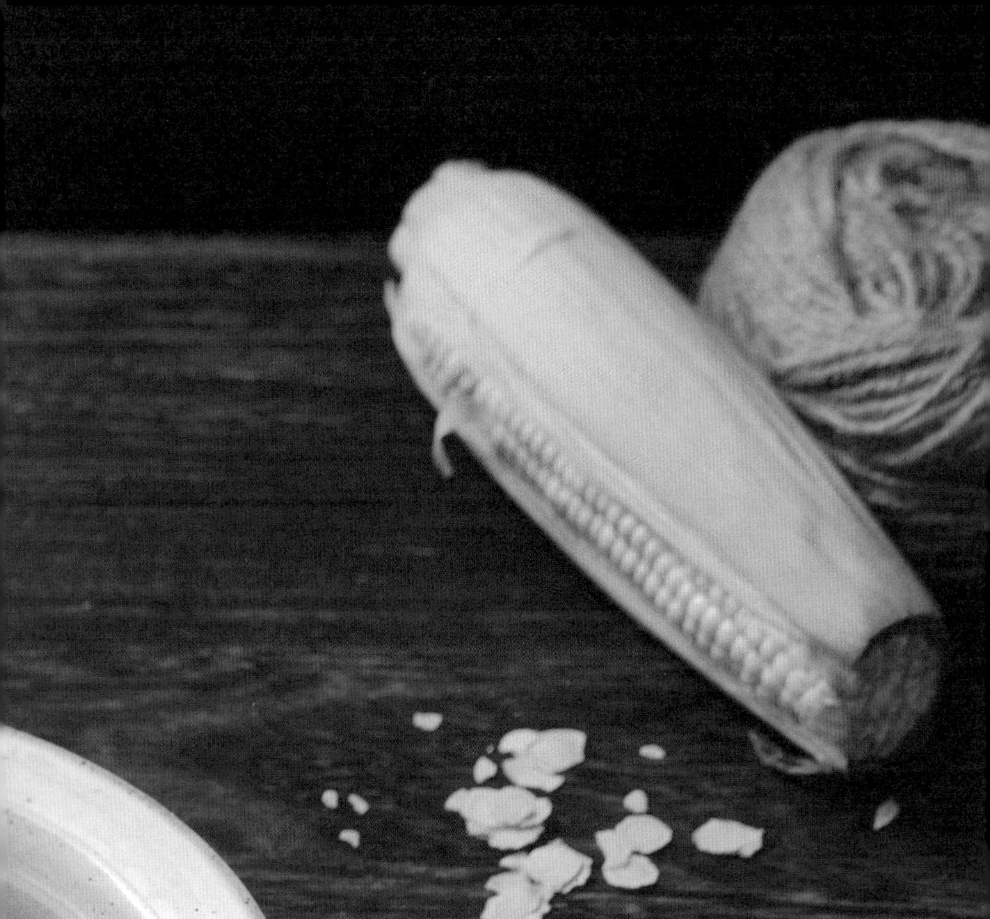

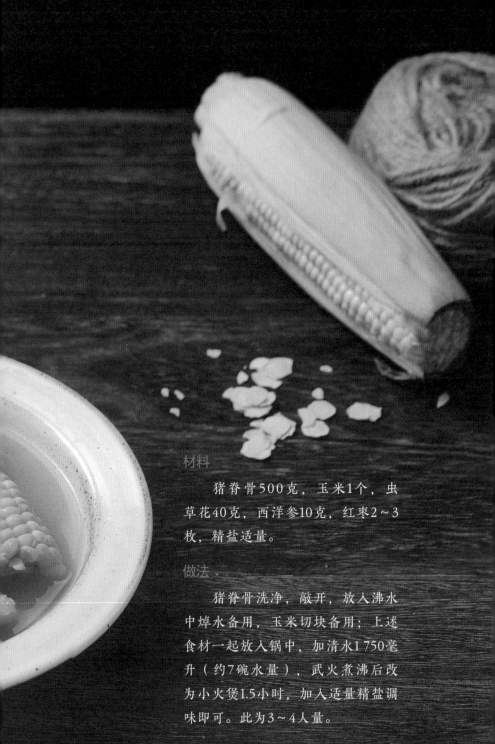

材料

猪脊骨500克，玉米1个，虫草花40克，西洋参10克，红枣2～3枚，精盐适量。

做法

猪脊骨洗净，敲开，放入沸水中焯水备用，玉米切块备用；上述食材一起放入锅中，加清水1 750毫升（约7碗水量），武火煮沸后改为小火煲1.5小时，加入适量精盐调味即可。此为3～4人量。

2 养生“呵”字功

功效 补中益气，生津止汗

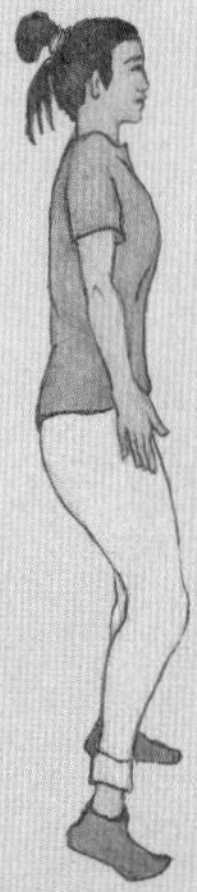

“呵”字功是夏季功养生的辅助功法。它不仅有养心的作用，而且对治疗出汗过多、失眠、健忘、烦躁等症起辅助作用。

操作方法

开始练习时，双脚分开站立，与肩同宽。两膝微屈，头正颈直，含胸收腹，直腰拔背。两手臂自然下垂，两腋虚空，肘微屈，两手掌轻靠于大腿外侧。全身放松，两眼微开，平视前方。身体虚弱者，也可采用坐位。

练功时采用腹式呼吸的方法：呼吸要自然均匀，用鼻吸气，用口呼气；呼气时收腹、提肛、缩睾，人体重心略向后移，脚跟着力，足趾轻微点地，吸气。

3
艾灸除心烦

功效 健脾、清心、除烦

穴位

脾俞穴：位于后背，肚脐对应的是第2腰椎，再往上数3个关节，左右两侧1.5寸（2横指）处，具有调补脾气的功效。

腕骨穴：在手掌尺侧，当第5掌骨基底与钩骨之间的凹陷，赤白肉际处。

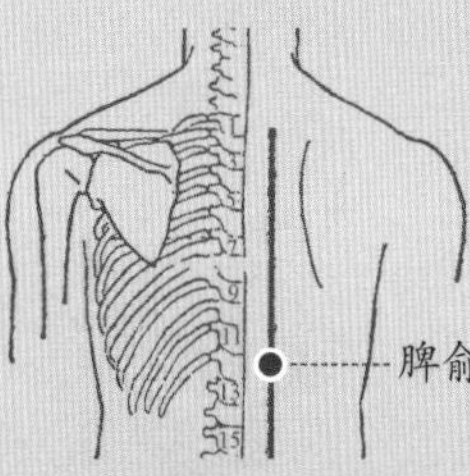

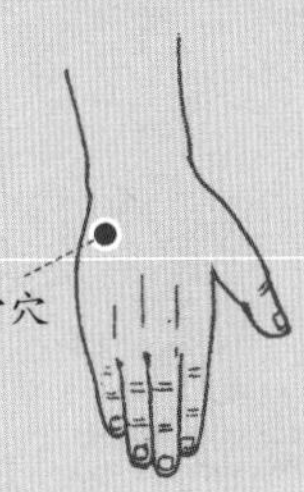

操作方法

- 将点燃的艾条置于离皮肤2～3厘米处，进行雀啄样熏灸。
- 每个穴位灸10～15分钟，1周灸2～3次。

小贴士

《黄帝内经》曰：“长夏善病洞泄寒中。”夏天若过食寒凉，伤了脾脏的阳气，就容易致使寒邪侵入体内深处种下病根，导致一些难治症状。夏季炎热，温度过高，使人体大量排汗，耗伤津液。由于闷热，人体容易消耗元气，气阴虚者更易被夏季困乏所侵袭。此时用艾灸脾俞穴、腕骨穴以固护阳气、清心除烦。

热

[元] 张昱

南州大暑何可当，
雪冰不解三伏凉。
夜深明月在天上，
白露满湖荷叶香。

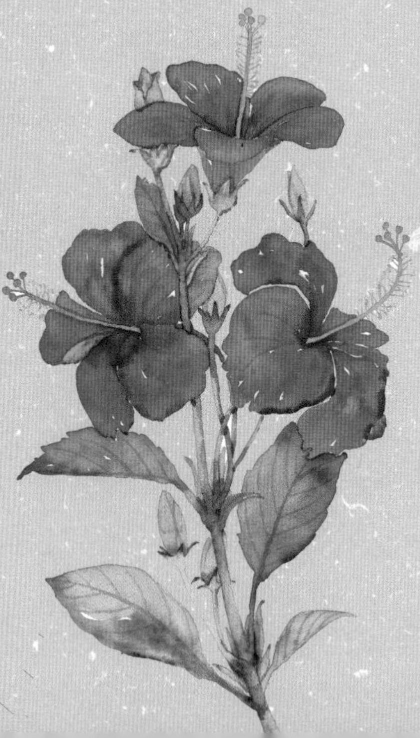

木槿花

大暑

da shu

酷热蒸人，
土润溽湿

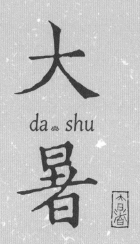

的太阳再次出现，直接照射在湿漉漉的地面上，此时在潮湿的空气中夹杂着一股股暑热之气，让人浑身不自在，闷热得难受。若此时贪图一时的凉快而让大汗淋漓的身体直接吹着风扇或者空调，毛孔打开，很容易被风扇和空调制造出来的风寒之邪入侵，加上雨后的湿气，风、寒、湿三邪合并，不仅容易感冒，还会使人头晕，产生昏沉感。

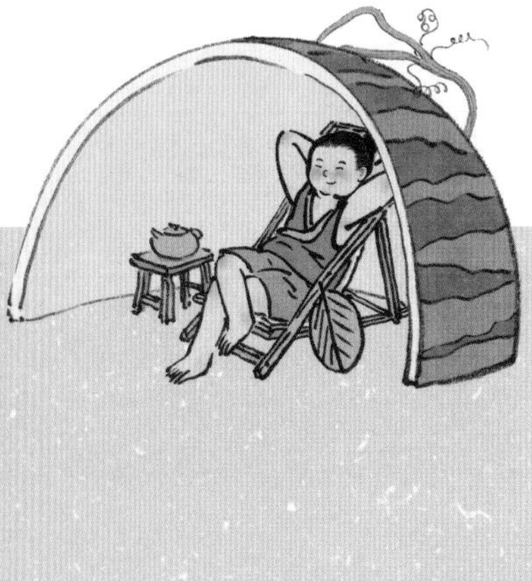

大暑节气正值『三伏天』里的『中伏』前后，是一年中最热的时期，《月令七十二候集解》曰：『暑，热也，就热之中分为大小，月初为小，月中为大，今则热气犹大也。』小暑到来，天气开始炎热，到了大暑更是酷热蒸人。特别是在中午时分，除了会感受到太阳直射的火热，地面还会传来一阵阵蒸腾上来的热气，使人汗流浃背。且大暑节气亦处于汛期，民间有『小暑大暑，淹死老鼠』的谚语，说明在大小暑这两个节气里雨水多，汛、涝最多，在南方则是酷热之时，且又是台风多雨的季节。而大雨过后，土地变得湿润起来，道路也出现一个个小水坑，乌云散开，火热

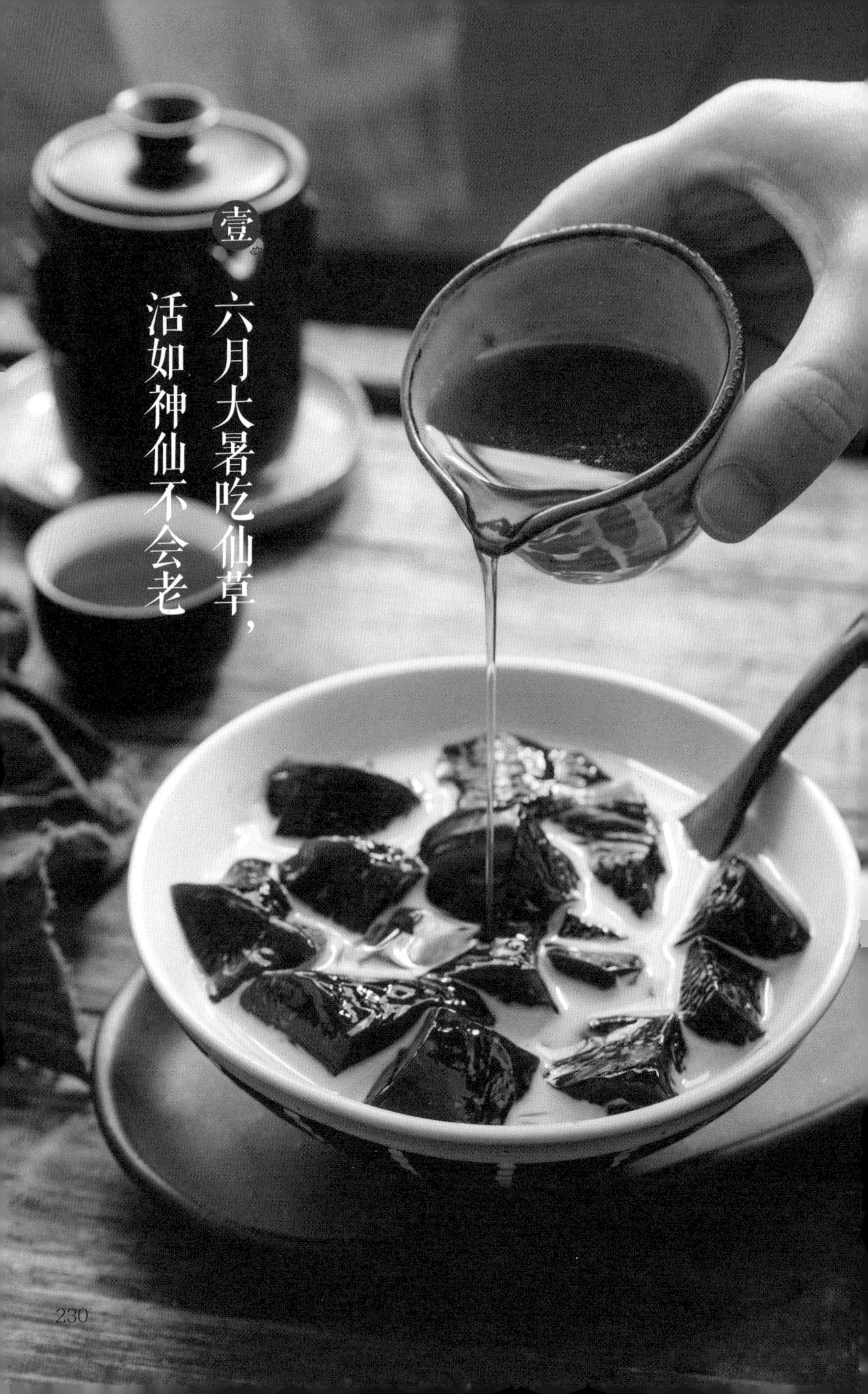

壹

六月大暑吃仙草，活如神仙不会老

1 仙草龟苓膏，暑热消一消

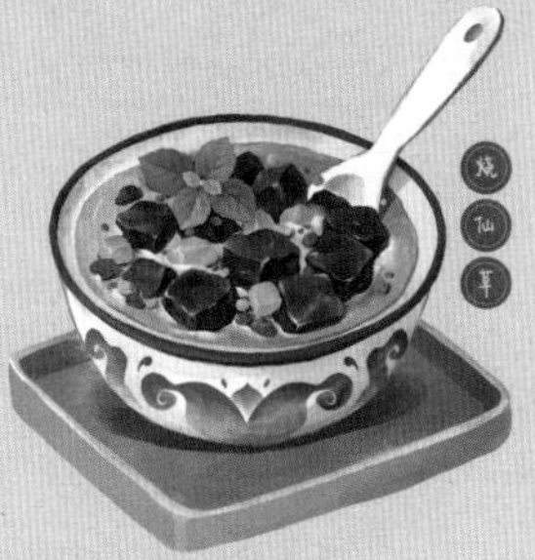

在广东、广西、台湾等地，生长着一种仙草，又名凉粉草、仙人草，是一种重要的药食两用植物食材，具有清暑、解渴、除热毒的功效，因其神奇的祛暑功效，被誉为“仙草”。广东很多地方在大暑时节有“吃仙草”的习俗，人们通常将植株晒干后煎煮，用煎汁与米浆混合煮熟，冷却后即成黑色胶状物，质韧而软，以糖拌之，便成了烧仙草的主要成分，在炎热的夏天，一碗冰冰凉凉的烧仙草下肚，沁人心脾，是炎夏消暑的“利器”。民谚有云：“六月大暑吃仙草，活如神仙不会老。”

另外，珠江三角洲地区流行的另一种小吃龟苓膏，与烧仙草的外观、口味极为相似，它主要以龟甲和土茯苓为原料，再配生地黄等药物精制而成，同样具有清热解毒、滋阴养颜的功效。

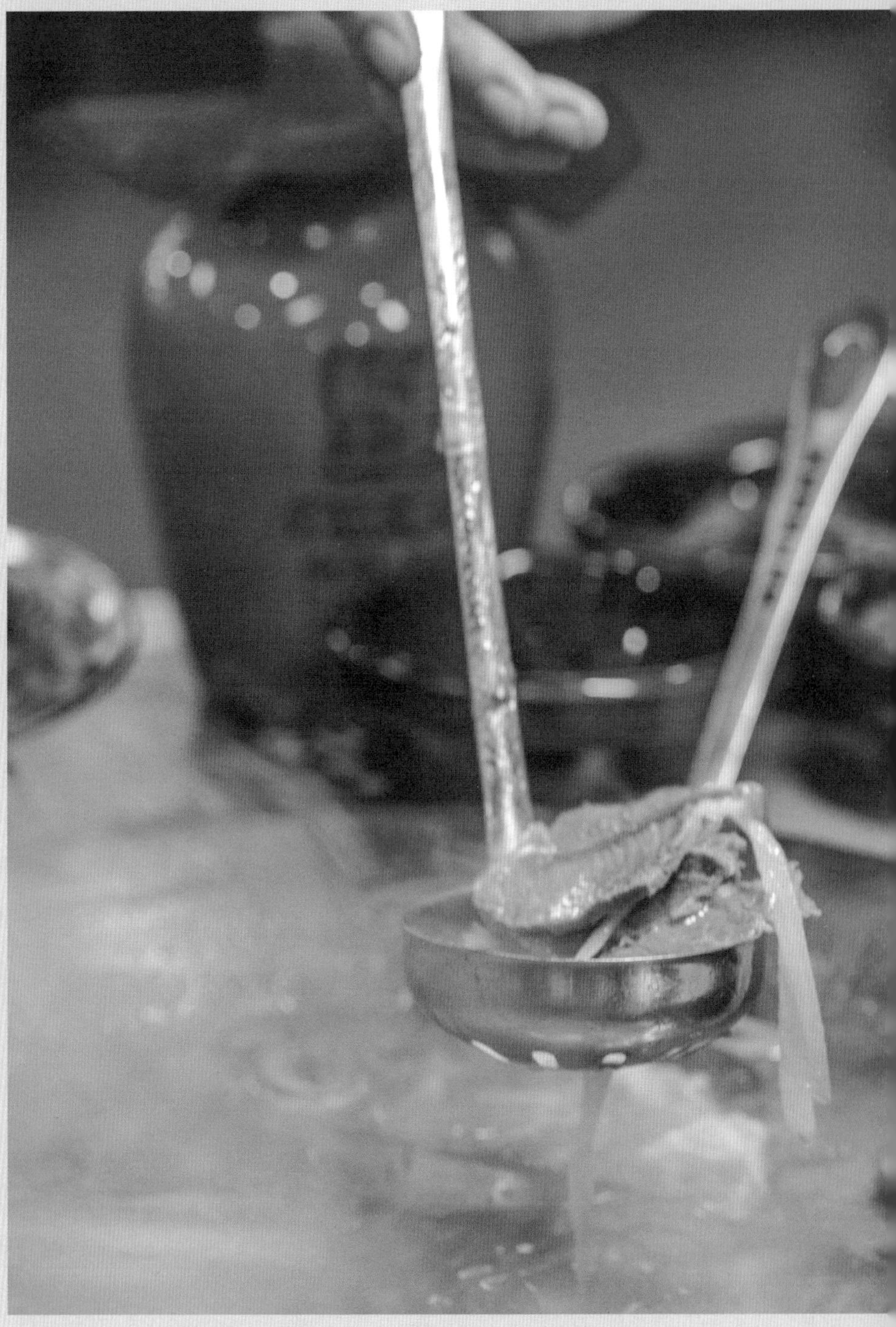

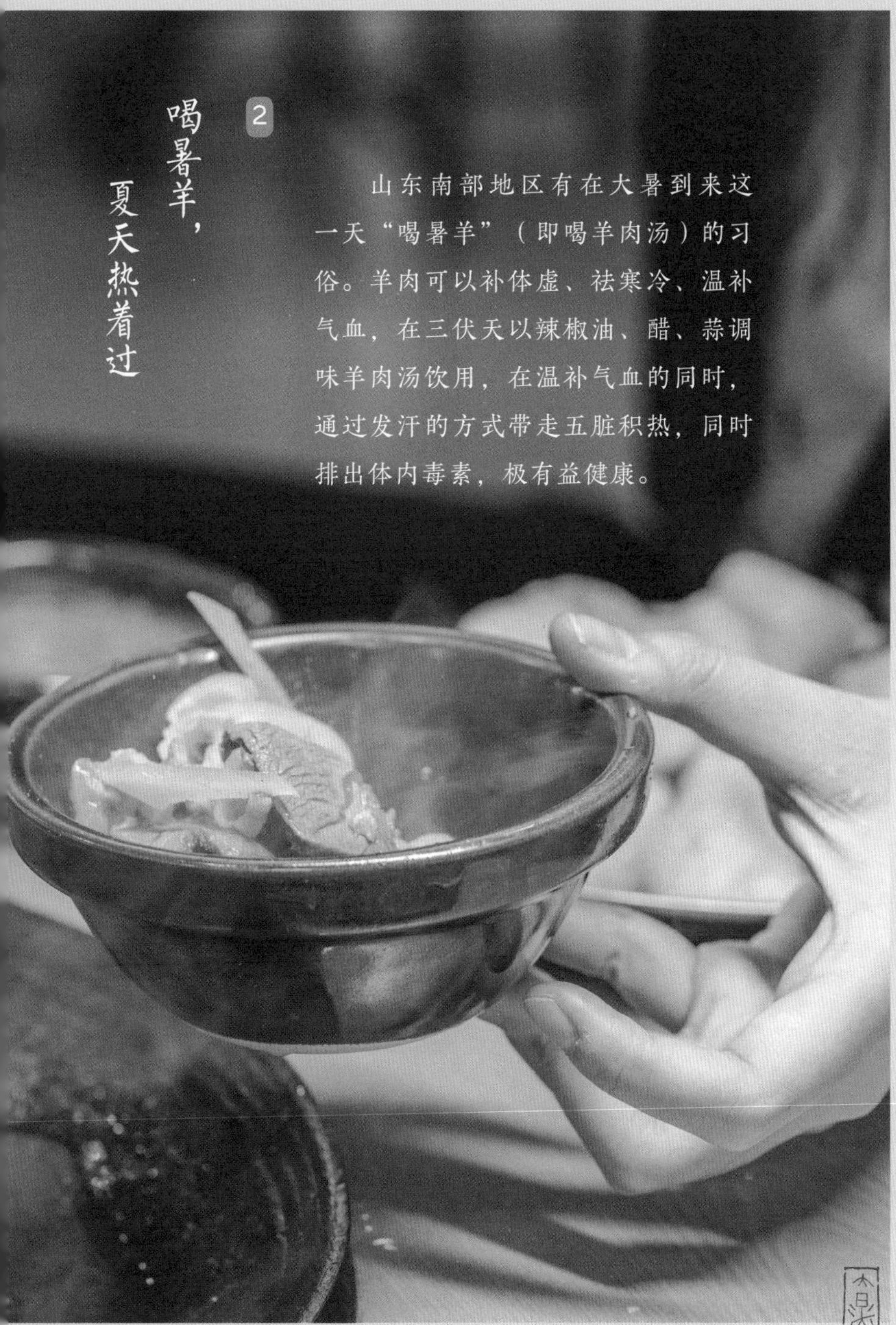

2 喝暑羊，夏天热着过

山东南部地区有在大暑到来这一天“喝暑羊”（即喝羊肉汤）的习俗。羊肉可以补体虚、祛寒冷、温补气血，在三伏天以辣椒油、醋、蒜调味羊肉汤饮用，在温补气血的同时，通过发汗的方式带走五脏积热，同时排出体内毒素，极有益健康。

3 过『半年节』，吃『半年圆』

在福建、台湾地区有过“半年节”的民俗，由于大暑在农历的六月，全年即将过半，所以在这一天拜完神明后，全家会一起吃“半年圆”。“半年圆”是用糯米磨成粉再和上红面搓成的，大多会煮成甜食来品尝，象征团圆与甜蜜，可以起到健脾开胃、生津止汗的作用。

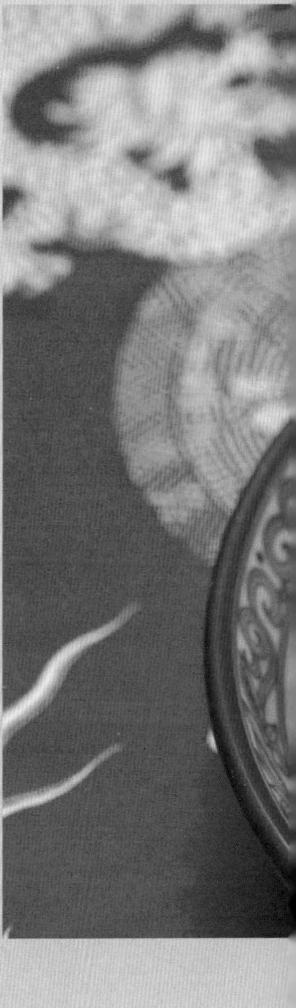

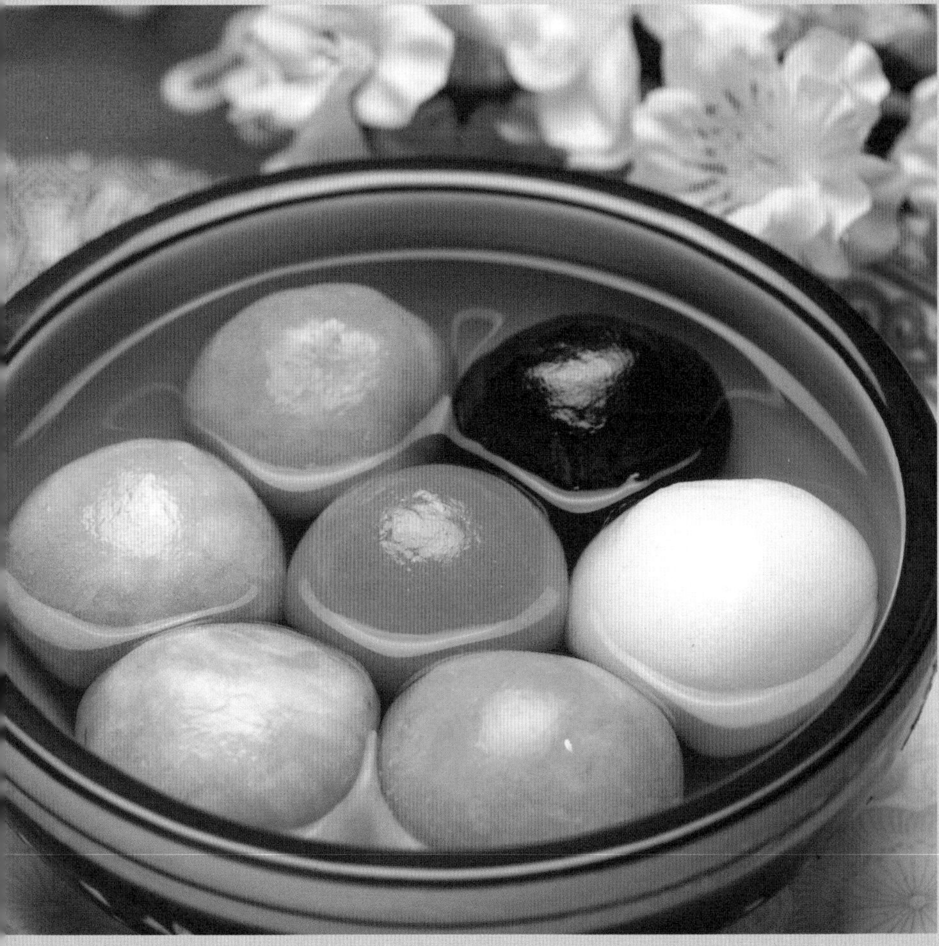

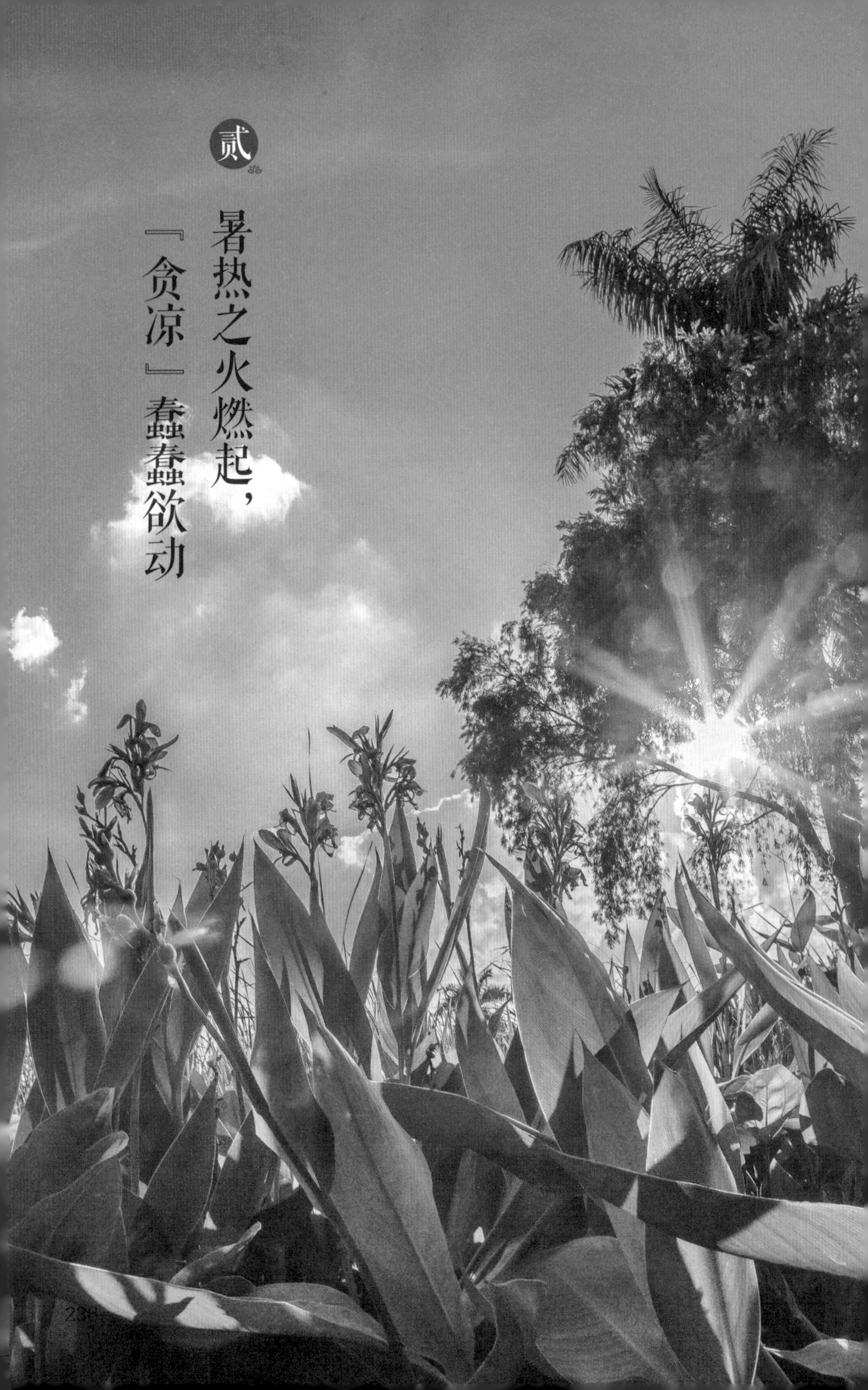

贰

暑热之火燃起，『贪凉』蠢蠢欲动

雷阿姨今年51岁，有多年甲亢病史，一直规律服药治疗，也定期复查，平时爱做运动、晨练，除了劳累后腰痛，也没有什么不适。但是，近2个月不知为何，雷阿姨常常觉得头晕，严重起来天旋地转、恶心欲吐，只能躺在床上休息，有时还觉得头部胀痛，一大早起来还手脚关节酸痛，乏力，害得雷阿姨晨练也去不了了。在当地中医馆调理后，疲倦乏力等症状有所缓解，可是头晕头痛却没减轻。近日大暑节气，天气热得厉害，雷阿姨忍不住吹了吹空调，没想到更加头晕了，浑身没力气，腰也有些酸痛，早上起床的时候最严重，还睡不好觉。多处打听之下听说德叔对治疗疑难杂症有经验，雷阿姨的女儿便带她来门诊。

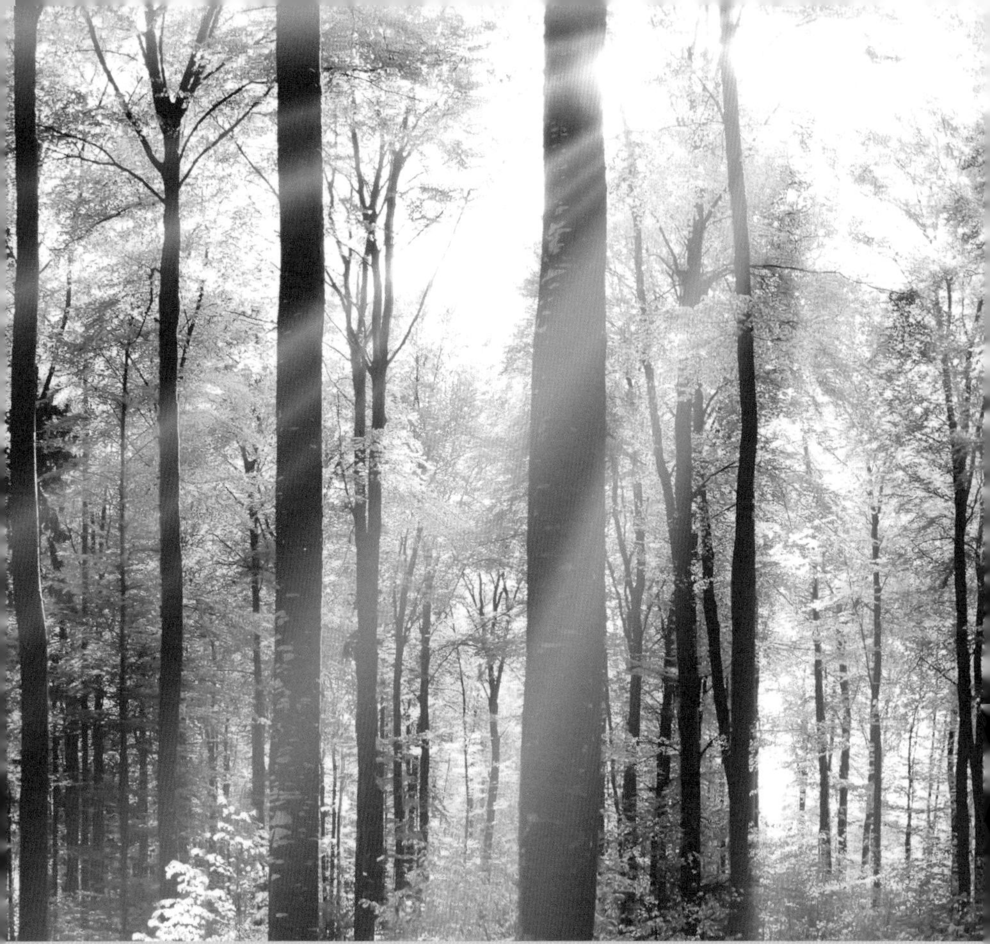

中医认为头为“诸阳之会”，头部又是人体最高的地方，当阳虚不能鼓动气血，头部就容易失去气血的濡养，容易出现头晕伴头痛症状。德叔认为，雷阿姨因为常年居于岭南，饮食结构以及地方气候都容易让湿邪积聚在体内，随着年纪的增长，肾阳逐渐不足，脾失去了肾阳支持，湿邪又积聚于人体，脾虚不能运化，气血生化不足，到达不了头

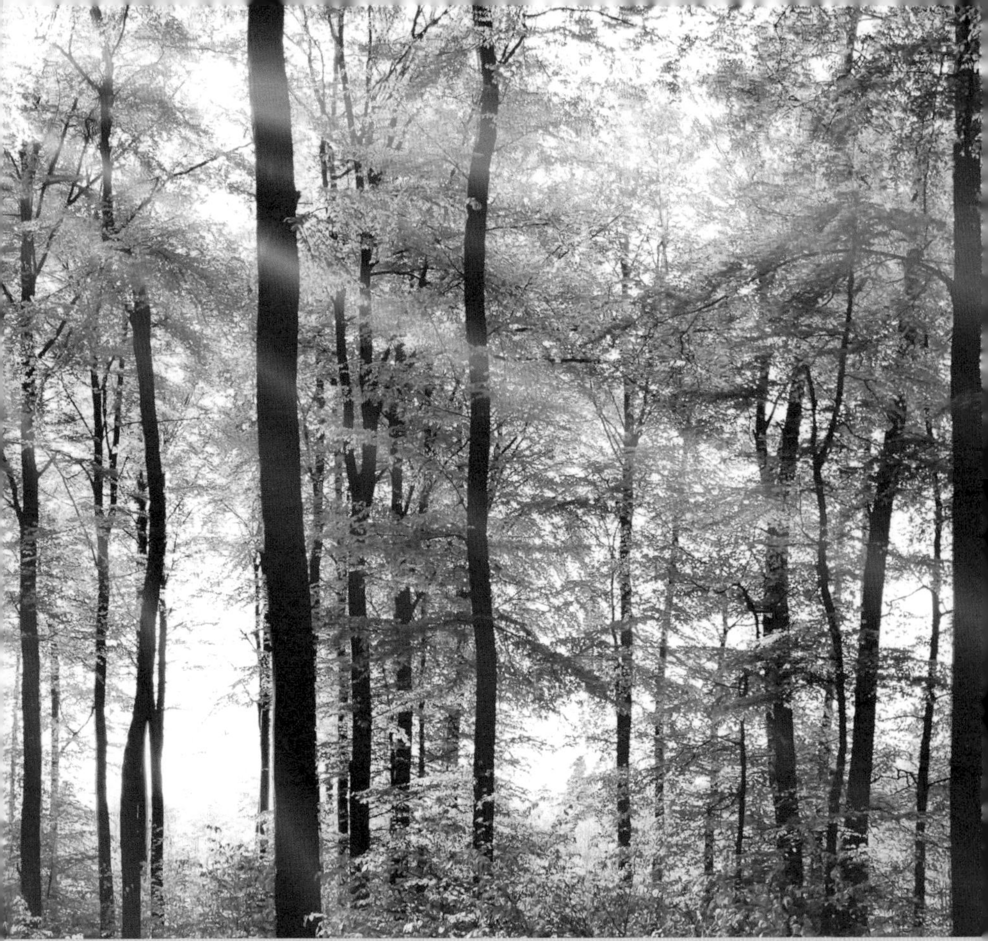

部，就出现了头晕、欲呕、乏力等一系列症状。大暑时期，岭南天气闷热，空调的不当使用，更是让本来脾肾阳气就偏弱的雷阿姨雪上加霜，气血不仅供不应求，反而被寒邪束缚住，更难到达头部，因此头晕加重，还出现了腰酸痛等脾肾亏虚的一系列症状。

所以雷阿姨平时运动要适时、适量，最好选择在清晨或傍晚天气较凉爽时进行。场地宜选择在河湖水边、公园庭院等空气新鲜的地方。有条件者还可以到森林、海滨地区疗养、度假，以度过炎炎夏日。不少人误以为运动越激烈越好，甚至在运动期间出现不舒服的情况，仍忍着继续下去，这样易导致体力透支，对身体健康十分不利。因此，当锻炼到较为舒适的时候，不应再增加运动量，此时应慢慢减少或者停止运动。大暑节气期间，很多人因为贪图一时的凉快而直接使用风扇或者空调，很容易患上感冒。而手摇扇子的风速和风力都比电风扇和空调要小得多，这种纳凉方法很值得推荐。去商场或乘坐公交车、地铁等需保护好颈部，随身佩戴针织开衫或空调衫，避免寒邪从颈部侵入。

叁

大暑暑湿重，学会清补法

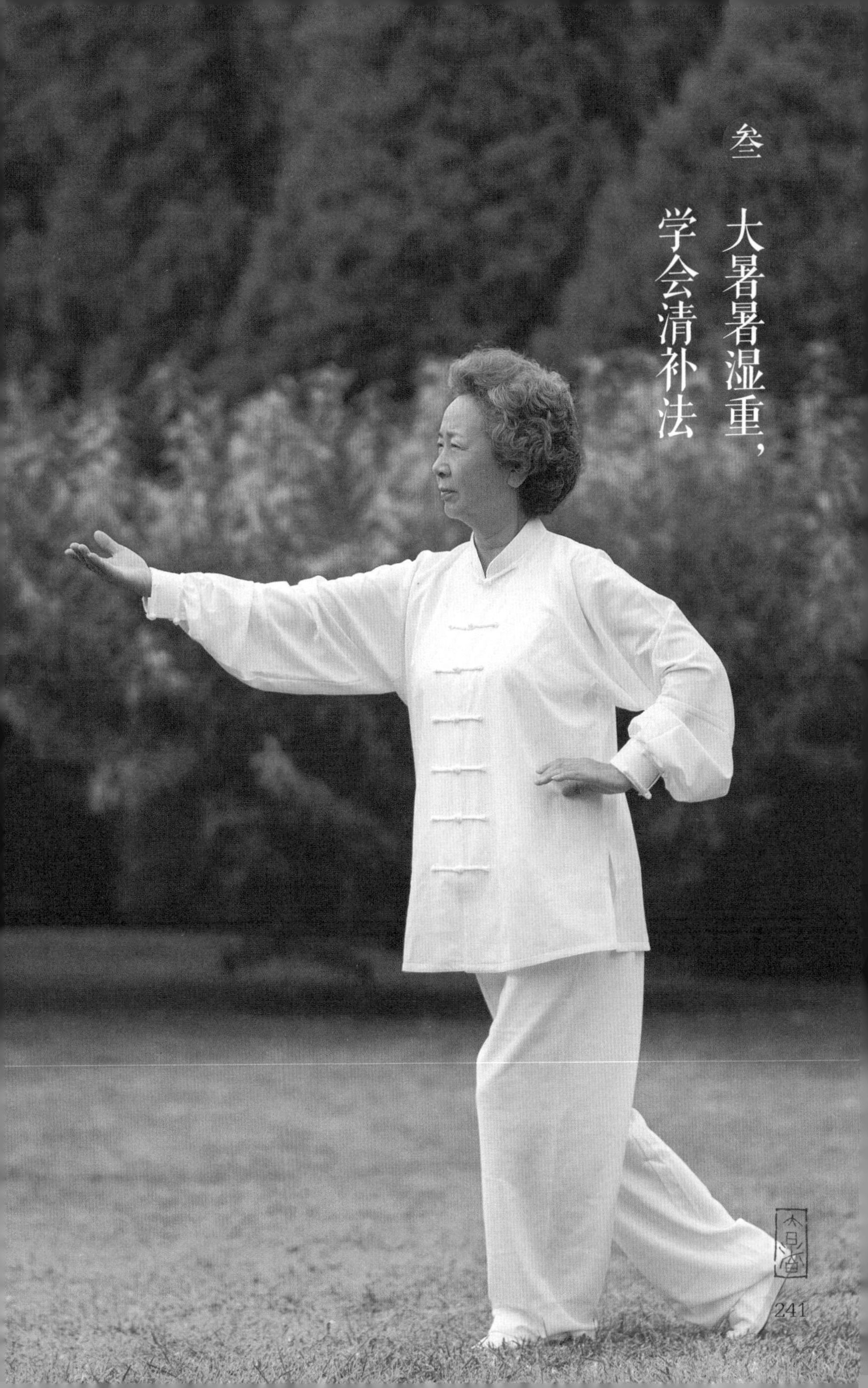

1 养胃消暑粥

功效 健脾养胃、益气生津、祛暑化湿

材料

大米150克，小米80克，西瓜翠衣80克，西洋参10克，陈皮3～5克，生姜3～4片，冰糖适量。

做法

大米、小米淘洗干净后稍浸泡；西瓜翠衣洗净，切小片；西洋参、陈皮洗净，稍浸泡；生姜切丝；各材料一起放入锅中，加适量清水，煮至粥成，放入适量冰糖调味即可食用。此为2～3人量。

小贴士

西瓜翠衣：也称西瓜青，用刨刀将西瓜表皮青色含有蜡质的青皮层刨下、晒干，即为西瓜翠衣，具有清透暑热、养胃津的作用。

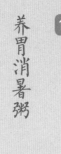

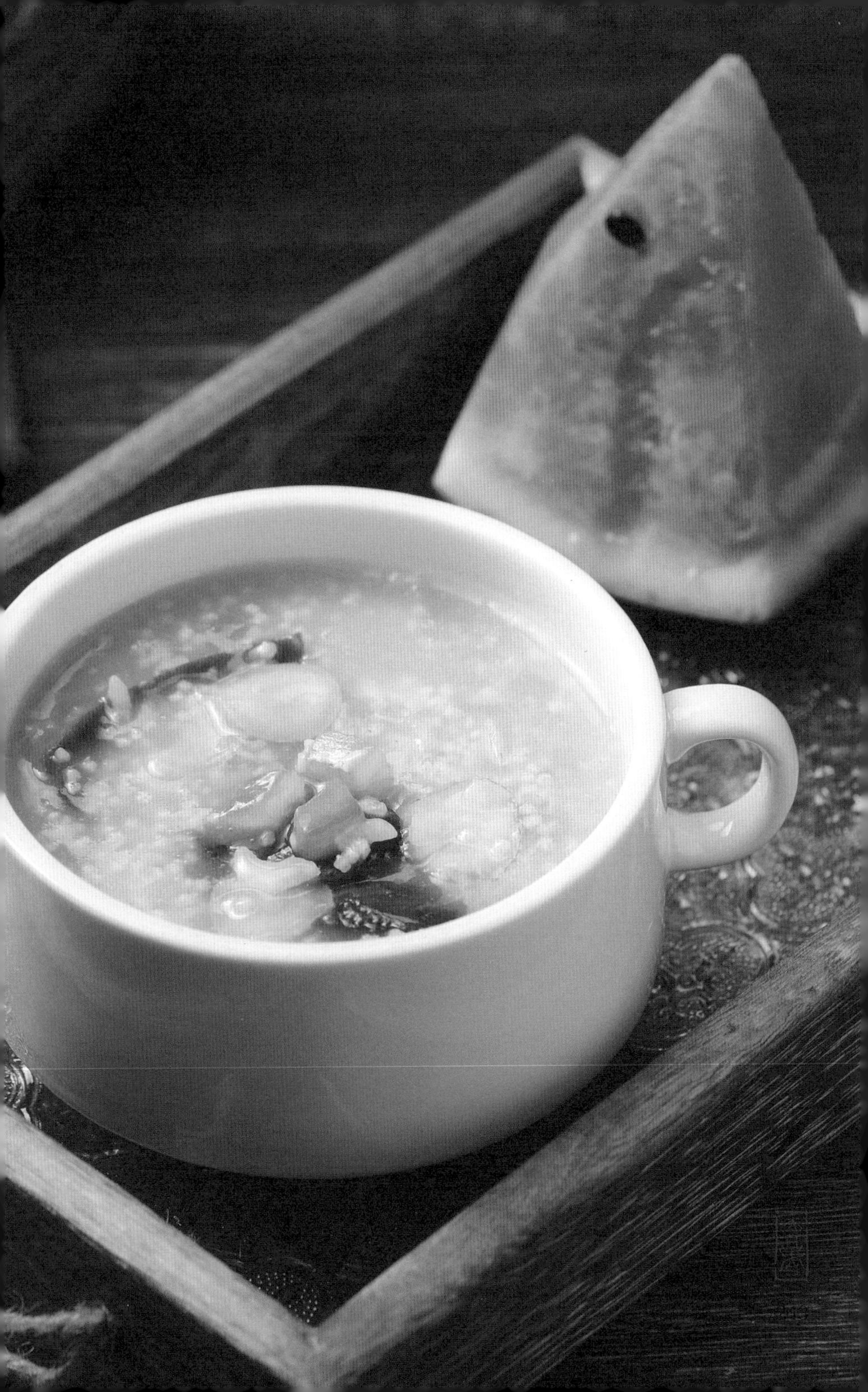

2

祛『人造风寒』，养好阳气

功效 温经通络、散寒助阳

材料

艾叶20克，生姜20克，花椒20克，粗盐30克。

操作方法

将上述药物放入锅中，加入适量清水煎煮30～40分钟。取药汁倒入泡脚盆中，待温时（水温45℃左右为宜）开始泡脚，睡前沐足10～15分钟，1周2～4次。

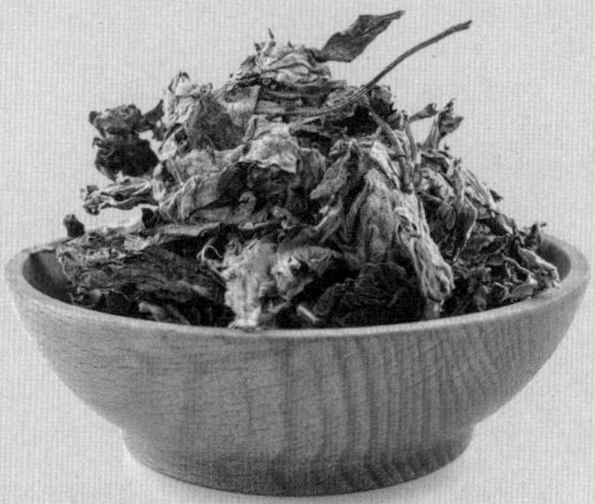

3 醒神回阳操

功效 开窍、醒神、回阳

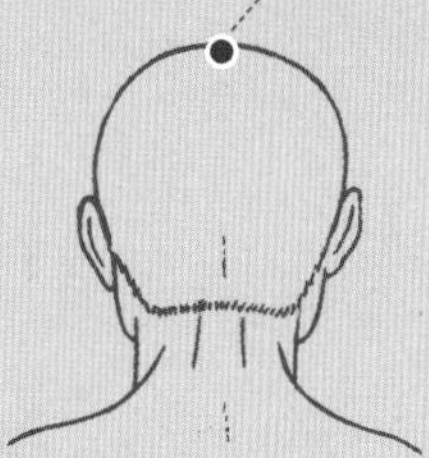

部位

百会穴、头皮。

操作方法

先用拇指按揉百会穴，按揉约5分钟，以酸胀为度；其次，将手腕充分放松，用五指指腹拍打局部头皮，每次拍打5～10分钟，每日拍打3～5次。

小暑

温风至　蟋蟀居壁

鹰乃学习

大暑

腐草为萤　土润溽暑

大雨行时

小满

苦菜秀　靡草死

麦秋至

夏至

鹿角解　蜩始鸣　半夏生

立夏

蝼蝈鸣　蚯蚓出

王瓜生

芒种

螳螂生　鵙始鸣

反舌无声

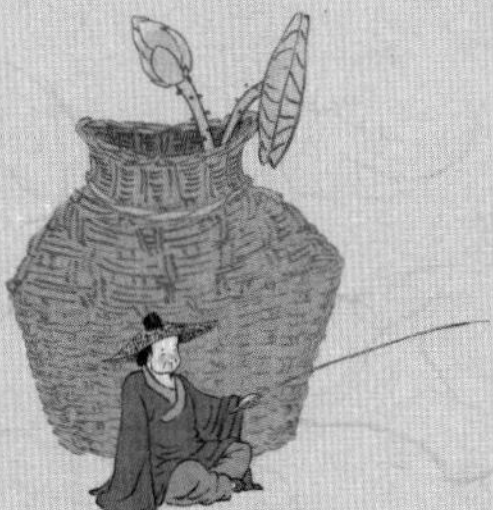

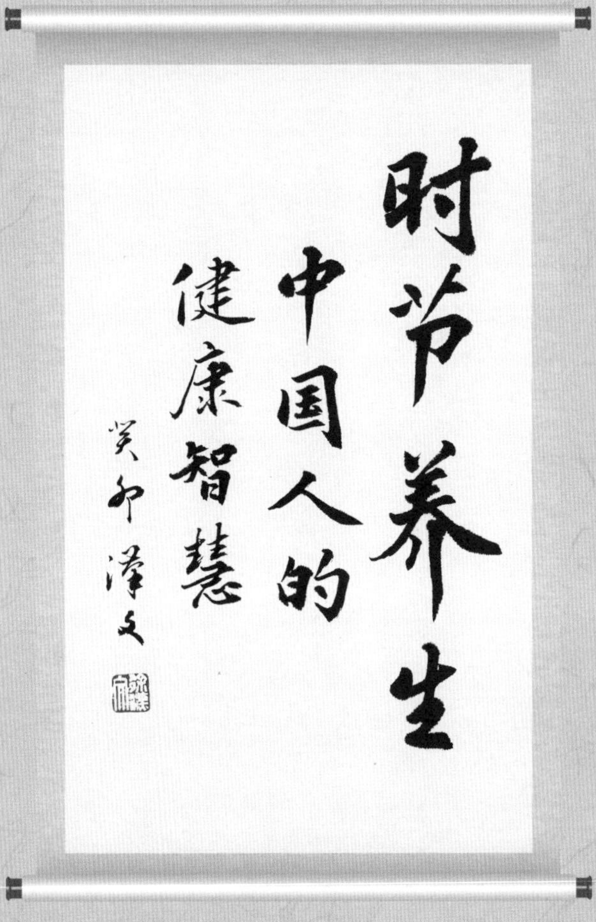

■ 徐汉文，岭南书法名家梁锦英先生入室弟子，广州硬笔书法家协会副主席，擅长行草书。

秋

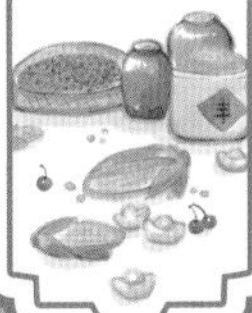

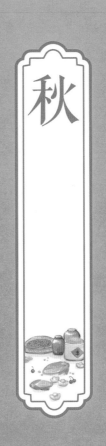

立秋

［宋］刘翰

乳鸦啼散玉屏空，
一枕新凉一扇风。
睡起秋声无觅处，
满阶梧叶月明中。

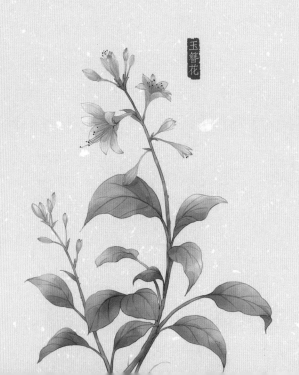

立秋

li qiu

白天暑湿仍在，
夜间凉风嗖嗖

上一两场雨，暑热、潮湿之感又会渐生。等到太阳下山，温度又再次下降，消失的凉风再次出现，在日夜气温变化的立秋时节，调养不当容易出现呼吸道、消化道不适的症状。而且中医认为秋天是肺系疾病最容易发病的季节，所以对鼻、咽等呼吸道的保护十分重要。

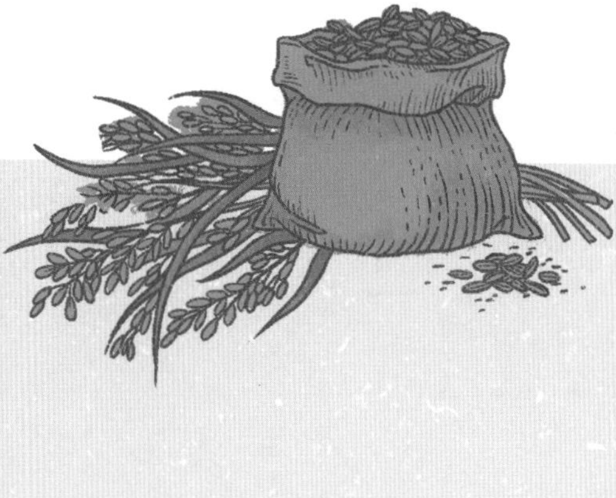

随着立秋节气的到来，阳气渐收、阴气渐长，自然界万物由『生长』向『收藏』转变，预示着草木开始结果孕籽，庄稼也要收获了。树上结满了果实，沉甸甸地压得树枝都弯了；田野的庄稼逐渐成熟，秋风吹起滚滚金浪。立秋是天气由热转凉的标志，同时也预示着炎热的夏天即将过去，正如民间谚语『立秋之日凉风至』『早上立了秋，晚上凉飕飕。』此时暑热未尽，虽有凉风时至，但天气变化无常。立秋的清晨，与大暑相比明显不一样，迎面吹来的微风透着一丝丝的凉意，少了一份闷热，多了一份清爽。到了阳光普照的中午，气温升高，又变成夏天一般，此时若加

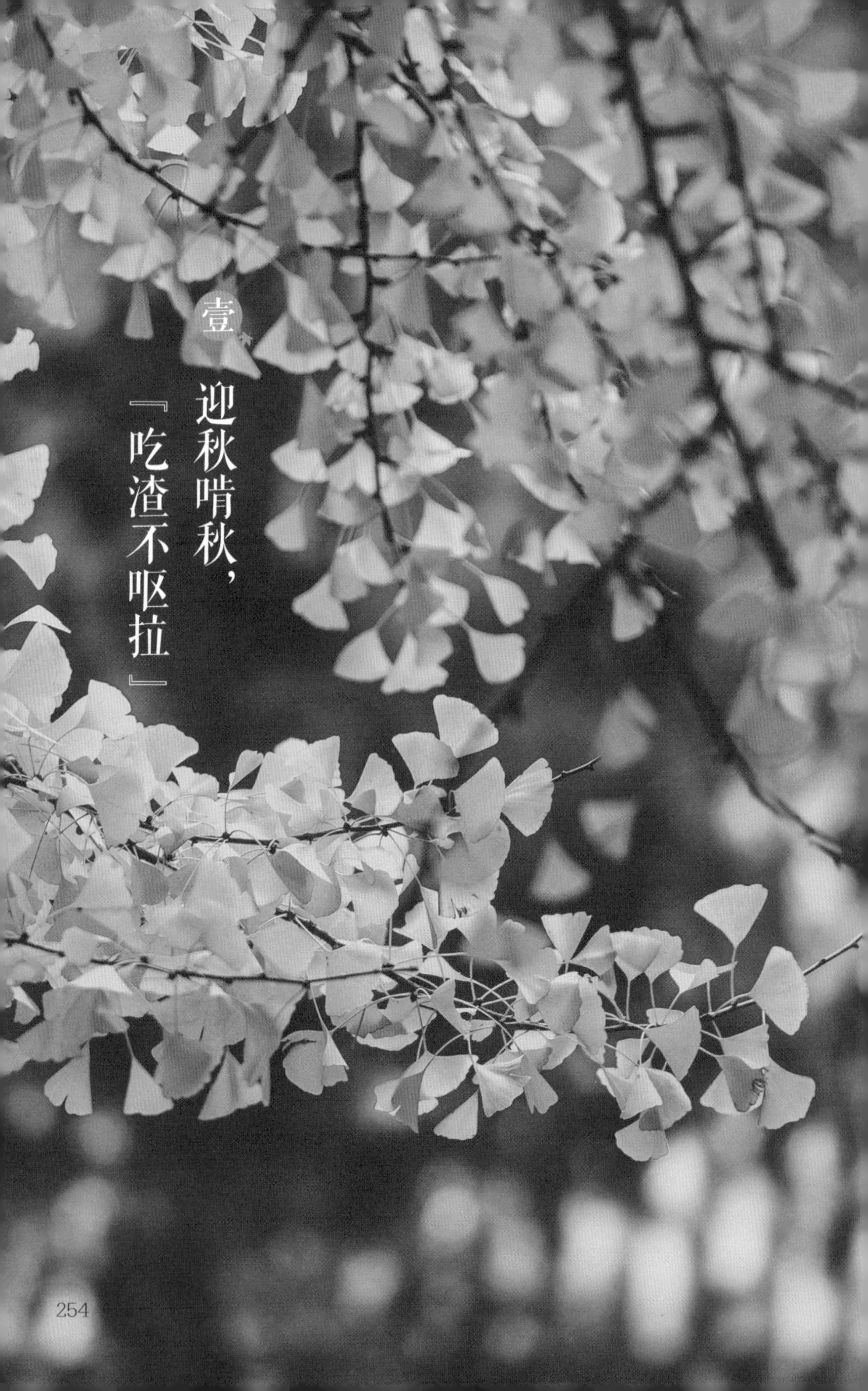

壹 迎秋啃秋，『吃渣不呕拉』

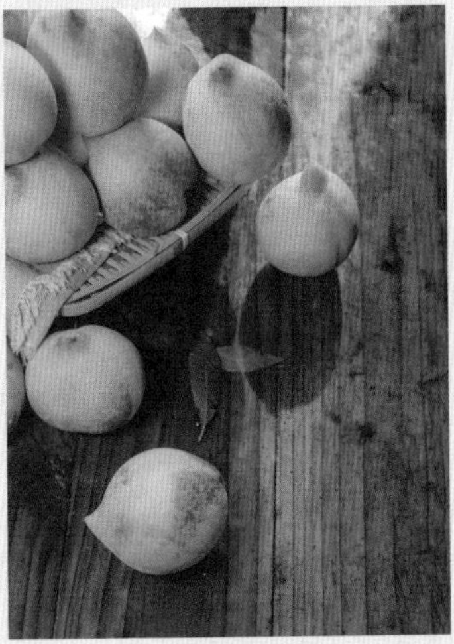

1 吃立秋『渣』，保平安

秋季是胃肠道疾病的高发期，很多地方的民俗都带有治病和祈求一年健康的寓意。有些地区到了立秋无论大人小孩都要吃秋桃，每人一个，吃完把核留起来，等到除夕这天，把桃核丢进火炉中烧成灰烬，听说这样就可以免受一年的瘟疫。另外，山东莱西地区流行立秋吃“渣”，这是一种用豆末和青菜做成的小豆腐，因此也有“吃了立秋的渣，大人孩子不呕也不拉”的俗语。

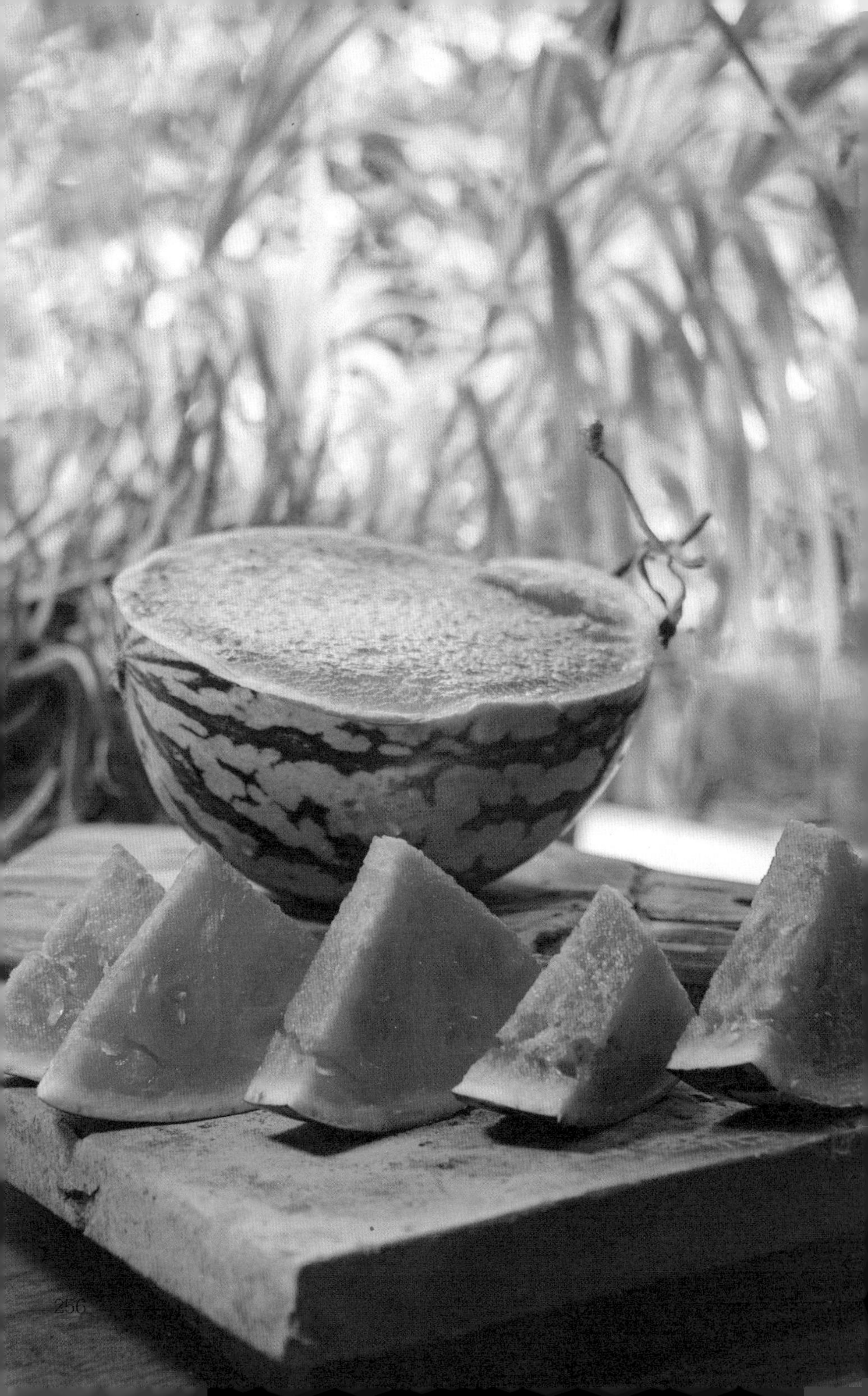

2 啃秋

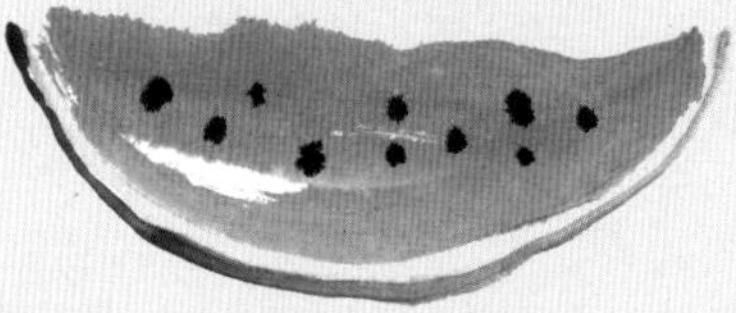

啃秋，也称咬秋，人们认为在立秋日吃一些东西可以用来防止疾病的发生。天津人在立秋这天吃甜瓜或西瓜，寓意炎炎夏日酷热难熬，时逢立秋，将其咬住，所以当地有“早甜瓜，晚西瓜”的谚语。江苏人也在立秋这天吃西瓜，寓意不生秋痱。浙江等地取西瓜和烧酒同食，民间认为可以防疟疾。山东地区则剁肉馅吃饺子，全家人围在一起“咬秋”。

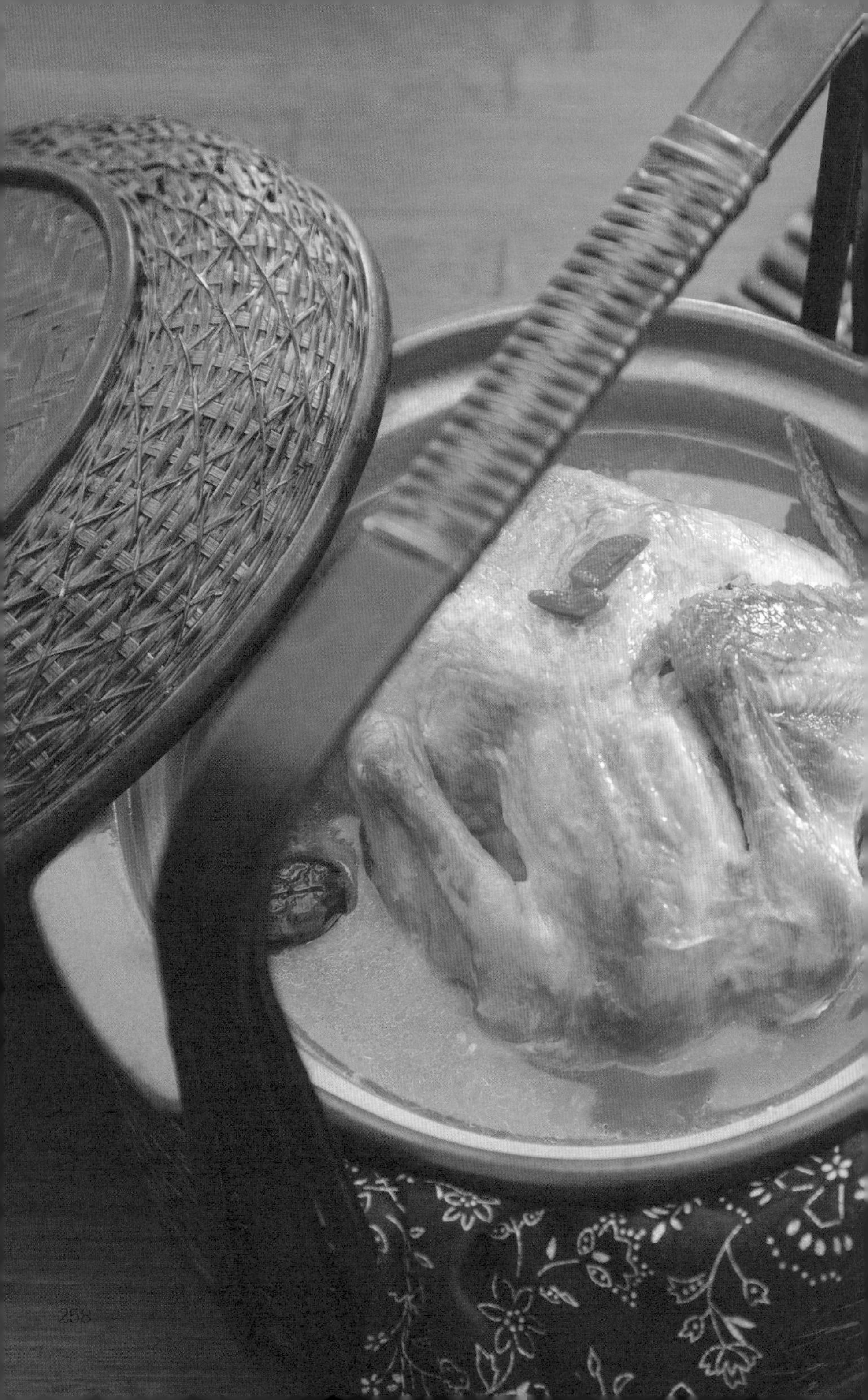

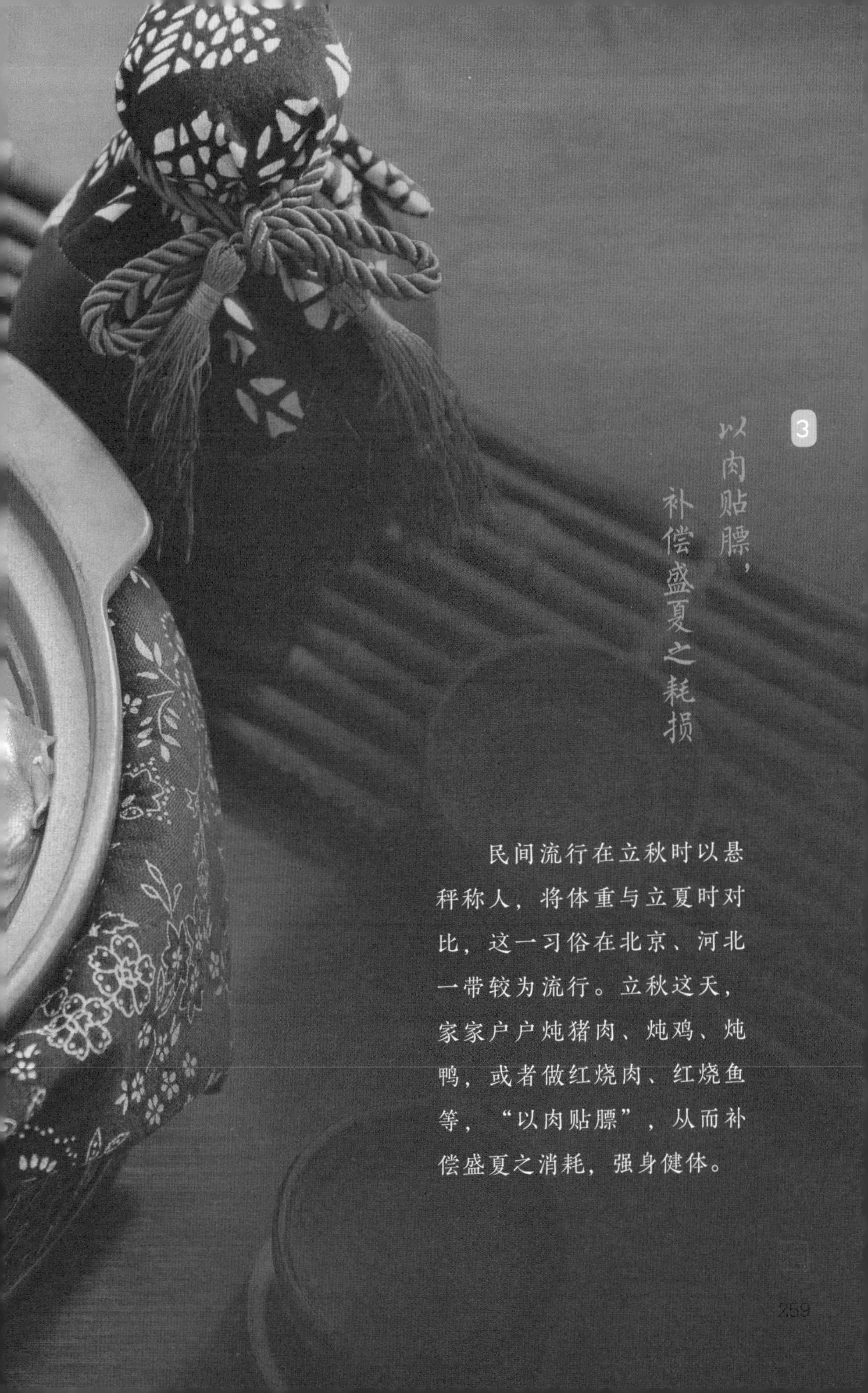

3 以肉贴膘，补偿盛夏之耗损

民间流行在立秋时以悬秤称人，将体重与立夏时对比，这一习俗在北京、河北一带较为流行。立秋这天，家家户户炖猪肉、炖鸡、炖鸭，或者做红烧肉、红烧鱼等，“以肉贴膘”，从而补偿盛夏之消耗，强身健体。

贰

熬夜、加班、吃宵夜，口腔溃疡反复起

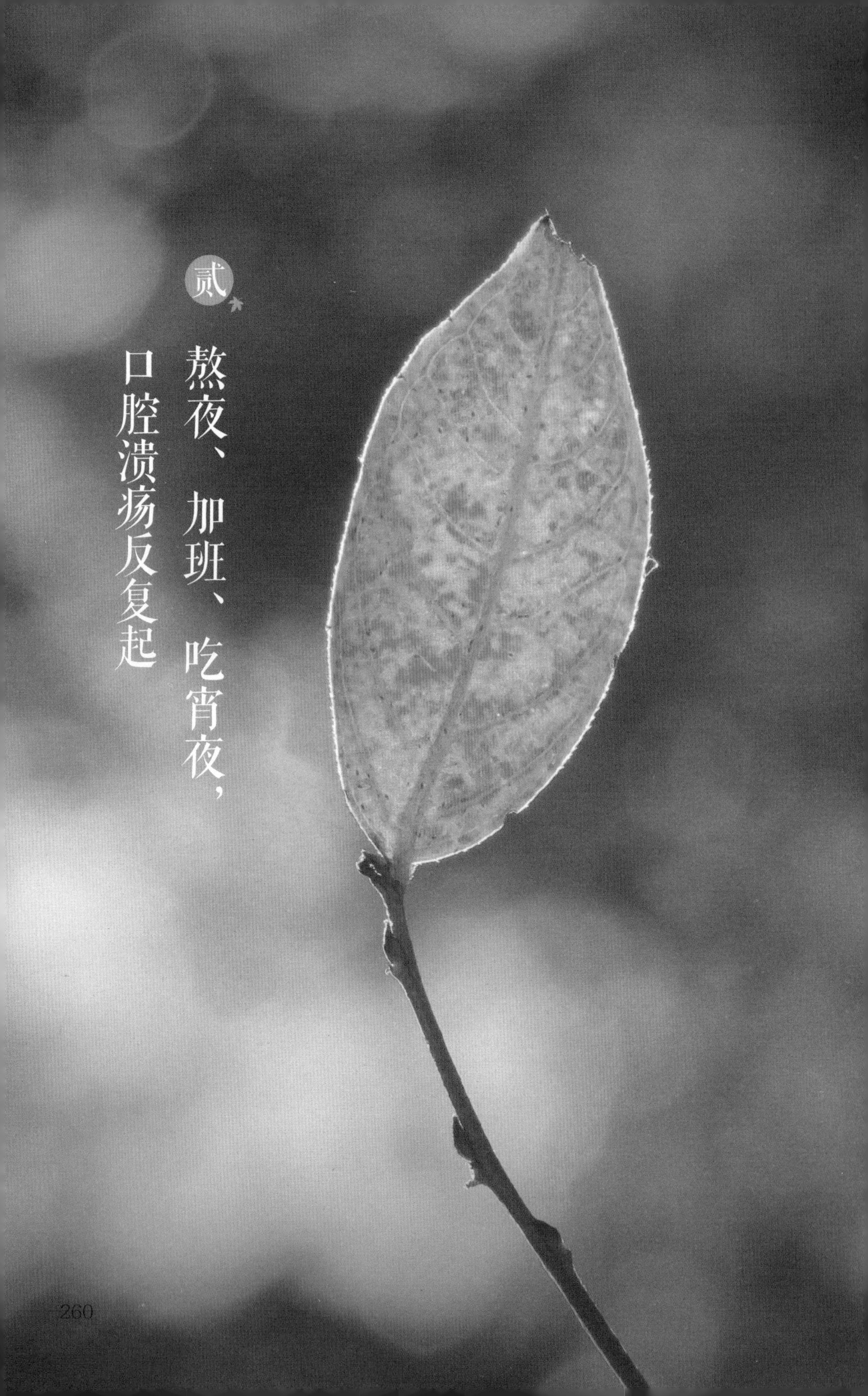

朱小姐今年25岁，是一位90后城市白领，刚入职的朱小姐十分努力、上进，不可避免养成了“熬夜、加班、吃宵夜”的习惯。参加工作不到1年，她便开始出现口腔溃疡，吃东西时刺痛得难受。从小就听大人们说口腔溃疡是“上火”了，于是朱小姐去药店买了清热泻火类药物冲服，确实有好转。但今年入夏以来口腔溃疡频繁出现，凉茶也不管用了。她心想可能是缺乏某种营养元素导致，于是又购买复合维生素服用，吃了一段时间溃疡还是反反复复出现，而且近来还觉得上班没精神，有气无力的。吃完饭就想睡觉，同时进食后胃胀不消化，常常嗳气，带着一股酸臭，有时会恶心想吐，大便臭秽难闻，月经延后，经量比以前少，晚上翻来覆去就是睡不着，盖着空调被还是手脚冰凉，口腔溃疡也更加严重了。

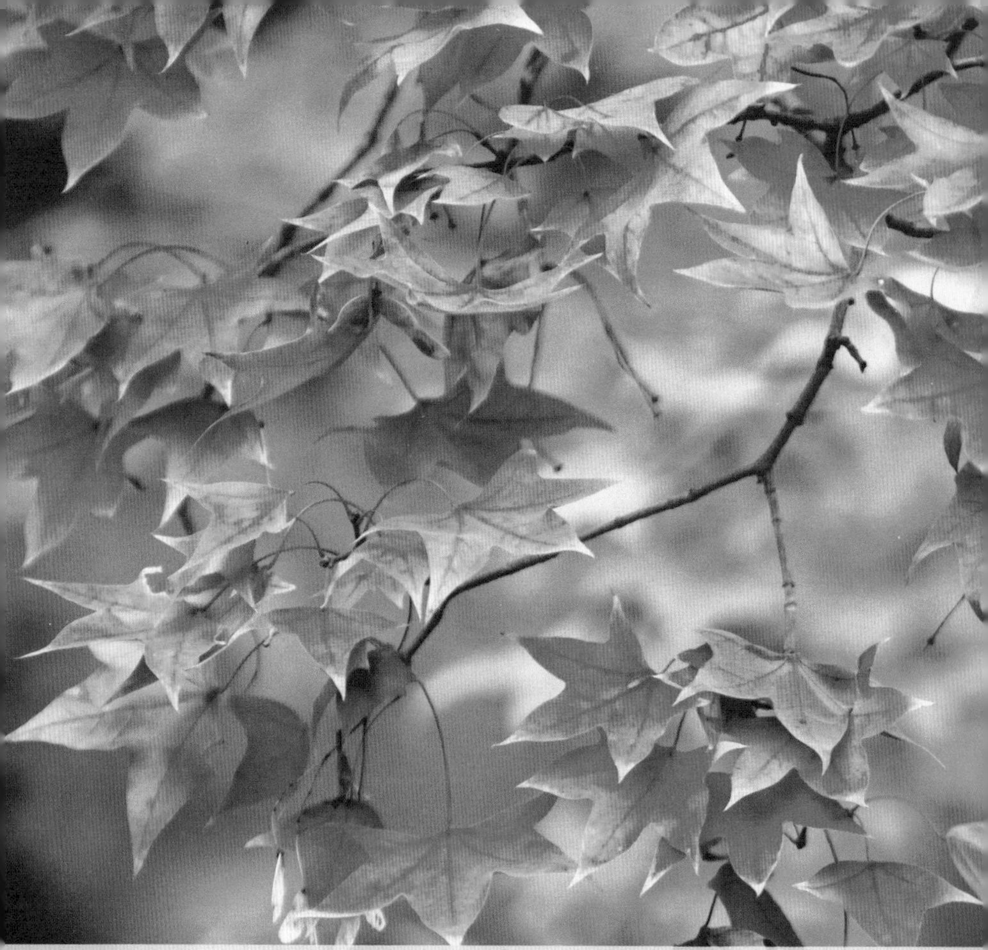

加班、熬夜、吃宵夜成为现在不少都市白领的一种生活常态，不健康的饮食习惯直接损伤人体的后天之本——脾胃。薛己在《济阴纲目》中说：“血者水谷之精气也，和调五脏，洒陈六腑，在男子则化为精，在妇人则上为乳汁，下为月水。故虽心主血，肝藏血，亦皆统摄于脾，补脾和胃，血自生矣。凡经行之际，禁用苦寒辛散之药，饮食亦然。”而水谷精气就要依靠脾胃运化，脾胃受损，运化食物能力下降，气血生化乏源，气虚无法满足

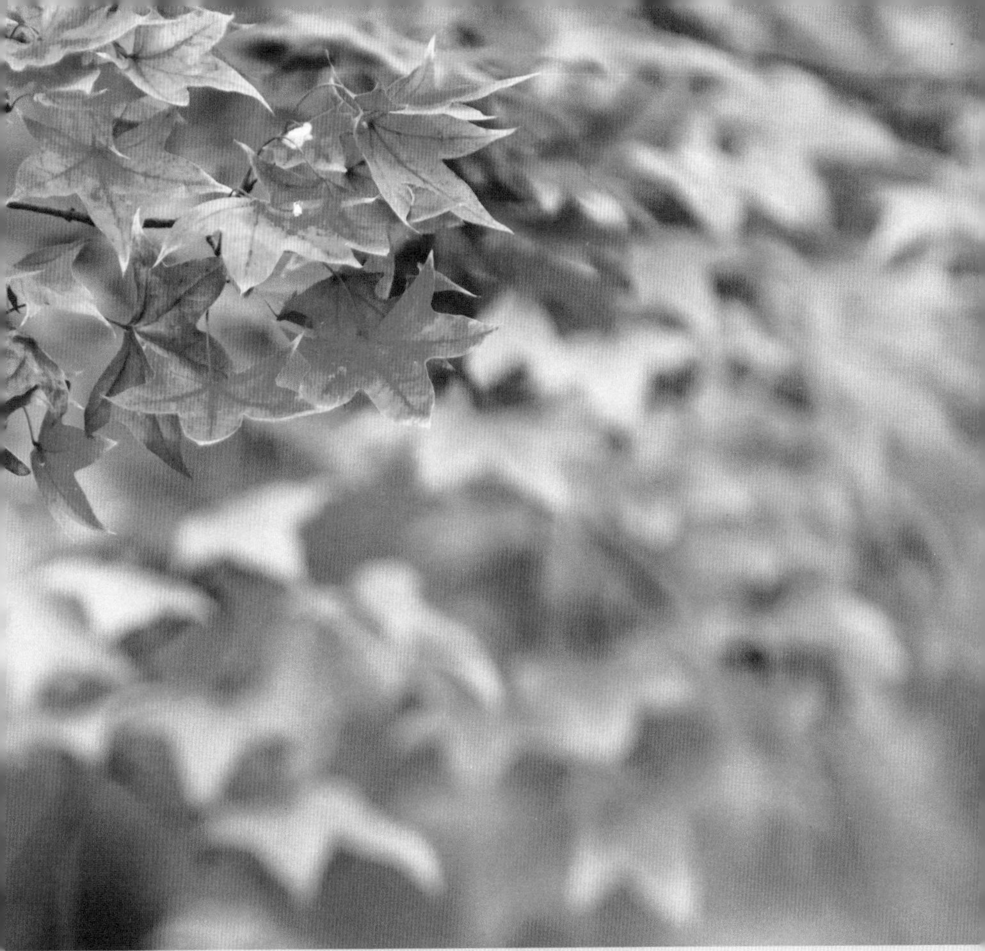

日常生活，血虚不能濡润，因此出现容易疲倦乏力、月经量少等症状，气血温养不力则手脚冰冷；脾虚运化食物无力，吃宵夜甚至有时正常饮食也易食滞于内而出现口臭、嗳气、腹胀、大便臭秽等症状，同时食积化热引起口腔溃疡，“胃不和则卧不安”，睡眠也就差了。此外，长期加班熬夜会暗耗肝血，肝血不足，产生的虚火向上蔓延至口腔而容易出现口腔溃疡，肝血虚出现睡眠差、月经延后等症状。

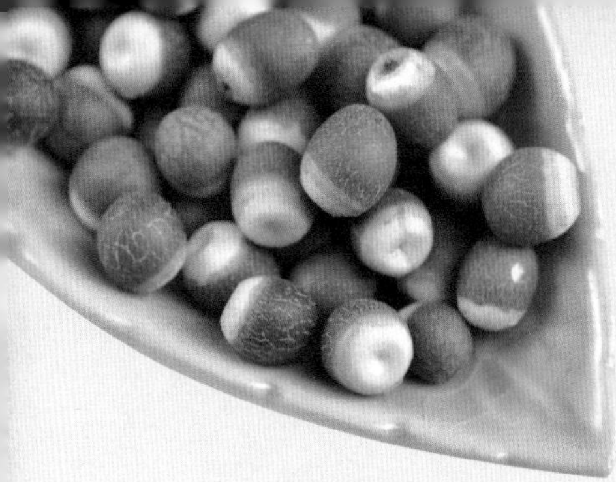

立秋时节，天气渐渐转凉，天地阳气日衰，阴寒内生，景物萧条，也是人体阴阳代谢出现阳消阴长的过渡期。初秋之时，暑湿之气仍存，人们在经历一夏天的吃冷饮、喝凉茶、吹空调的“避暑三部曲”后，脾胃很容易出现寒湿内困的情况，产生身体困重、疲倦乏力、口腔溃疡、腹泻腹胀等不适。饮食方面，要注重健脾益气，可以食用山药、茯苓、芡实等。“肺主秋，肺收敛，急食酸以收之，用酸补之，辛泻之”，可见酸味收敛肺气，辛味发散泻肺，秋天不宜散，因此尽量少吃葱、蒜、姜等。此外，立秋温燥之邪较为活跃，燥气当令，易伤津液，因此会出现口干舌燥、鼻腔干燥等不适，可在药膳中适量加入沙参、玉竹、麦冬、百合等养阴润肺的药材。

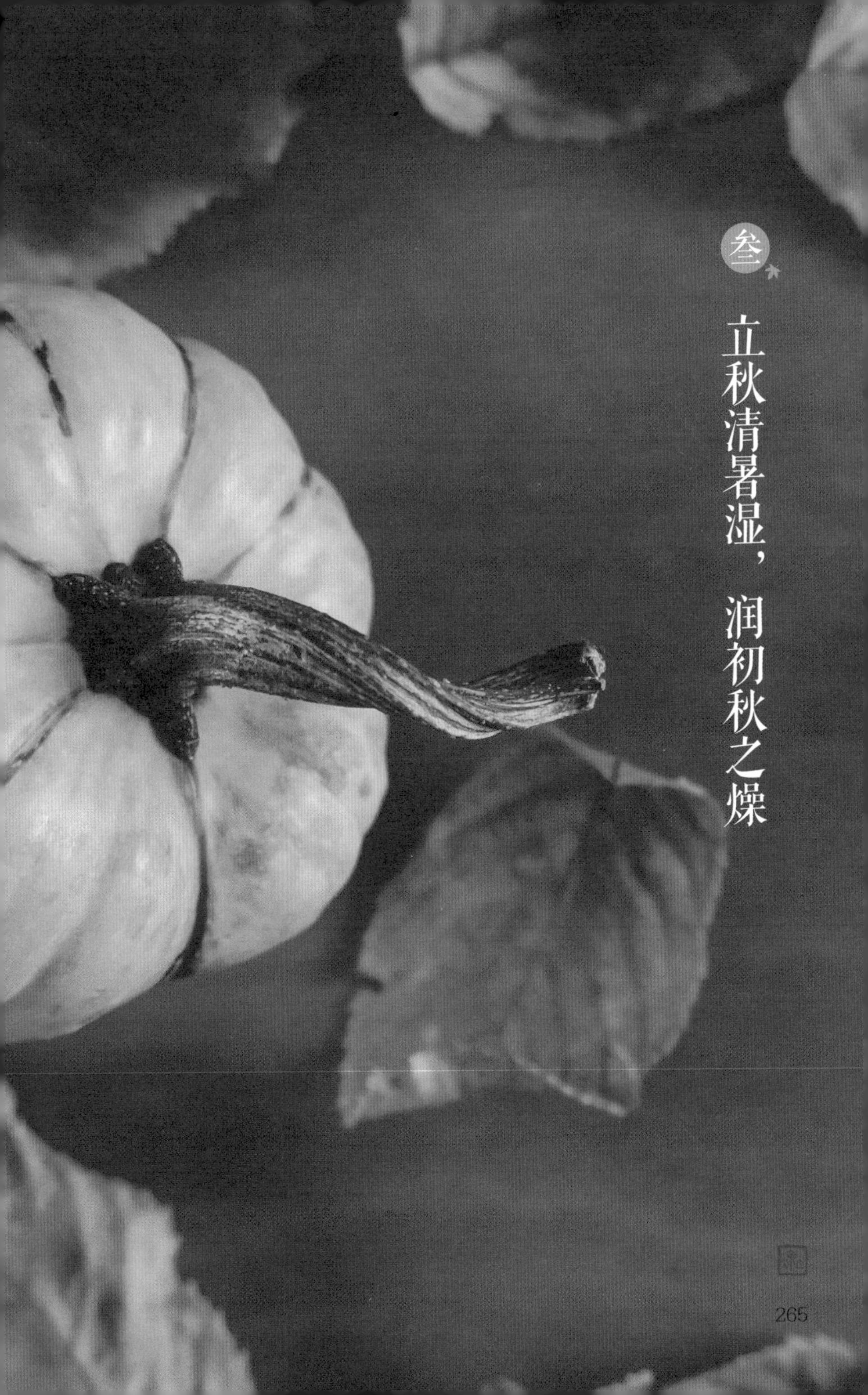

叁 立秋清暑湿，润初秋之燥

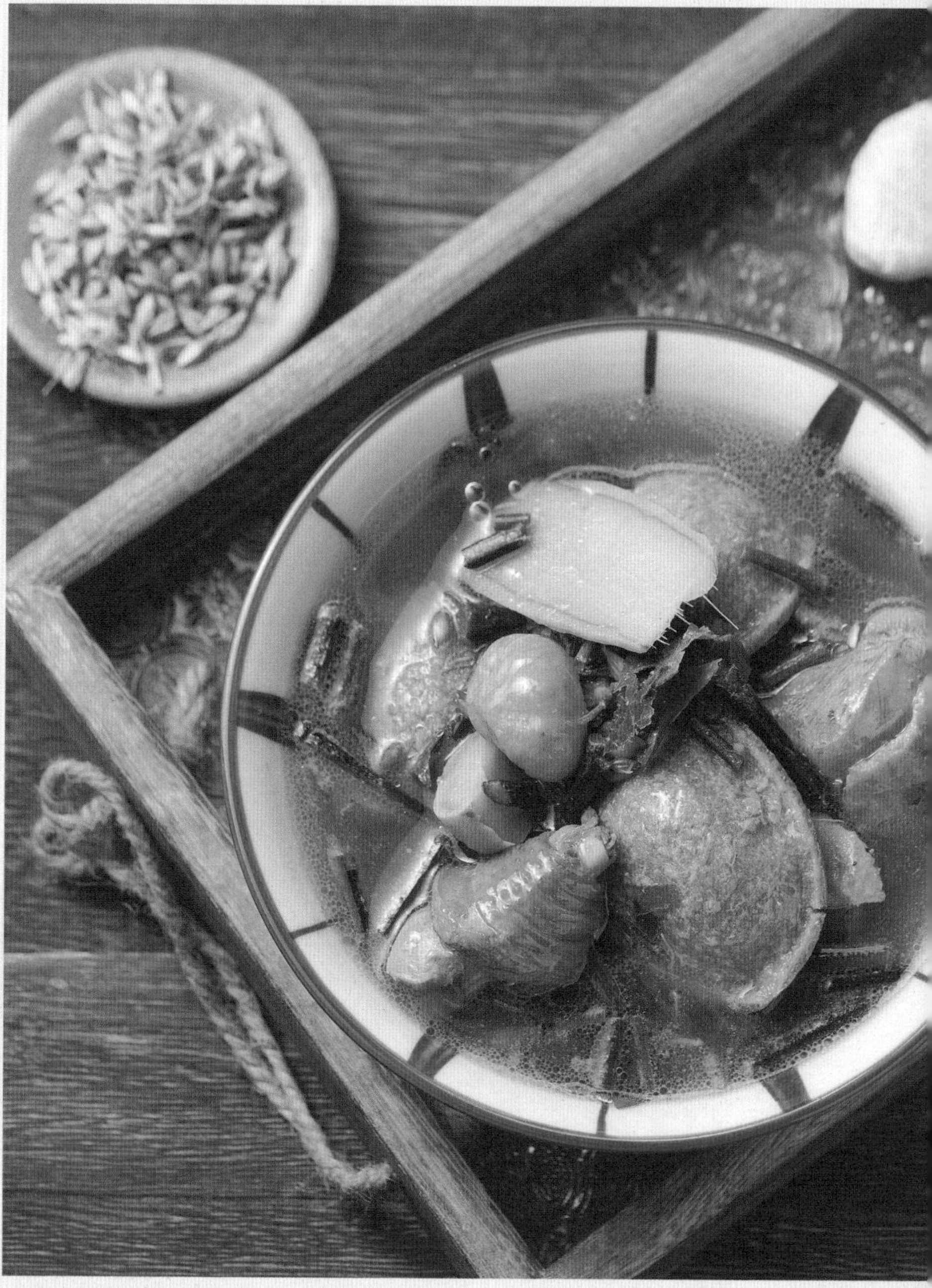

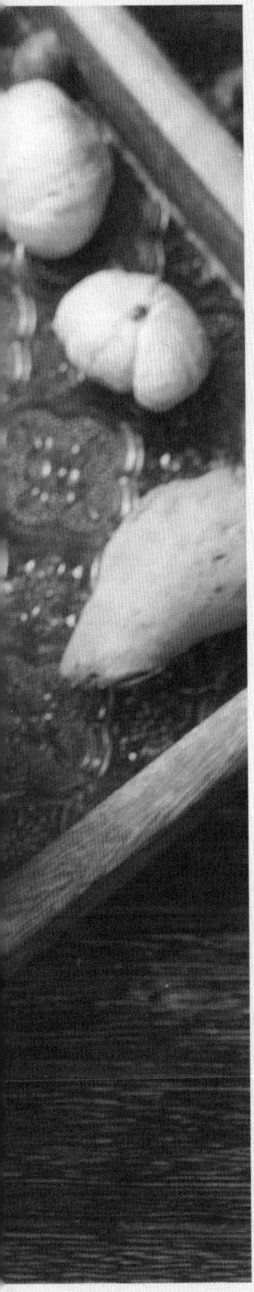

1 火炭母煲鸡

功效 补气消食、健脾利湿

材料

母鸡半只，板栗100克，麦芽20克，火炭母20克，陈皮5克，生姜3～4片，精盐适量。

做法

将各物洗净，板栗去壳、衣膜，煮熟备用；母鸡洗净切块，放入沸水中焯水备用；将上述食材放入锅中，加入清水1 750毫升（约7碗水量），武火煮沸后改为文火煲1.5小时，再放入适量精盐调味即可。此为2～3人量。

2

功效 养阴利咽、降气止咳

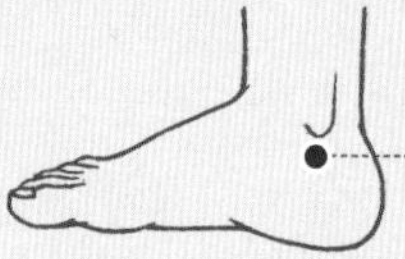

穴位

照海穴：位于人体足内侧，内踝尖下方凹陷处。

风府穴：位于后发际线正中直上1寸处。

大椎穴：位于第7颈椎棘突下凹陷中。

操作方法

涂适量刮痧油，刮痧板紧贴于皮肤呈45度，刮照海、风府及大椎穴处，手腕放松，力度均匀，由上到下，力度由轻到重，以患者耐受为度。

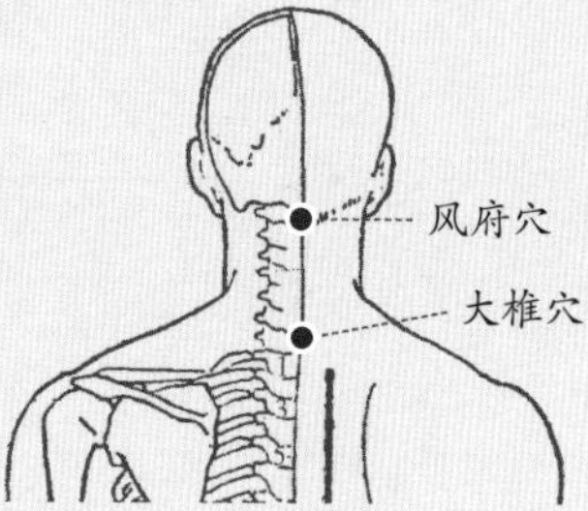

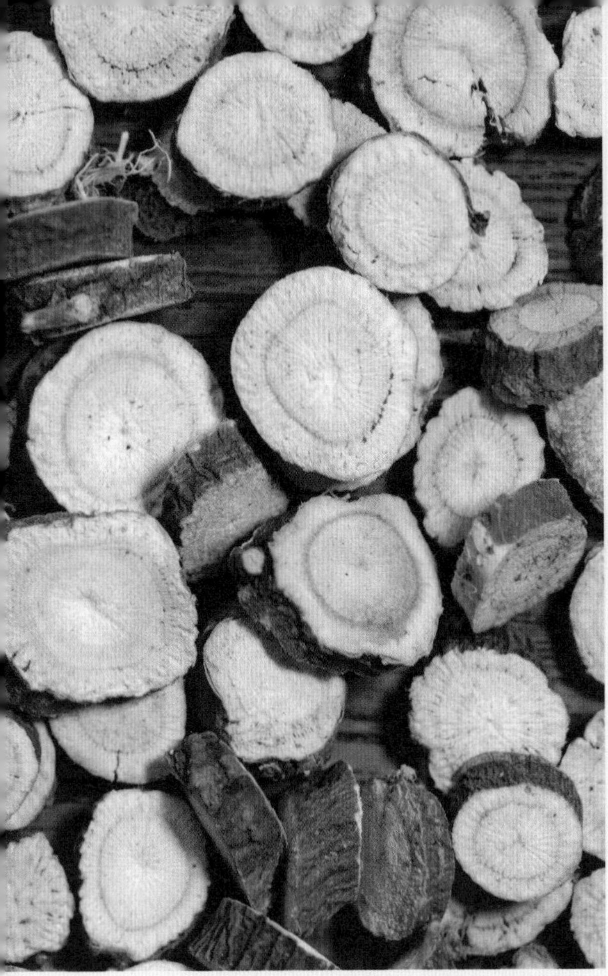

3 药汁漱口，清润温燥

功效 养阴、解毒、生津

材料

麦冬20克，天冬20克，甘草5克，粗盐适量。

操作方法

将上述药材洗净，放入锅中加适量清水，煎煮约40分钟，再放入适量粗盐，煎煮约10分钟，饭后取药汁进行漱口。

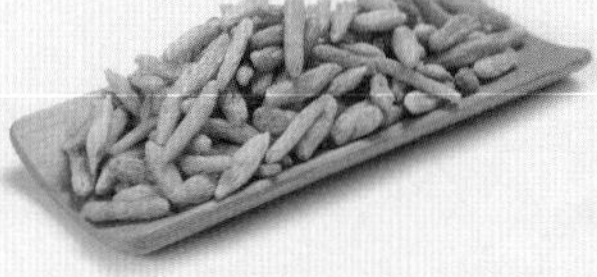

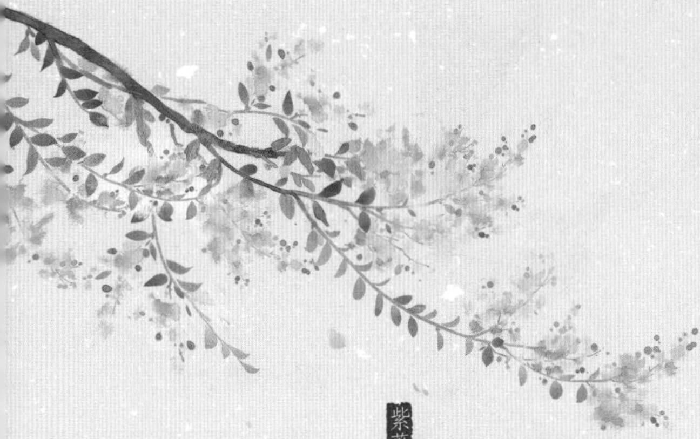

紫薇花

咏廿四气诗·处暑七月中

[唐]元稹

向来鹰祭鸟，渐觉白藏深。
叶下空惊吹，天高不见心。
气收禾黍熟，风静草虫吟。
缓酌樽中酒，容调膝上琴。

处暑

chu shu

暑末秋初，
冷热相争。

热天将结束之时，『秋老虎』仍会在节令的后期来一个猛扑，用它最后的炙热拥抱大地。对此节气，广东民间称之为『争秋夺暑』时。处暑时节正处在由热转凉的交替时期，人体内阴阳之气的盛衰也随之转换。此时虽不像夏天那般酷暑难耐，但仍很闷热，加上雨水多，非常湿热，不过整体气候渐趋干燥。人们对夏秋之交的冷热变化很不适应，一不小心就容易引发呼吸道、胃肠等方面的疾病。

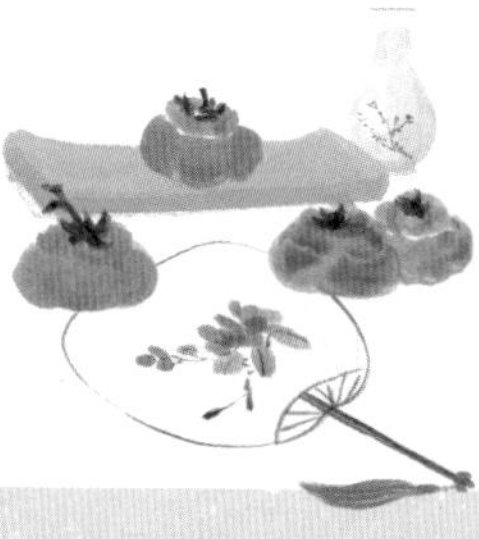

处暑至，八月将末，三伏已尽。《月令七十二候集解》：『七月中，处，止也，暑气至此而止矣。』处暑表示炎热的暑天将从这一天逐渐结束，隐遁而去。此时三伏接近尾声，热气渐退，凉意渐起；冷热交替，微雨纷飞。清爽的风迎面吹来，倍感舒适，『处暑寒来』，秋意渐显。我国大部分地区气温逐渐下降，昼夜温差加大并出现天高云淡、秋高气爽的气象，东北、华北、西北率先开始进入秋季。此时虽已入秋，但暑去仍需一段时间，温度仍较高。再加上时有秋雨，湿气较重，湿热并行，所以有『秋老虎』之说。『一度暑出处暑时，秋风送爽已觉迟。』在暑

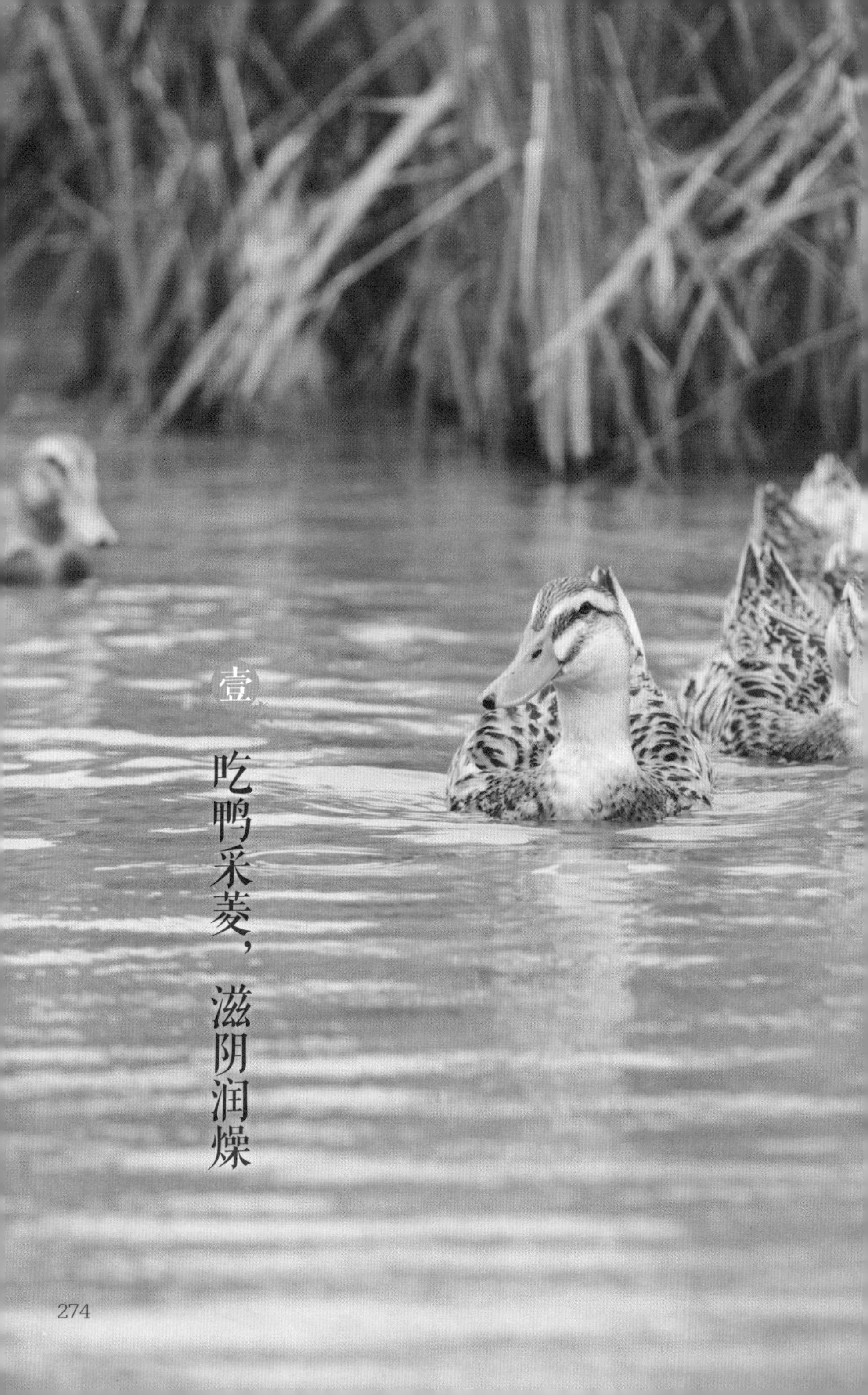

壹 吃鸭采菱，滋阴润燥

1 吃老鸭，润秋凉

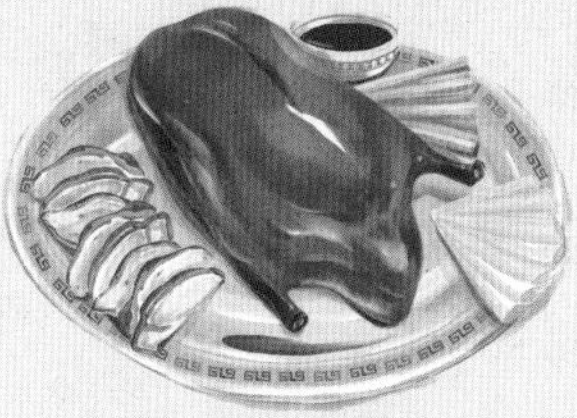

处暑作为天气由热转凉的交替时期，其雨量逐渐减少，燥气开始生成，人们普遍会感到皮肤、口鼻干燥不适。而鸭子味甘，性凉，具有滋补养胃、补肾、除骨蒸劳热、消肿止痢、止咳化痰等功效。在民间有处暑吃鸭子的习俗，具体做法也五花八门，有烤鸭、子姜鸭、白切鸭、核桃鸭、柠檬鸭、荷叶鸭等，尤其是老鸭，其性偏凉，补而不燥，是秋季进补的常备食材。北京至今还保留着这一民俗，到了处暑这一天，全家人一起吃烤鸭，迎接“秋老虎”。

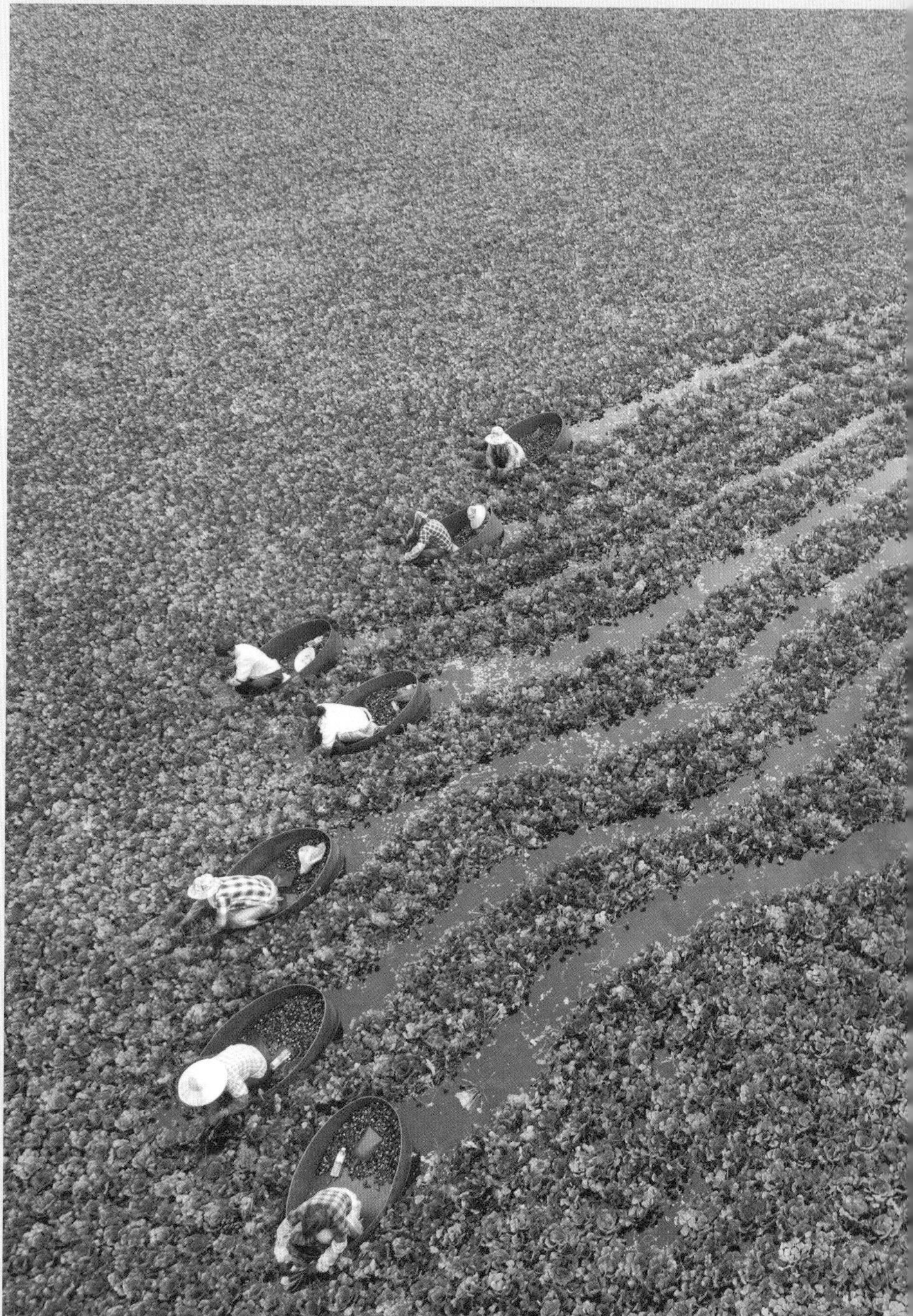

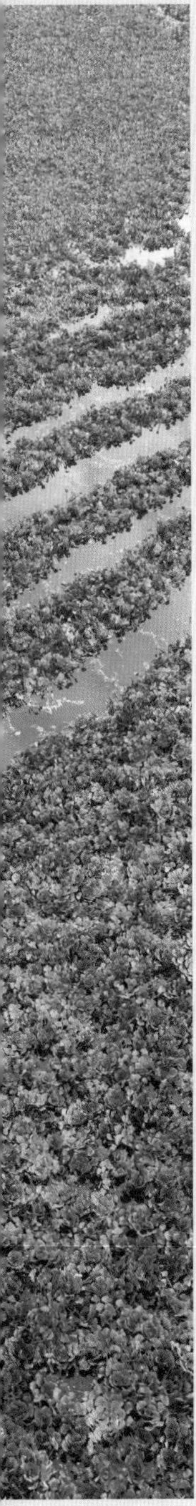

2 采菱忙，菱角香

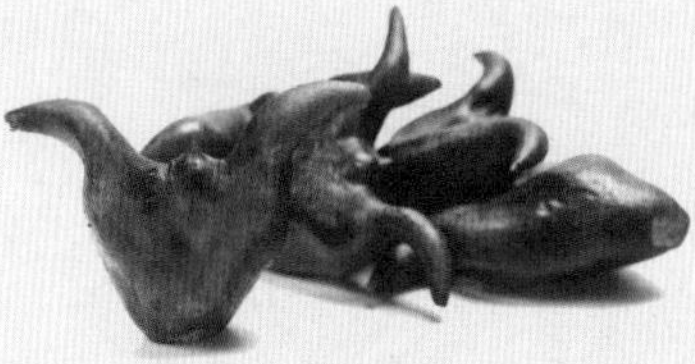

处暑前后正是采菱角的好时节，在江南水乡，采菱之风盛兴，江苏民歌《采红菱》描写的正是处暑时节采菱男女在采菱时喜悦的心情。不同的菱角味道也不同，嫩菱爽口脆嫩，熟菱肉粉香糯。菱角还可以作为食疗补养之品，《随息居饮食谱》中有载菱角：“鲜者甘凉，析酲清热……熟者甘平，充饥代谷。亦可澄粉，补气厚肠。”将菱角蒸熟曝干作末制成菱角粉，水煎成糊，或者与大米同煮，用适量白糖调味后食用，可以清暑解热、益气健脾，还有解酒的功效。

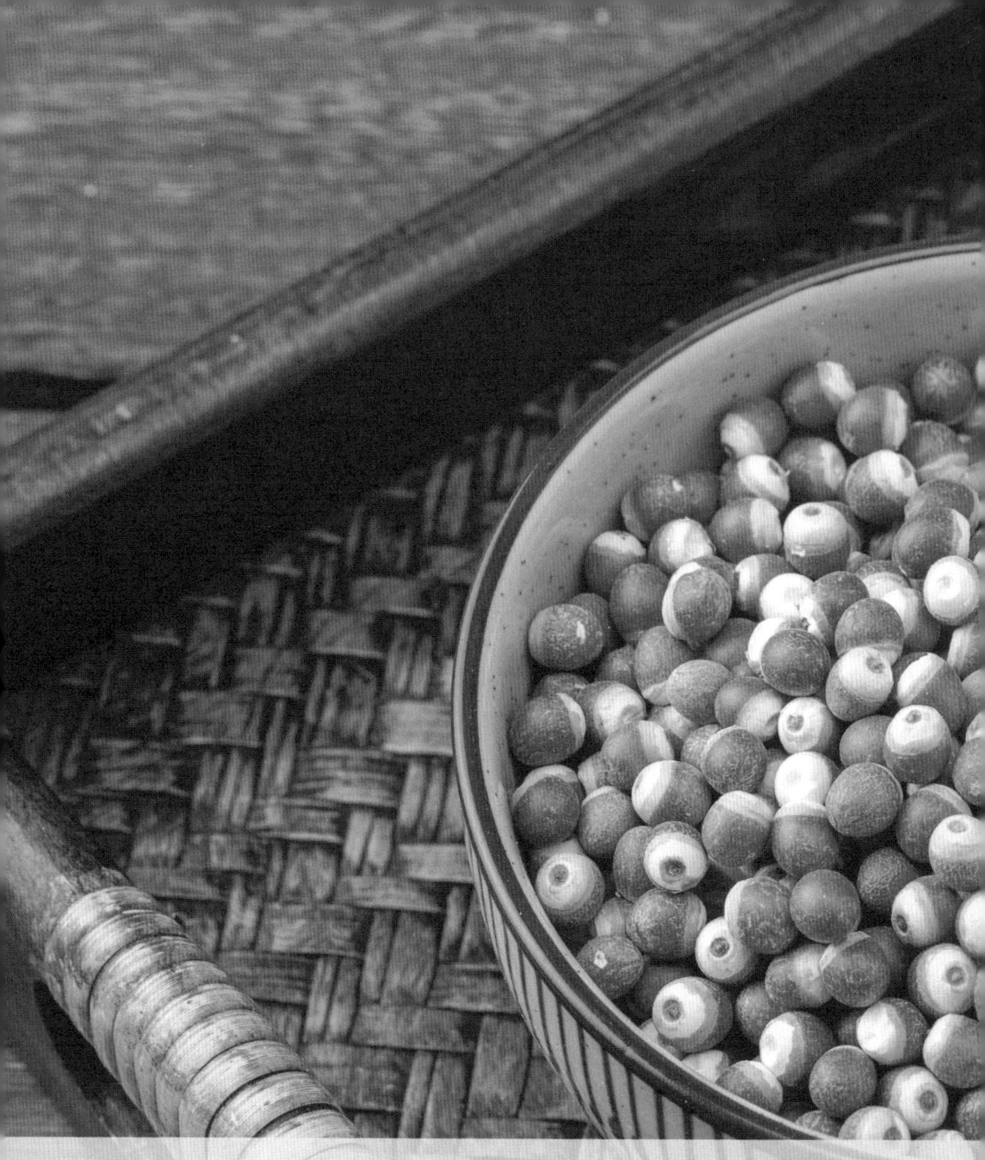

芡实软而糯，久服可益寿

3

芡实，在苏州地区属于水八仙之一，陆续在处暑前上市，老苏州称之为鸡头米。吴江区同里古镇糕点作坊擅长制作桂花、玉米、薄荷、芝麻、核桃等口味的芡实糕；百姓家常以新鲜芡实羹为甜点，

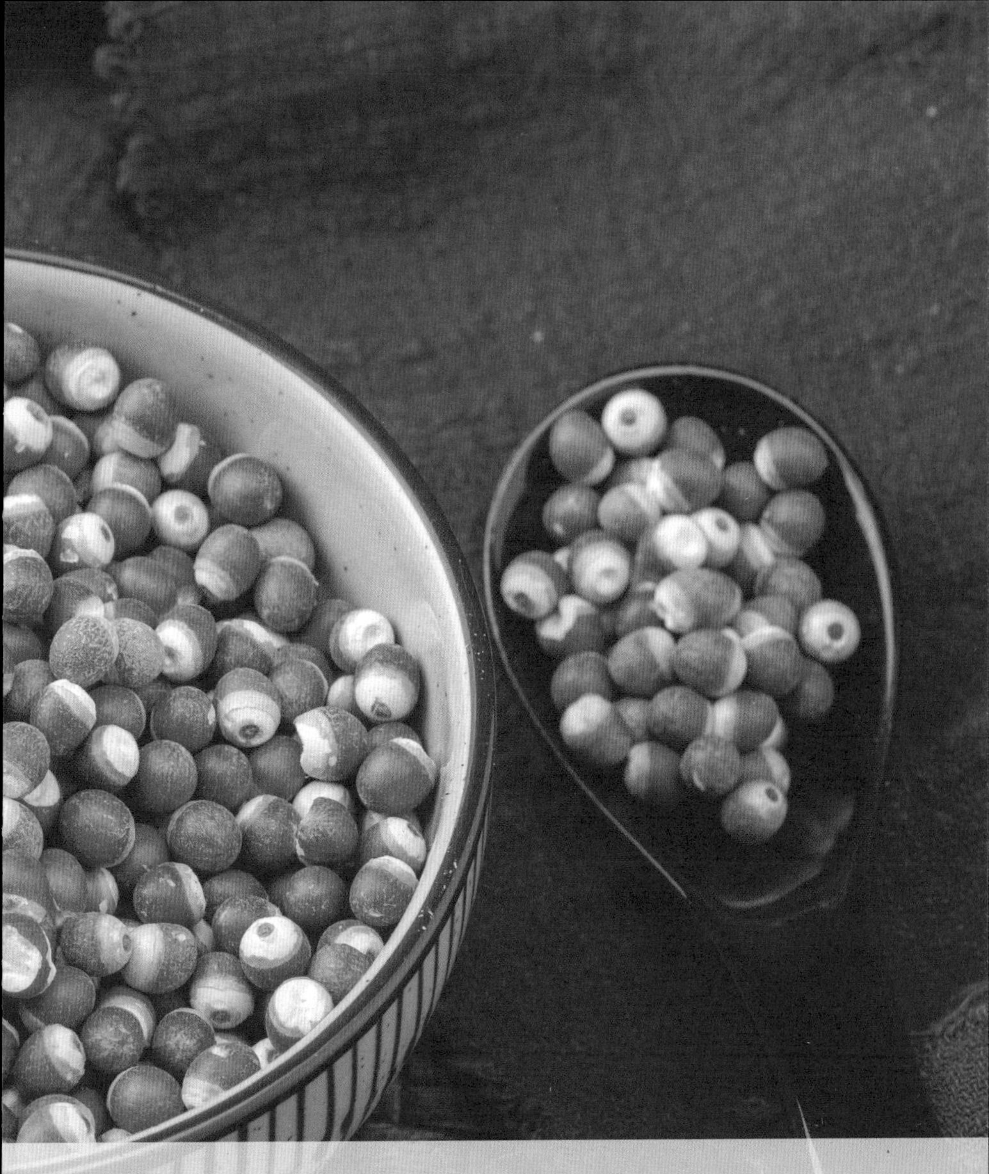

辅以白糖桂花而食。新鲜的芡实软而糯，在开水中烫熟即可。唐《食疗本草》记载芡实："寒。主温，治风痹，腰脊强直，膝痛；补中焦，益精，强志意，耳目聪明。作粉食之，甚好。此是长生之药。"

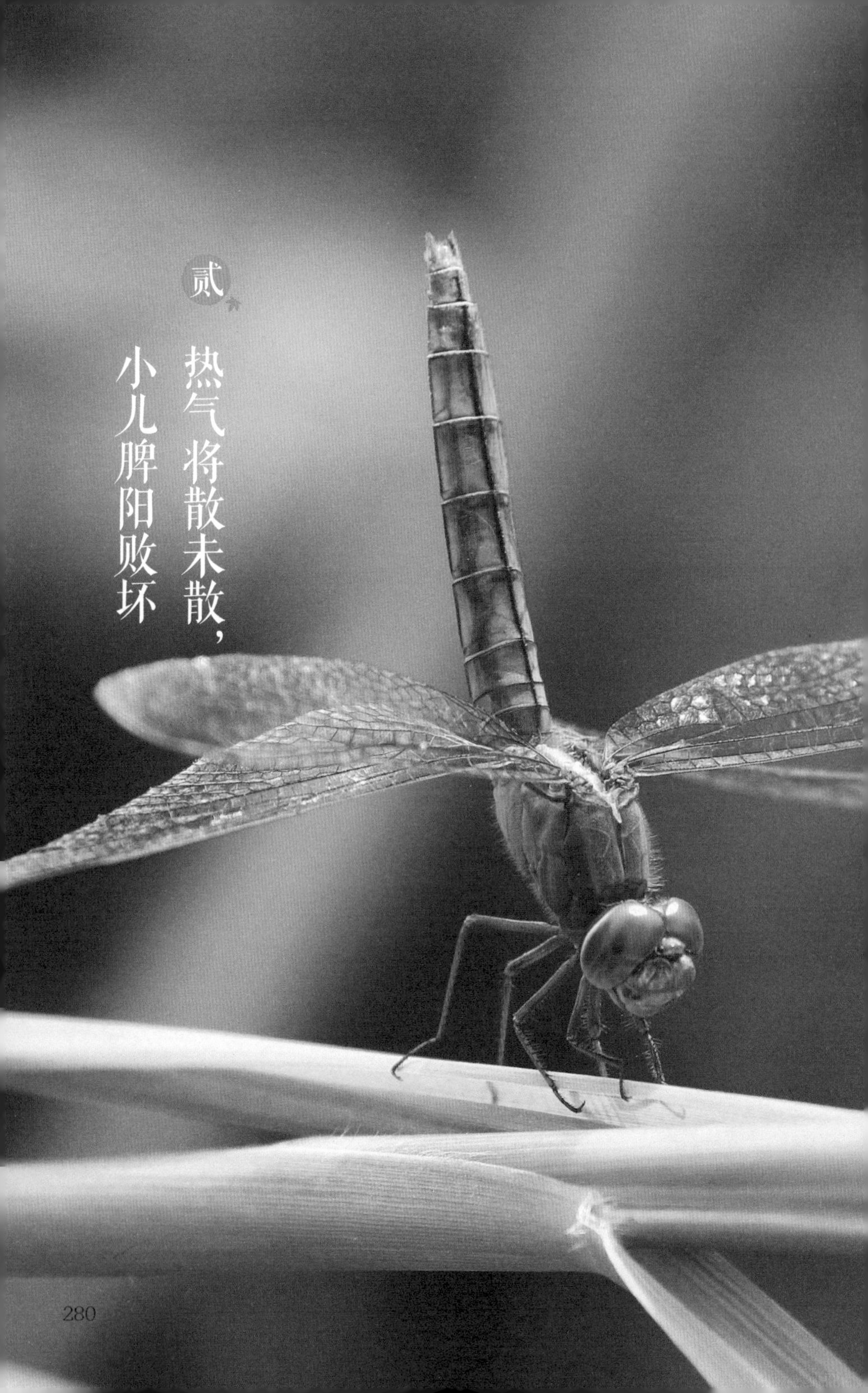

贰

热气将散未散，小儿脾阳败坏

1岁半的小晞晞是家里的小宝贝。小晞晞的爸妈对他宠爱得不行，买了不少进口的奶粉、辅食及有机果蔬等，恨不得把各种富含营养的食物都给小晞晞吃。但这半年来小晞晞身高、体重一点变化都没有，而且没什么胃口，口气重，大便里经常有食物残渣，味道也大。奶奶一看，这不是“有热气”吗？赶紧煲了清热的汤给小晞晞喝，但是越喝这症状就越明显，小晞晞还变得脾气暴躁，一不顺他的意便哭闹起来，看起来很疲倦，玩耍时也不爱笑了，经常半夜啼哭，睡不安稳，小便黄黄的，“热”的症状越发明显，可清热降火的食物却一点不起作用。小晞晞爸妈急得不行，便赶紧带着小朋友来到德叔的门诊求治。

小晞晞虽然身处生长发育旺盛的时期，需要很多的营养来支持，但此时脾胃稚嫩，消化能力欠佳，进食过多反而会因为脾胃运化不了而出现问题。小晞晞因喂养不当，脾胃超负荷运转，时间一长导致脾胃越来越虚弱，食物积滞于胃肠，难以消化，不能正常转化为人体所需的水谷精微物质，因此出现大便夹食物残渣、容易疲倦、形体变瘦的症状。食物积滞不化，则易导致胃火而出现口臭。脾虚食积日久，肝火、心火被点燃起来，从而出现夜啼、脾气大、睡不安稳、小便黄等症状。炎炎夏日虽过，但处暑时节仍气候炎热，很多老人都觉得这时小孩子出现胃口不好肯定是上火了、热气了，

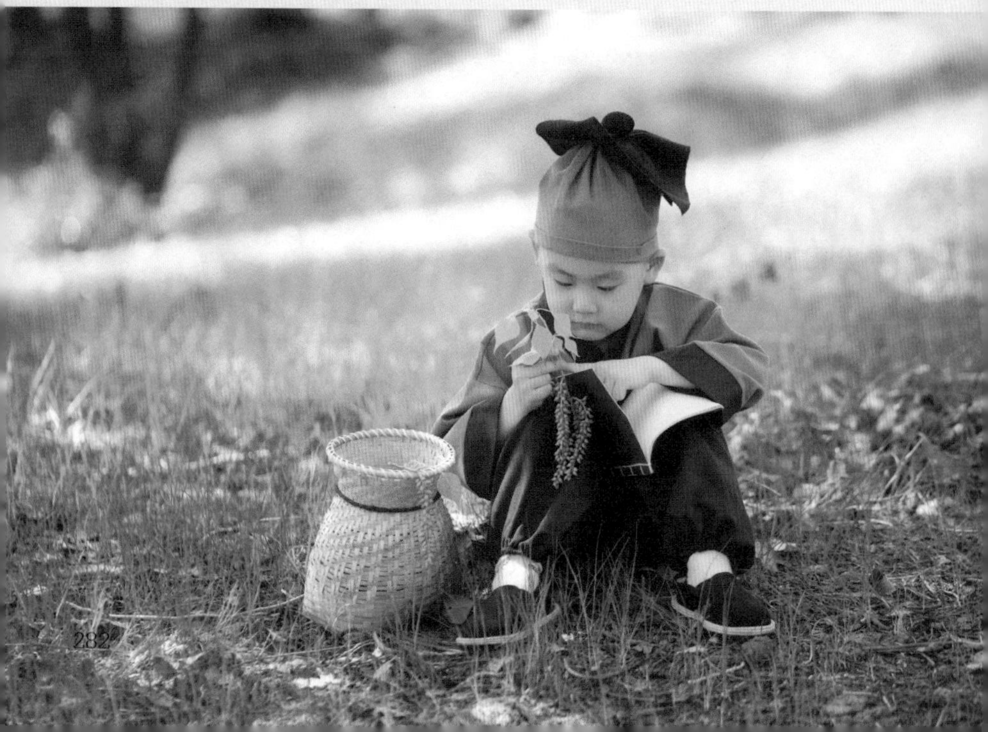

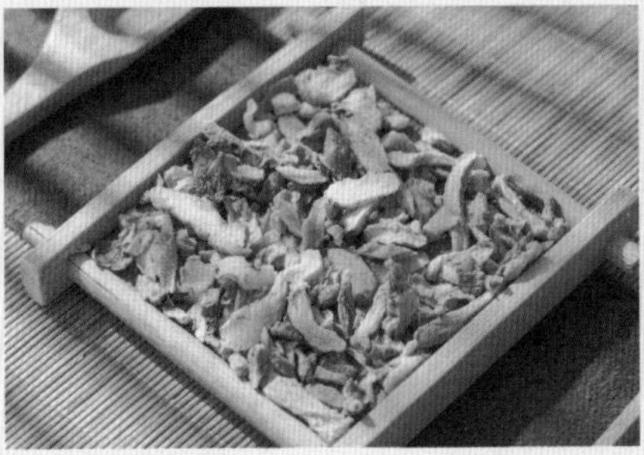
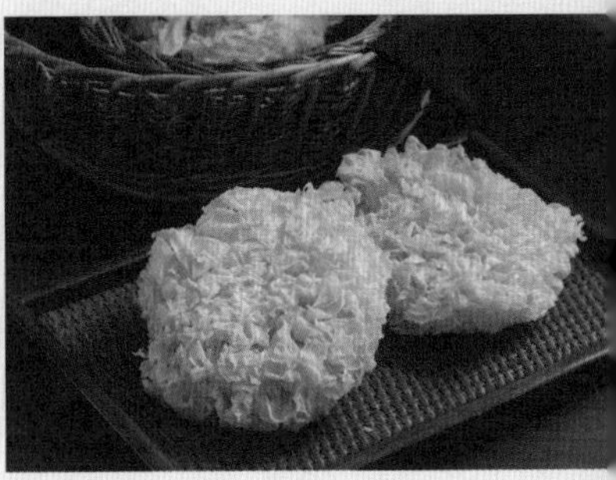

“沉迷”于煲各类清暑湿热的汤水，也“钟情”于苦瓜、薏苡仁、绿豆、荷叶、木棉花等寒凉之品，但若把握不好度，更易败坏小儿脾阳。

处暑时节，仍属于“长夏”，中医认为“长夏主湿，脾主长夏”，在这农历七月里以脾胃病居多，而脾喜燥恶湿，若湿邪留滞，最易困脾。同时湿为阴邪，易阻遏气机，损伤阳气，致脾阳不振、运化无权，则水湿停聚，引发为水肿或腹泻。此时，人们的脾胃功能较为虚弱，对于脾胃本虚的小儿而言，更要在饮食上学会善待肠胃，在规律饮食的基础上，要避免进食过多寒凉的蔬菜瓜果。另外，处暑之后雨量减少，燥气也开始生成，此时容易出现口、鼻、咽干燥不适的症状，可适当吃些滋阴润燥的食物，如银耳、雪梨、沙参、玉竹等。其次，进入秋季后人们开始“贴秋膘”，摄入很多温补之品以增加营养、储备脂肪，为过冬御寒打好基础，但是对于小儿，过分强调进补反而会加重脾胃负担而引起腹泻、胃口差等不适。再者，俗话说“处暑寒来”“秋老虎，毒如虎”，处暑之后，白天仍有暑热之感，但早晚温差已经逐渐加大，特别要注意及时增减衣物。一方面注意腹部保暖，肚子一旦受凉便容易损伤脾阳，出现腹痛、腹泻的症状；另一方面注意背部保暖，但切忌过暖，一旦出汗增多不能及时擦干，便会容易着凉感冒。

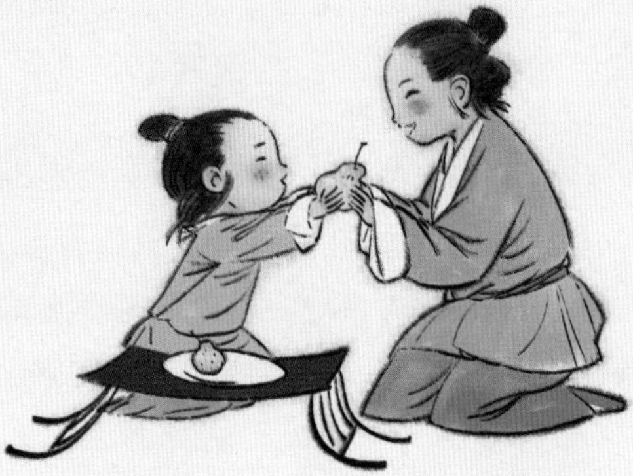

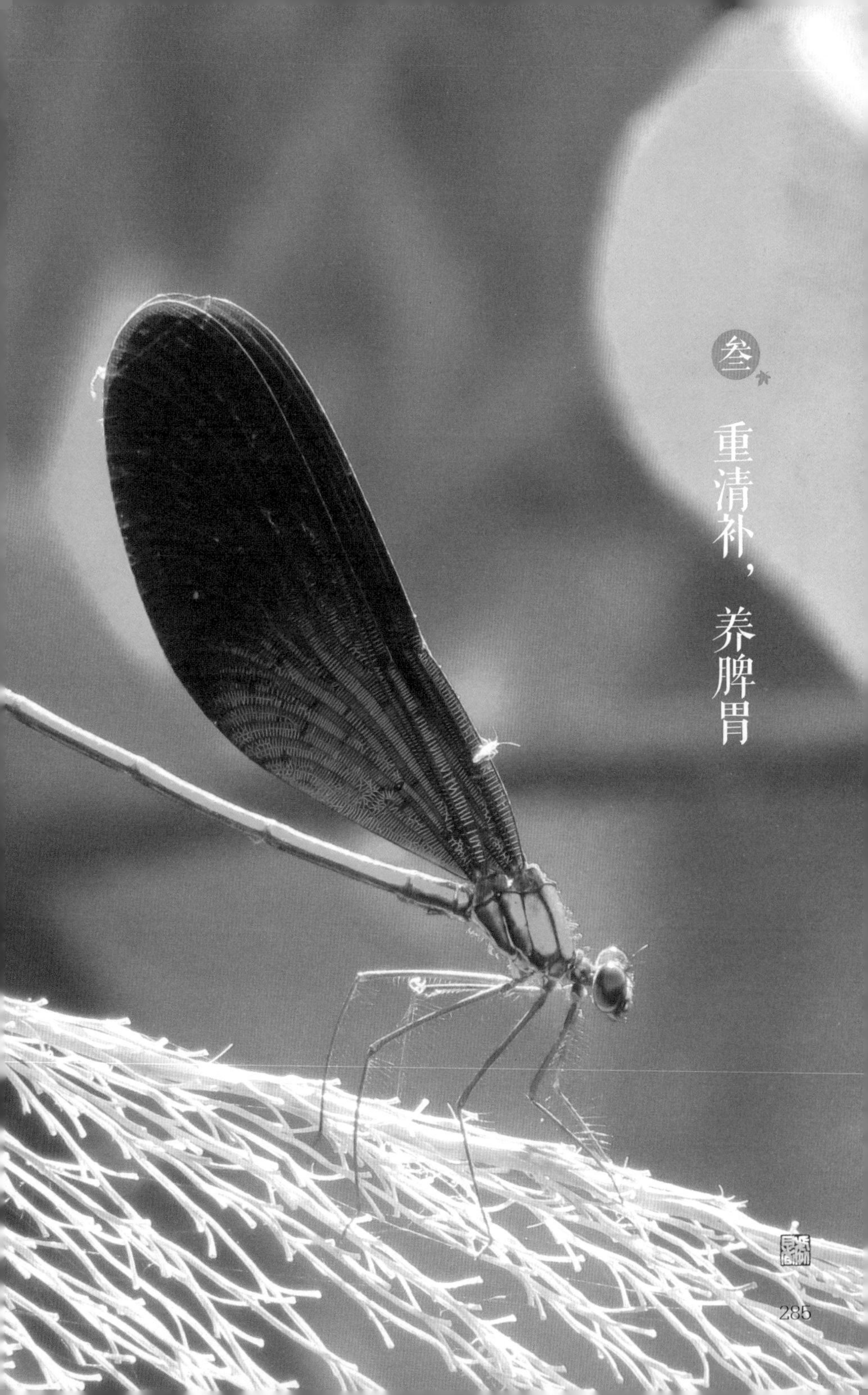

叁

重清补，养脾胃

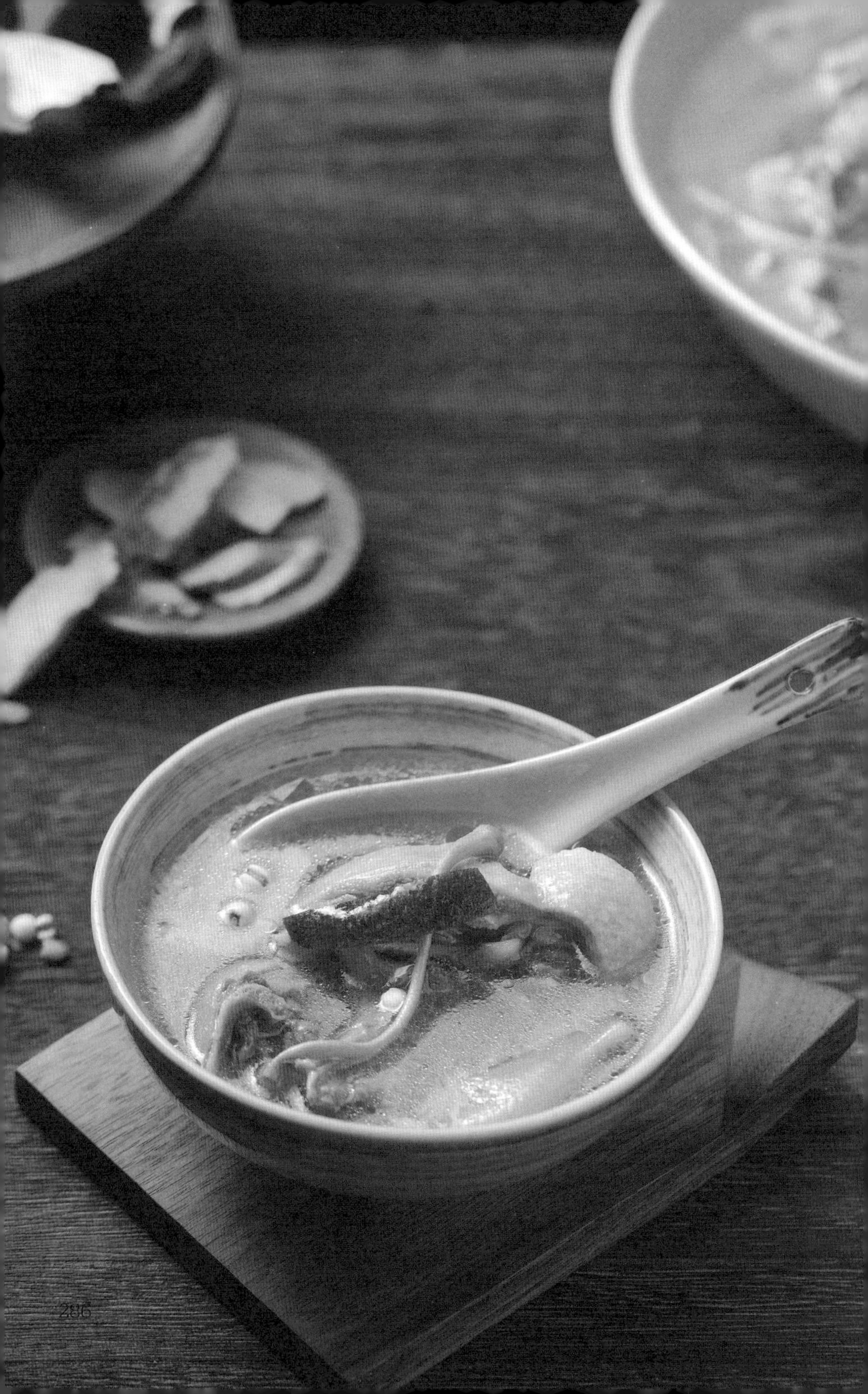

1

芡实老鸭汤

功效 补气滋阴、健脾祛湿

材料

老鸭半只，芡实30克，玉竹10克，陈皮3克，虫草花（干品）30克，生姜2～4片，精盐适量。

做法

将诸物洗净，鸭肉切块，放入沸水中焯水备用，芡实放入温水中浸泡约1小时；上述食材一起放入锅中，加清水1 750毫升（约7碗水量），武火煮沸后改为文火煲1.5小时，放入适量精盐调味即可。此为2～3人量。

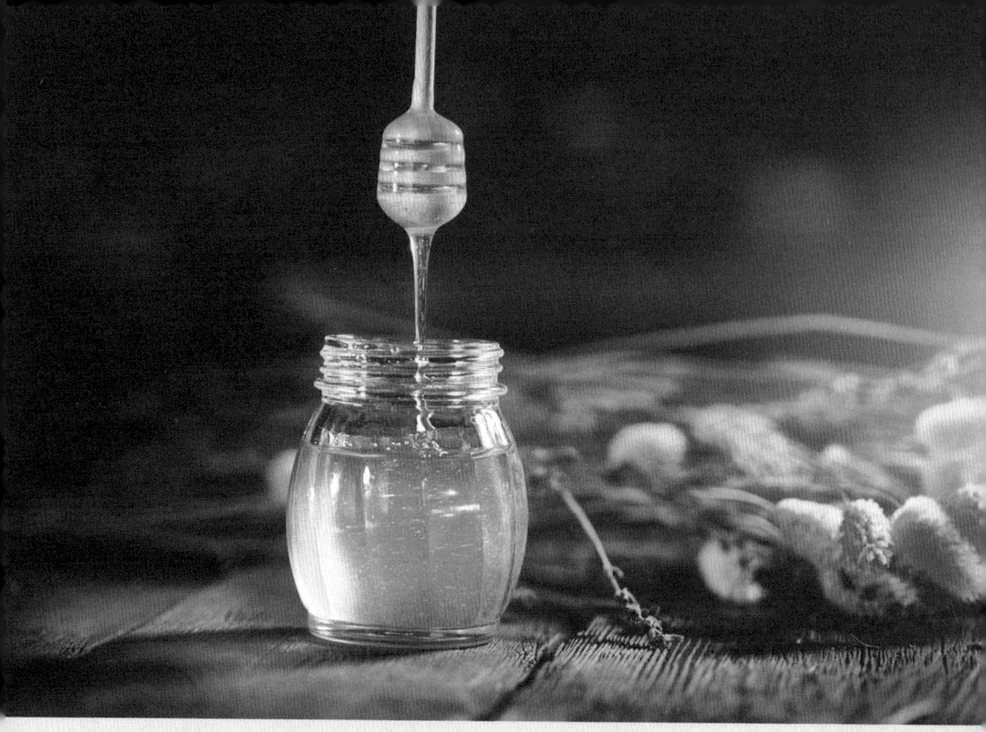

2 敷一敷，暖一暖

功效 温中散寒

材料

砂仁5克，艾绒5克，蜂蜜适量。

操作方法

- 将砂仁研成粉，放入艾绒和适量蜂蜜制成药糊备用。
- 取少量药糊加热后放在纱布上，敷于神阙穴，待冷却后更换，每次敷10～15分钟，1周3～5次。

3 闻一闻，秋夜之芳香

功效 化湿、疏肝、安神

材料

薄荷、广藿香各10克，素馨花5克，薰衣草15克。

操作方法

- 将上述药物放入防潮袋中，再装入香囊，置于床头。
- 每2周更换内置中药，也可以制作迷你香囊，随身携带。

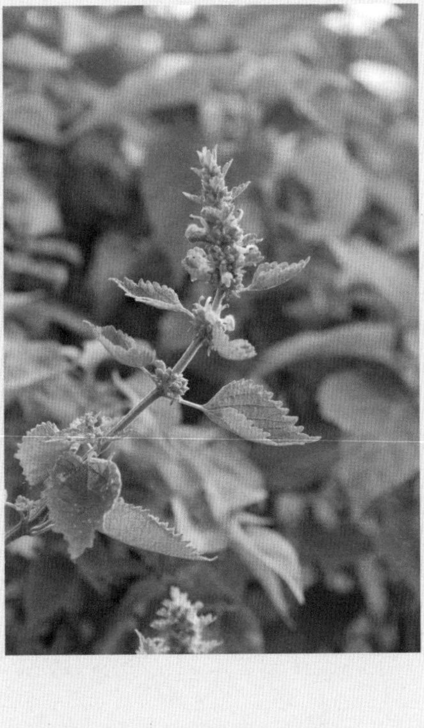

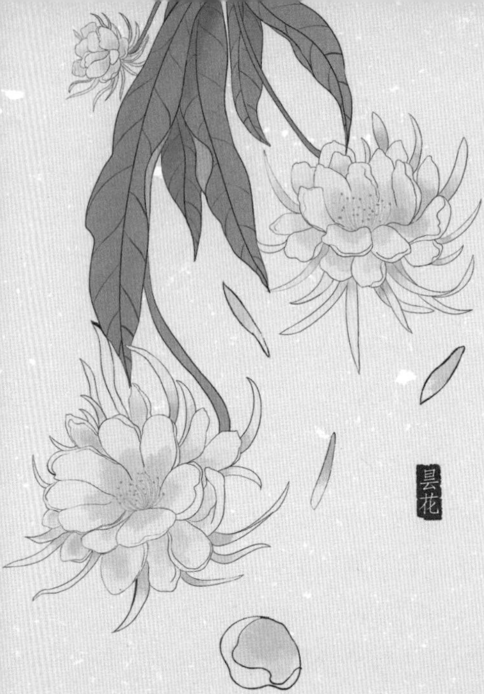

昙花

白露

［唐］杜甫

白露团甘子，清晨散马蹄。

圃开连石树，船渡入江溪。

凭几看鱼乐，回鞭急鸟栖。

渐知秋实美，幽径恐多蹊。

白露

bai lu

白露降，
凉风至，
秋渐深

气中的湿度明显下降，气候干燥，秋意渐浓。肺『喜润而恶燥』，故秋令『燥邪』易伤肺，同时，经过炎热夏季的洗礼，大汗伤津，在秋燥的影响下，易引发口干、咽干、咳嗽、鼻炎等呼吸系统疾病。

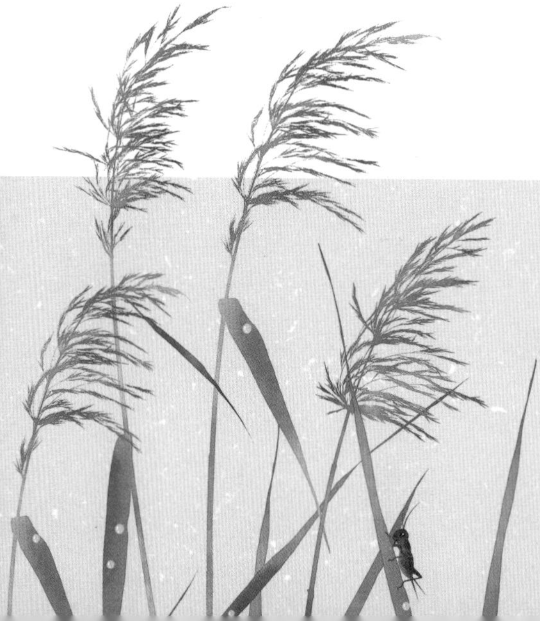

白露

白露至，天高云淡，气爽风凉，孟秋结束，仲秋开始，进入了一年中最舒适的时节。夏季风逐步被冬季风所代替，冷空气分批南下，暑气逐渐消散，天气日渐转凉，昼夜温差较大，空气中的水分在夜里凝结成水露，古人以四时配五行，秋属金，金色白，故以白形容秋露，「露凝而白」，因而得名「白露」。《黄帝内经》也提到：「寒风晓暮，蒸热相薄，草木凝烟，湿化不流，则白露阴布以成秋令。」此句意思即是：从此地面水汽往往凝结为露，天气也渐转寒凉了，一夜凉于一夜，秋风起，气温明显下降，因此，到了白露，人们就会发现夏天的闷热基本消失，空

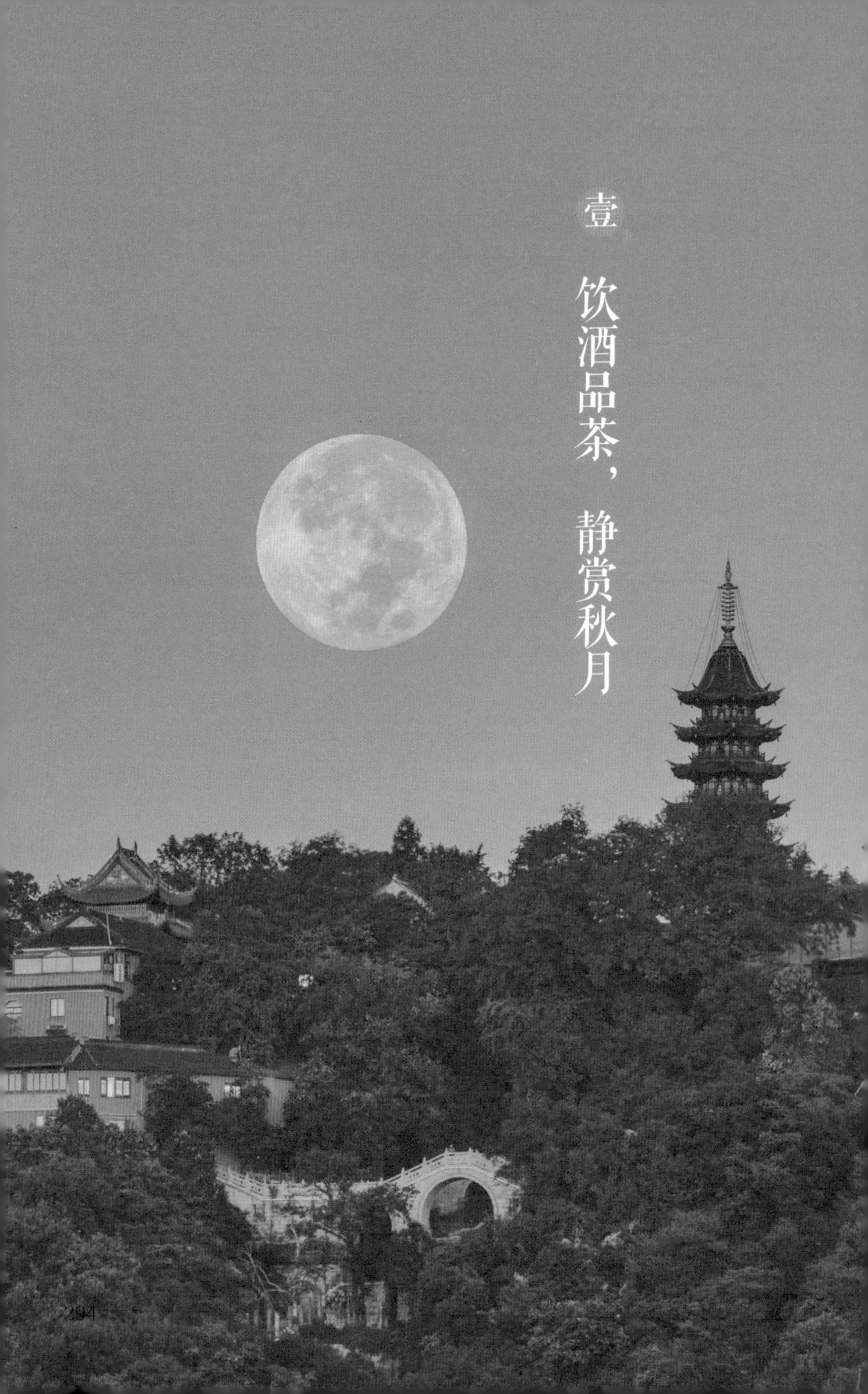

壹

饮酒品茶，静赏秋月

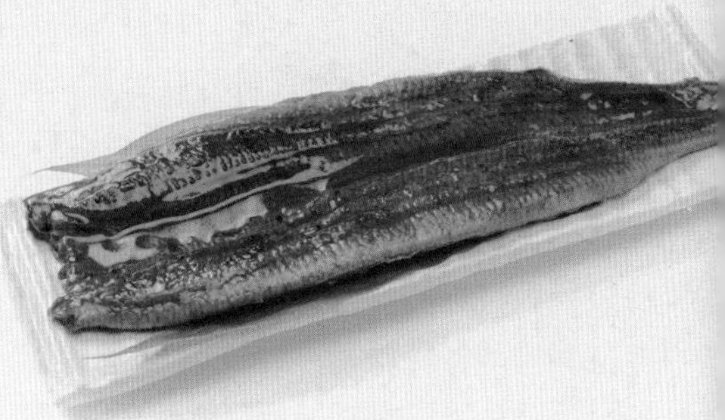

1

白露鳗鲡霜降蟹

白露时节，鳗鱼最为肥美。在苏州，鳗鱼又叫鳗鲡。苏州人在白露时节有吃鳗鱼的习惯，因而有“白露鳗鲡霜降蟹”的说法。江浙有道名菜叫“冰糖鳗鱼”，正是用鳗鱼、猪板油、冰糖等烹制而成，浓油赤酱，鲜甜绵润。鳗鱼不仅鲜香肥美，且营养价值高，享有“水中软黄金”的称号，味甘，性平，能健脾补肺、益肾固冲、祛风除湿、解毒杀虫。

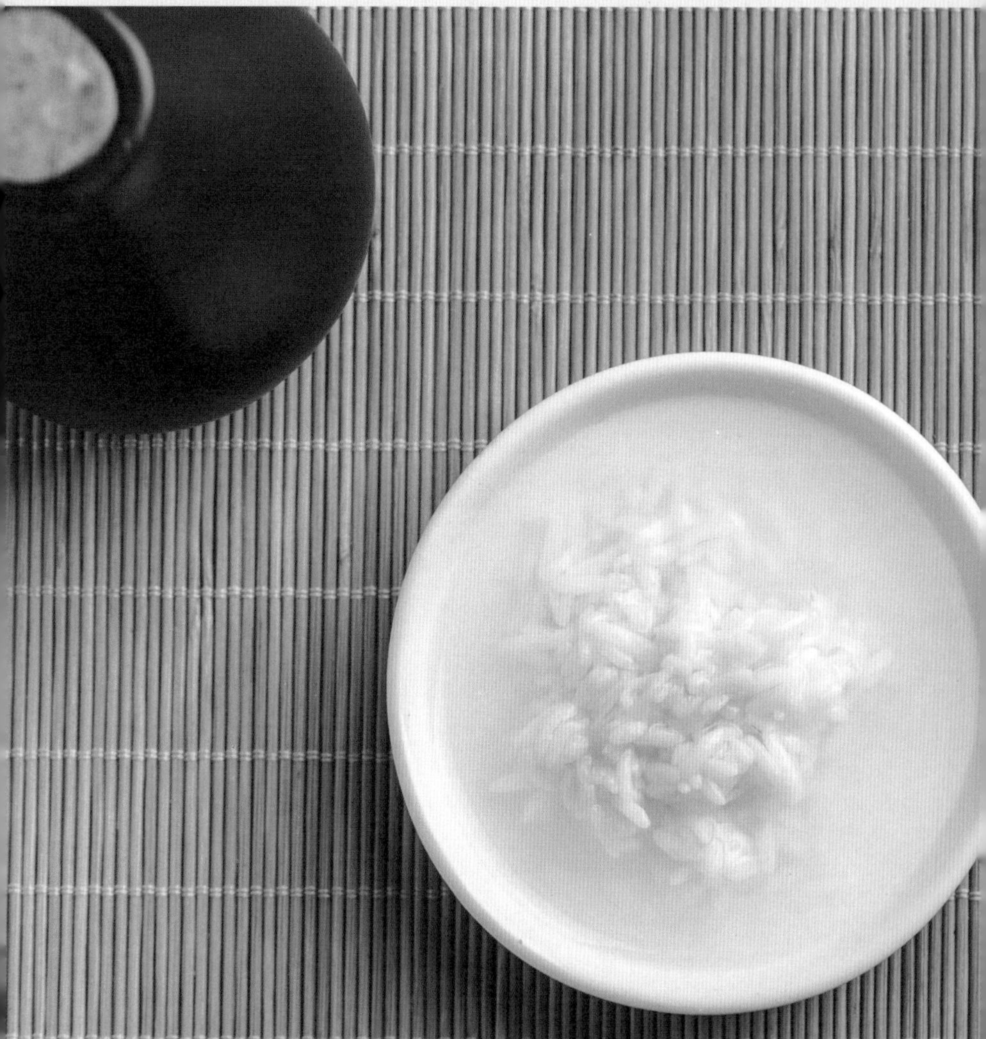

每到白露，古人用糯米、高粱等五谷酿成米酒，还会采集草叶上的露水进行配制，用以待客、自用，此酒又称为“白露米酒”。喝白露米酒就是湖南郴州兴宁等一带历来的习俗，每年白露节气一到，当地家家酿酒来接待客人。米酒味道甘美，且酒性偏温，饮用可帮助身体驱逐寒气，有健脾开胃、补血养颜、活血通络的功效。

2 白露米酒，味甘祛凉

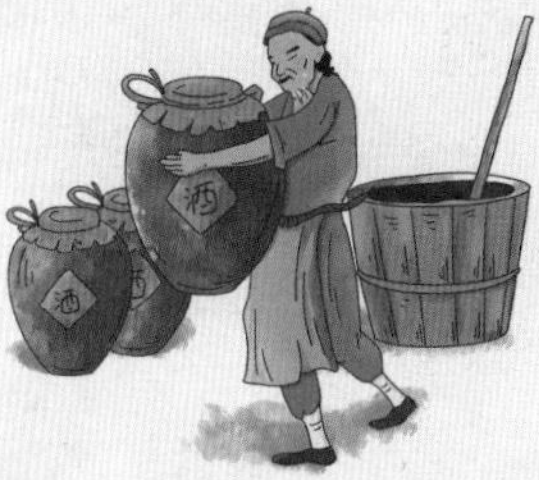

小贴士

米酒又称酒酿、甜酒，用糯米酿制，工艺简单，口味香甜醇美。宋代大诗人陆游曾说过“唐人爱饮甜酒”，韩愈的诗歌中有“春酒甘如饴”，杜甫也有“不放香醪如蜜甜”之诗。米酒还有促进食欲、帮助消化、温寒补虚、提神解乏等功效，《黄帝内经·素问》在“汤液醪醴”篇中记载，米酒“得天地之和，高下之宜，故能至完，伐取得时，故能至坚也”，因此“邪气来时，服之完全”。白露时节，农家收获，用糯米酿制白露酒，或与鸡鸭同煨，可温经通脉，对寒湿所致关节炎十分有效，也可补夏季身体的损耗。

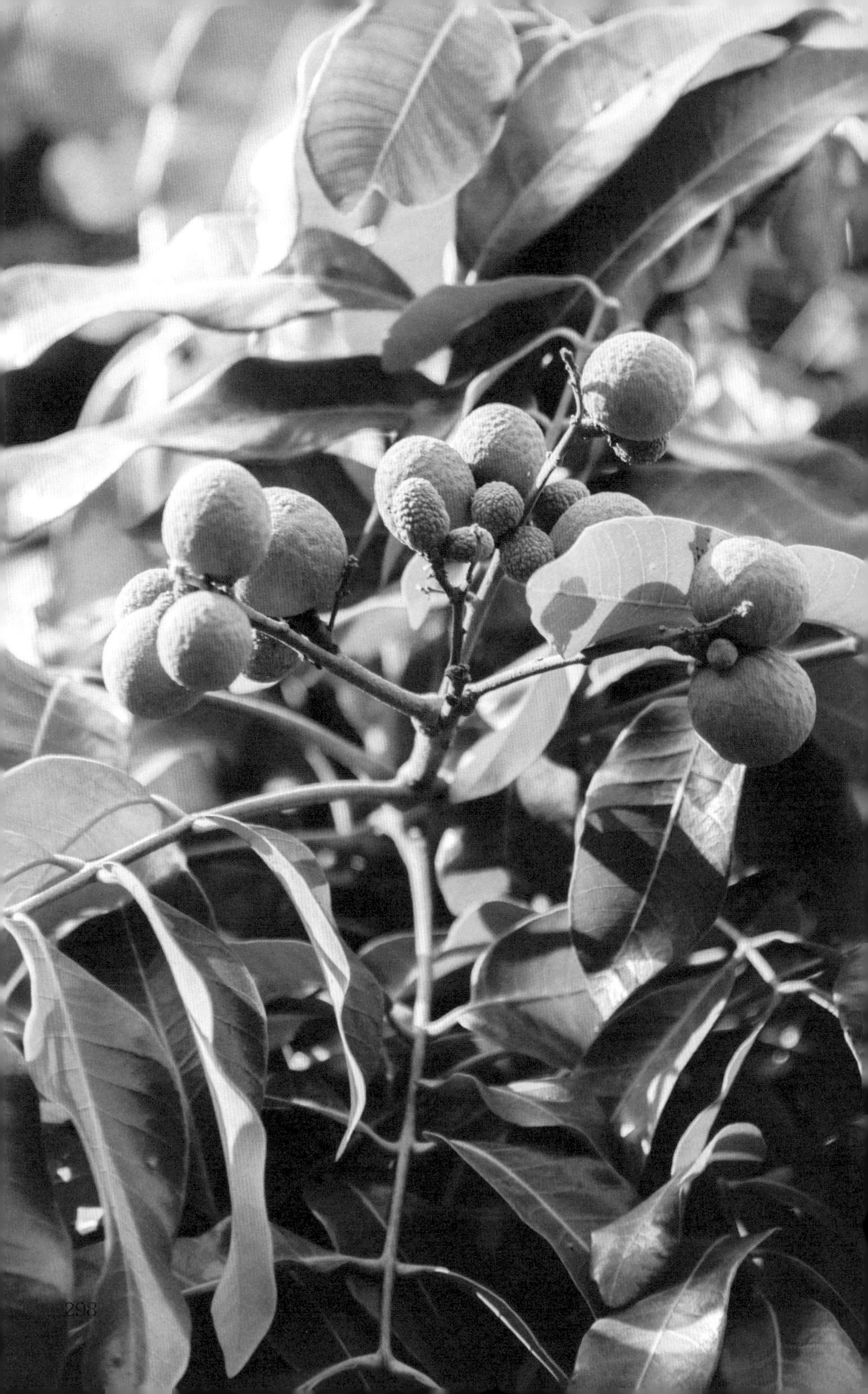

3 一颗龙眼，一只母鸡

白露时节，天气干燥，人们喜欢食用些滋阴润燥的食物。在福州地区，有白露必吃龙眼的民俗，甚至认为白露当天吃一颗龙眼相当于吃一只鸡的补益作用。

小贴士

龙眼是两广地区的名贵特产，成熟于农历八月之“桂月”，其形圆润，因而又称“桂圆”。明代宋玉因描述龙眼“圆若骊珠，赤若金丸，肉似玻璃，核如黑漆”，宋代诗人刘子翚曾作诗咏龙眼：“幽株旁挺绿婆娑，啄咂虽微奈美何。香剖蜜脾知韵胜，价轻鱼目为生多……”龙眼味甘，性温，入心经、脾经，有补益心脾、养血安神的功效。《神农本草经》中言其“主安志厌食，久服强魂魄，聪明”。《滇南本草》中描述其用“养血安神，长智敛汗，开胃益脾”。

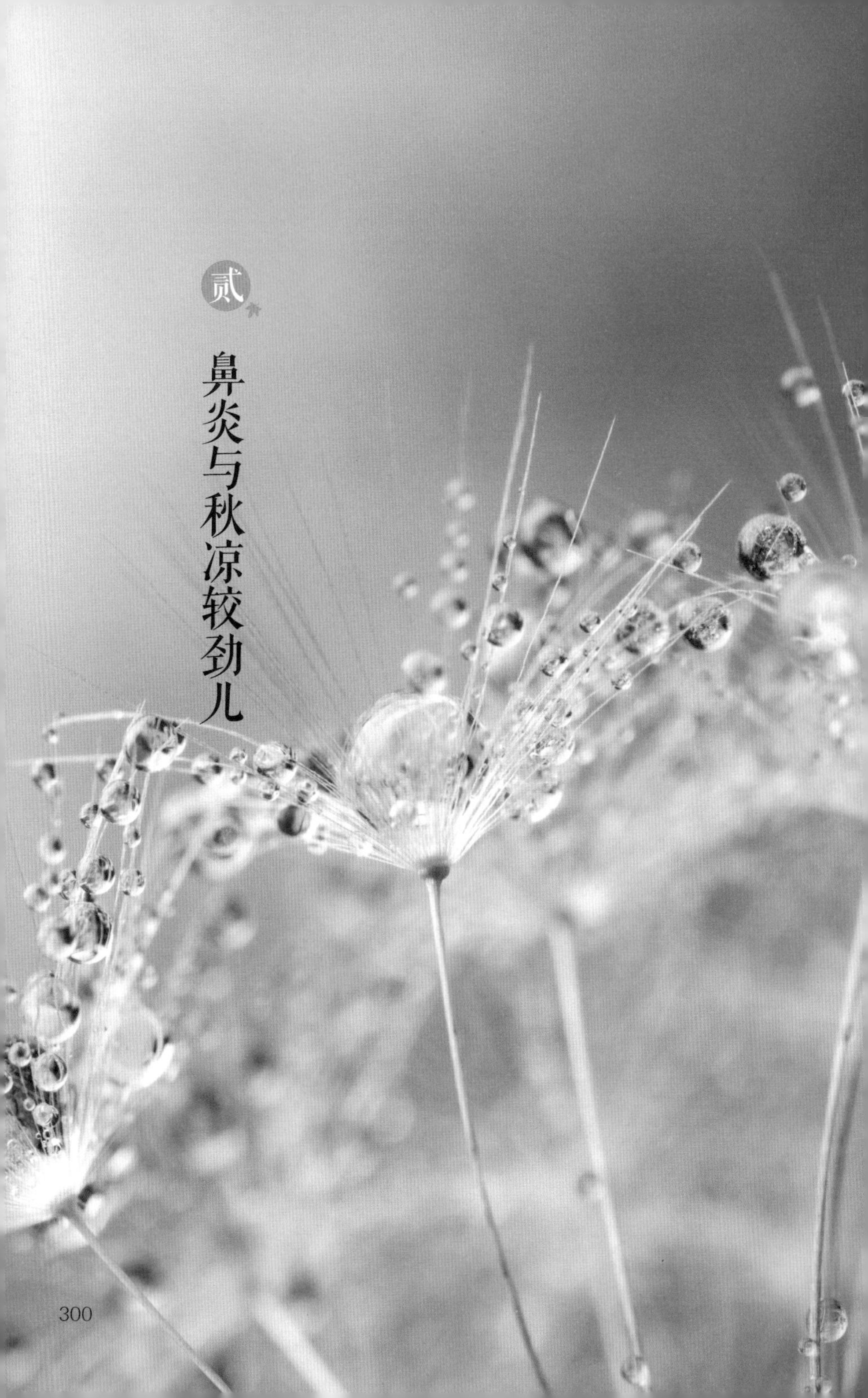

贰

鼻炎与秋凉较劲儿

陆先生今年48岁，潮汕人，是一位工厂老板，平时工作繁忙，熬夜、应酬、出差是常有的事。几年前开始，他每到天气突然变冷时就频繁地打喷嚏、流清鼻涕。刚开始的时候，陆先生自己购买了鼻喷雾剂，不舒服的时候就喷几下，症状能稍微缓解。但近来鼻炎越来越严重，尤其是今年白露，随着季节转变，天气变冷，陆先生早上起床就喷嚏不停，鼻塞流涕，觉得鼻内好像有人拿着羽毛不停地挠，整天头晕脑胀，眼睛干干的，总想用手去揉，双眼血丝特别明显。睡眠也不好，经常打呼噜，时不时睡中憋醒，还动不动就发脾气。陆太太觉着越来越不对劲，经人介绍，硬把陆先生拽到了德叔的诊室。

陆先生多年患有鼻炎，问题出在肺、脾、肾。肺为最娇嫩器官，且连通外界，肺气不固，皮毛抵御外邪能力不足，易感受各种邪气，而潮汕地区喜饮凉茶，脾阳受严重打击，肺脾不足，产生不了足够气血来濡养腠理，抵抗力很差，稍微有个风吹

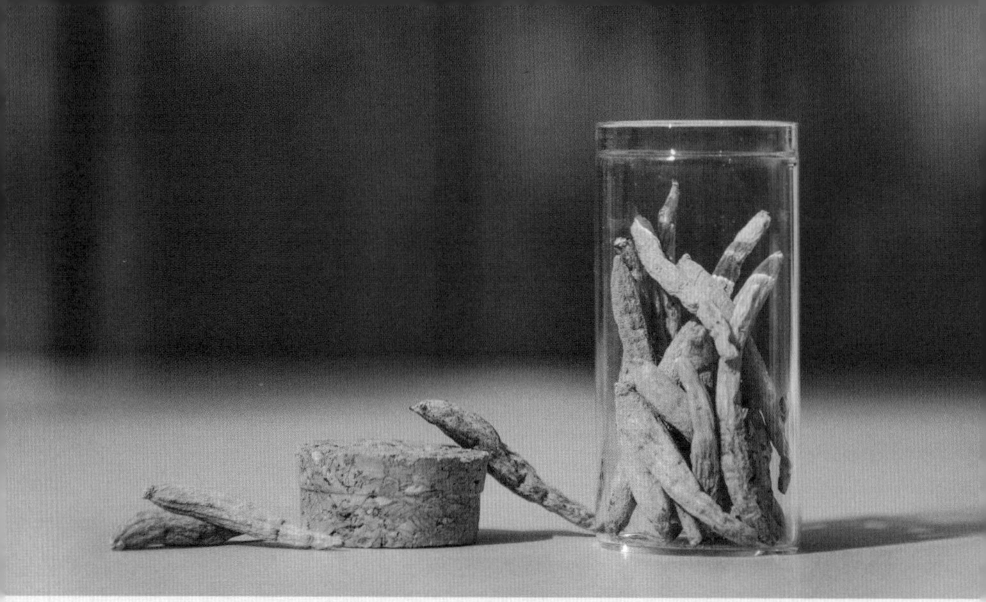

草动，便会出现鼻塞、鼻痒、打喷嚏等症状。步入中年的陆先生，肾气逐渐不足，中医认为肾为气之根，肾气不固，人体的原动力不足，容易没精神，身体御寒能力也下降，这又加重了陆先生的鼻炎情况。同时脾虚到一定程度，肝又旺起来，肝火被引动，虚火上炎，故出现眠差、烦躁易怒、眼睛干涩发红等不适。而且人与自然之气相感应，白露时节，凉燥之邪外袭，体内津液不足，陆先生平素肺、脾、肾都有问题，卫气虚弱，不能驱邪外达，于是鼻炎反复发作，难以遏止。

白露期间，对于鼻炎患者而言，日常调护非常关键，懂得如何防风防寒为重中之重。民间有个谚语：“白露勿露身，早晚要叮咛。”也就是白露时节，衣物不宜过短。人体的背部有个“风门”穴，一切风邪可从风门穴进入体内，因此应注意保护好颈背部。素体肺气较弱而经常出现感冒、鼻炎、咳嗽等病的人群，晨起第一件事情就是反复用双手掌搓热颈背部，或洗完头发适当吹热颈项部，并且头发一定要完全吹干。此时，岭南地区依然能感受到暑湿，且与“人造风寒”共存，夜间一定要记得盖好空调被，远离“人造风寒”。饮食方面，应以健脾、润秋燥为主，如莲子、银耳、木耳、白果、白萝卜、胡萝卜、南瓜、龙眼、鲈鱼、鲤鱼、猪肚、猪肺、兔肉等食物搭配太子参、五指毛桃、党参、黄芪等补肺健脾之品制作药膳，防止因秋风秋凉引发的种种不适。

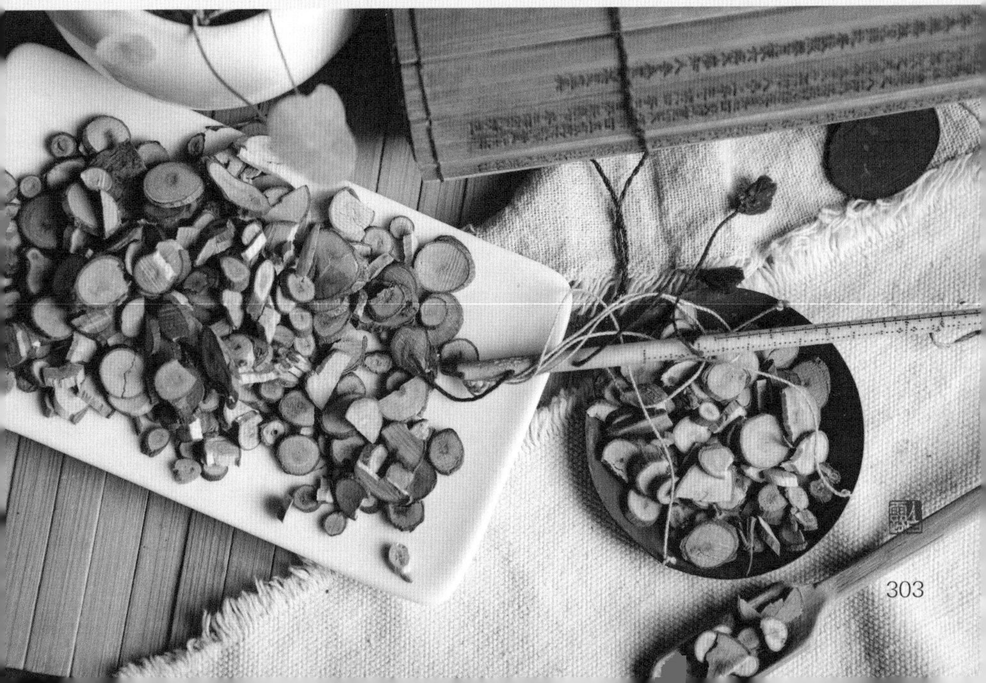

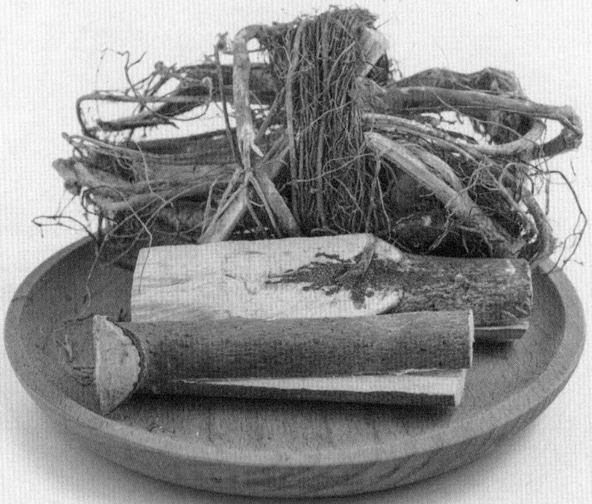

小贴士

五指毛桃原名五爪龙，素有“广东人参”的美誉，药用价值高，是药食同源佳品。因其叶子长的像五个手指，果实成熟时像毛桃而得名。五指毛桃以根入药，能益气健脾、祛痰化湿、舒筋活络。五指毛桃又叫做南芪，即为南方黄芪，具有补益养阴之效，却不似黄芪一般气味浓、功效猛，温燥之性也弱于黄芪，适合岭南地区的人群使用。

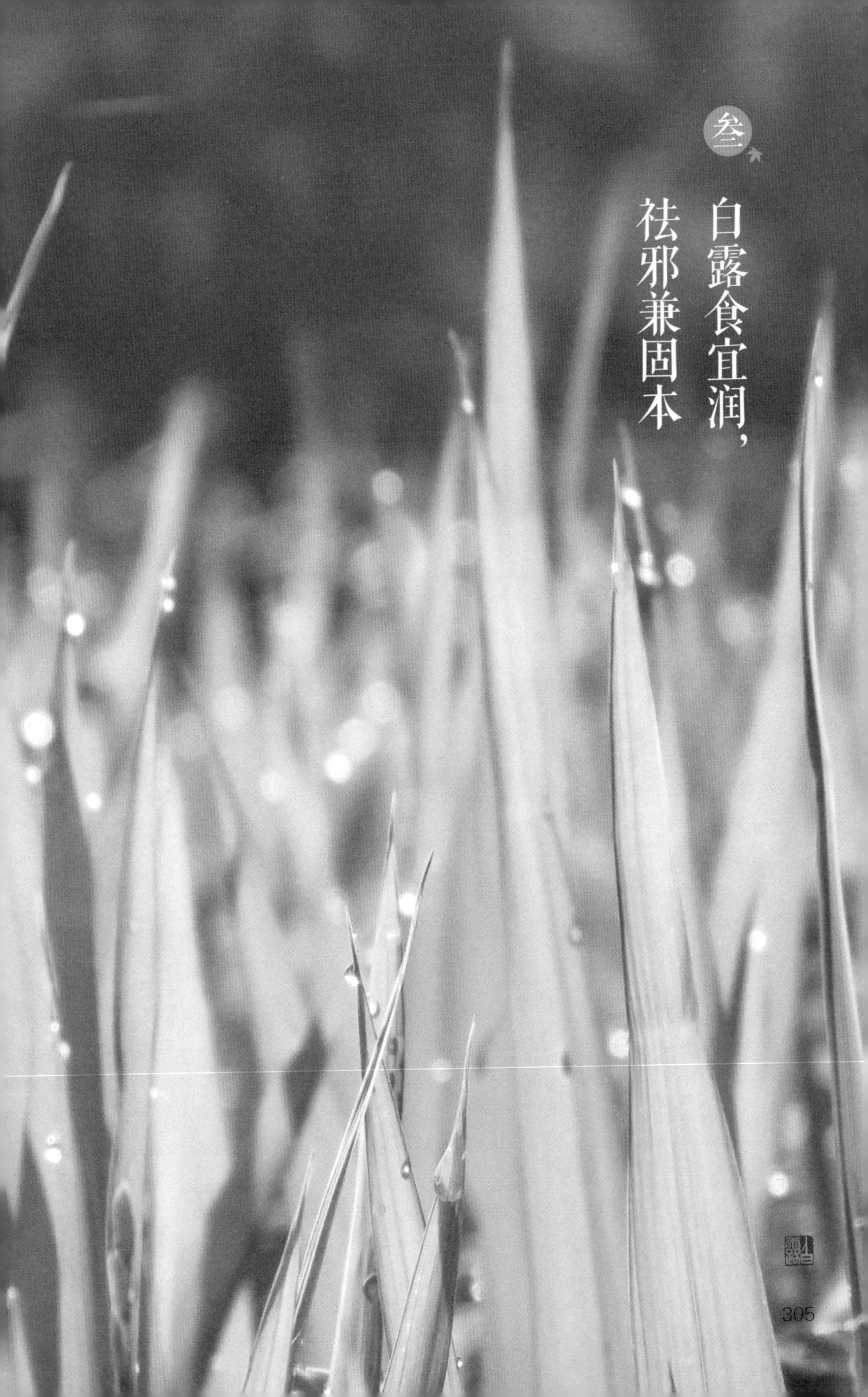

叁

白露食宜润，祛邪兼固本

1

苍耳煲猪腱子肉

功效 健脾益气、散寒通窍

材料

猪腱子肉400克，白术15克，炒苍耳子10克，党参20克，白芷5克，蜜枣1～2个，生姜3～4片，精盐适量。

做法

将各物洗净，蜜枣去核，猪腱子肉切成小块，以上所有物品一起放入瓦煲内，加入清水1 750毫升（约7碗水量），武火煮沸后，改为文火慢煲1.5小时，放入适量精盐调味即可。此为2～3人量。

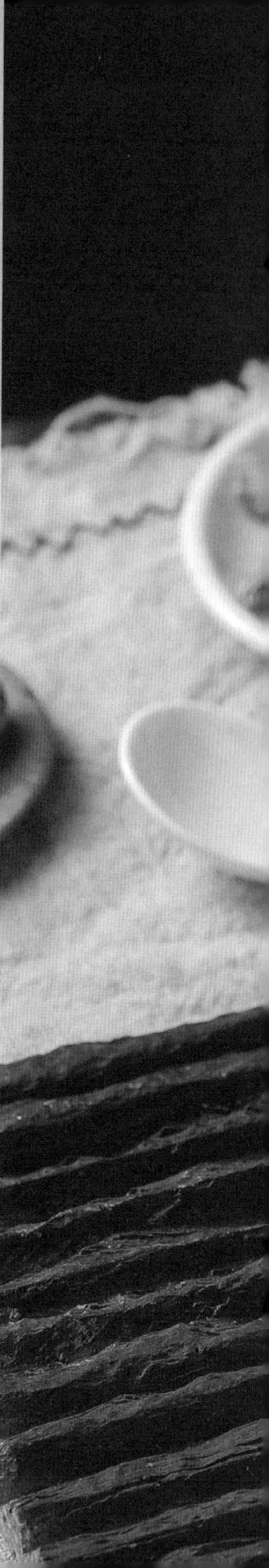

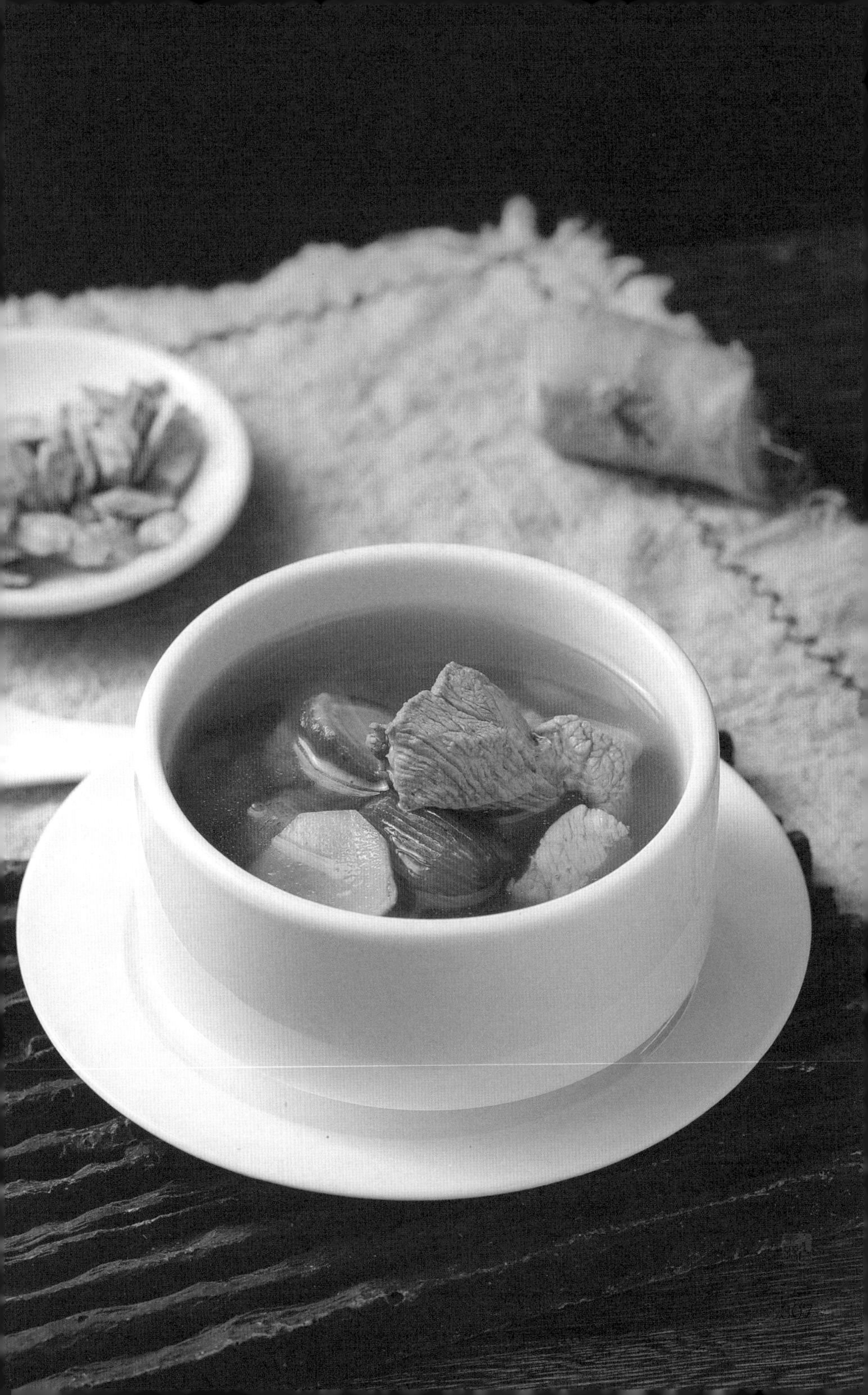

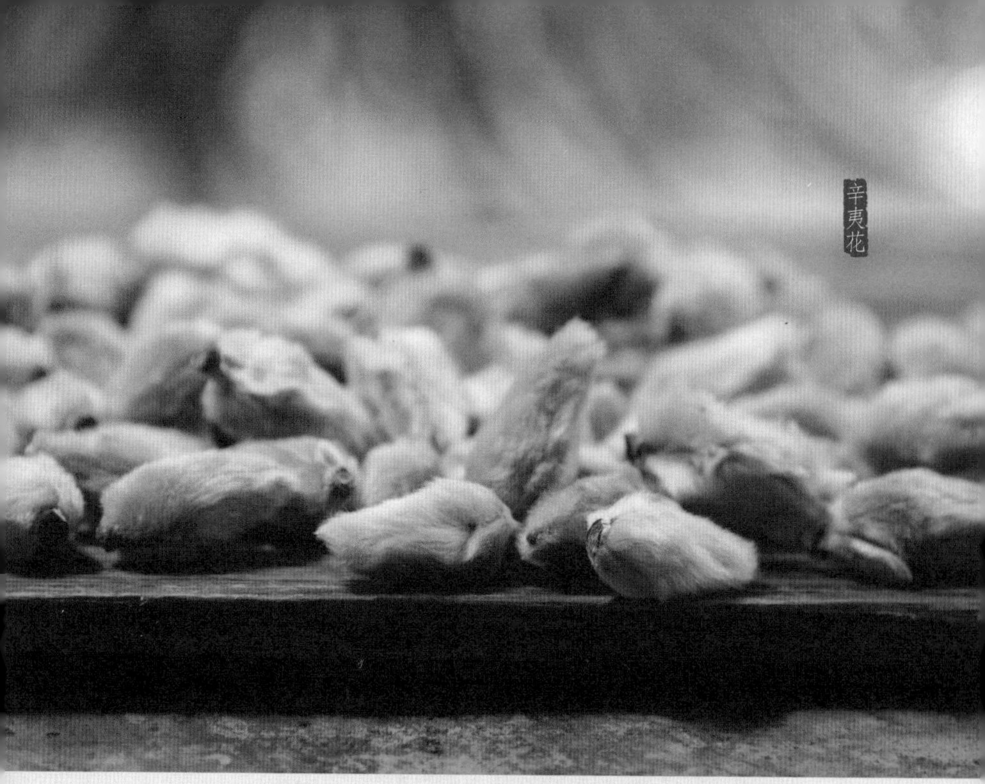

2 补肺气，通鼻塞

功效 疏风通窍、温肺散寒

材料

橘红15克，辛夷花15克，薄荷5克。

操作方法

- 将上述药材放入锅中，加适量清水煎煮30～40分钟，取汁备用。
- 将药汁煎煮5分钟，放入马克杯中，鼻腔对着杯口吸入3～5分钟，每周2～3次。若出现口干、咽干、鼻干等一系列燥的表现，以上药物减半使用。

3

揉一揉，通鼻窍

功效

宣通鼻窍

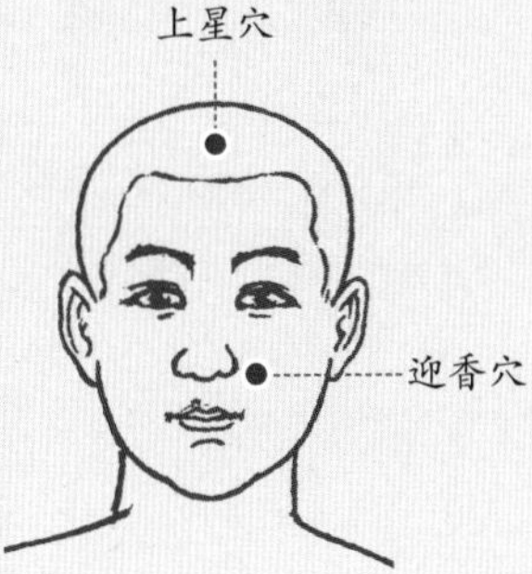

穴位

上星穴：位于头部，前发际正中直上1寸（1横指）。

迎香穴：位于面部，鼻翼外缘中点旁，为通鼻窍要穴。

操作方法

- 用拇指或食指指腹，置于穴位处按揉，力度要适中。
- 每个穴位按揉150～200次，每日1遍。

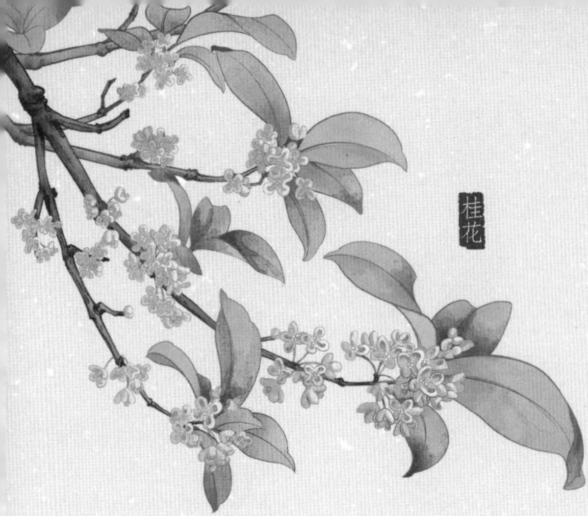

晚晴

［唐］杜甫

返照斜初彻，浮云薄未归。
江虹明远饮，峡雨落馀飞。
凫雁终高去，熊罴觉自肥。
秋分客尚在，竹露夕微微。

秋分

qiu fen

秋色连波起，
一年丰收时

分节气的到来，预示着已经真正进入到秋季，秋分后气温开始明显下降，总体的降雨量开始减少，水分蒸发变快。人体的阳气也由夏季的向外宣发转变为向内收敛，呈现阳气减弱、阴气增强的趋势。作为昼夜时间相等的节气，人们在养生中也应本着阴阳平衡的规律，使机体保持『阴平阳秘』的原则，按照《素问·至真要大论》所写『谨察阴阳之所在，以平为期』，阴阳所在不可出现偏颇。

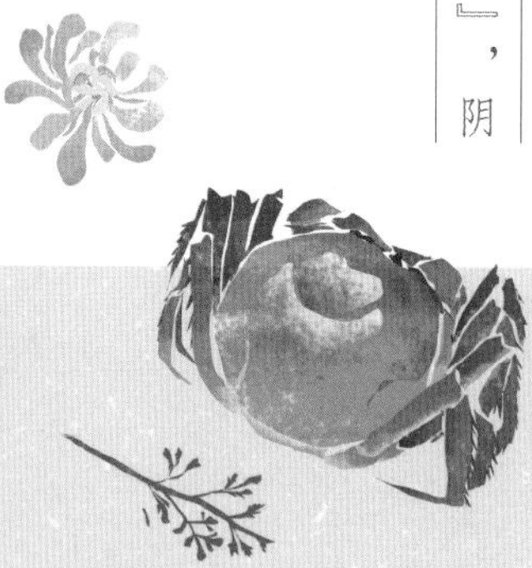

时节流转，又是一年秋分至。秋分者，阴阳相半也，故昼夜均而寒暑平，这是继春分之后又一次昼夜平分的节气。此时天高云淡，金秋送爽，露冷风清，凫雁高去，菊黄蟹儿肥，丹桂正飘香。有句谚语：『秋分白云多，处处好田禾。』到了秋季，瓜果飘香，稻谷归仓，处处铺开秋收画卷，一派热闹的丰收图景。此时降水逐渐减少，气压梯度加大，大气的通透性和洁净度提高，流动性增强，其中高云比例提高，这个时候的云，如丝如缕，宜人而不扰人。古时有『春祭日，秋祭月』的民俗活动，秋分曾是传统的『祭月节』（中秋节），中秋节由秋夕祭月演变而来。秋

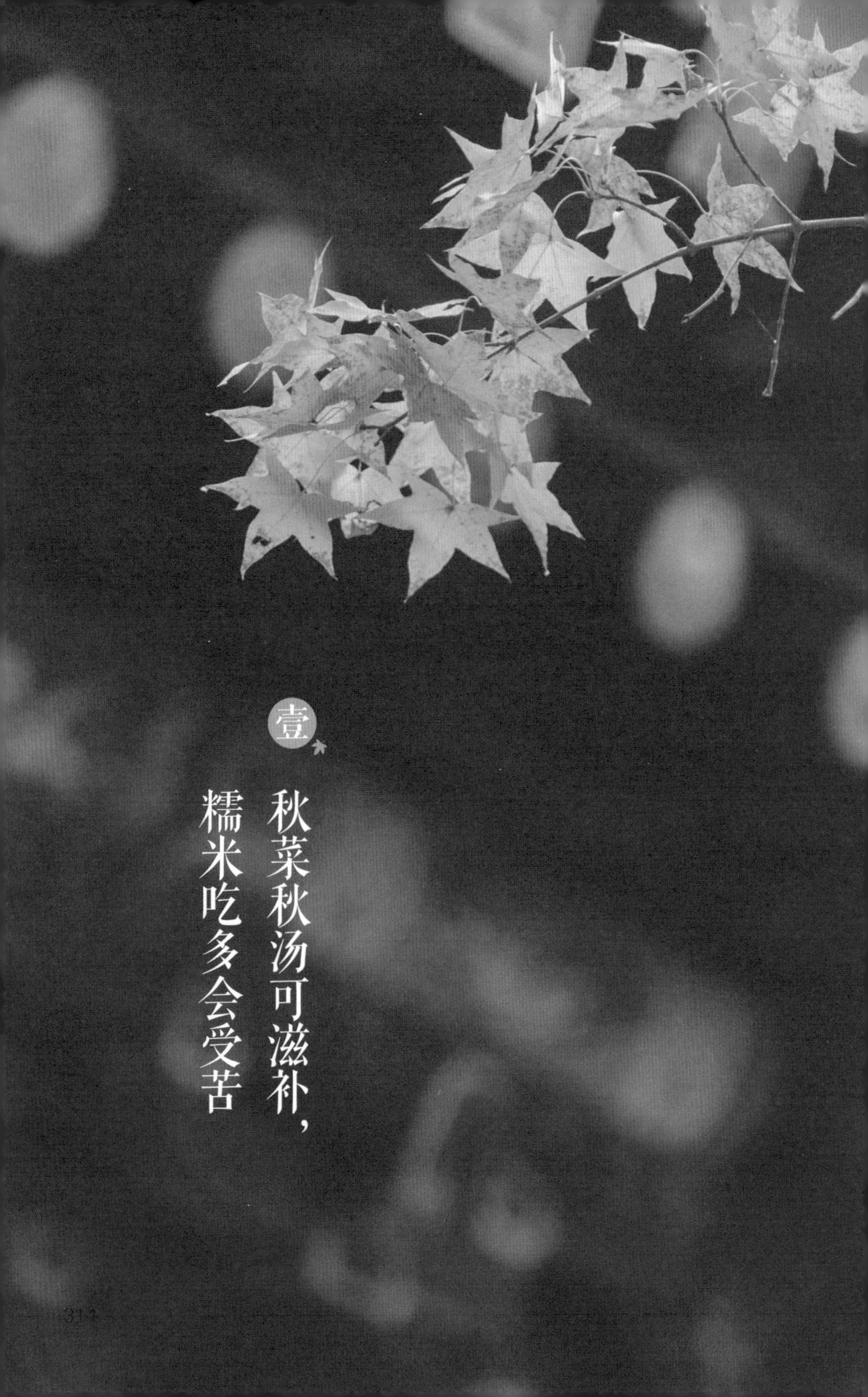

壹 秋菜秋汤可滋补，糯米吃多会受苦

1 丹桂飘香秋分到，桂花酒酿身体壮

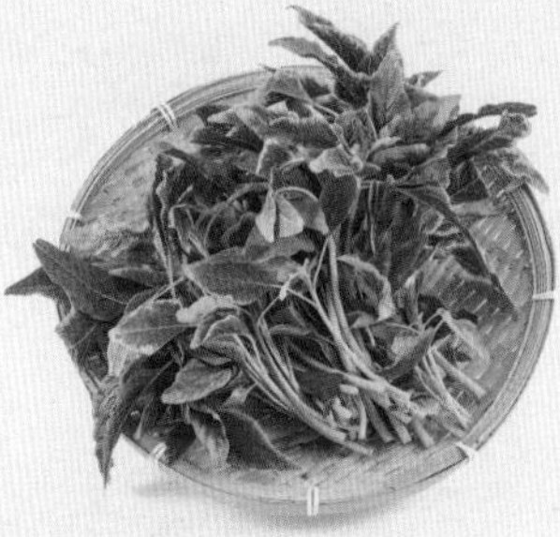

桂花树是崇高、贞洁、荣誉、友好和吉祥的象征，而其花是中国传统十大名花之一，因清雅高洁、香飘四溢等特征，又被称为“仙友”“仙树”“花中月老”“九里香”等。秋分，正是丹桂飘香的节气，秋分前，勤劳的人家会准备白酒或者黄酒来浸泡桂花，做桂花酒，等秋分节气一到，就拿出自家酿好的桂花酒来招待客人。桂花酒具有开胃醒脾、舒筋活络、美容养颜、滋阴壮阳、补益肾精等作用。

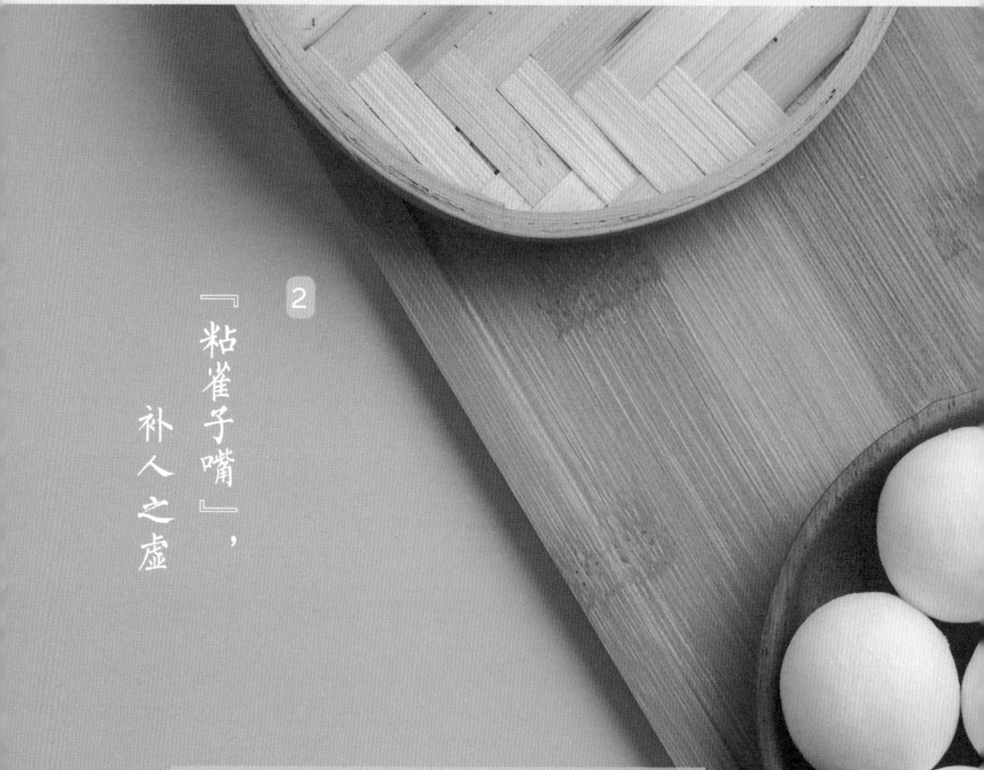

2 『粘雀子嘴』，补人之虚

旧时，在秋分这一天，农村每家每户都要吃汤圆，而且还要把不用包心的汤圆十多个或二三十个煮好，用细竹叉扦着置于室外田边地坎，名曰“粘雀子嘴”，免得雀子来破坏庄稼。汤圆多以糯米为主原料和其他一些配料制成，糯米味甘，性温，所加配料亦往往是高糖分、高热量之物，少量食用有助于补充身体热能，补虚调血、升阳健脾。但糯米黏滞、难消化，多食容易导致食滞。

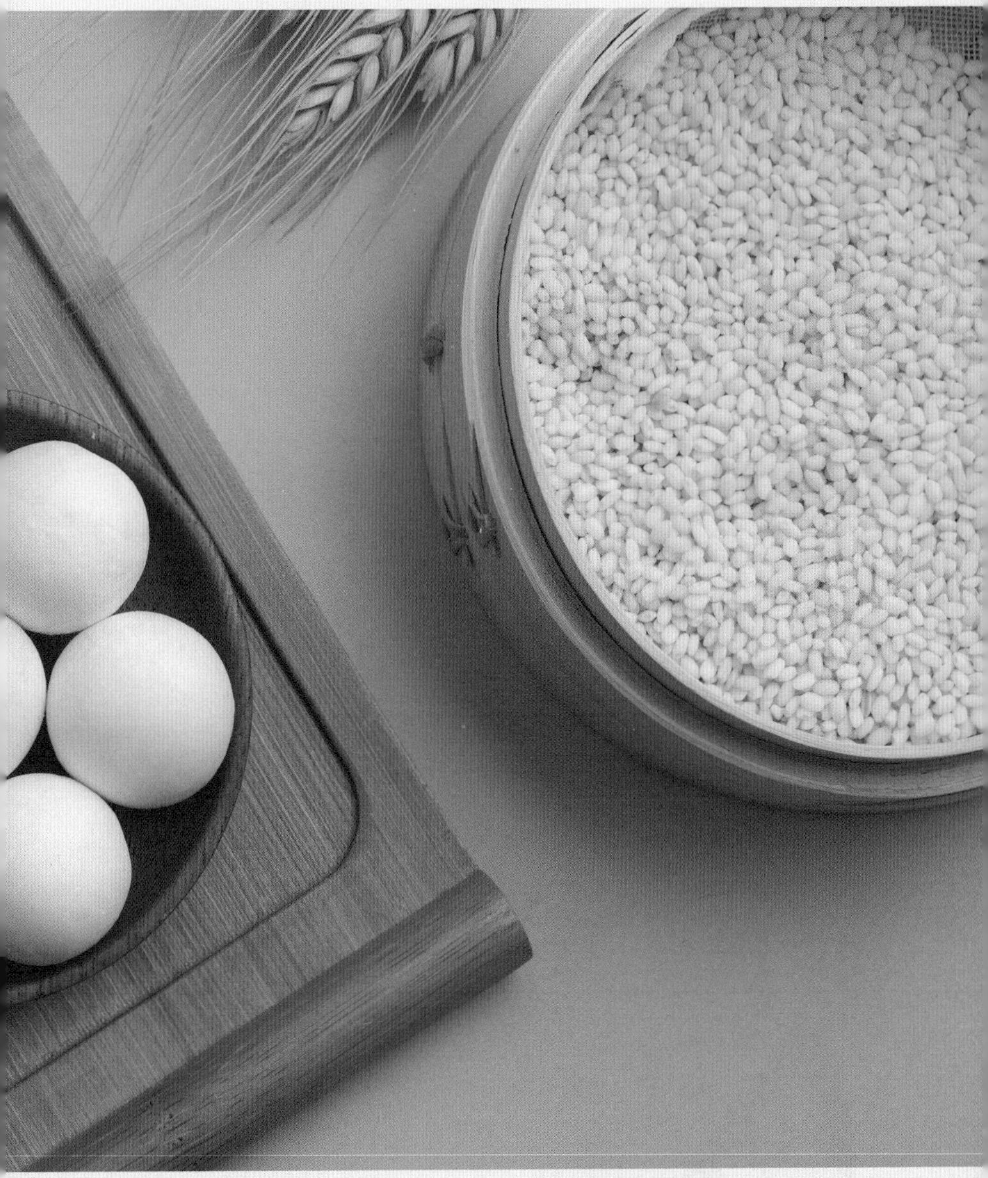

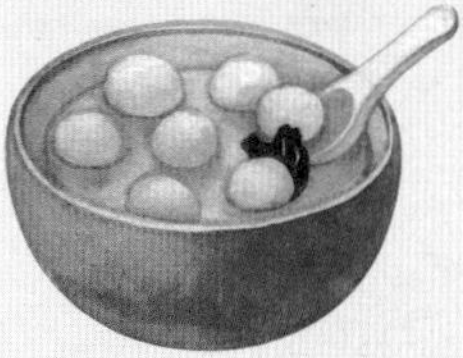

3 中秋以"芋"祭明月

秋分曾是传统的"祭月节"。祭月，在我国是一种十分古老的习俗，现在的中秋节则是由传统的"祭月节"演变而来。在广东，祭月时会祭拜一位木雕的凤冠霞帔月亮神像。此外，在南方部分地区则有以芋头作供品的习俗。传说元末农民起义推翻元朝的统治，曾用元朝统治者的头祭月亮，因"元"与"芋"音近，所以人们以"芋"代头。此时，芋头正当好时节，北京就有在秋分吃芋饼的惯例。芋头味甘、辛，性平，具有健脾补虚、散结解毒的功效。选用肉质细腻的芋头制作出来的芋饼，外皮酥松，内馅绵润香甜，老幼皆宜。

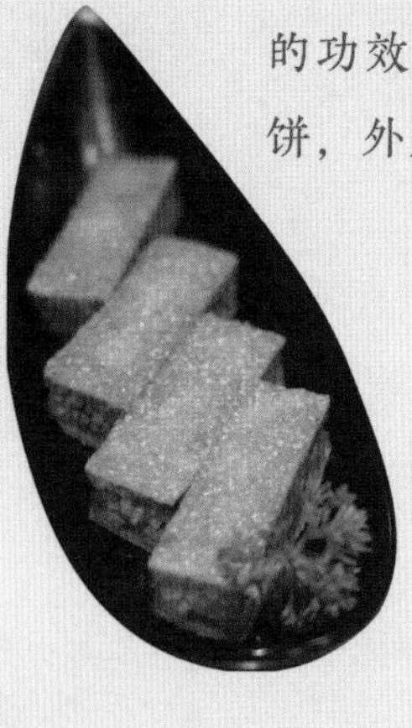

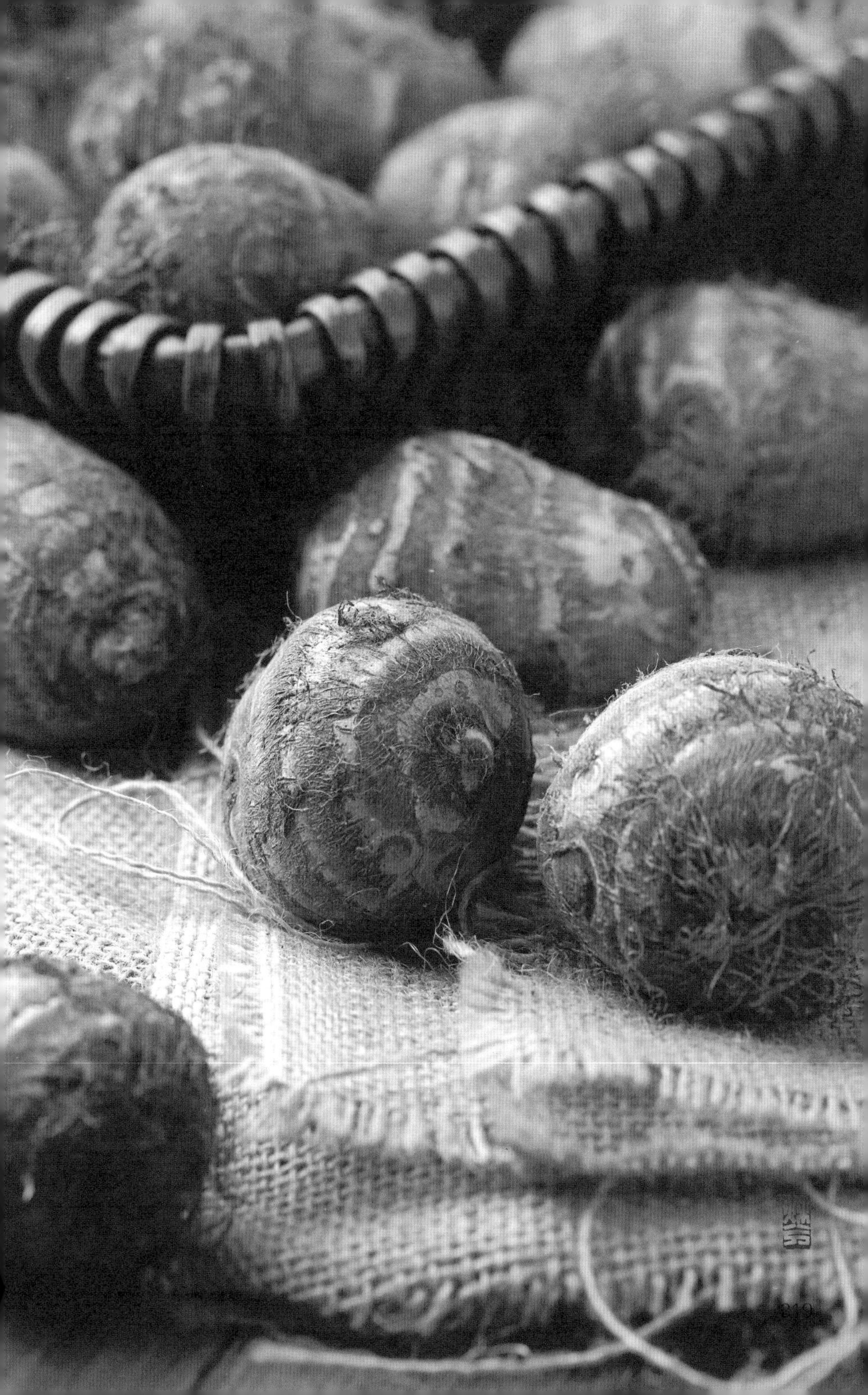

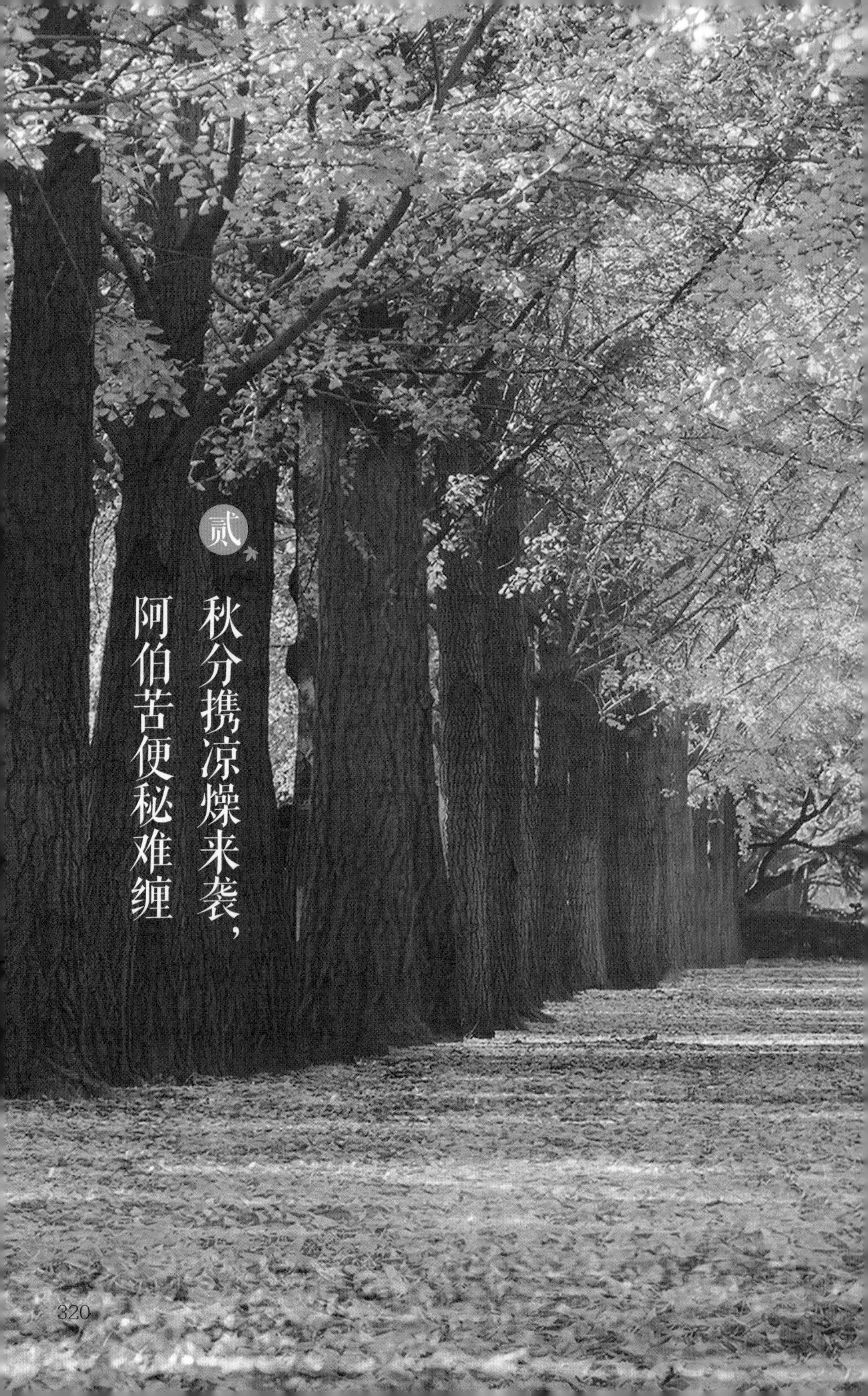

贰 秋分携凉燥来袭，阿伯苦便秘难缠

宋老伯今年83岁，身体硬朗，可是却被便秘困扰5年多。他排便很费力，时常一进厕所就是十几分钟，出来时一身汗，还头晕眼花的，有时候一个礼拜都排不出来，肚子胀得十分难受，胃口慢慢不好了，连精神也逐渐变差。刚入秋，宋老伯的便秘更加严重了，做了针灸，吃了通便药和各种小偏方，还用了开塞露，治疗期间上厕所的时间可以稍微缩短一些的，但依然常常没有便意。这段时间宋老伯服用朋友推荐的一款通便保健品，效果不错，小小一粒药吃下去大便就通畅了，可是吃太多，就发现一吃这个“神药”，便会腹泻，一天去好几趟厕所，泻得腿脚发软，而且要起夜好几趟，睡眠质量下降，早上起床口干舌燥的，只好立马停用。宋老伯的儿子担心父亲身体，通过朋友找到德叔，看中医有什么办法可以解决这难缠顽疾。

老年人便秘常常是虚实并见的，随着年龄的增长，气血逐渐亏虚，血虚濡润不了肠道，气虚推动不了肠道内的燥屎，大便就会堆积在肠道中产生便秘。而气血不足，排便费力，易致气机运行失常，且气血随汗液外泄，清窍失养则出现头晕眼花，便秘也更加严重。加之气候的因素，秋分时节，入秋后天气干燥，人体津液生成本就不足以濡养全身而出现皮肤干燥的情况，更加会导致津亏肠燥、大便

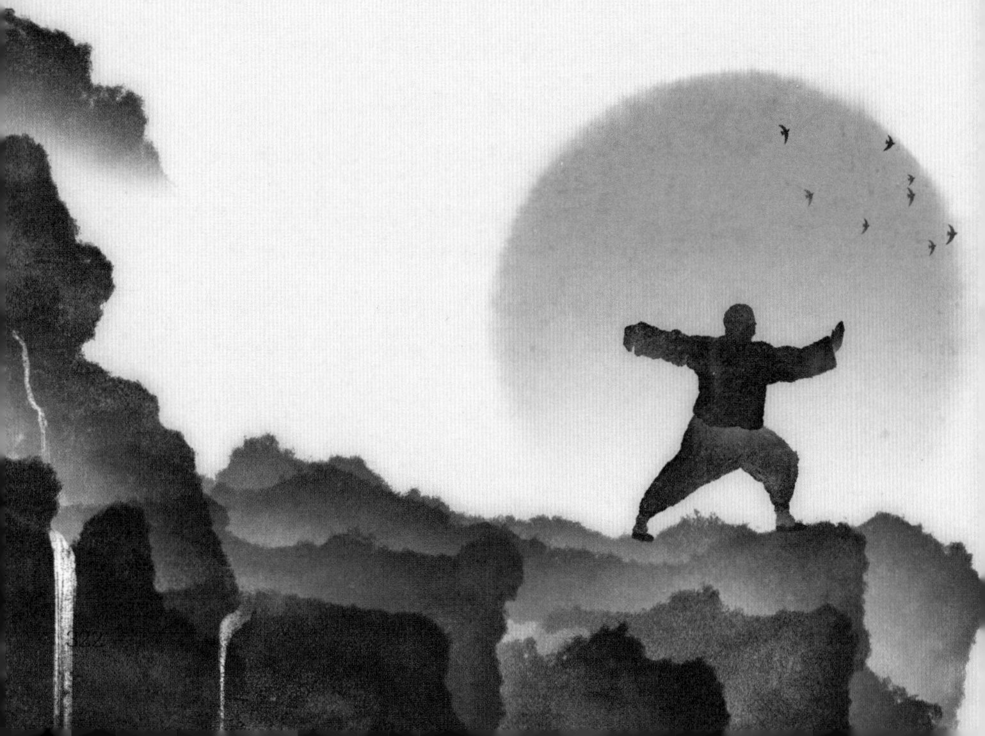

难解。但是对于老年人，治疗时千万不要一味地通便，尤其不可清热泻下太过，不仅损伤脾胃导致津液生成不足，还会因短期的泻下使津液丢失更加严重，便秘加重的同时会有头昏、口干、心悸、失眠多梦等不适，应该从根本着手，补气养血，使气血充足，肠道蠕动便会活跃，这才是解决便秘的最佳方法。

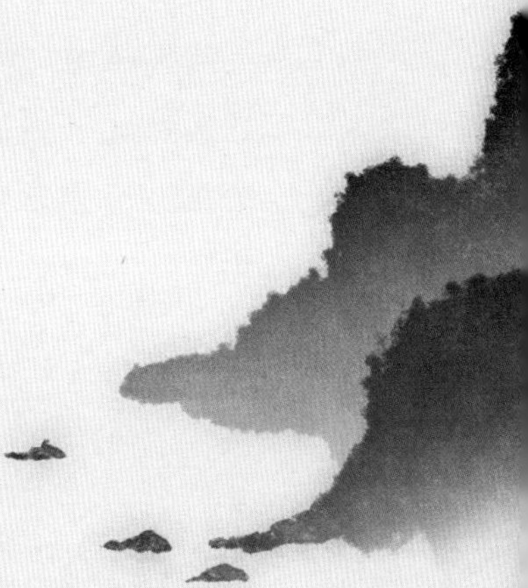

秋分时节，天气干燥，主要外邪为燥邪。秋分之前有暑热的余气，故多见于温燥；秋分之后，阵阵秋风袭来，使气温逐渐下降，寒凉渐重，所以多出现凉燥。日常调理主要围绕着“润燥”进行，而且对于润燥，一定要清补，切勿大鱼大肉地进补，否则会加重燥气，引动燥火。但是对于宋老伯的长久便秘，在这个时节，不能随波逐流盲目使用润燥之品来解决，建议老年人定时去厕所做排便动作，日久形成习惯，有助于便秘的治疗。体质虚弱、久坐久卧或活动量少的老年人，应该适度地锻炼身体，如打太极、练八段锦等，通过练功使气机调畅。

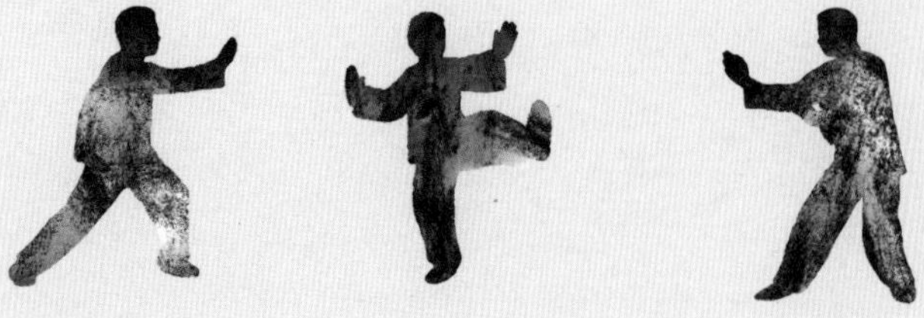

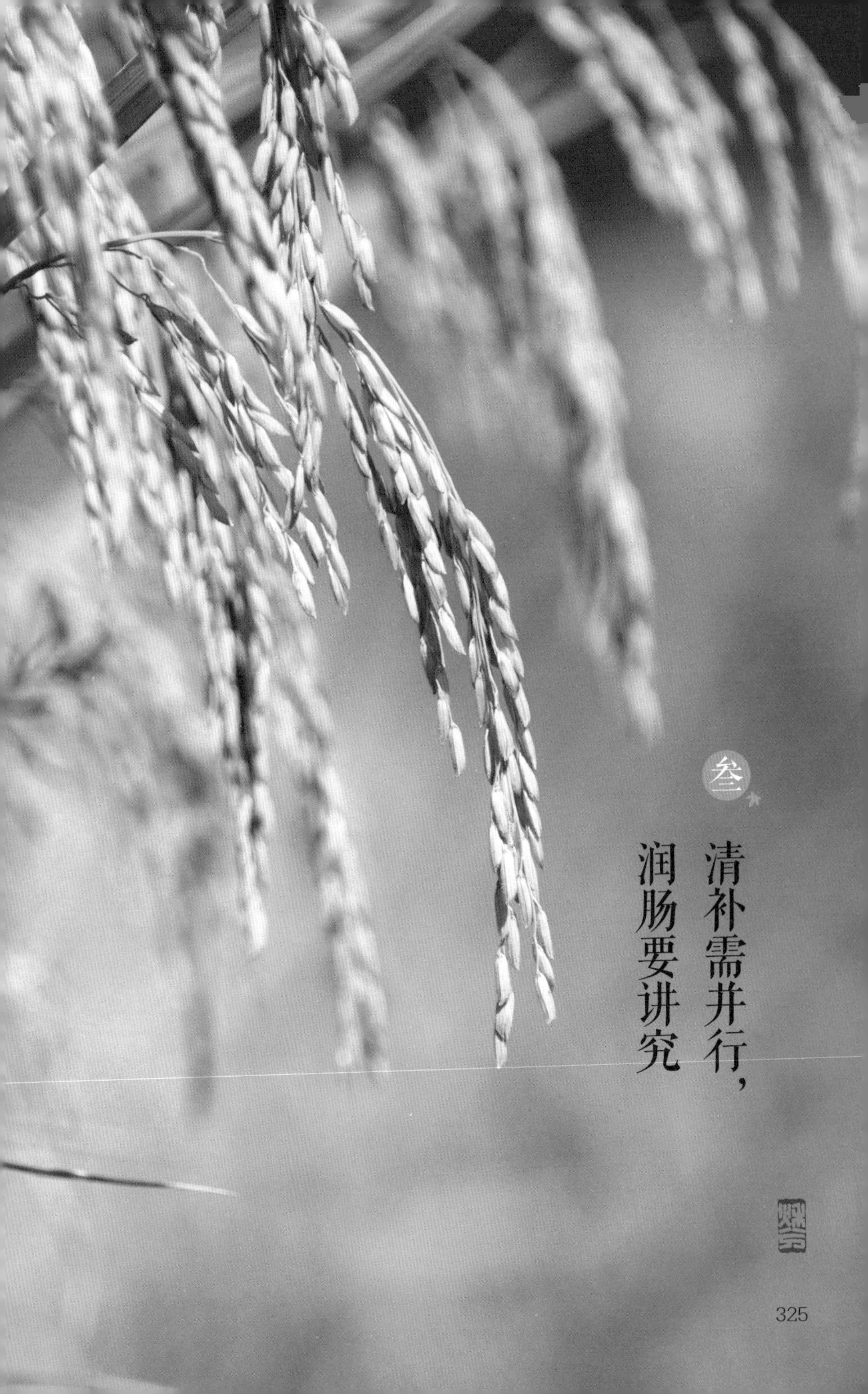

叁

清补需并行，润肠要讲究

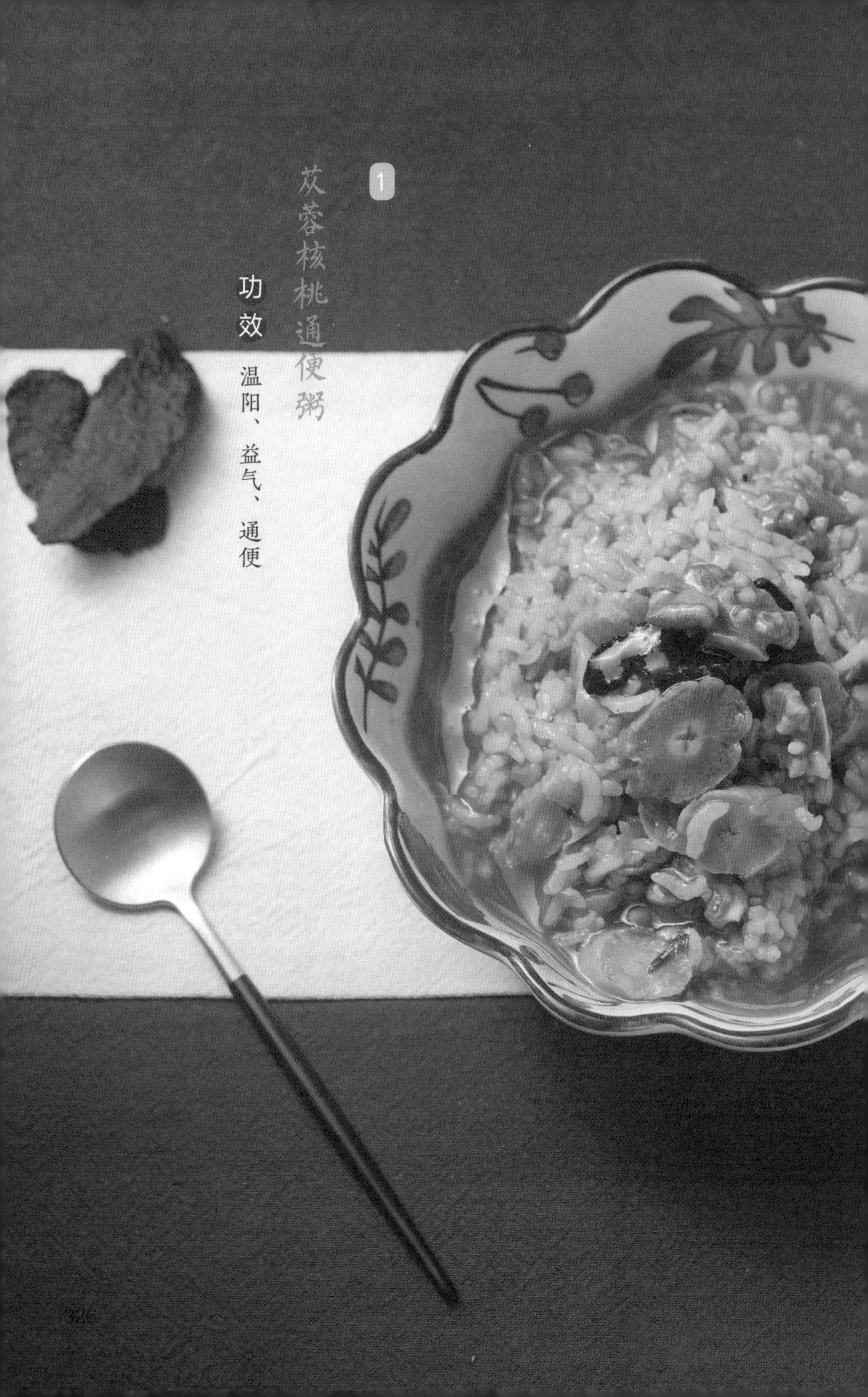

1

苁蓉核桃通便粥

功效 温阳、益气、通便

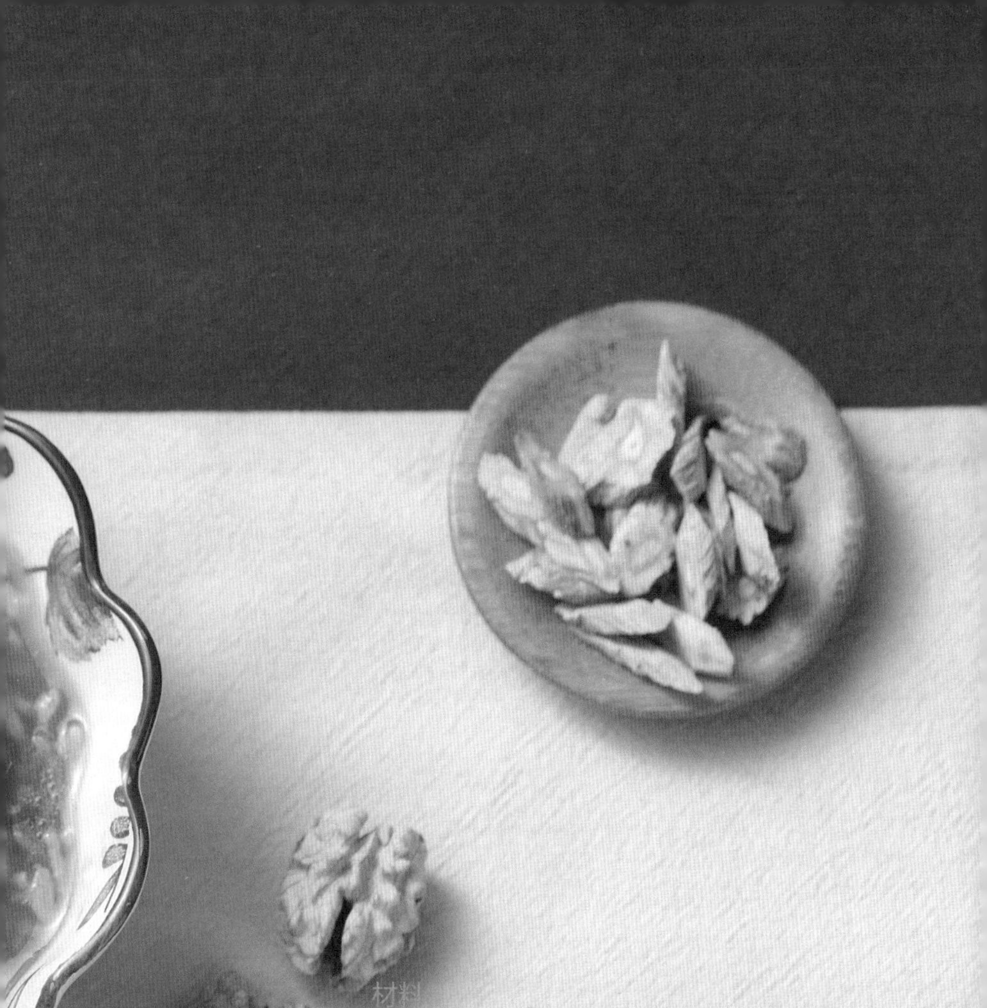

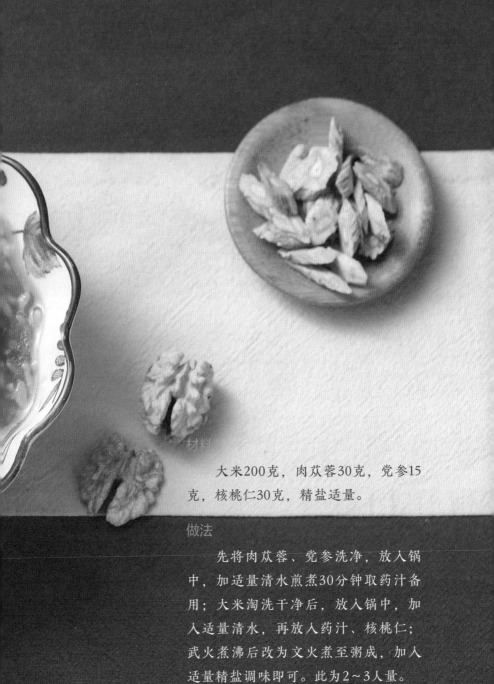

材料

大米200克，肉苁蓉30克，党参15克，核桃仁30克，精盐适量。

做法

先将肉苁蓉、党参洗净，放入锅中，加适量清水煎煮30分钟取药汁备用；大米淘洗干净后，放入锅中，加入适量清水，再放入药汁、核桃仁；武火煮沸后改为文火煮至粥成，加入适量精盐调味即可。此为2～3人量。

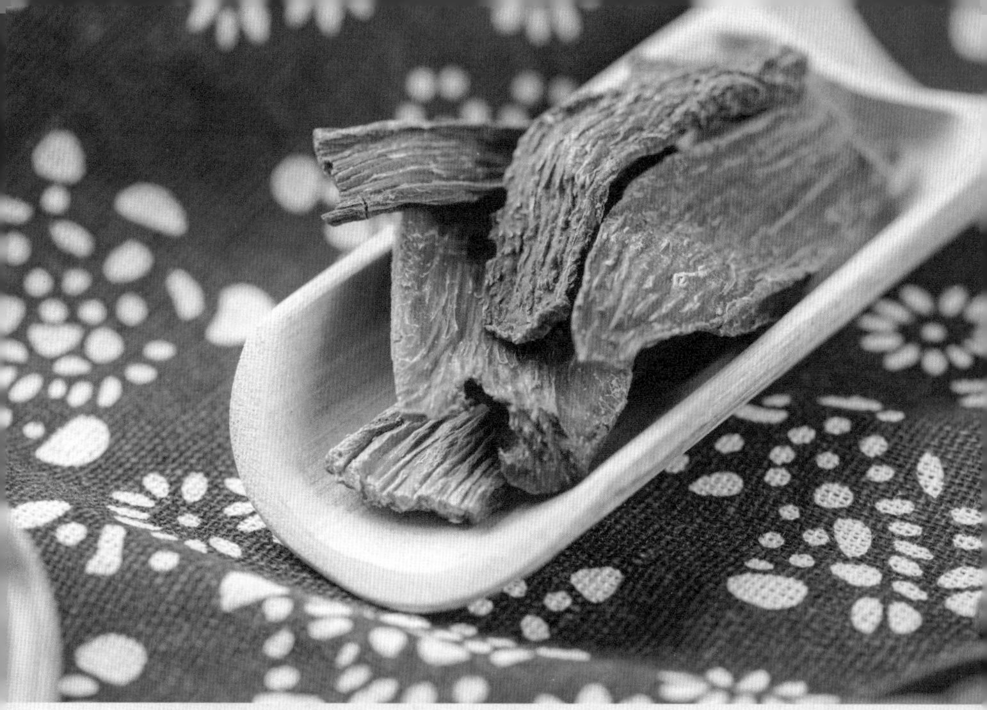

2 脐贴一下

功效
润肠通腑

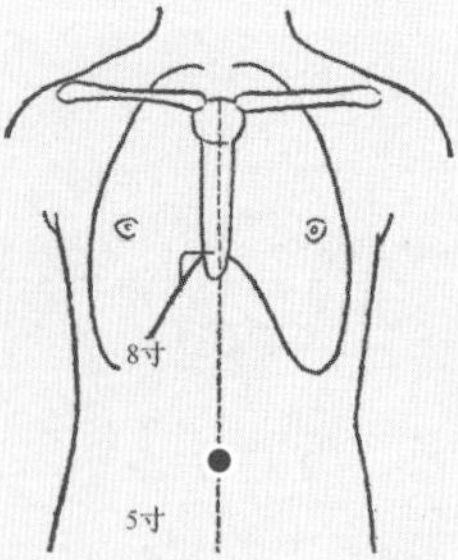

神阙穴

材料

锁阳10克，大黄5克，艾绒5克，蜂蜜适量。

穴位

神阙穴：位于腹中部，脐中央。

操作方法

- 将锁阳、大黄打成粉，放入适量蜂蜜、艾绒，调成膏状。
- 取少量药膏加热后放在纱布上，敷于神阙穴，待冷却后更换，每次敷10～15分钟，1周3～5次。

3 揉腹搓腰

功效 行气通腑

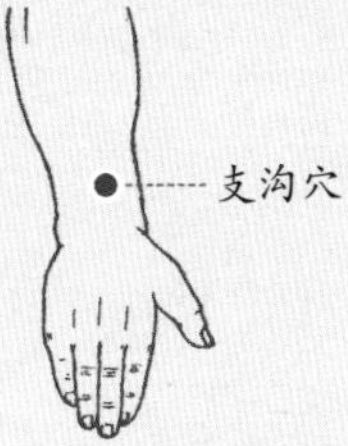

部位

腹部，腰骶部，支沟穴（位于前臂背侧，在手腕关节上3寸（4横指）处，为通便要穴。

操作方法

先双手搓热，掌根置于腹部（肚脐）由里往外逆时针、顺时针方向交替按揉约5分钟；拇指或食指指腹按揉支沟穴约5～10分钟；最后，再次搓热双手，掌根置于腰骶部，反复搓热约5分钟即可。若老年人皮肤干燥，可以将精油涂于操作者的掌根。

咏廿四气诗·寒露九月节

[唐]元稹

寒露惊秋晚，朝看菊渐黄。
千家风扫叶，万里雁随阳。
化蛤悲群鸟，收田畏早霜。
因知松柏志，冬夏色苍苍。

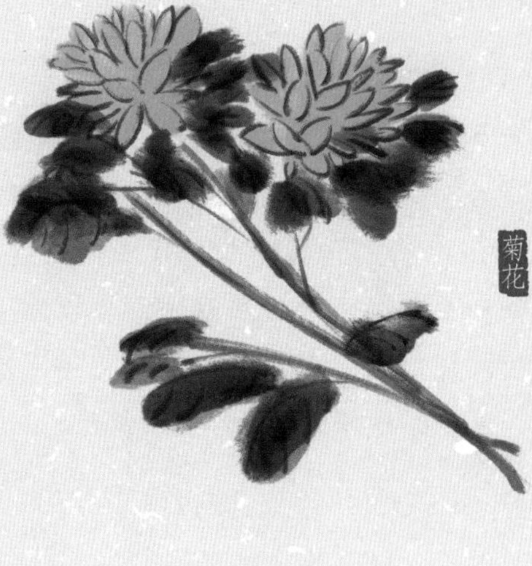

寒露

han lu

寒露

寒气日渐生，
秋凉到秋寒

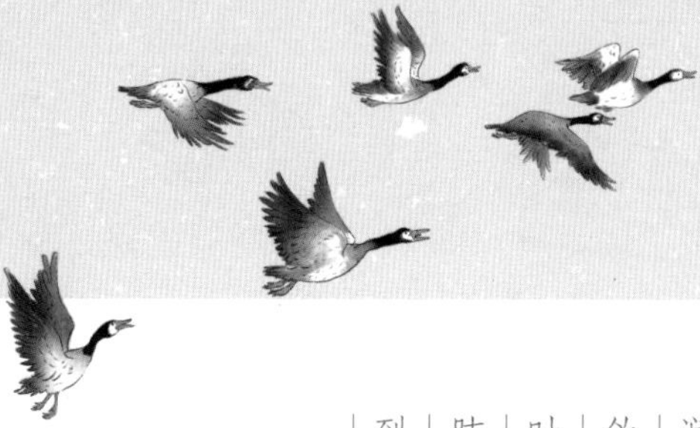

气渐退，阴气渐生，人的日常活动也要适应自然界的变化，以确保体内的阴阳平衡。饮食应在平衡饮食五味基础上，根据个人的具体情况，适当多食甘淡、滋润的食品，既可补脾胃，又能养肺润肠。因自然界中的『阳气』开始收敛、沉降，此时便是人们保养阳气之时，早睡可顺应阳气收敛，早起可使肺气得以舒展，因此秋季养生就要做到『早睡早起』。

寒露

寒露是深秋的节令，它的到来，意味着白昼渐短，夜晚渐长，日照减少，热气慢慢退去，寒气渐生，气候由凉爽转寒冷，万物随寒气增长逐渐萧索，天气也干燥起来。寒露正是『忆凉天气未寒时』，江南一带有『寒露脚不露』的俗语，即反映了此时的主要天气特点。因为到了寒露，温度已低，寒风冷雨也时常出现，再赤脚走路已很不妥当了。南方此时『长夏』已过，始有初秋的感觉。中国古代寒露物侯有三：一侯鸿雁来宾；二候雀入大水为蛤；三候菊有黄华。寒露到来的农历九月又称『菊月』，正适合饮桑叶菊花茶来平肝润肺。而外界阴阳之气也开始转变，阳

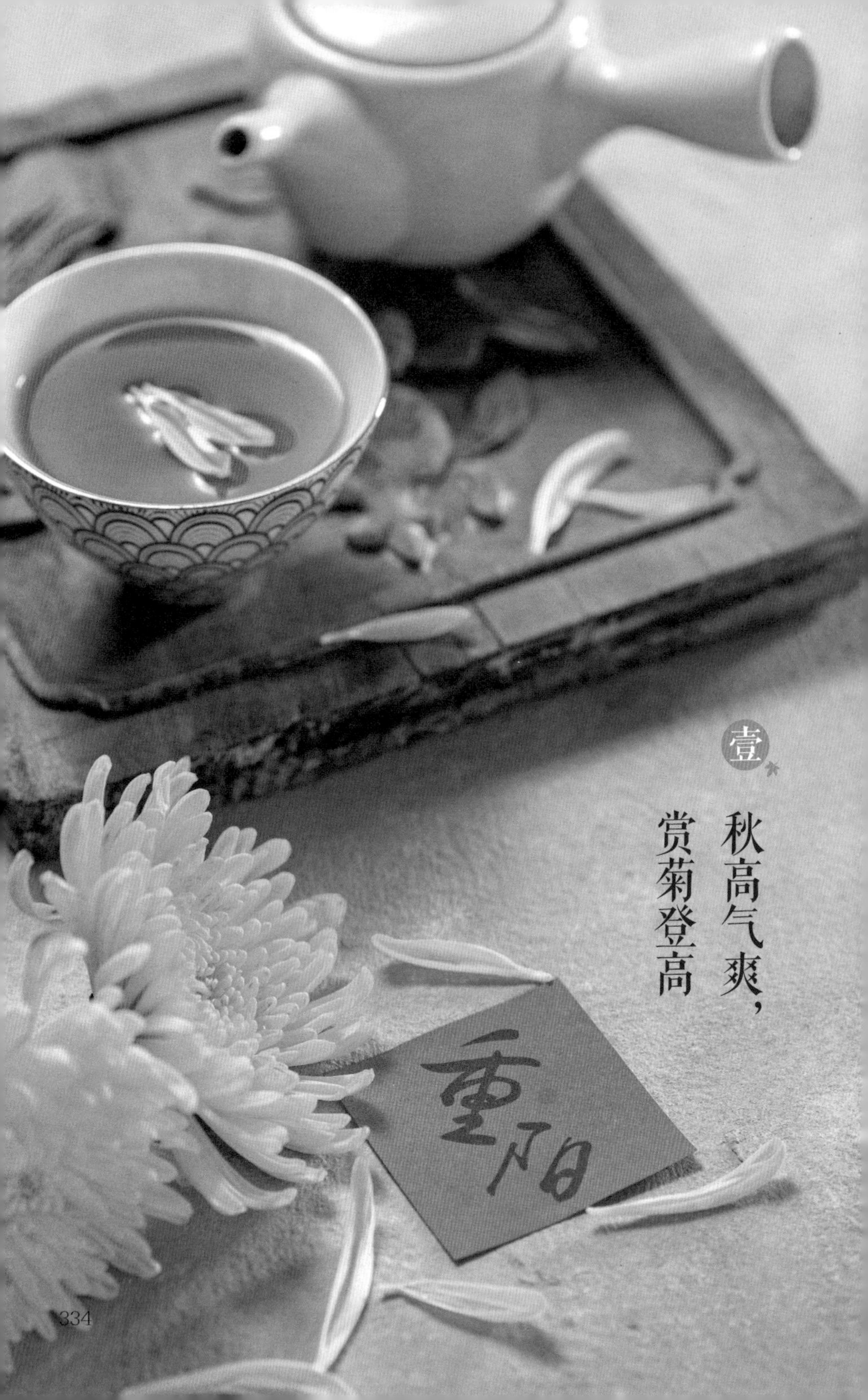

壹

秋高气爽，赏菊登高

1 寒露适饮菊花酒，除燥延年缓衰老

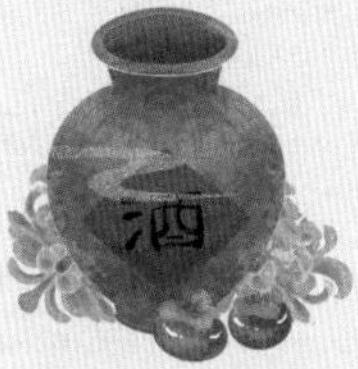

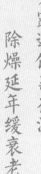

寒露时节，正是菊花盛开之时，为除秋燥，多地有饮“菊花酒”的习俗，这一习俗与登高一起，逐渐成为重阳节的必备之选。菊花酒是由菊花加糯米、酒曲酿制而成，古称“长寿酒”，其味清凉甘甜，有养肝、明目、健脑及延缓衰老等功效。在寒露这天，古人还要取井中的水用来浸造滋补五脏的丸药或药酒。古书记载：“九月九日，采菊花与茯苓、松脂，久服之，令人不老。”重阳节插茱萸、饮菊花酒，可使身体免受初寒所致的风邪。

2 重阳登高插茱萸，解除凶秽招吉祥

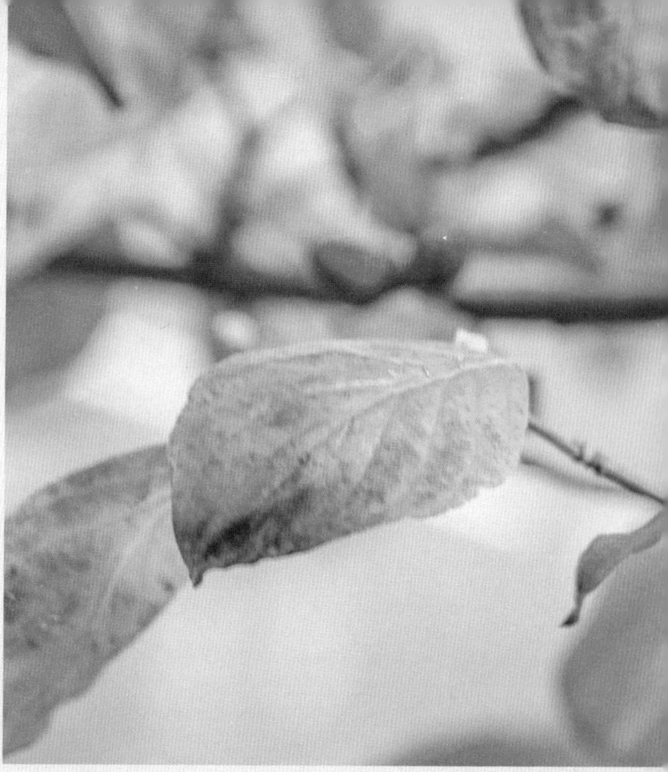

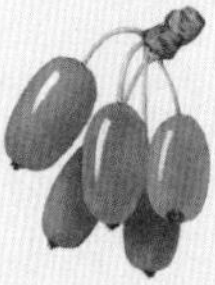

由于重阳节在寒露节气前后，此时气候宜人，十分适合登山，慢慢地，重阳节登高的习俗也成为了寒露节气的传统。登高不仅可以怀古、陶冶情操，而且可以借此抛开工作烦恼，通过与自然的接触，释放自己情绪，缓解压力，同时在秋高气爽的季节，登高远眺、高喊几声也有利于吐浊纳新、宣降肺气。

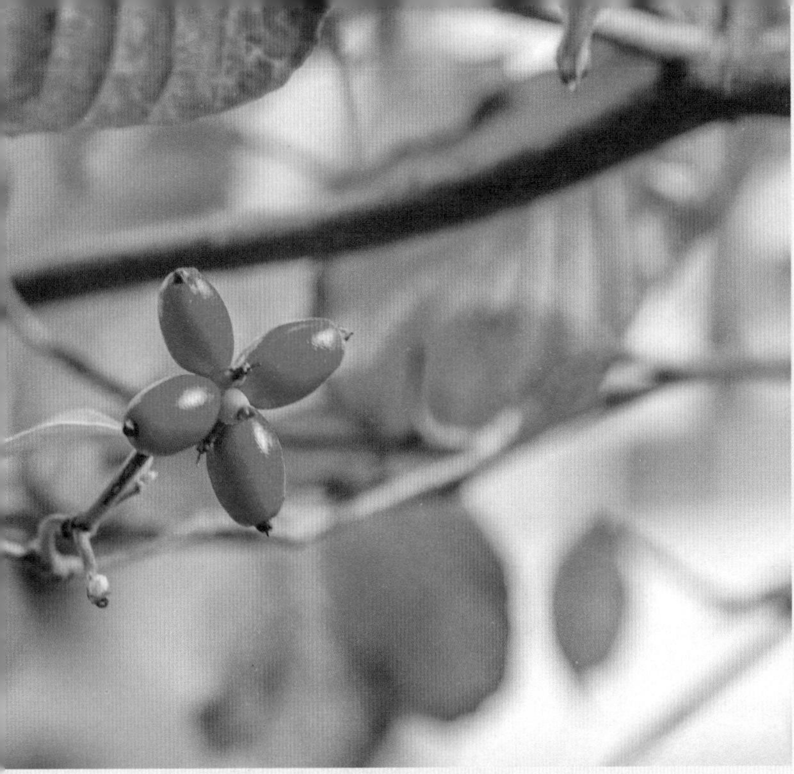

小贴士

重阳节插茱萸的风俗，在唐代就已经很普遍。唐代诗人王维的古诗作品《九月九日忆山东兄弟》“遥知兄弟登高处，遍插茱萸少一人”便描述了这样的场景。古人认为在重阳节这一天插茱萸可以避难消灾，或将其佩带于臂，或做香袋把茱萸放在里面携带，还有插在头上的。除了佩带茱萸，人们也有头戴菊花的习俗。在清代，北京重阳节的习俗是把菊花枝叶贴在门窗上，“解除凶秽，以招吉祥”，这是头上簪菊的变俗。在宋代，还有将彩缯剪成茱萸、菊花来相赠佩带的。

3 秋钓边，蟹鲜美

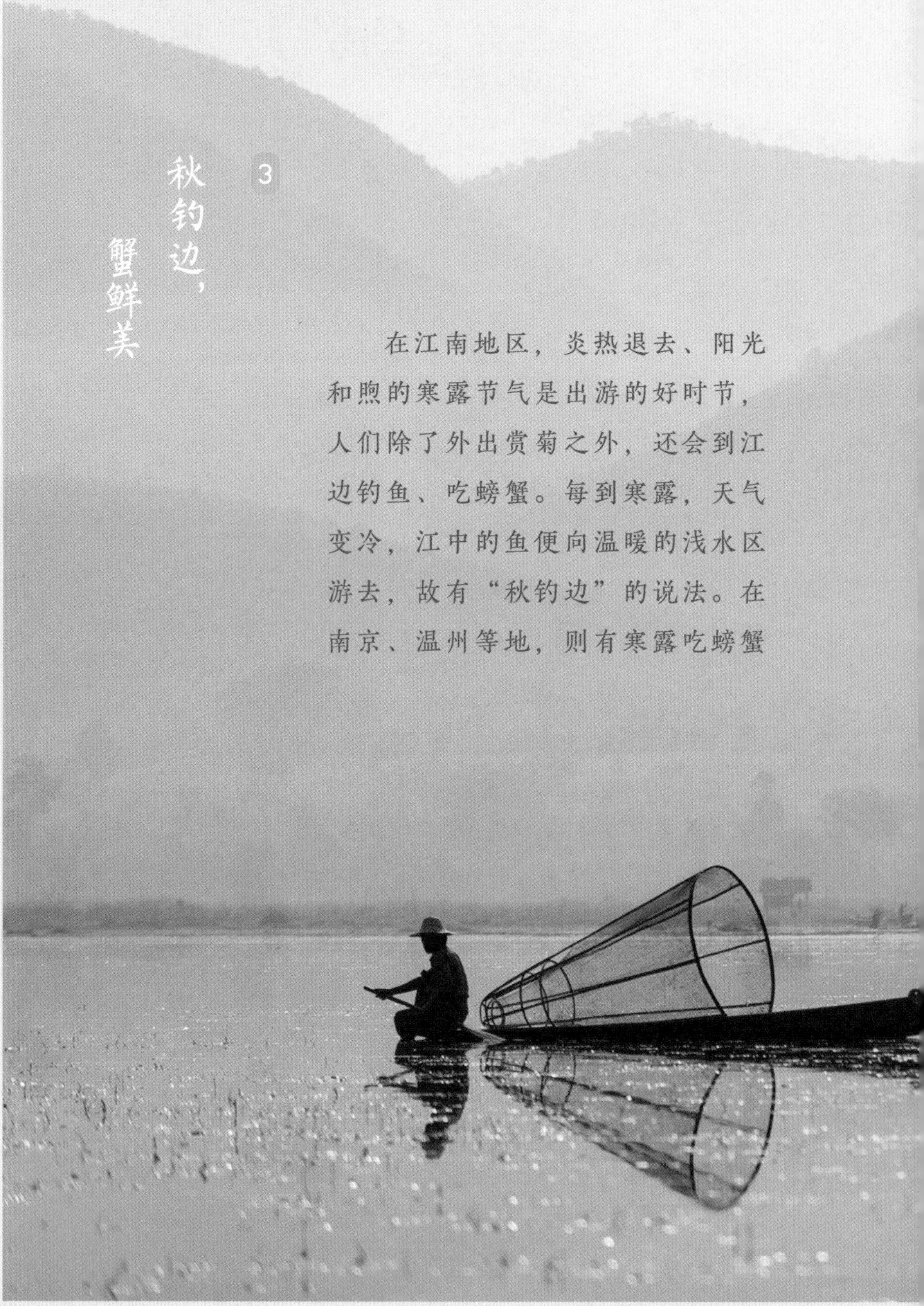

在江南地区，炎热退去、阳光和煦的寒露节气是出游的好时节，人们除了外出赏菊之外，还会到江边钓鱼、吃螃蟹。每到寒露，天气变冷，江中的鱼便向温暖的浅水区游去，故有“秋钓边”的说法。在南京、温州等地，则有寒露吃螃蟹的习俗。“寒露发脚，霜降捉着，西风响，蟹脚痒。”此时的螃蟹卵满膏多、鲜活肥美，无论蒸蟹还是醉蟹，都让人垂涎欲滴。虽然《随息居饮食谱》中记载蟹能“补骨髓，滋肝阴，充胃液，养筋活血，恰好能解秋燥”，但其性寒，故平时在烹调时，可加入紫苏或葱姜蒜等祛寒的佐料来中和其寒凉之性。

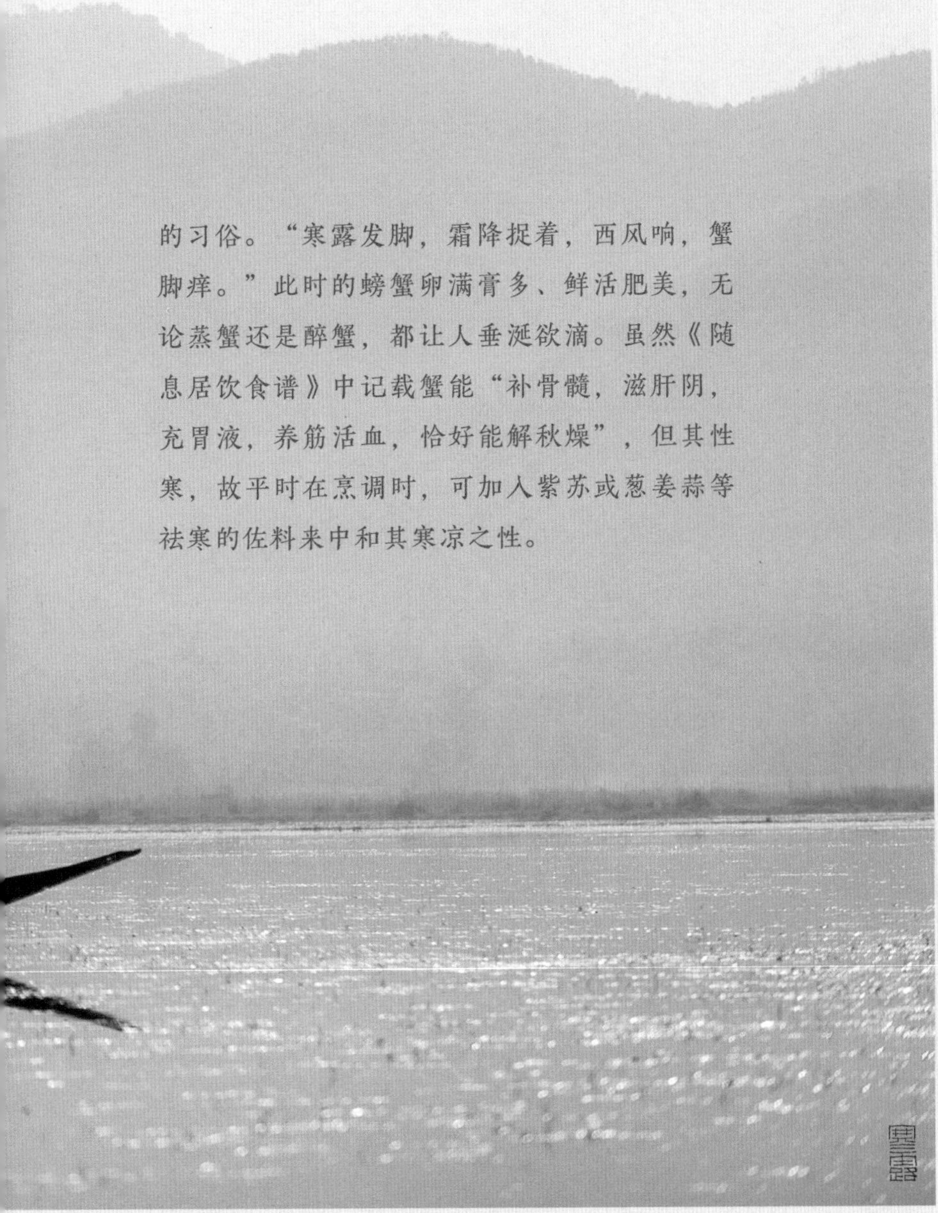

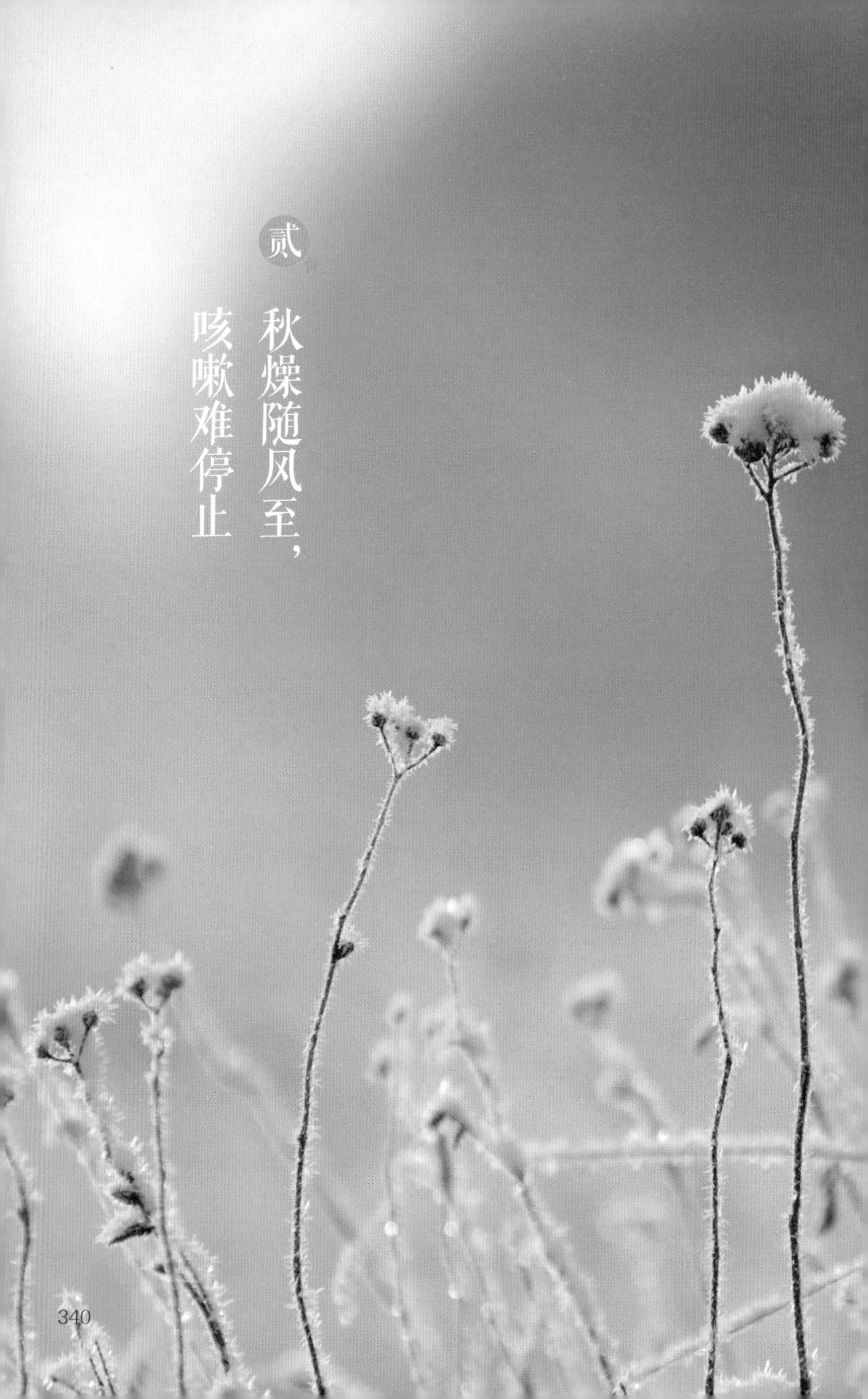

贰

秋燥随风至，咳嗽难停止

小黄今年10岁，刚上三年级，已经是一名支气管扩张、支气管哮喘的“资深”小患者，打针吃药如同家常便饭。“豆芽菜”一样的体形，弱不禁风，天气变化大时稍不注意添加衣服就会咳着进医院，每次生病总少不了使用抗生素。可最近寒露时节，天气转凉后小黄更是咳嗽不停，晚上有时咳到无法睡觉，甚至夜间遗尿，不仅时有耳鸣，还头脑昏沉，影响第二天的学习，记忆力也较之前下降了。整个人面黄肌瘦，有气无力，毫无年轻人该有的精气神，手脚也是冰凉的，因此小黄总是班级里衣服穿最多的那个，体育运动改善的效果也不明显。看着从小爱护到大的孩子这么辛苦，家长也是十分着急，带他四处看医生，吃了不少消炎药、化痰药、止咳药都不见效。

儿童是稚阳之体，阳气仍未发育完全，这时孩子的毛孔、肌肤腠理发育得都不是很完善，容易感受外邪，引起感冒、咳嗽、发烧等常见疾病。而恰逢寒露时节，昼夜温差大，气温下降，秋燥也特别明显，加上小黄长期支气管哮喘、支气管扩张症病史，先天禀赋不足，肺气不充，对皮毛腠理开合的控制不够，抵御外邪能力下降，寒气袭体，耗伤阳气，导致肺气愈亏，形成恶性循环；而肺气宣发肃降失常也导致咳嗽之症。加上长期咳嗽耗气伤肾，肾气不足则生长发育不良、头发枯黄、小便失控，肾阳温煦不足则手脚冰凉。而抗生素药性寒凉，寒凉之品易伤脾胃，长期服用清热解毒药或者抗生素之类的药品，更加导致脾阳不足，饮食摄入减少，气血津液生化乏源，所以小小年纪却是面色青黄，有气无力。治疗时，需在补益肺气、温肾助阳的同时温补脾阳，使脏腑之气充盛，从根本上解决小黄的问题。

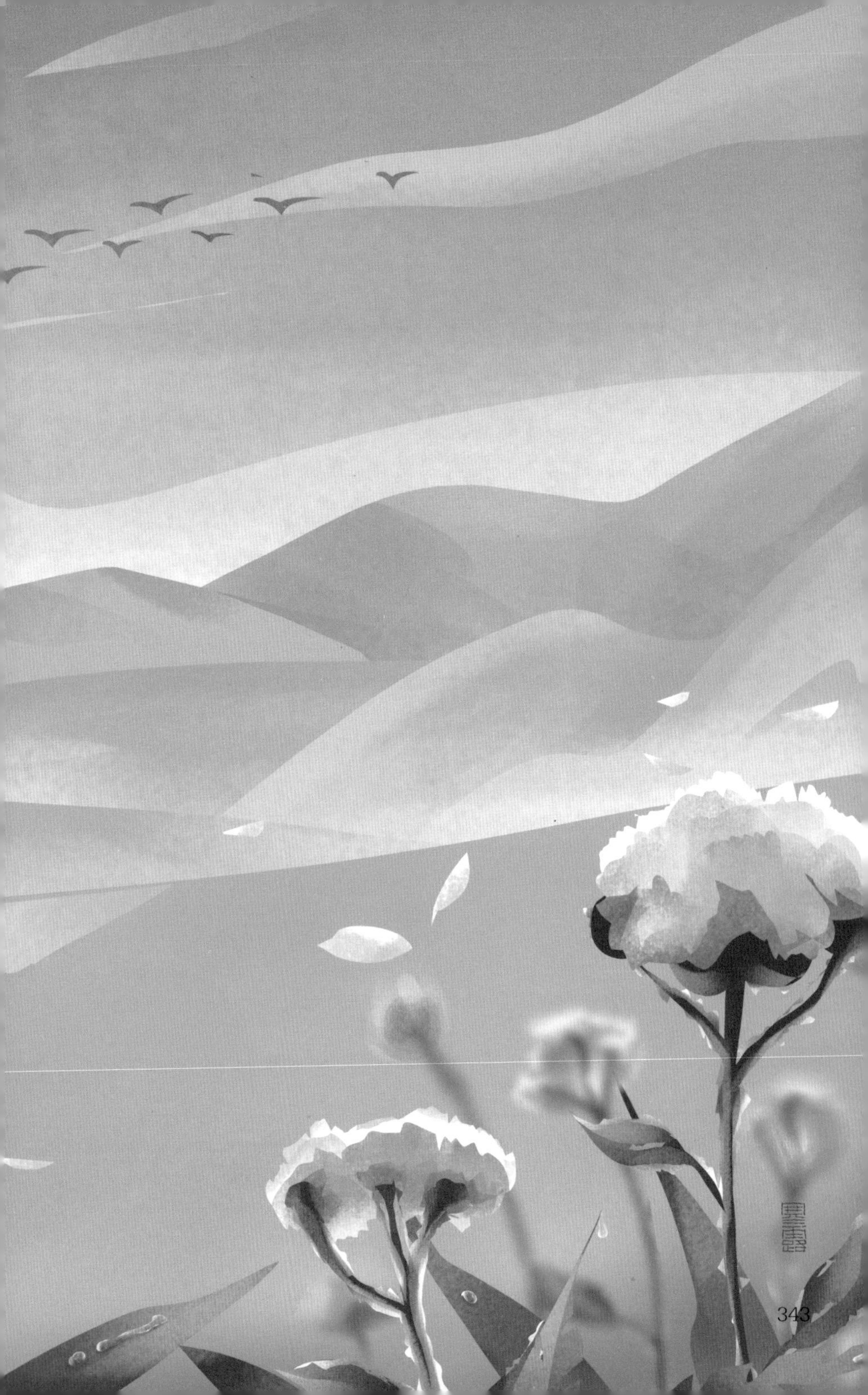

现在很多小学生，学习压力大，加上各种兴趣班，每晚都要折腾到比较晚，而睡眠不足最伤阳气，所以建议小朋友尽量要在晚上9点，最好不超过10点上床入睡。饮食方面，不宜选择太寒凉或太热气的食物，建议选一些平性食物为主，如山药、小米、南瓜、泥鳅、鲫鱼等。

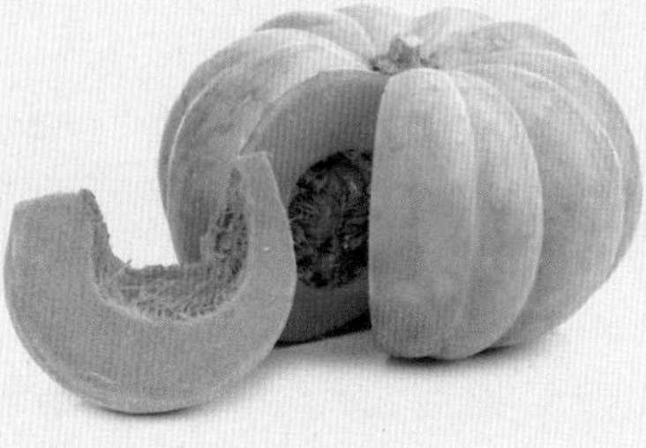

叁

甘润防秋寒，滋阴保秋肺

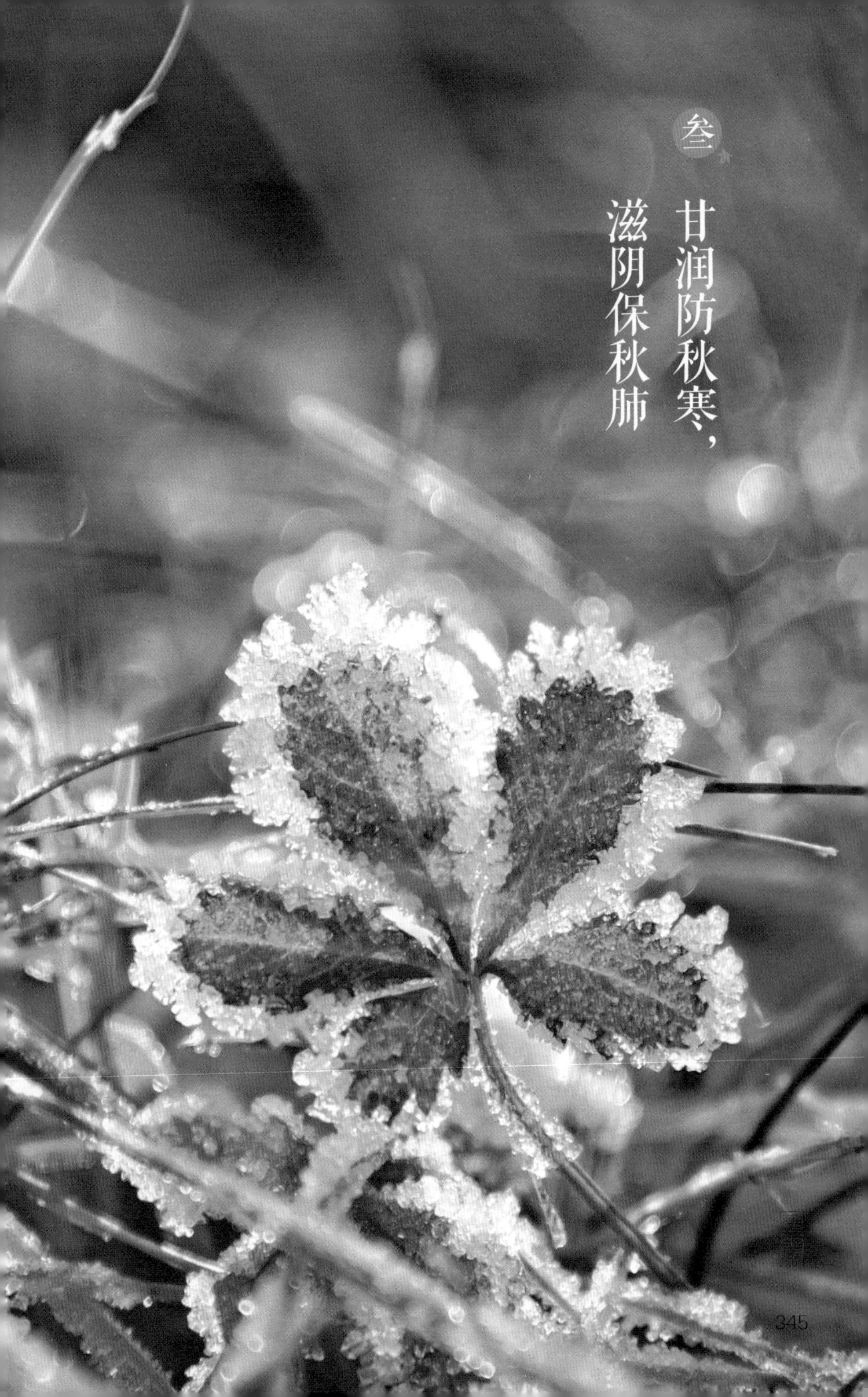

1 沙参银耳炖沙梨

功效 养阴润肺、益胃生津

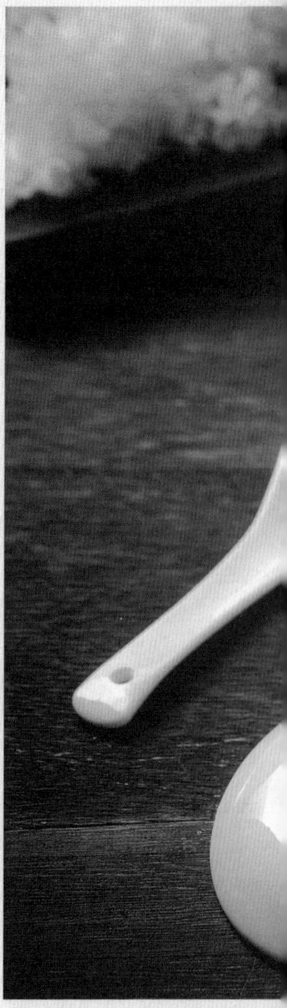

材料

沙梨1个，川贝母5克，银耳（鲜品）50克，北沙参15克，陈皮3克，冰糖适量。

做法

沙梨洗净，去核，连同梨皮一起切块；北沙参、川贝母、陈皮洗净；银耳泡开，去蒂，撕成小朵。各物一同放入锅中，加清水1 500毫升（约6碗水量），小火炖2小时，加入适量冰糖即可。此为2～3人量。

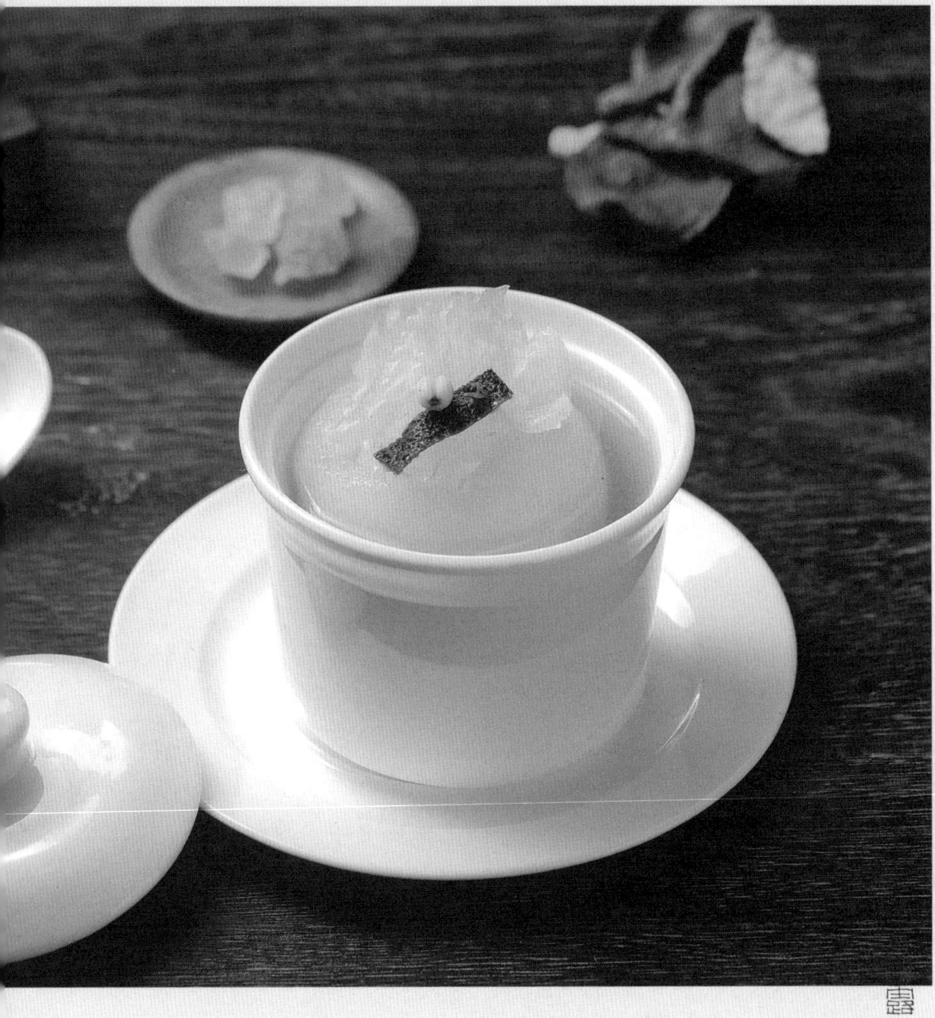

露

2 寒从足生，温从足起

功效 温阳祛寒

寒露过后，气温逐渐降低，应防止“寒从足生”。两脚是离心脏最远的地方，血液供应较少，加之脚上的脂肪层很薄，容易受到寒冷刺激的影响，寒气入侵体内后会影响肝、脾、胃、肾、胆、膀胱等脏腑功能。

材料

艾叶15克，紫苏叶20克。

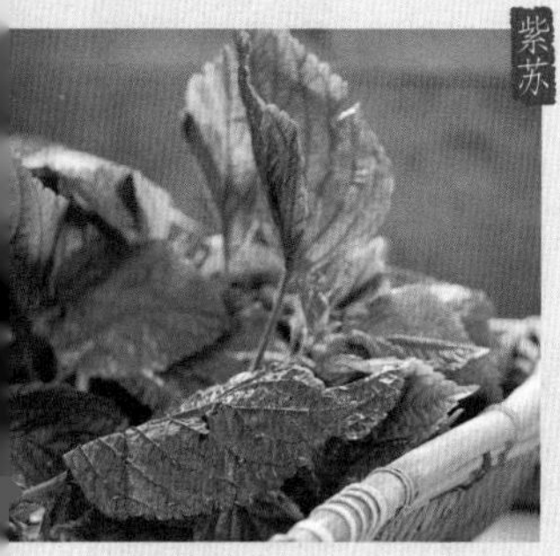
紫苏

操作方法

- 取艾叶、紫苏叶放入锅中，加入适量清水煎煮30～40分钟。
- 取药汁倒入泡脚盆中，待温时（水温45℃左右为宜）开始泡脚，每天10～15分钟，1周4～5次。

功效 健脾化痰

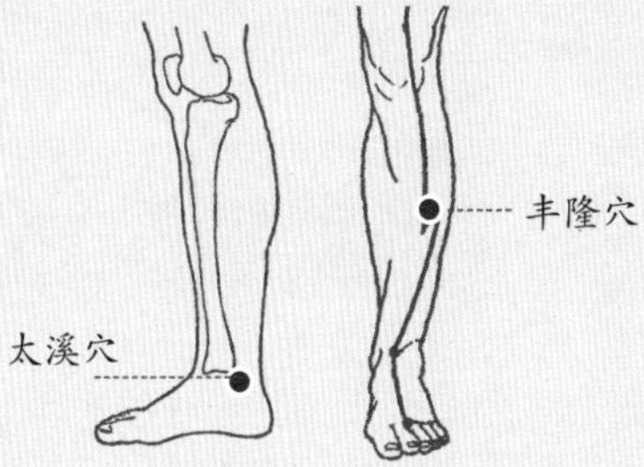

穴位

太溪穴：位于足内侧，内踝后方与脚跟骨筋腱之间的凹陷处，也就是说在脚的内踝与跟腱之间的凹陷处。

丰隆穴：在小腿外侧，屈膝时腘横纹端与外踝间连线的中点，距胫骨前缘2横指。

操作方法

将点燃的艾条置于离皮肤2～3厘米处，进行熏灸。每个穴位灸10～15分钟，1周灸2～3次。

山行

［唐］杜牧

远上寒山石径斜，
白云生处有人家。
停车坐爱枫林晚，
霜叶红于二月花。

木芙蓉

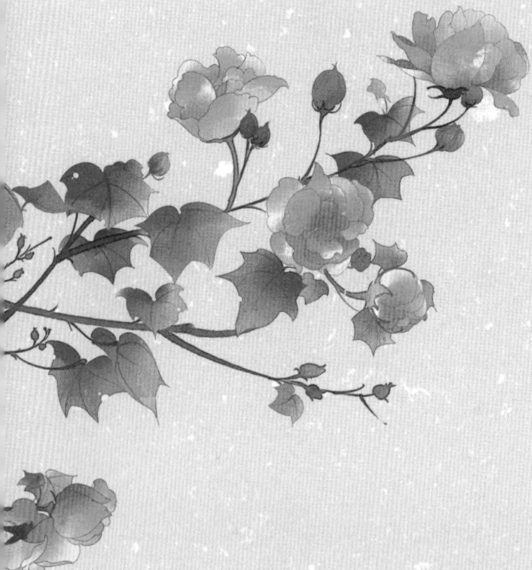

霜降

shuang jiang

凉燥来袭，
藏阴补阳

下越来越频繁。此时百草尽枯，秋叶翩飞。草木为保护自己，将多余的叶全部魂归泥土，以便度过严寒。蜂蝶也不见踪迹，蜇虫无声，告别了外界的喧嚣，进入休眠状态，以修行的姿态，为来年的新生做准备。《黄帝内经》里提出：『早卧早起，与鸡俱兴。』意思是秋天气候转凉，要早一点睡觉，以顺应阴精的收藏；又要早一些起床，以顺应阳气的舒长。

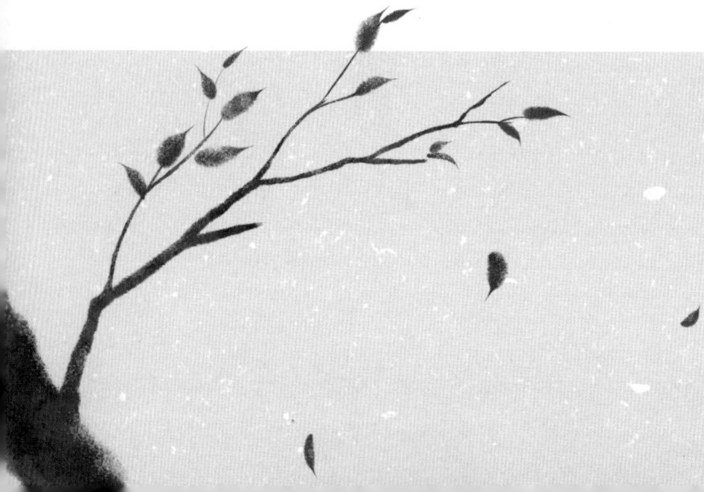

霜降是秋季的最后一个节气，也是秋季到冬季的过渡时节，这时候最突出的气候特点就是『结霜』。霜不是从空中降落下来，而是近地面水汽的凝华产物，在北方只在晴天形成，所以有『浓霜猛太阳』的说法。《月令七十二候集解》：『九月中，气肃而凝，露结为霜矣。』霜降之后，天气逐渐变冷，深秋景象明显，万物毕成，毕入于戌，阳下入地，阴气始凝，天气渐寒始于霜降。由于『霜』是天冷、昼夜温差变化大的表现，故以『霜降』命名这个表示『气温骤降、昼夜温差大』的节气。其特点是早晚天气较冷、中午则比较热，昼夜温差大，秋燥明显，而且冷空气南

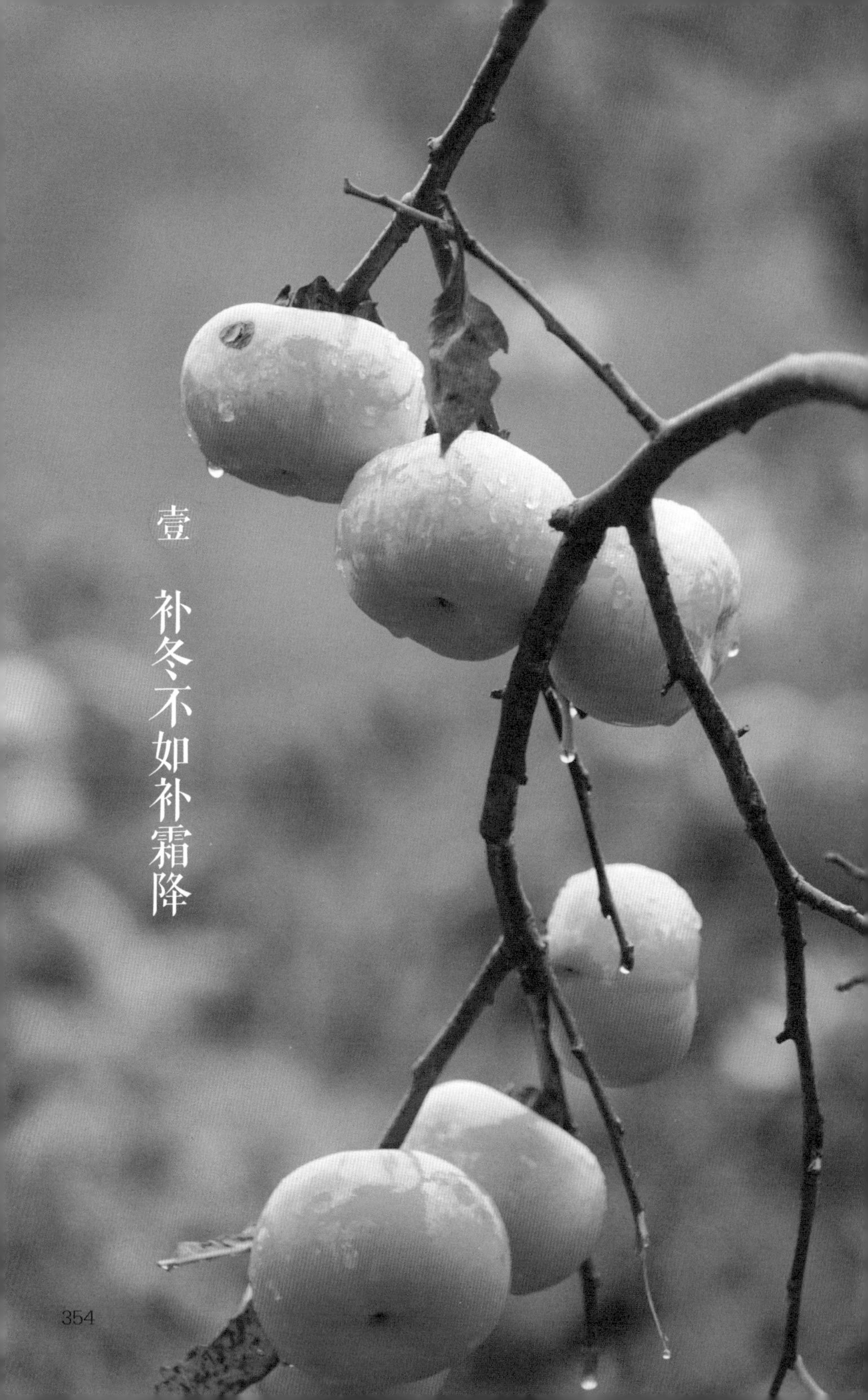

壹

补冬不如补霜降

1 霜降迎霜送芋鬼

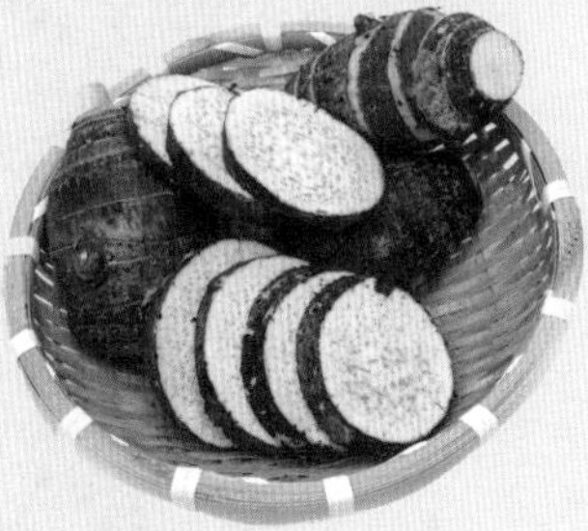

霜降是秋季最后一个节气，所以人们十分重视，经常进行祛凶、扫墓、祭祀等活动，以辟凶迎祥，祈求风调雨顺、生活安康。在广东高明地区，霜降前会有“送芋鬼”的习俗，人们用瓦片堆砌成河内塔，然后在塔内放柴点燃，而且火烧得越旺越好，直至瓦片烧红，接着将塔推倒，用烧红的瓦片来煨芋头，俗称“打芋煲”，最后“送芋鬼”，即将用完的瓦片丢到村外，以辟除不祥。

霜降

2 霜降吃丁柿，不会流鼻涕

在中国的长江、黄河流域，柿子普遍于霜降前后成熟，此时的柿子皮薄、肉鲜、味美，当地就形成霜降吃柿子的习俗。霜降又恰好是昼夜温差变化大、容易受凉感冒的时节，故而民间有“霜降吃丁柿，不会流鼻涕”的说法。中医认为柿子味甘、涩，性寒，归肺经，鲜柿子具有清热润肺、生津止渴之效，用于肺热咳嗽、口渴、口疮，而柿饼具有润肺、止血、健脾、止泻之效，用于治疗便血、尿血、脾虚消化不良、咽干、声音嘶哑等。

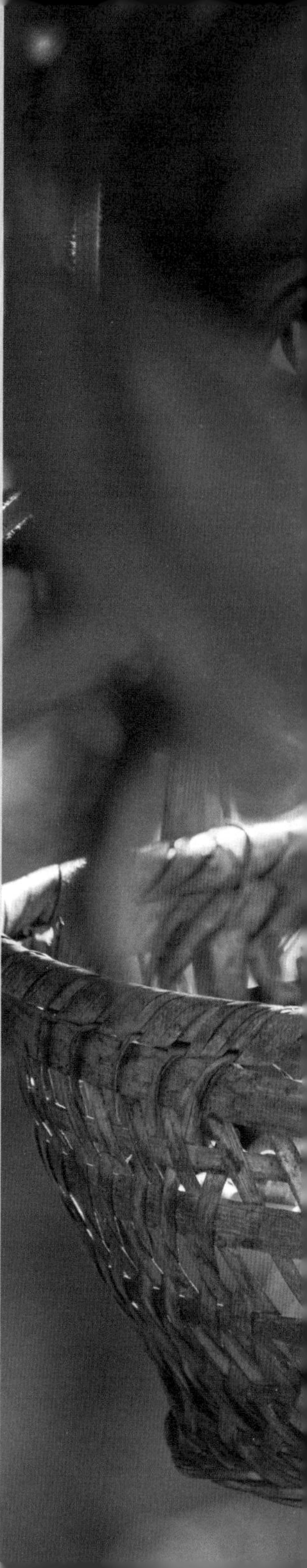

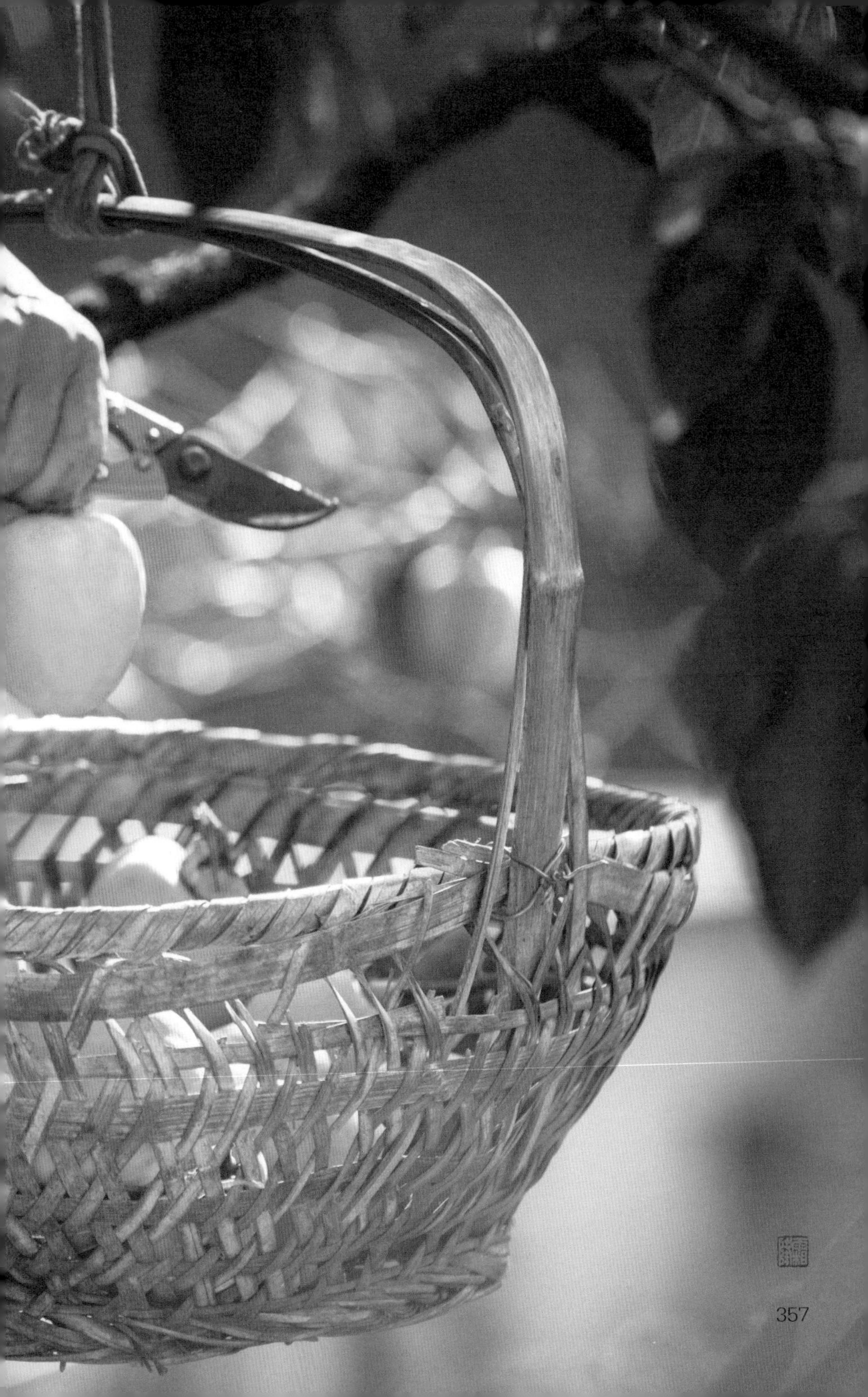

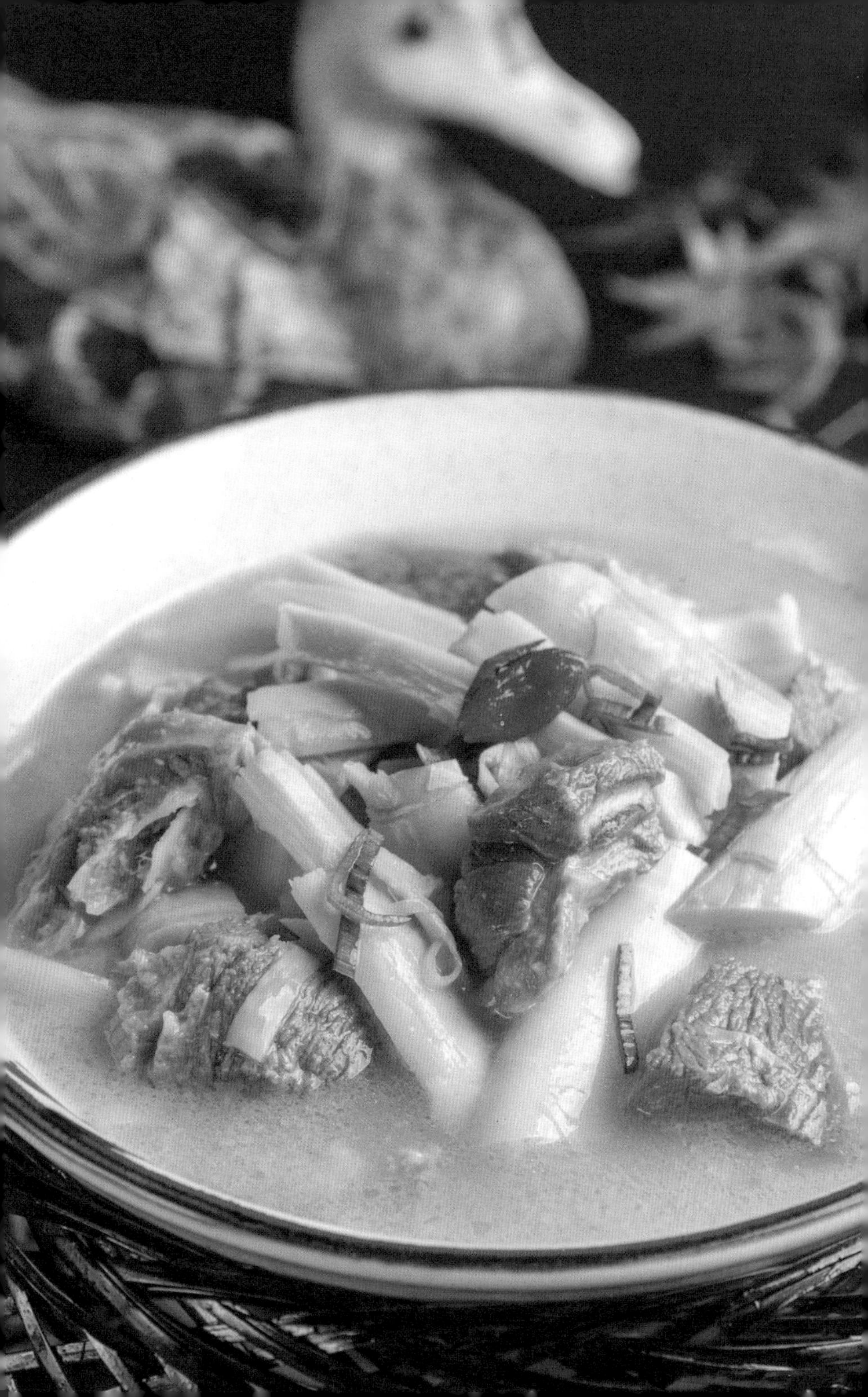

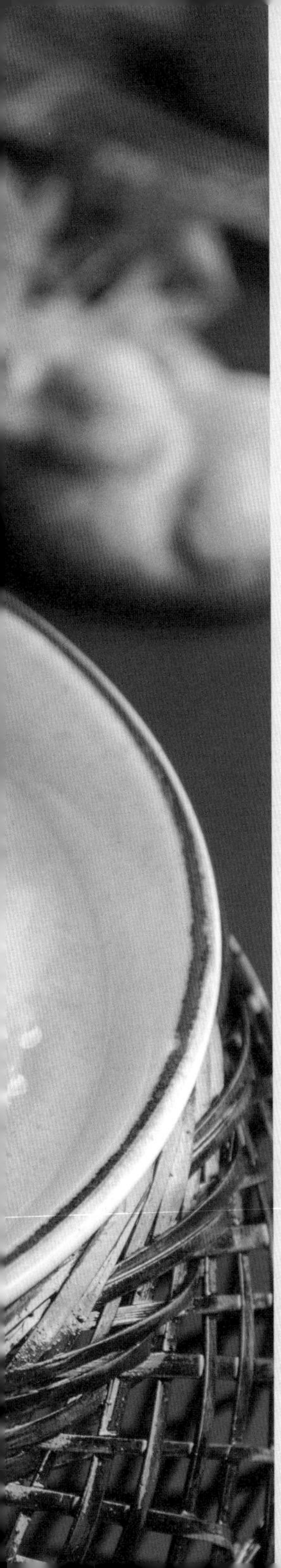

3 一年补通通，不如补霜降

民间有“补冬不如补霜降”的讲法，闽南有谚语“一年补通通，不如补霜降”，这与我国北方的“贴秋膘”有异曲同工之妙。霜降时节，天气变化幅度大，不同地区的人们会选择不同的食材进补，江南一带的民众喜食水鸭，可以滋阴；我国北方及岭南地区则选择煲羊肉或者牛肉来进补，如“煲羊肉”“煲羊头”“迎霜兔肉”等，以保暖、润燥、健脾、养胃。

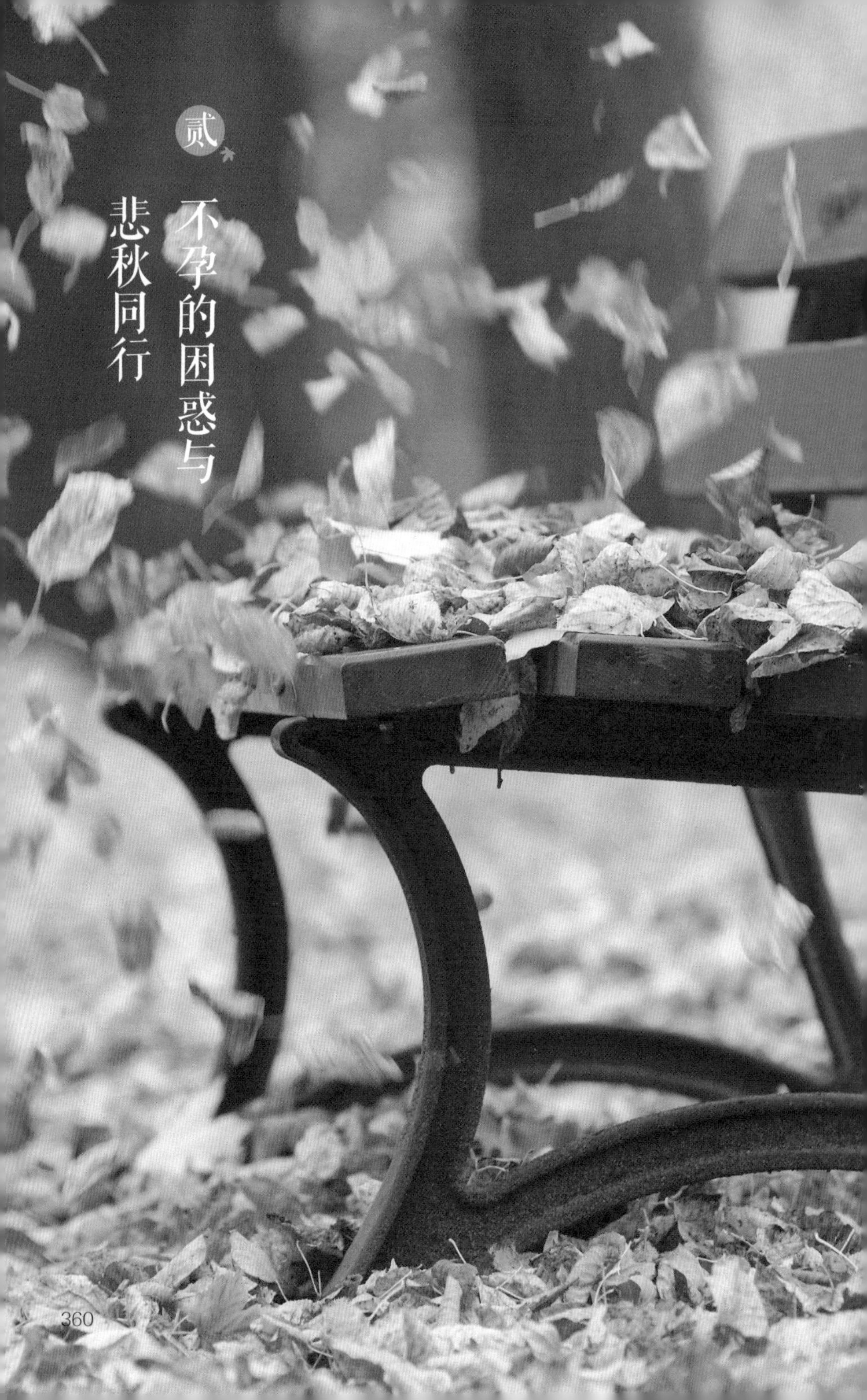

贰

不孕的困惑与悲秋同行

脾气火辣的小肖是山东人，酷爱甜食，体形微胖，大学毕业后一直留在广州。小肖结婚4年多一直未避孕，但却没有怀孕。近2年来，小肖发现自己月经不规律，2～3个月才来一次，最长隔了5个月，于是在某妇幼保健医院就诊，被诊断为多囊卵巢综合征，经过西药治疗后月经恢复正常，但一停药又会出现月经不调，也尝试过针灸等中医特色疗法，疗效也一般。2年前又开始出现全身皮肤瘙痒、干燥，尤其是深夜瘙痒难忍，涂点药膏可缓解。霜降之后，老家邮寄来一大箱新鲜的柿子，作为一枚“吃货”，小肖一时管不住嘴，吃了不少，随后开始出现胃脘部胀满、嗳气等不适。近半年月经又开始不规律了，要么经行10天都不干净，要么痛经得厉害，只能缩在被窝里，靠热水袋“续命”，脸上也开始长很多痘痘，感觉内分泌系统彻底崩溃了。

小肖的月经不调与肝、肾密切相关。多囊卵巢综合征，从中医看是由于先天不足造成的血海空虚，再加上长时间烦恼肝郁气滞，肝气横逆犯脾导致脾虚，气血生化不足而不孕。在进入寒秋霜降的季节，又频频进食柿子这样性寒的水果，使寒邪入侵任冲二脉，冲脉为血海，任脉为阴脉之海，两者对月经的调节至关重要，当经脉受损，气血运行受阻，便会行经不畅而出现月经延期和痛经。气血不足，血虚生风，故会出现全身皮肤瘙痒，寒邪中伤脾胃则出现腹泻等不适。治疗上，德叔以调理冲任为主，逐渐加大温补力度，经过近2个月的中药辨治及个体化药膳施治后，不仅月经恢复正常，整个人也精神了很多。

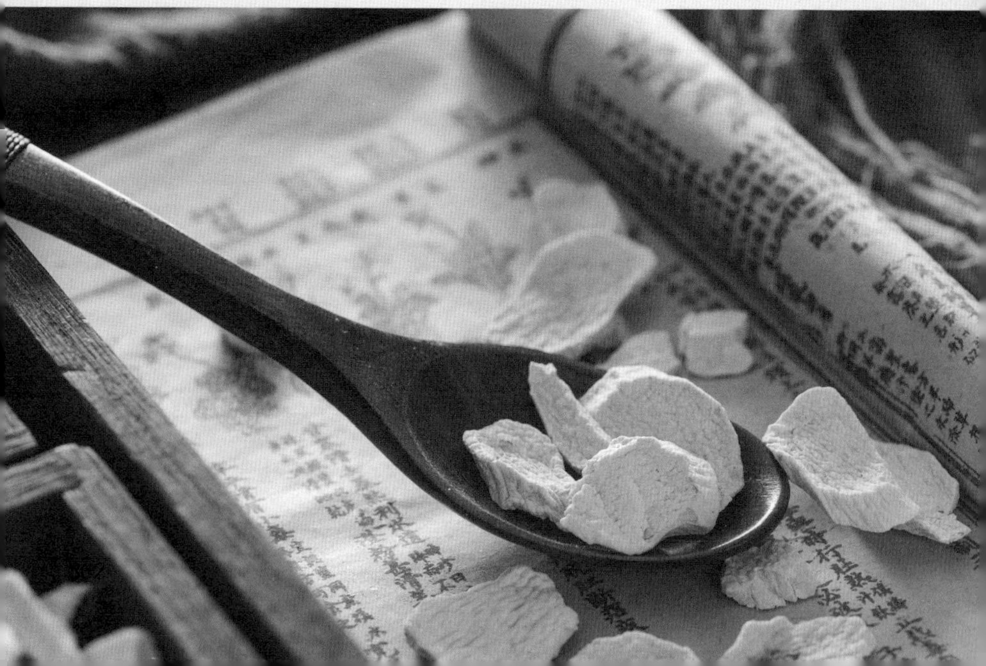

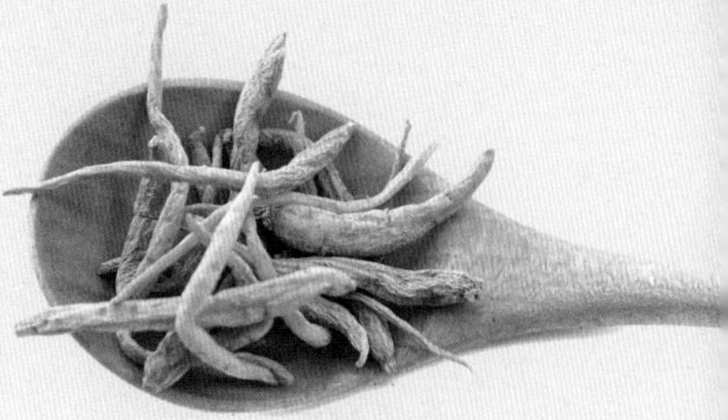

月经经常推后甚至不来月经的女性，同时脸上长痘痘、体毛多且体形肥胖的话，不仅外表上不美观，还要警惕是否患上了多囊卵巢综合征（PCOS）。PCOS是生育年龄妇女常见的疾病，是内分泌及代谢异常所导致的。PCOS的患者表现为四大症：闭经、多毛、肥胖及不孕。

霜降正值秋冬交替，该时节的养生应兼顾秋的燥与冬的寒，同时注意昼夜温差较大对人体带来的影响。此时穿对衣服非常重要，但是现在很多爱美女性，“不要温度，要风度”，喜欢短裙、露脐装、V字领、大圆领或者穿蕾丝、雪纺衫等，对于中下焦寒气重的女性而言，保暖是最重要的一件事。此外，还应先学会穿袜子，而不是露脚，建议穿中长筒袜子，保护好脚踝，防止秋末之凉燥的袭击。

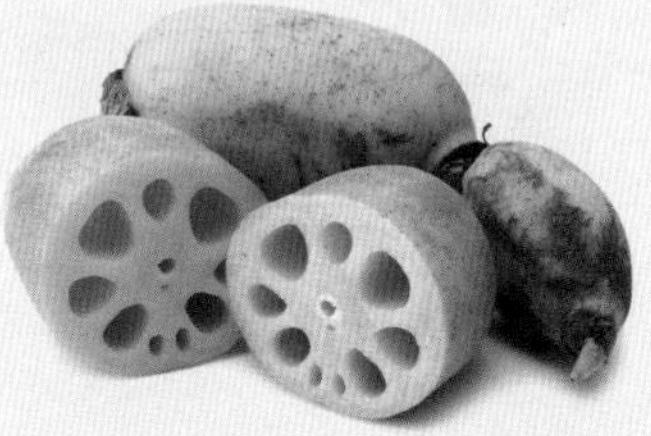

在岭南地区的霜降时节，中午气温偏高，容易给人造成一种天气还没有太冷的错觉，殊不知此时的气候已准备入冬，不仅早晚温度偏低，还常常伴随瑟瑟秋风，“伤人于无形”，因此要学会随身携带风衣或薄外套。饮食方面，应适当进补，此时的进补会让身体安稳过渡到初冬，可以在选择润燥健脾的同时，逐渐加大补气补血之力，如选择玉竹、沙参、太子参、山药、莲藕、马蹄、莲子、陈皮、乌鸡、羊肉、牛肉、牛肚、猪肚等，但能不能进补还是要看看脾胃好不好，脾胃向来比较薄弱的人，应重点健脾和胃，循序渐进加大温补力度，做到补而不燥。

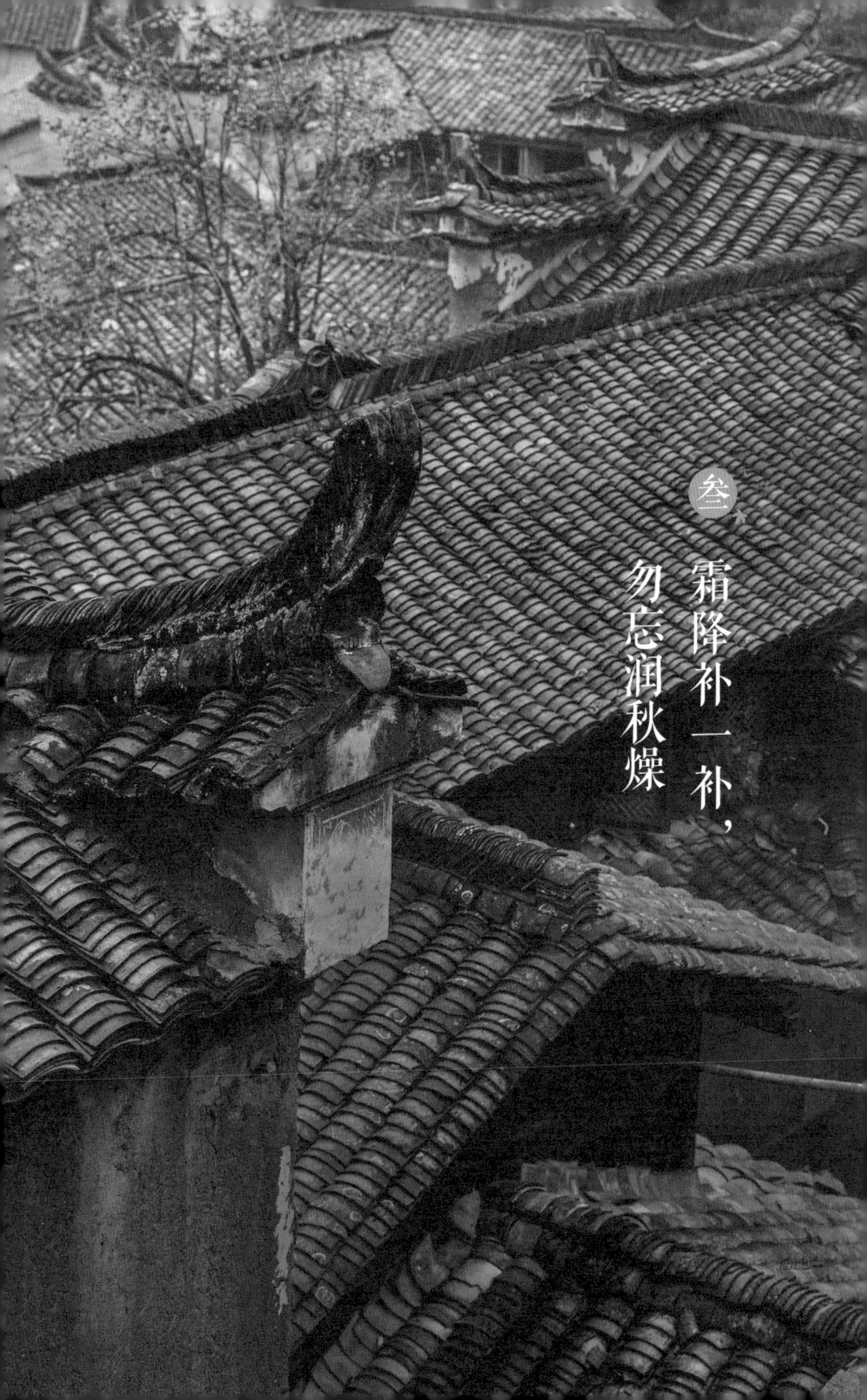

叁

霜降补一补，勿忘润秋燥

1

当归炖乌鸡

功效

补血养肝、调理冲任

材料

乌鸡1/4只，猪瘦肉100克，当归15克，龙眼肉10粒，红枣（去核）2～3枚，生姜2～3片，精盐适量。

做法

将诸物洗净，乌鸡切块，放入沸水中焯水备用，猪瘦肉切片备用；上述食材放入锅中，加清水1 500毫升（约6碗水量），武火煮开后文火再煮1.5小时，加入适量精盐即可。此约为2～3人量。

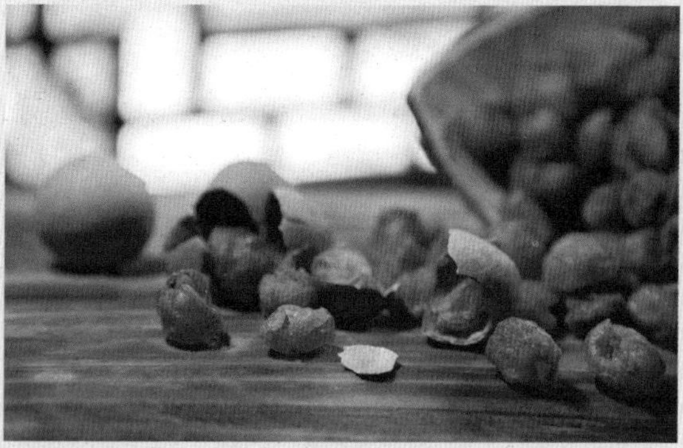

龙眼

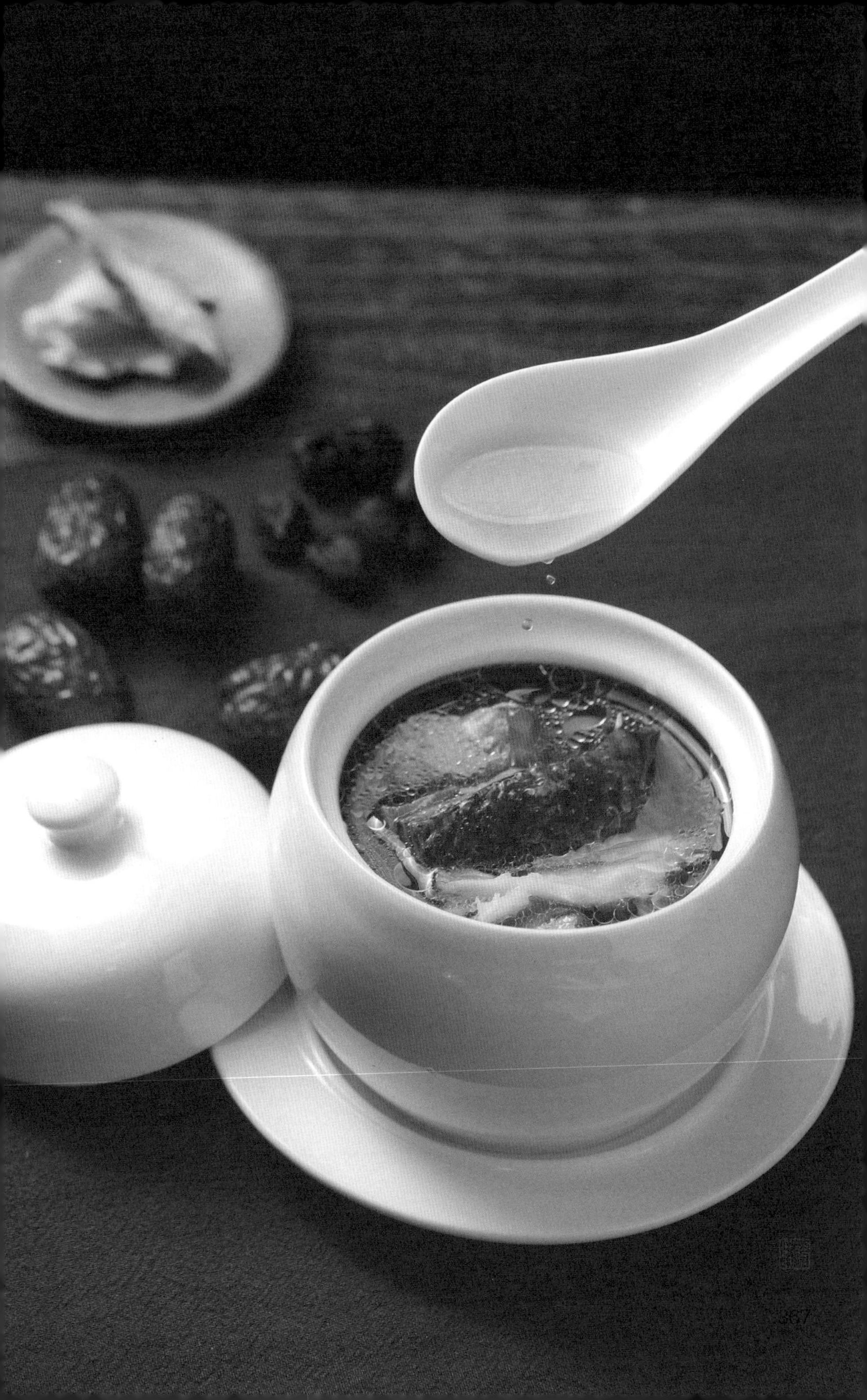

2 祛宫寒，养阳气

功效 温中、散寒、固肾

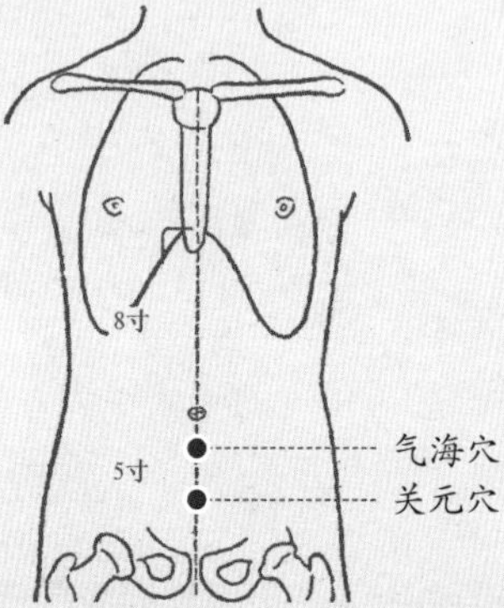

穴位

关元穴：位于下腹部，肚脐下3寸（4横指）处。

气海穴：前正中线上，当脐中下1.5寸。

命门穴：位于第二腰椎棘突下。

操作方法

- 将生姜切成直径约3厘米，厚度约0.3厘米的薄片。
- 将切好的姜片用缝衣针刺几个小孔。
- 把姜片置于穴位上，艾绒捏成柱状，放在姜片上，点燃艾绒，待艾绒烧尽即可。每周2次。

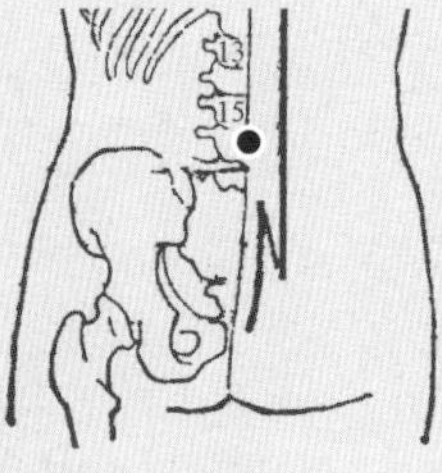

命门穴

功效 滋补肾脏、调气血

穴位

涌泉穴：位于足底，用力弯曲脚趾时，足底前部出现的凹陷处。

八髎穴：又称上髎穴、次髎穴、中髎穴和下髎穴，左右各四。位于腰骶部，分别在第1～4骶后孔中（肚脐对应的是第2腰椎，往下数4个关节即第1骶椎），是调节人一身气血的总开关。

操作方法

- 用拇指或食指指腹，置于穴位处按揉，力度要适中。
- 按揉150～200次，每日1遍。

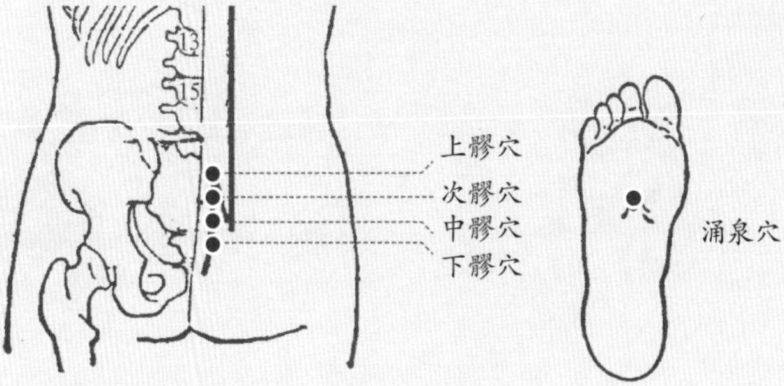

立秋

凉风至 白露降

寒蝉鸣

处暑

鹰乃祭鸟 天地始肃

禾乃登

白露

鸿雁来 玄鸟归

群鸟养羞

秋分

雷始收声 蛰虫坯户

水始涸

寒露

鸿雁来宾

雀入大水为蛤 菊有黄花

霜降

豺乃祭兽 草木黄落

蛰虫咸俯

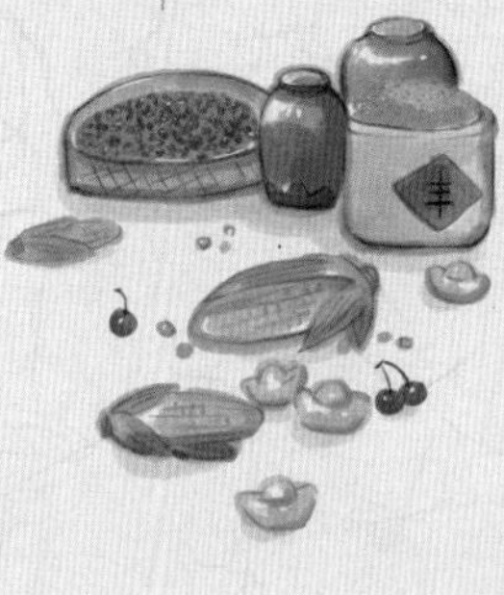

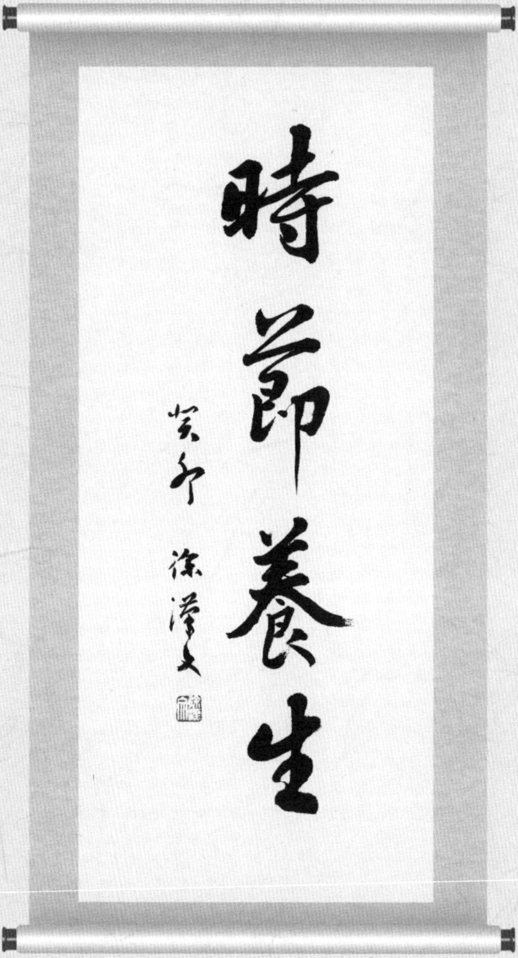

■徐汉文，岭南书法名家梁锦英先生入室弟子，广州硬笔书法家协会副主席，擅长行草书。

冬

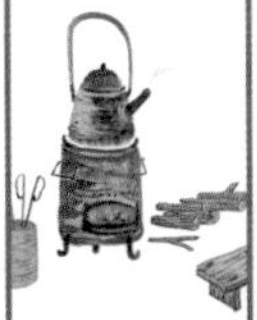

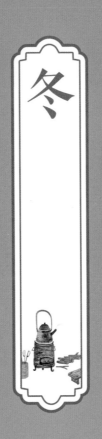

立冬日野外行吟

[宋] 释文珦

吟行不惮遥，风景尽堪抄。
天水清相入，秋冬气始交。
饮虹消海曲，宿雁下塘坳。
归去须乘月，松门许夜敲。

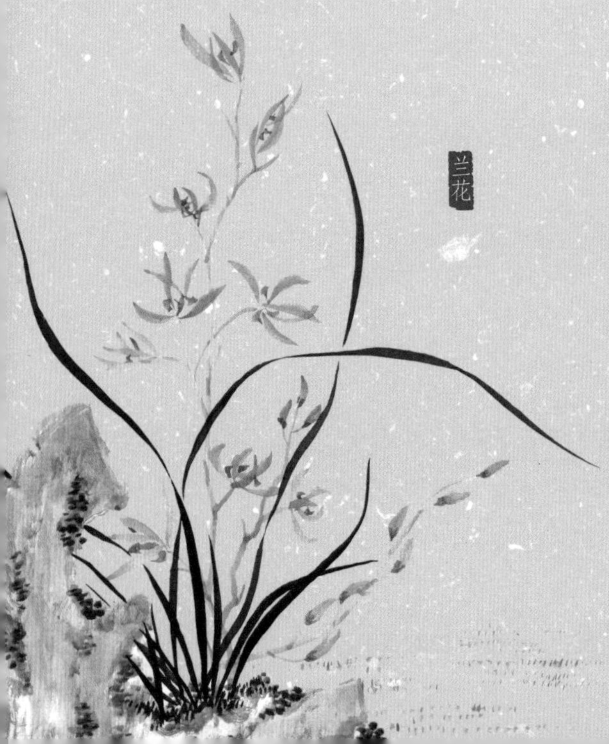

立冬

li dong

立冬

北方地渐冻，
南方小阳春

随着时间推移，冷空气频繁南下，气温逐渐下降。中国古代立冬物候有三：一候水始冰；二候地始冻；三候雉入大水为蜃。天气日渐寒冷，人们的作息也应该随之调整，早睡晚起，日出而作，保证充足的睡眠，有利于阳气潜藏、阴精蓄积。尽量保持恬淡安静、寡欲少求，这样可以使得神气内收，利于养藏。但此时万物逐渐凋敝，常会使人触景生情、郁郁寡欢，需要改变这种不良情绪，最好方法就是多参加娱乐活动，这样可以消除冬季低落情绪，振奋精神。

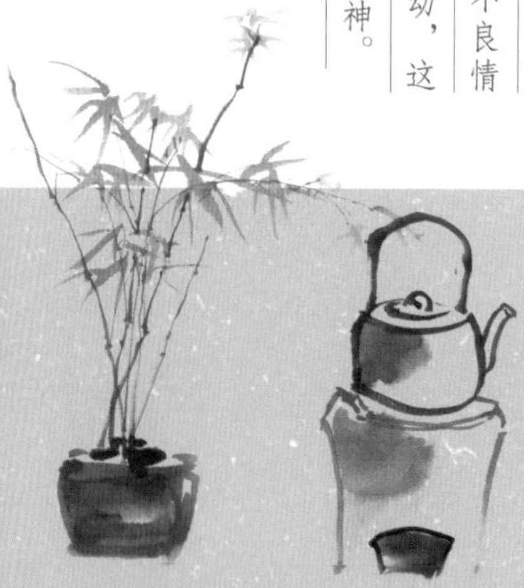

在古代，立冬即标志着冬天的来临，但现代气象学上的冬季，要推迟二十五日左右才开始，并延续到立春之后。立，建始也，表示冬季自此开始；冬是终了的意思，有农作物收割后要收藏起来的含义。此时，寒风乍起，日照时间继续缩短，冷空气已具有较强的势力，常常南侵。在北方，正是『水始冰，地渐冻』的孟冬之月，一日比一日寒冷，黄河中下游亦即将结冰，而在南方地区，从立冬至小雪期间，常会出现风和日丽、温暖舒适的『小阳春』天气，在民间有『十月小阳春』一说，正所谓『八月暖九月温，十月还有小阳春。』南方初冬时节一般不会很冷，但

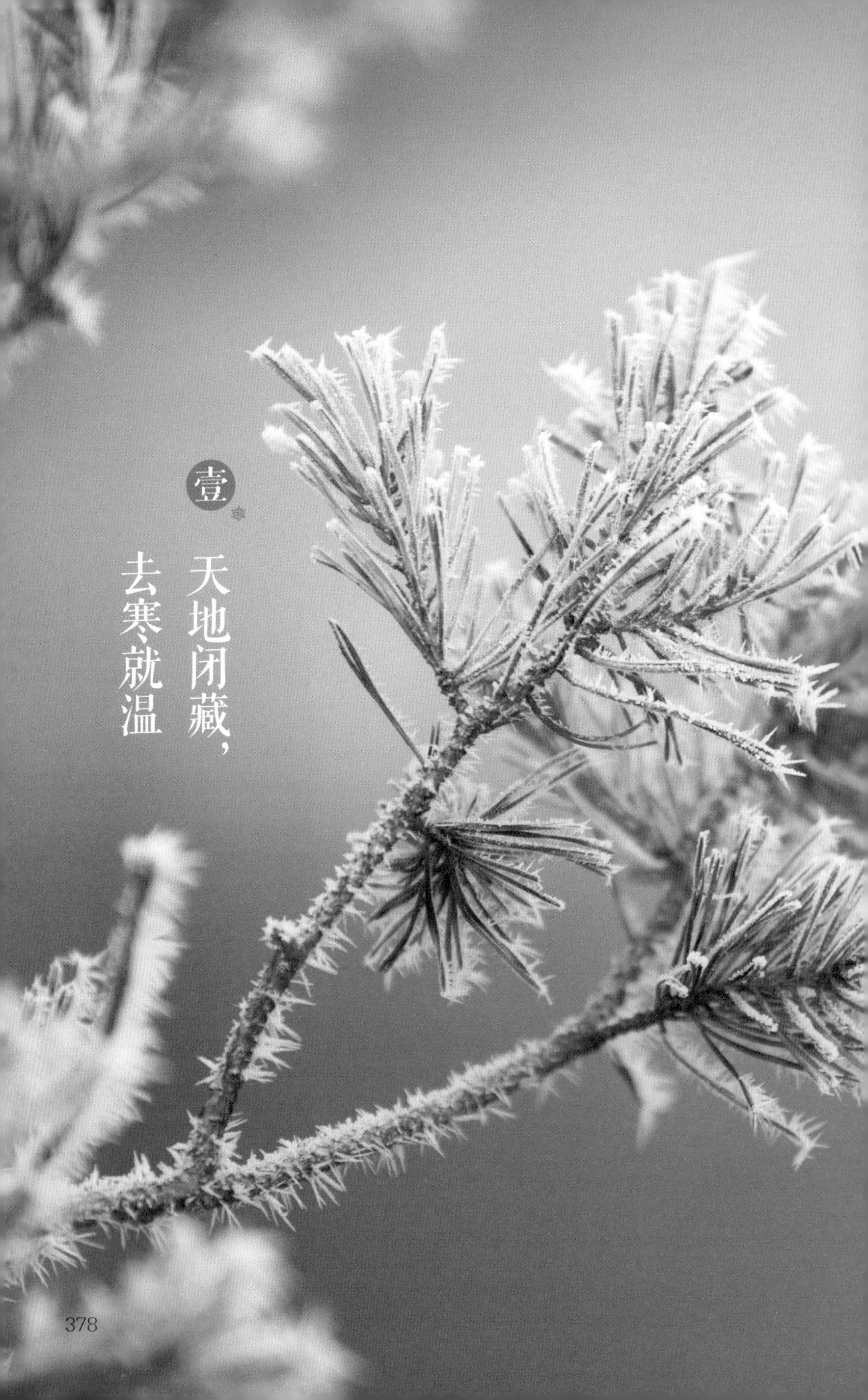

壹

天地闭藏，去寒就温

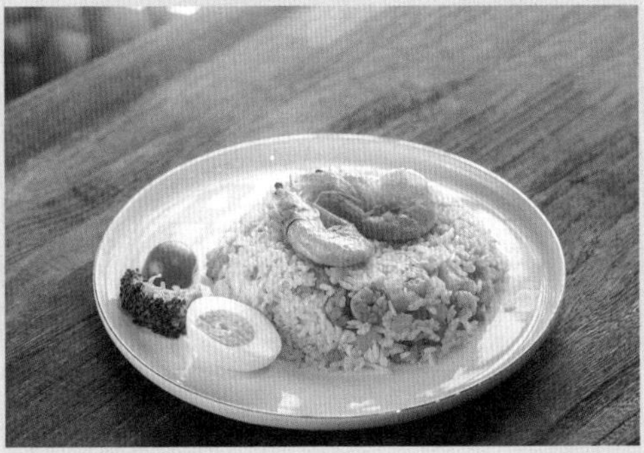

1 补冬补元气

立冬节气的到来，草木凋零，蛰虫伏藏，万物活动趋向休止，以冬眠状态，养精蓄锐，为来春生机勃发作准备。人类虽没有冬眠之说，但民间却有立冬补冬的习俗。在这个进补的最佳时期，进行食补，通常以鸡肉、鸭肉、鱼肉、羊肉为主，可以抵御冬天的严寒，补充元气。唐末出现以动物乳汁、血液为代表的液体补品，当时称为“饮子”，五代王仁裕在《玉堂闲话》中便提到长安（今西安）西市的一家饮子店生意特别好，所售饮子能治疗“千种之疾”，当时是当补品来卖的，“百文售一服”。粤东地区，有些汕头市民在立冬日会吃用莲子、蘑菇、板栗、虾仁以及红萝卜做成的香饭，谓之“炒香饭”。

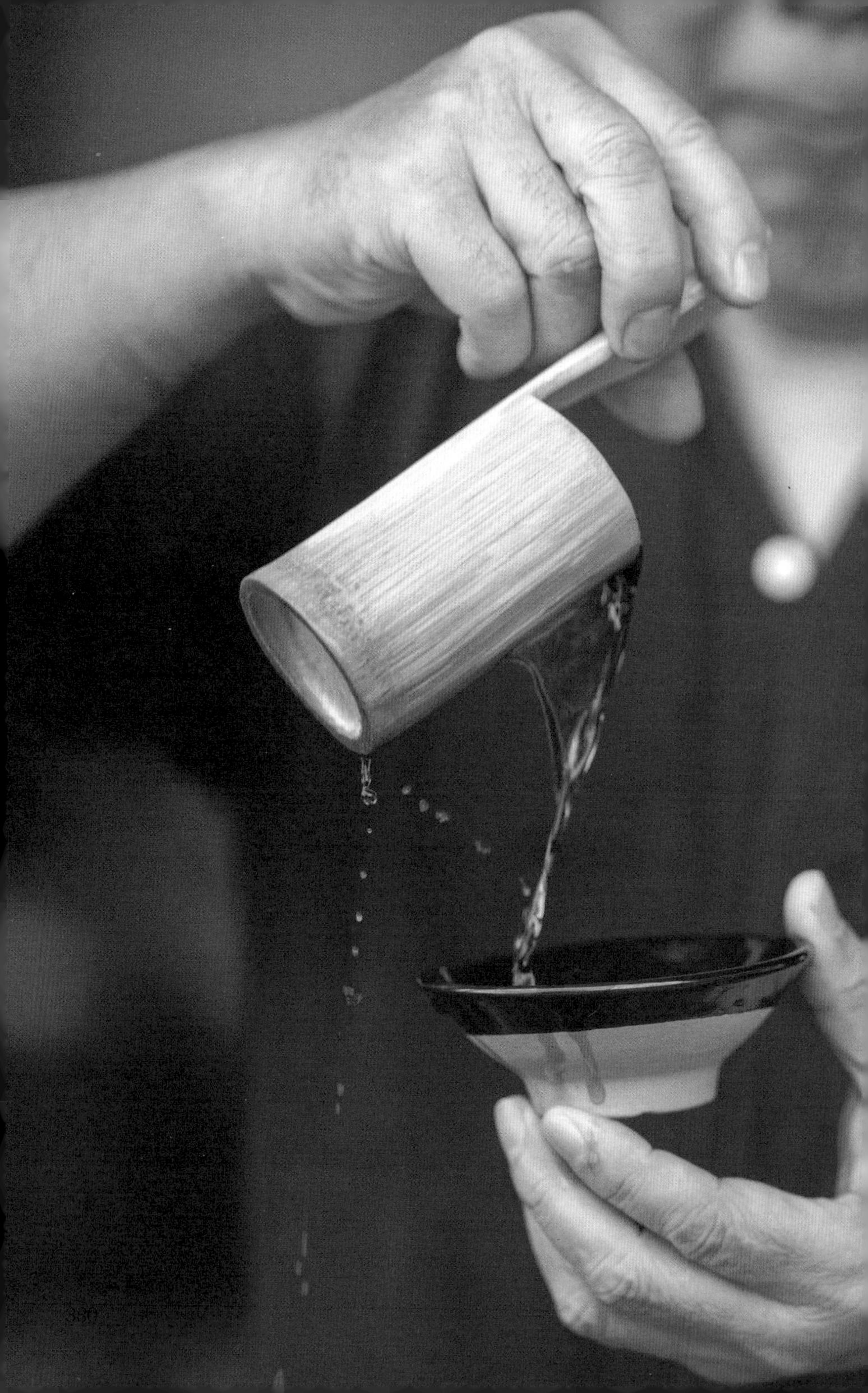

2 冬酿驱寒通络

立冬之日开始酿黄酒，是中国几千年来传承的酿酒风俗。从立冬开始到第二年立春是最适合做黄酒的时间，谓之“冬酿”，祈求福祉。黄酒，味辛，性温，归肝经、胆经，有活血驱寒、通经活络的作用，可行经络、通痹塞、温血脉而散凝瘀。此时，也正是饮用黄酒最好的阶段，天气逐渐转冷，人体的各项身体机能都在随之下降，这时候，在黄酒中加几片姜，煮后饮用，既可活血祛寒、通经活络，还能有效抵御寒冷的刺激，预防感冒。

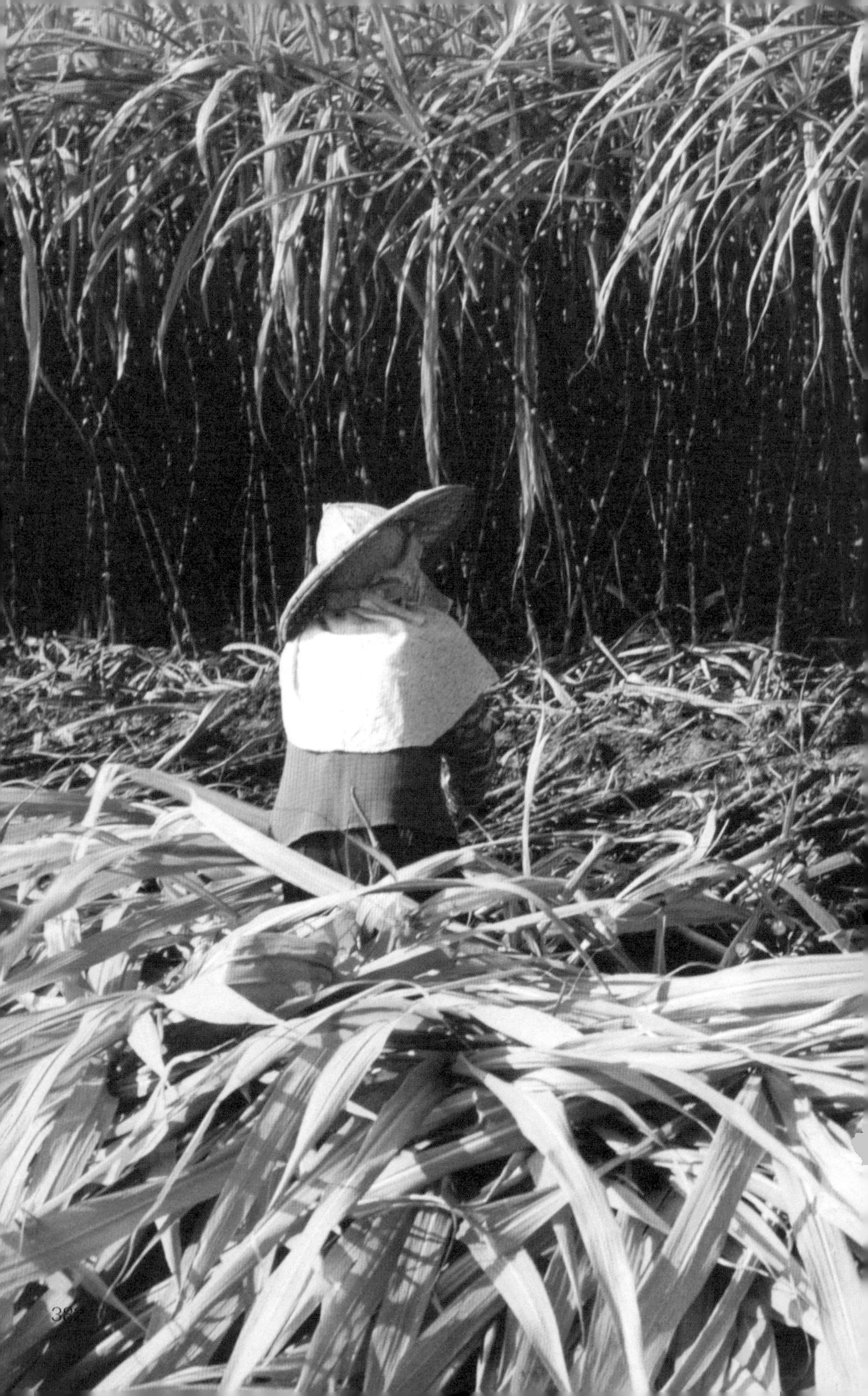

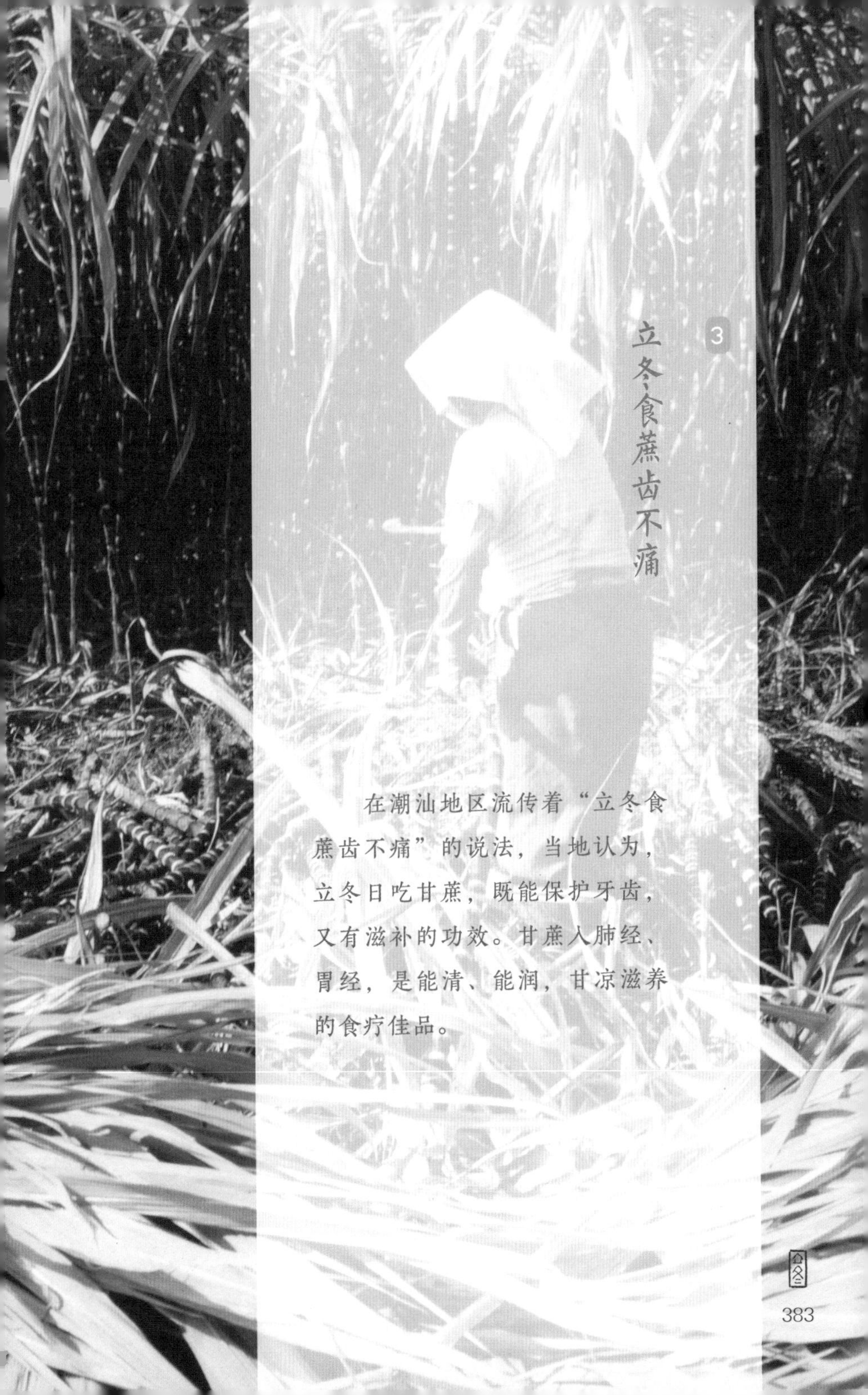

3 立冬食蔗齿不痛

在潮汕地区流传着“立冬食蔗齿不痛”的说法，当地认为，立冬日吃甘蔗，既能保护牙齿，又有滋补的功效。甘蔗入肺经、胃经，是能清、能润，甘凉滋养的食疗佳品。

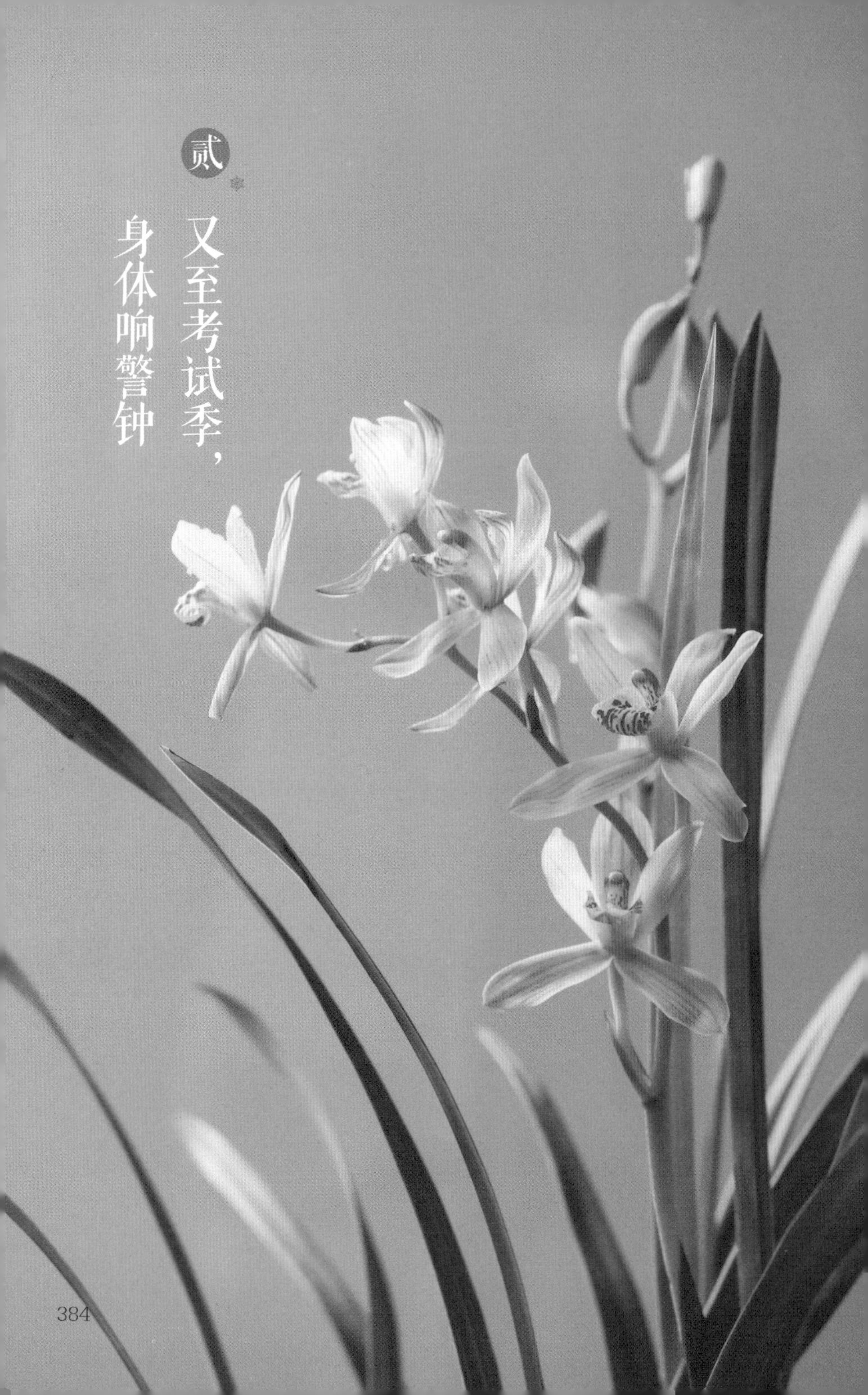

贰 又至考试季，身体响警钟

小陈今年22岁，目前就读于某大学新媒体专业，从去年开始一直忙着准备考研，白天要做毕业课题、实地采访等，只能利用夜间复习，长期喝咖啡提神。平时很少生病的她，半年前开始难以入眠，即便是整个人疲倦得不得了，但一到晚上就会睡不着，甚至彻夜难眠，睡着了也容易醒。每晚需服用安眠药才能入眠，醒来以后晕晕沉沉的，脑袋里就像注了铅一样。入冬以来还出现胃胀、手脚冰凉，大便烂、痛经等不适，安眠药加量了疗效也一般，经常觉得心烦气躁、心慌慌、气短、胃口很差，总觉得口淡，想吃点重口味的，最近月经前后总感觉腰酸、腹痛，于是来找德叔求治。

其实小陈这种情况属于考前综合征，是由于准备考研期间思虑过多，伤到了心脾，产生不了足够的气血，导致不能用充足的心血来养足心神，加之饮食不注意，进食过多寒凉之品，损伤脾阳，根据五脏之间的关系，脾弱了，肝就旺起来了，进而出现眠差、难入睡、心烦气躁、心慌慌、胃口差等一系列症状。治疗上，德叔以平肝健脾、养心安神为主，后续的治疗加大补气健脾之力，经过近3周治疗，小陈不再需要安眠药助眠，精神好了很多，记忆力也明显改善。

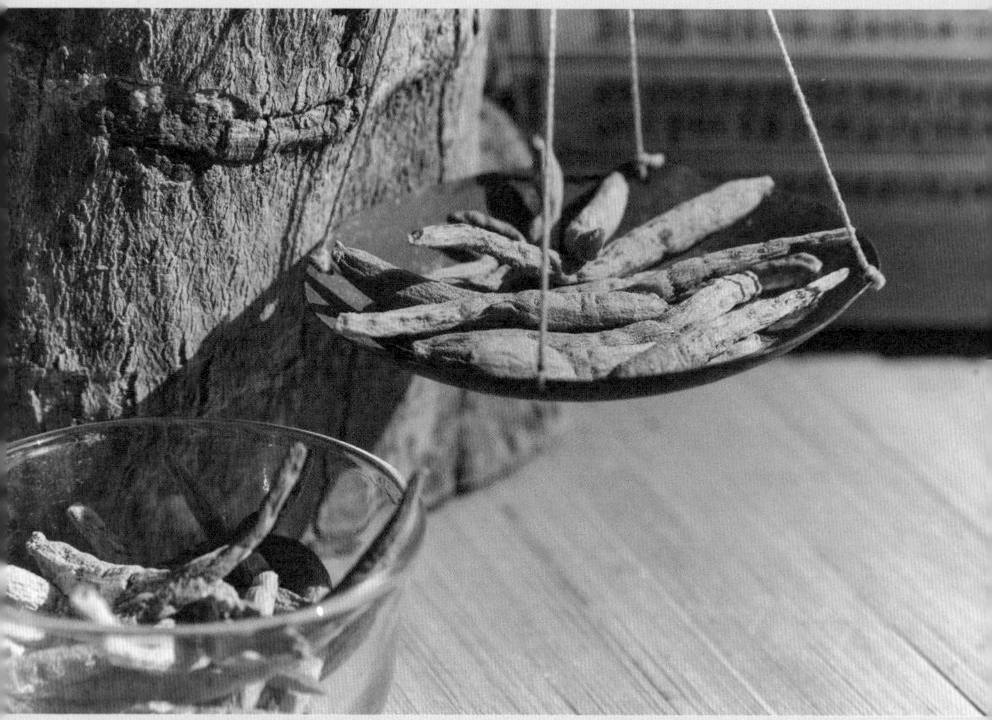

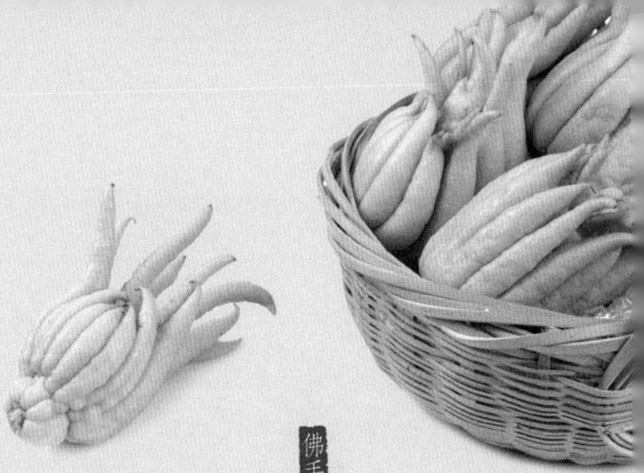

佛手

立冬养生贵在“藏”。俗语有“冬不藏精，春必病温”。立冬过后，早睡晚起更有利于养生，有利于阳气潜藏，阴精蓄积；早晨最好等太阳升起后再起床，保证充足睡眠，有利于人体阳气的生发，使头脑更清醒、灵敏，早睡晚起更适合老年人。而且要注意衣着，不宜过薄过厚，过薄则室温过低易感冒，且耗伤阳气；过厚则腠理开泄，阳气不得潜藏，寒邪易于侵入。《素问·阴阳应象大论》曰：“在天为寒，在地为水，在体为骨，在脏为肾。”冬季肾主令，寒为阴邪，最易伤阳，因此，立冬后要避寒就温，重视足部、下肢、背部的保暖。在冬季的阴郁日子里，还需注意条畅情志，《内经》云“使志若伏若匿，若有私意，若已有得”，强调的就是在冬季应该避免各种不良情绪的干扰，淡泊宁静，遇事含而不露，心神安静自如，乐观喜悦。饮食方面，则开始由“收”至“藏”，总体以滋阴潜阳、补肾益心为主，切勿食入过多大补大温之品，应选择平补之品，全程以调护我们的脾胃为中心，如砂仁、陈皮、佛手、太子参、炒白术、党参等补气健脾之品，佐以使用玉竹、沙参等缓解“小阳春”之燥。

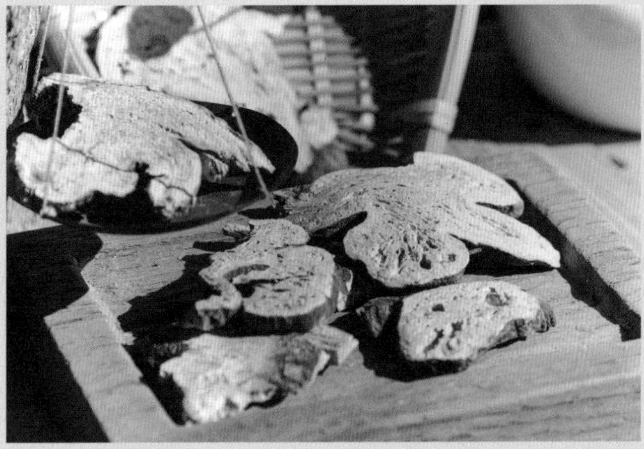

白术

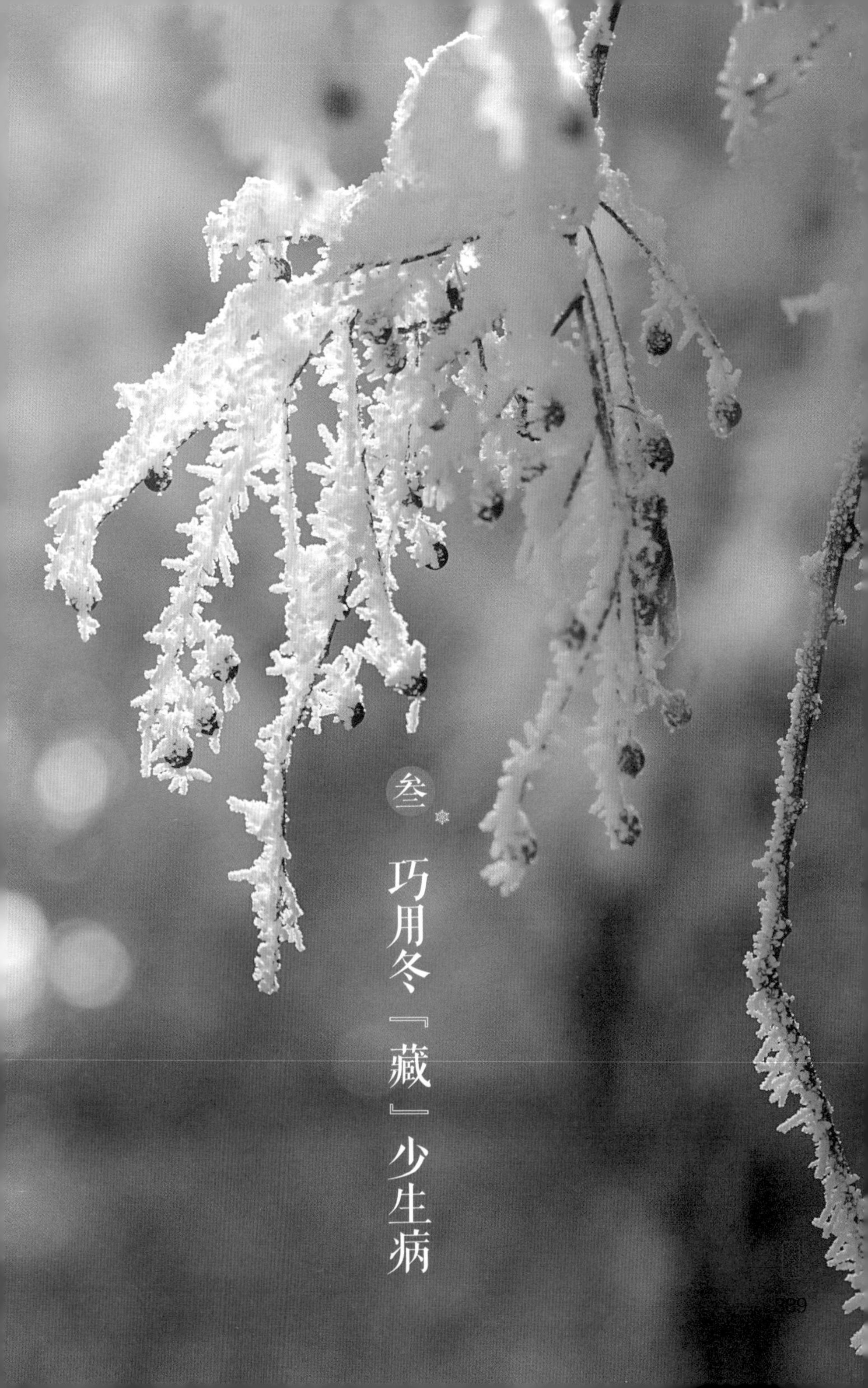

叁 巧用冬『藏』少生病

1

龙眼莲仁饮

功效

益气健脾、养血安神

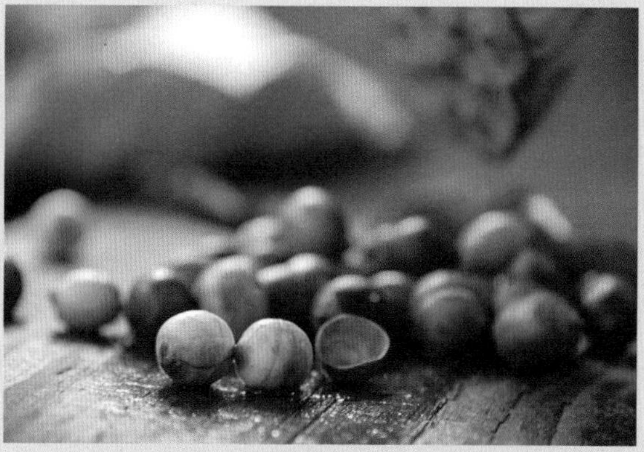

莲子

材料

龙眼肉15枚，莲子（去芯）40克，核桃仁30克，枸杞20克，冰糖适量。

做法

将诸物洗净，放入锅中加适量清水，武火煮沸后改为文火煲40分钟，再放入冰糖煮约10分钟即可。此为1人量。

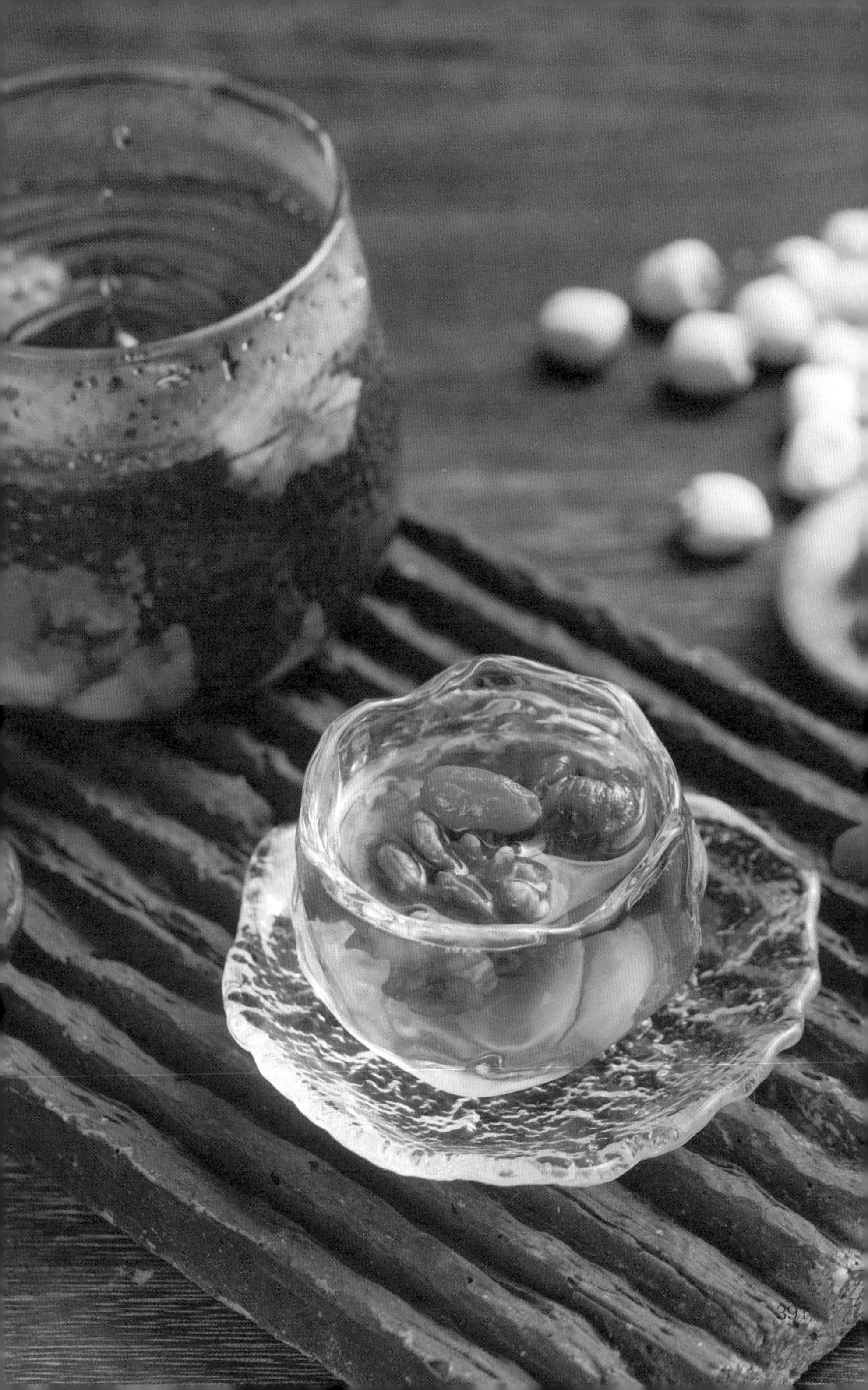

2 补肾助阳操

两食指伸直，分别插入两耳孔，旋转180°，往复3次后，立即拔出，耳中会“叭叭”鸣响，可补肾养肾、促使听觉灵敏，并有健脑的功效。每次拔3～6次。

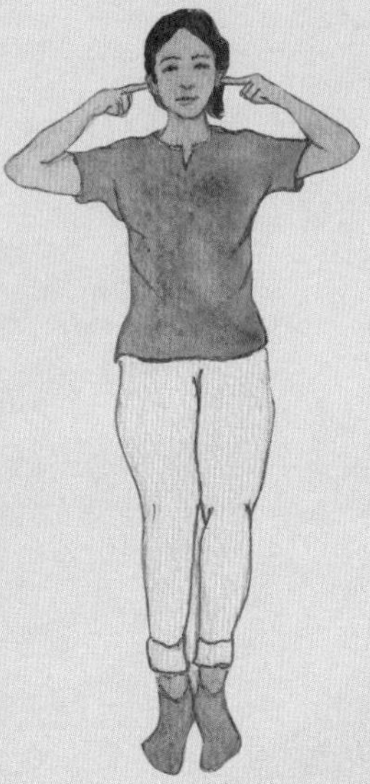

3

初冬暖意从泡脚开始

功效

温经散寒、活血通络

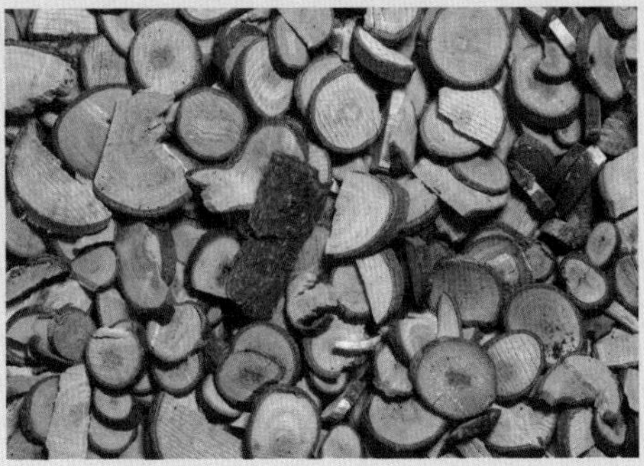

桂枝

材料

艾叶30克，桂枝20克，威灵仙40克，当归30克，花椒20克。

操作方法

- 将上述药材放入锅中，加入适量清水煎煮30～40分钟。
- 取药汁倒入泡脚盆中，待温时（水温45℃左右为宜）开始泡脚，每日10～15分钟，1周2～4次。

春近四绝句其三

［宋］黄庭坚

小雪晴沙不作泥，
疏帘红日弄朝晖。
年华已伴梅梢晚，
春色先从草际归。

长寿花

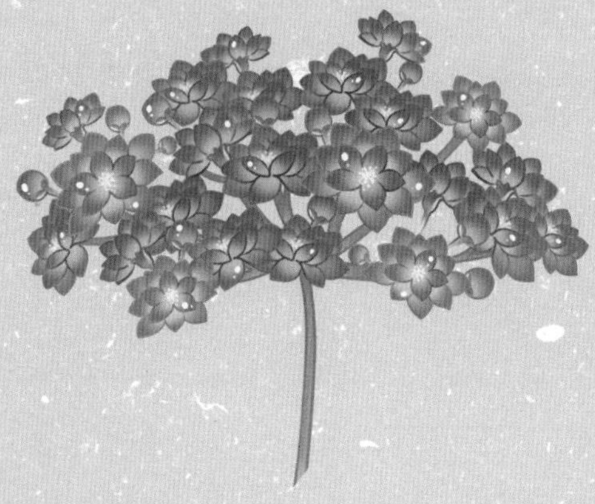

小雪

xiao xue

飞雪初落，寒燥交加

类身心的变化与自然界息息相关，随着阳气藏、阴气盛，此时人们情绪容易阴郁、低落。

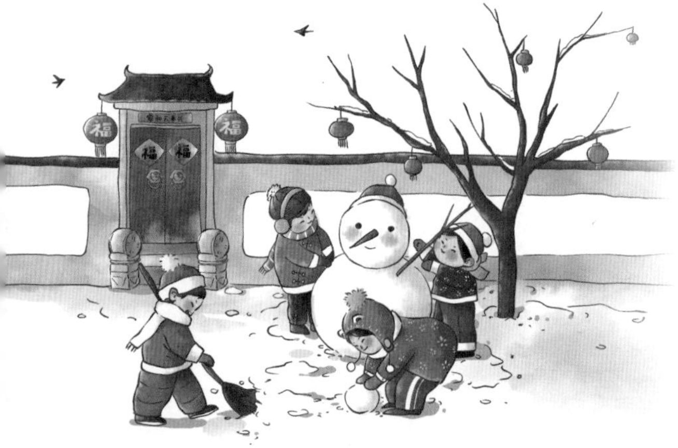

『小雪』是反映天气现象的节令。古籍《群芳谱》曰：『小雪气寒而将雪矣，地寒未甚而雪未大也。』这就是说，到小雪时节由于天气寒冷，降水形式由雨变为雪，但此时由于『地寒未甚』，故雪量还不大，片片小雪花扑面而来，俨然一派冬天的模样。冬季本就是阴盛阳衰的季节，此时人体的阳气愈加潜藏，阴气渐盛，亦预示着严冬又深了一点，也在提示着人们要御寒保暖了。因此，养阳藏阳、养精蓄锐显得尤为重要，意在为来年的身体健康埋下良好根基。而在岭南地区，冷空气虽已悄然南下，但秋燥仍拖着小尾巴慢慢离去，故天气仍时感温热干燥。另外，人

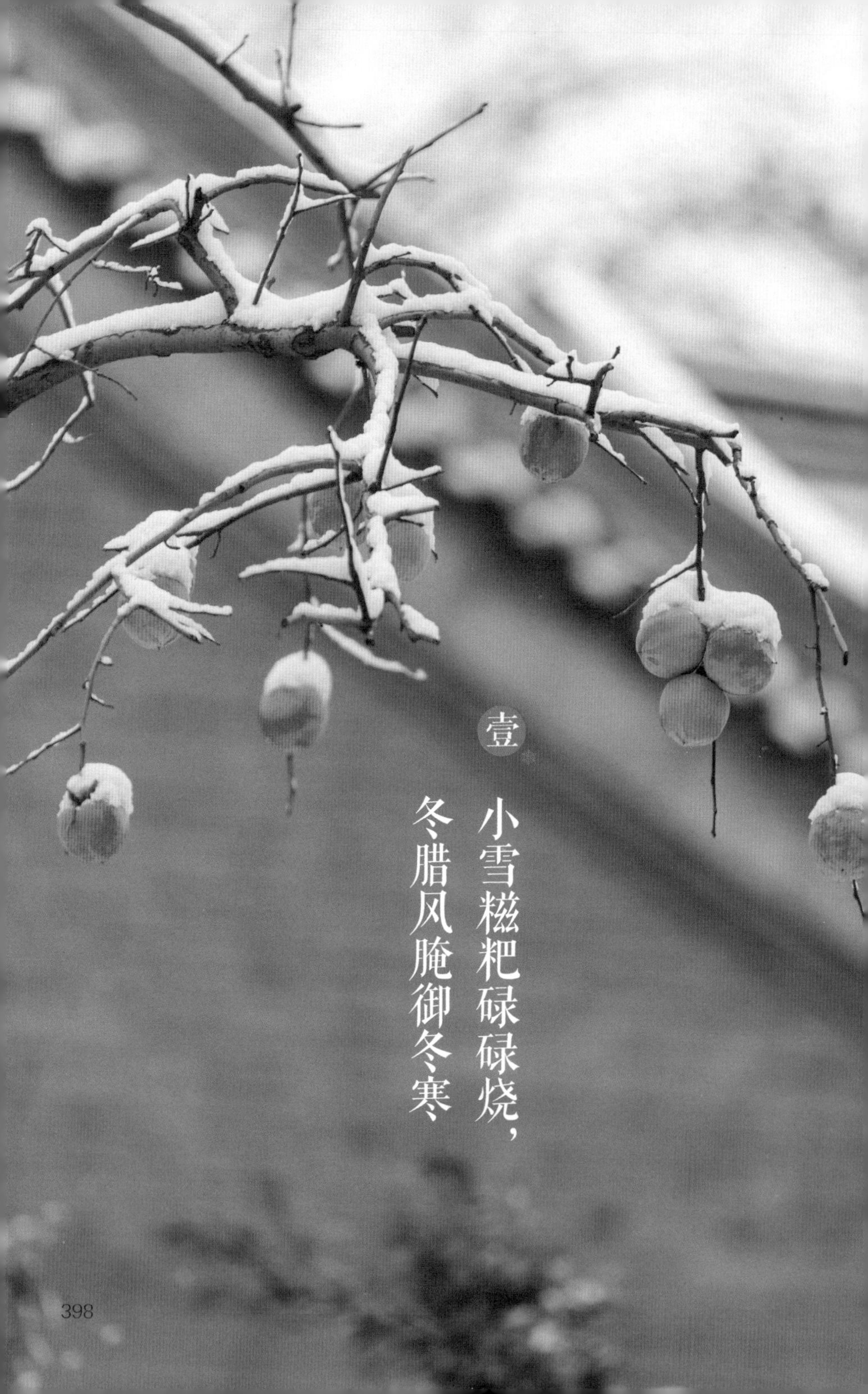

壹

小雪糍粑碌碌烧，冬腊风腌御冬寒

1 喝刨汤，宴亲友

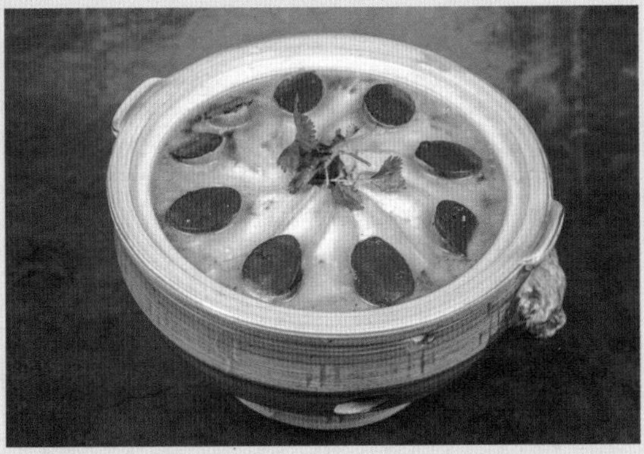

所谓“喝刨汤”，就是小雪时节，农村各家各户杀年猪的时候做的。这个年猪主要是各家自己喂的，用来自己家里过年吃，所以很少用饲料，喂的基本上是粮食，故而猪肉品质很好，吃起来很鲜美。杀猪要宴请亲朋好友，把猪的新鲜肉和内脏等煮一大锅，配上其他菜，人们边吃边谈，既联络感情，又互通信息，还能筹划来年发展，颇有意义。中医认为，猪肉性味甘咸，具有补虚强身、滋阴润燥、丰肌泽肤的作用。

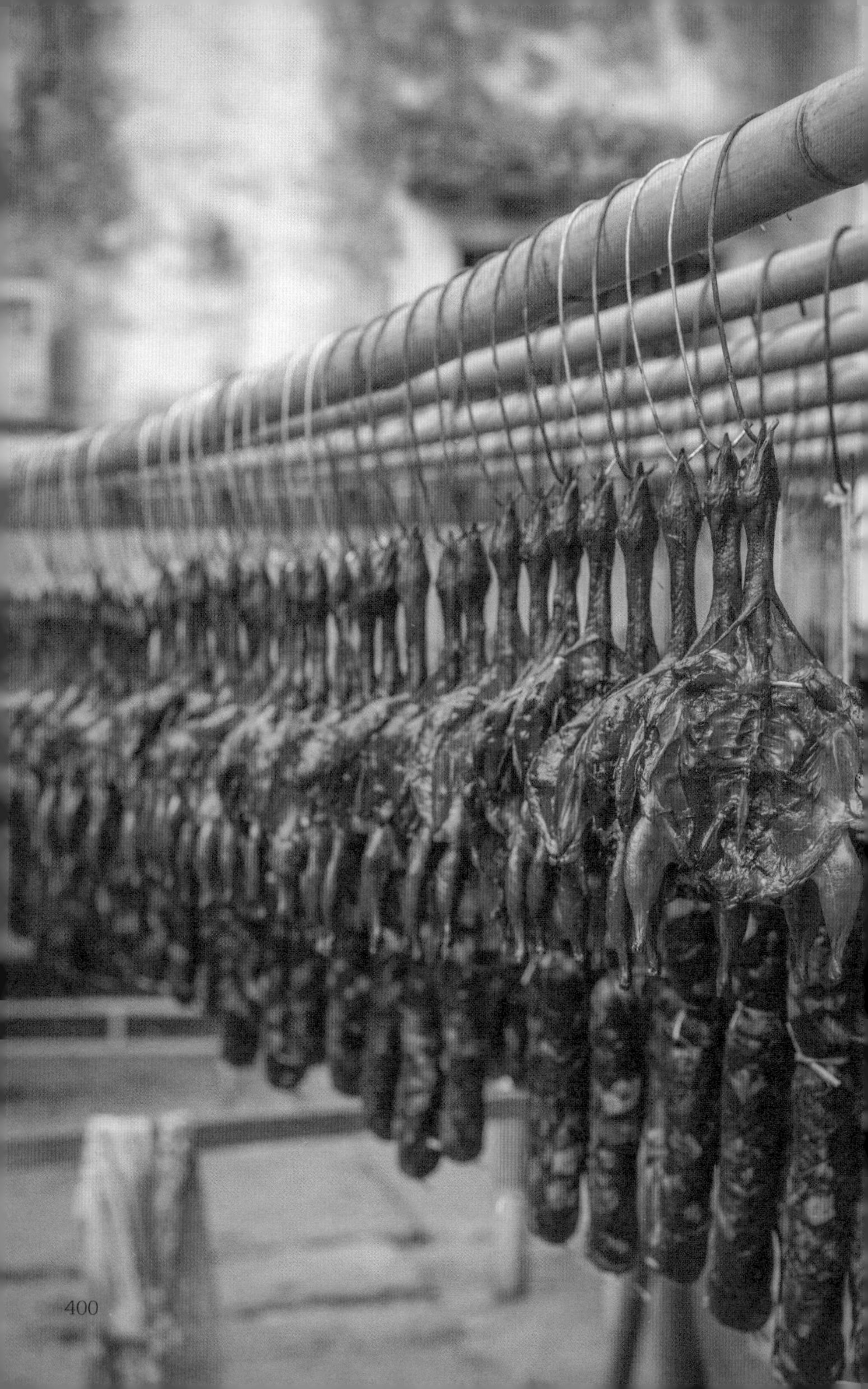

2 冬腊风腌，蓄以御冬

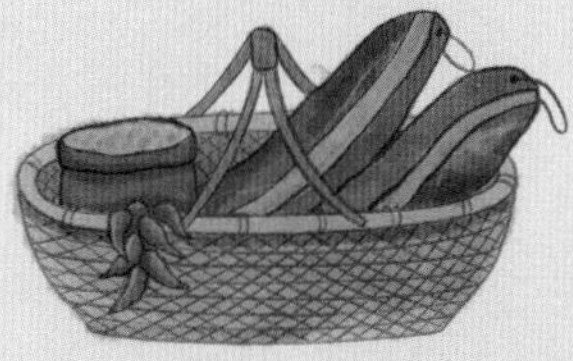

民间有“冬腊风腌，蓄以御冬”的习俗。小雪后气温急剧下降，天气变得干燥，是加工腊肉的好时候。人们一般是用食盐配上花椒、八角、大料、桂皮、丁香等香料，把肉腌在缸里，7～15天之后，用粽叶或者竹篾绳索串挂起来，滴干水，再用柏树枝条树叶、甘蔗皮熏烤，最后挂起来用烟火慢慢熏干。肉类经过加工腌制风干后，具有消食、开胃、祛寒的功效。

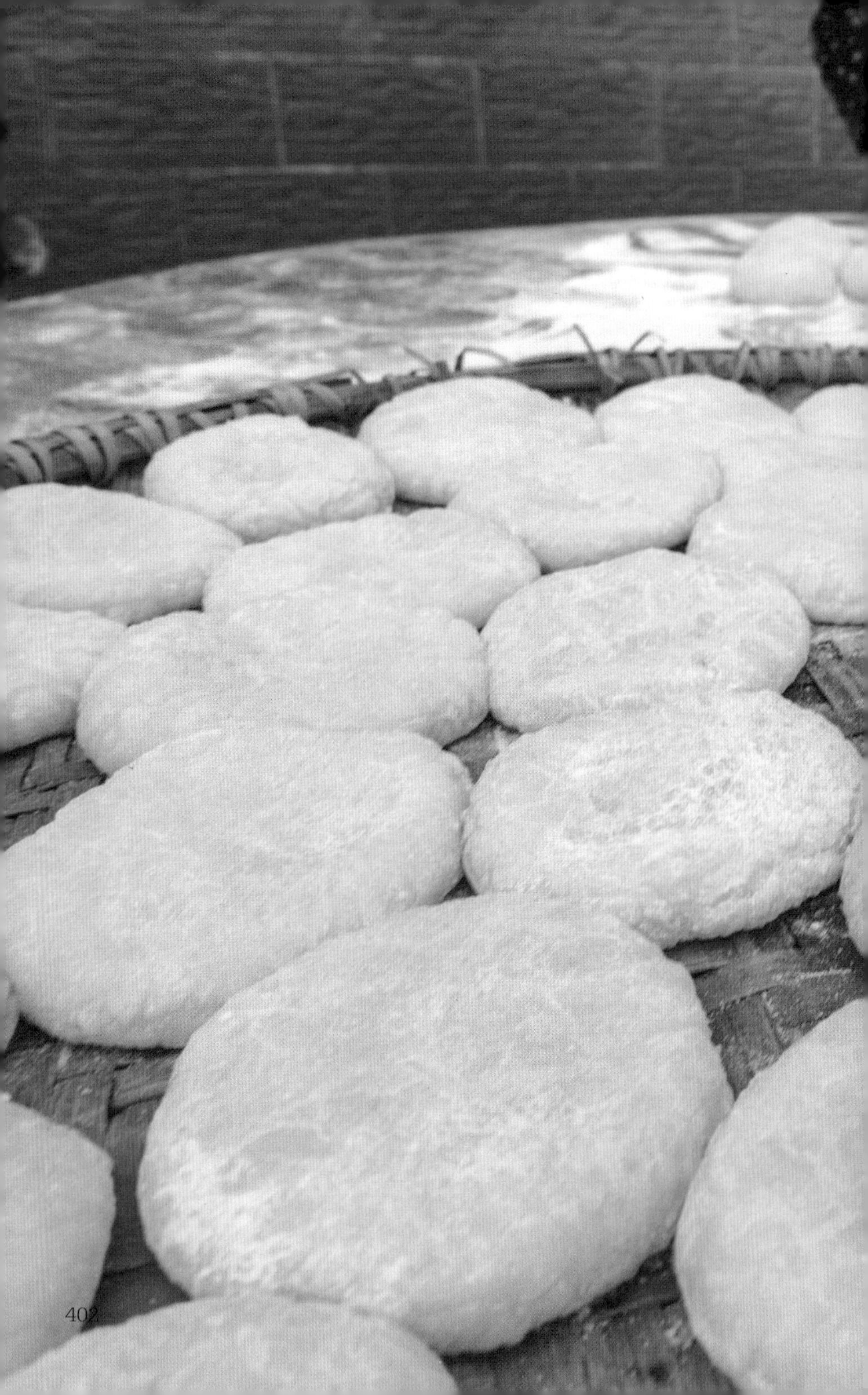

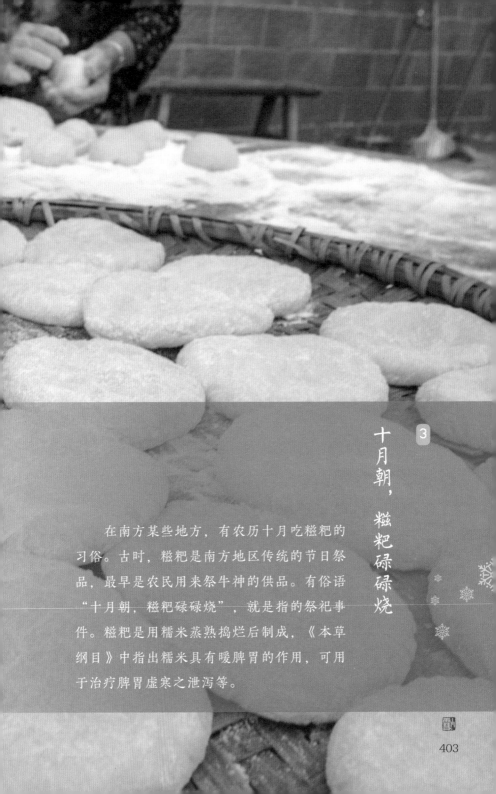

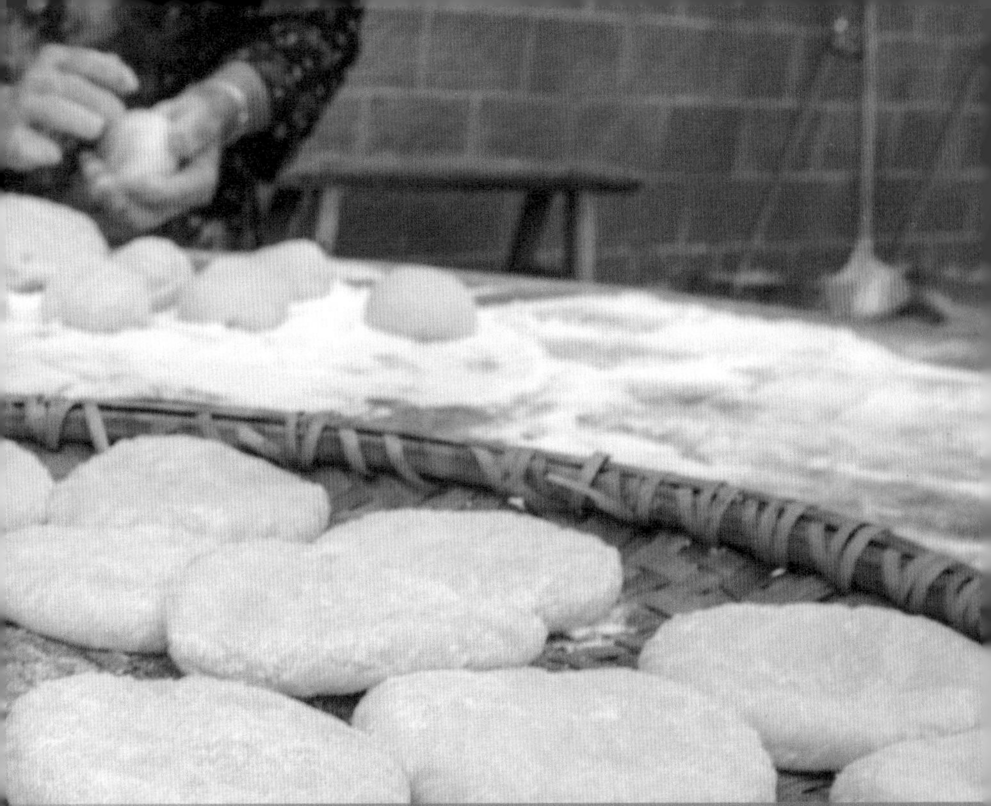

3 十月朝，糍粑碌碌烧

在南方某些地方，有农历十月吃糍粑的习俗。古时，糍粑是南方地区传统的节日祭品，最早是农民用来祭牛神的供品。有俗语“十月朝，糍粑碌碌烧”，就是指的祭祀事件。糍粑是用糯米蒸熟捣烂后制成，《本草纲目》中指出糯米具有暖脾胃的作用，可用于治疗脾胃虚寒之泄泻等。

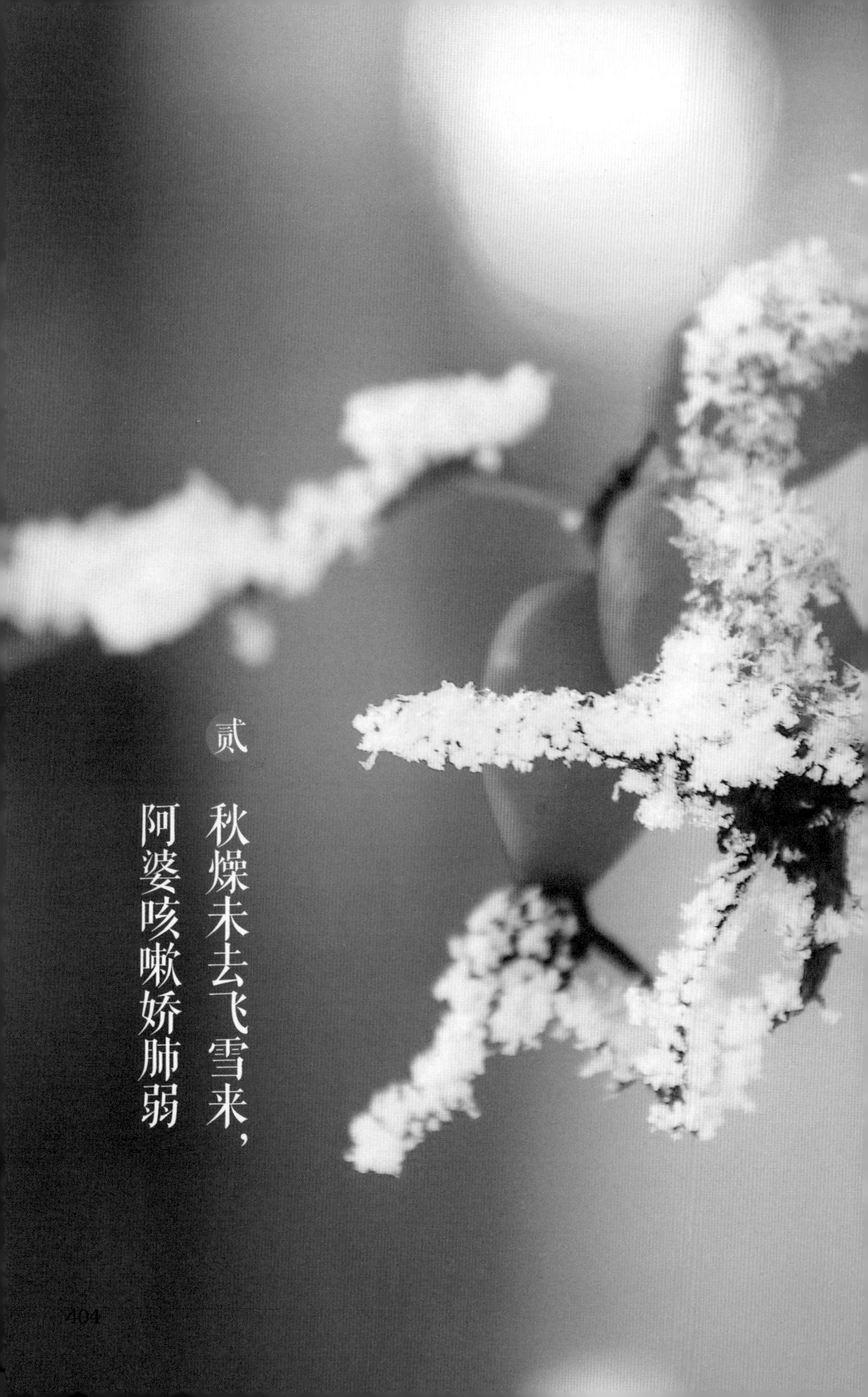

贰

秋燥未去飞雪来，阿婆咳嗽娇肺弱

雷婆婆年近70岁，经常跳广场舞，还和老伴隔三差五外出旅游，生活多姿多彩。近两年，儿媳又为家里添了一个孙子，雷姨开心之余把所有的家务活都包揽下来。但多年不曾出现的咳嗽最近又犯了，喉咙干痒难忍，口干，自己找止咳药吃不见效，反而越咳越严重，咳到声音嘶哑、头痛难忍，吃一点凉的东西就会受不了，吃一点稍微热气的东西又会上火、胃口很差，人也瘦了不少。

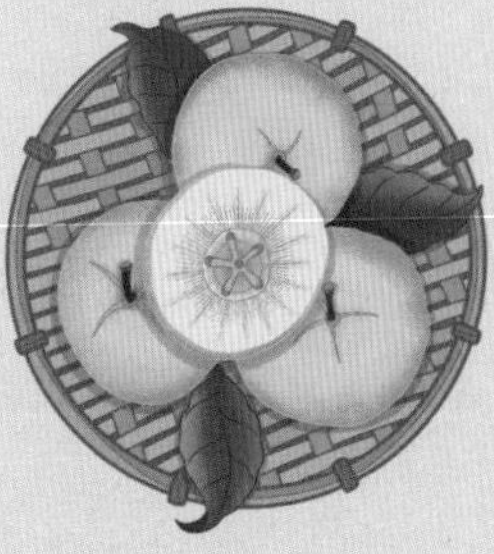

在小雪节气由于天气寒冷，北方大部分降水形式已经由雨变雪，而在广州，小雪时节，仍有秋末之燥未去。初冬时节，风邪夹着燥邪来“光顾”，一般风燥最喜欢“欺负”肺，被风燥袭击的肺变得很弱，因此容易出现干咳，伴有咽干、口干等症状。治疗上，以补肺阴、养肺气为主，雷婆婆服药第四天开始咳嗽次数减半，经过近2周调治，不仅咳嗽好了，人也没那么疲倦乏力。

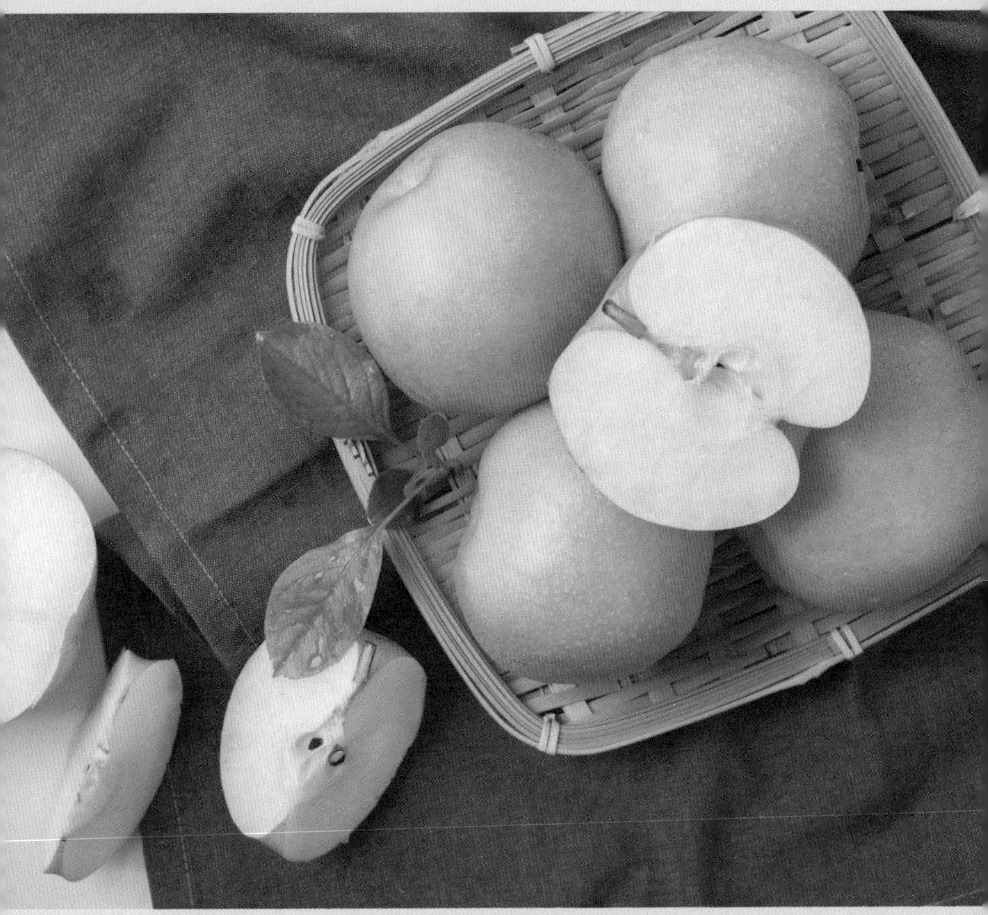

小雪养生要注意外御湿冷，内防燥热。古人有云："七情之病，看花解闷，听曲消愁，有胜于服药者也。"所以，这个时节需要多晒太阳，以上午九点前，及下午三点后为宜，此时阳光正好，应学会巧妙吸收自然界阳气。白天仍应坚持"薄衣法"，慢慢加衣，其原则是以穿衣不出汗为度，避免汗孔大开，引风邪寒气侵入人体。人体的生理机能也应与之相应，新陈代谢处于相对缓慢的状态，顺应这个节气，大体仍是补益气血，而在广东这种亚热带地区，应平补为主，佐以滋阴之品，切忌进补大热之品。小雪时节天地湿冷，人体气血不畅、瘀血阻滞之时可能引发冻疮。睡前泡脚，注意水温以40～45℃为宜，水量以淹没脚踝为好。此外，对正常人来说，小雪节气饮食应当遵循"秋冬养阴""无扰乎阳"的原则，既不宜生冷，也不宜燥热，最宜食用滋阴潜阳的温补食物和益肾食品，可以多吃萝卜、梨等清润之品以润燥清内火。

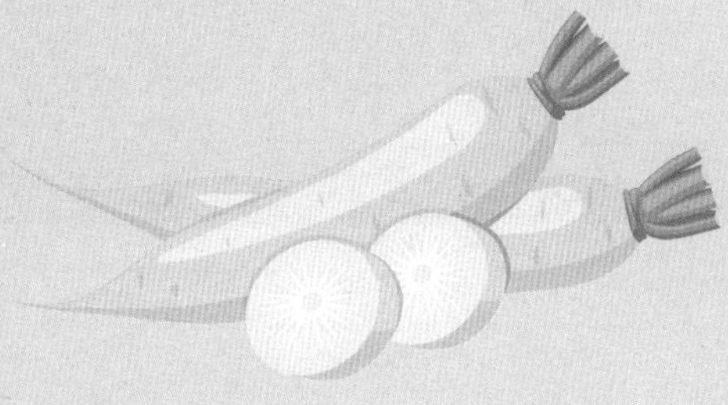

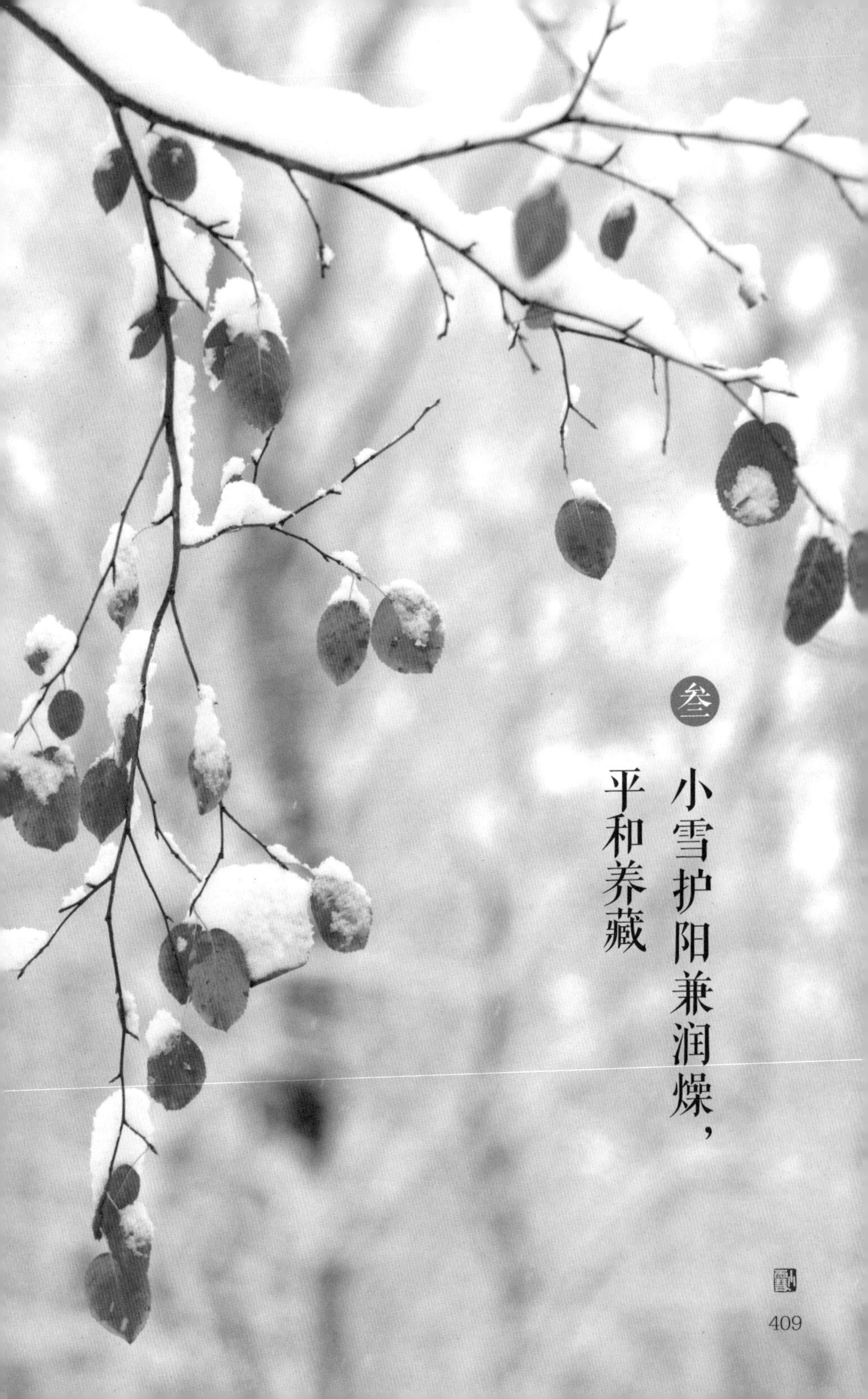

叁 小雪护阳兼润燥，平和养藏

1 陈皮炖鸡

功效 补气健脾、化痰止咳

材料

鸡半只，陈皮5克，无花果3～5枚，浙贝母15克，生姜3～5片，精盐适量。

做法

将诸物洗净，鸡肉切块，放入沸水中焯水备用；上述食材一起放入锅中加清水1 750毫升（约7碗水量）武火煮沸后改为文火煲1.5小时，放入适量精盐调味即可。此为2～3人量。

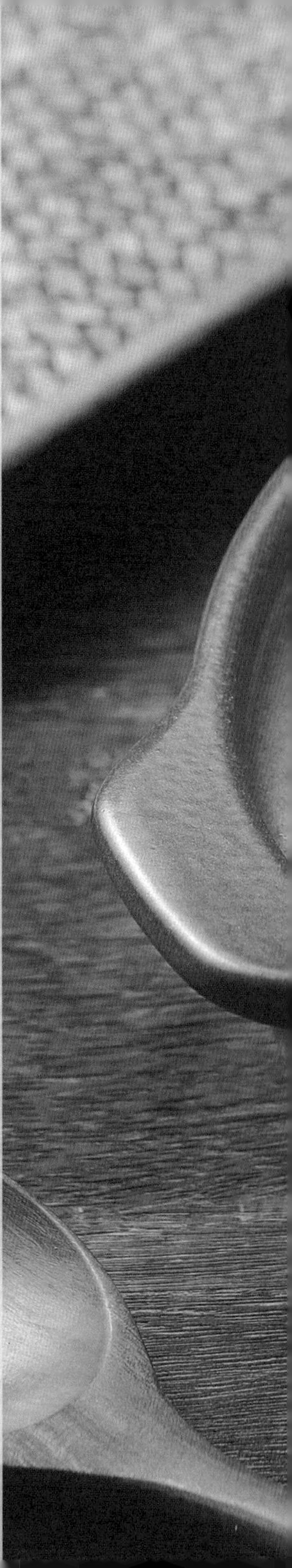

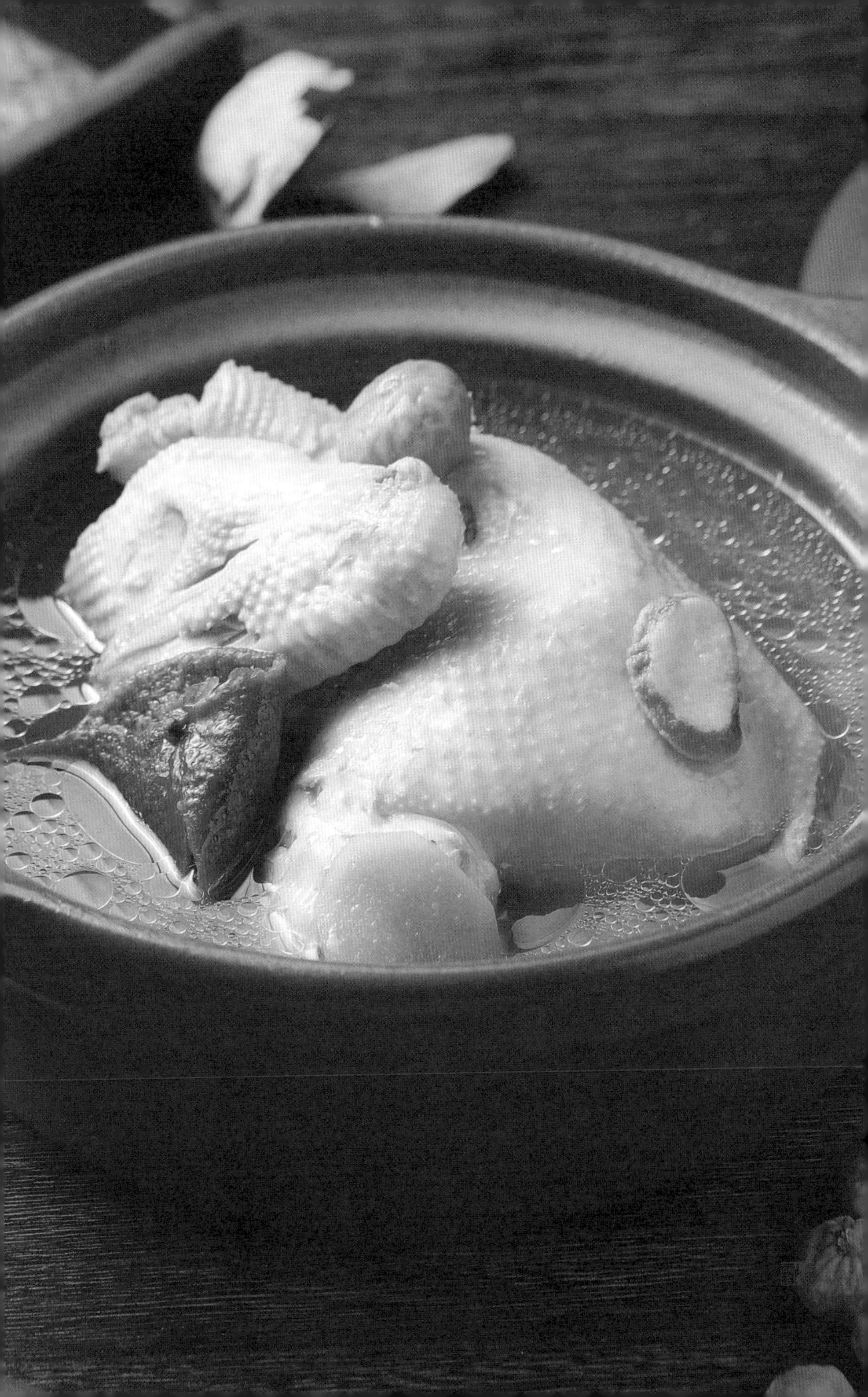

2 灸腰补肾祛腰寒

功效 温阳祛寒、补肾益气

穴位

肾俞穴：位于第2腰椎棘突下旁开1.5寸。

关元穴：位于肚脐下3寸。

腰阳关：位于第4腰椎棘突下凹陷，约与髂嵴相平。

操作方法

将点燃的艾条置于离皮肤2～3厘米处，进行熏灸。每个穴位灸10～15分钟，1周灸2～3次。

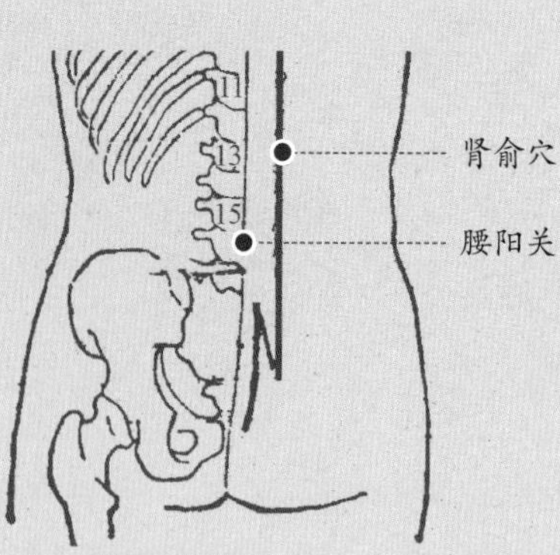

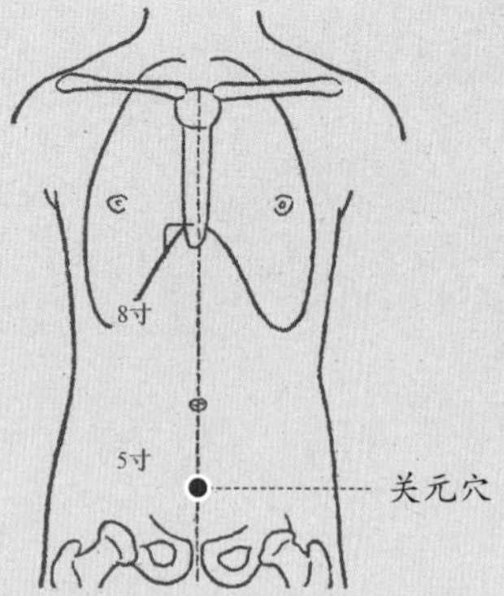

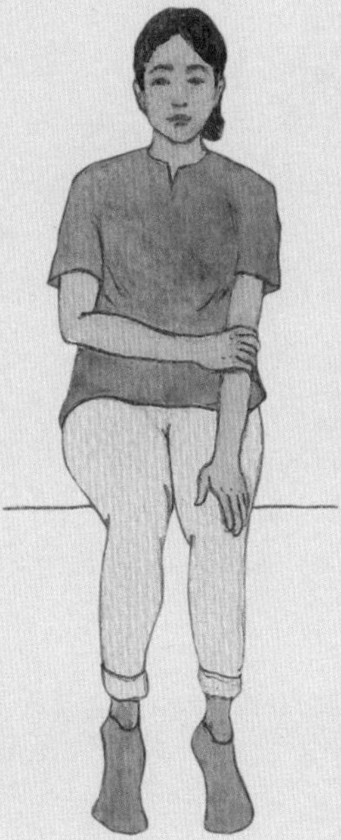

3 小雪十月中坐功

《遵生八笺》中记载，小雪时节，每日凌晨三至七点时，左手用力按住膝盖，右手挽住左肘向右方用力拉动，接着换右手按膝，左手挽肘向左方用力拉动。反复各做3～5次。然后叩动牙齿36次，调息吐纳，津液咽入丹田9次。适用于肘脱臼、妇科腹肿、男人疝气、遗尿、尿不出、血尿、睾丸肿大、睾疝、足内翻、抽搐、关节肿痛、痉挛等症。

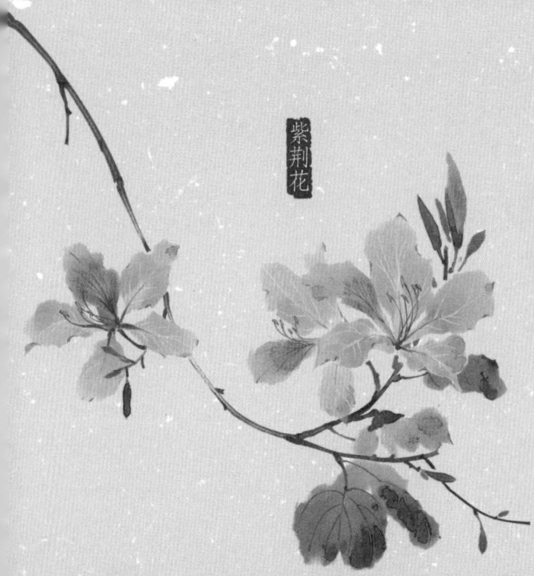

夜雪

［唐］白居易

已讶衾枕冷，
复见窗户明。
夜深知雪重，
时闻折竹声。

大雪

da xue

千里冰封，

万里雪飘

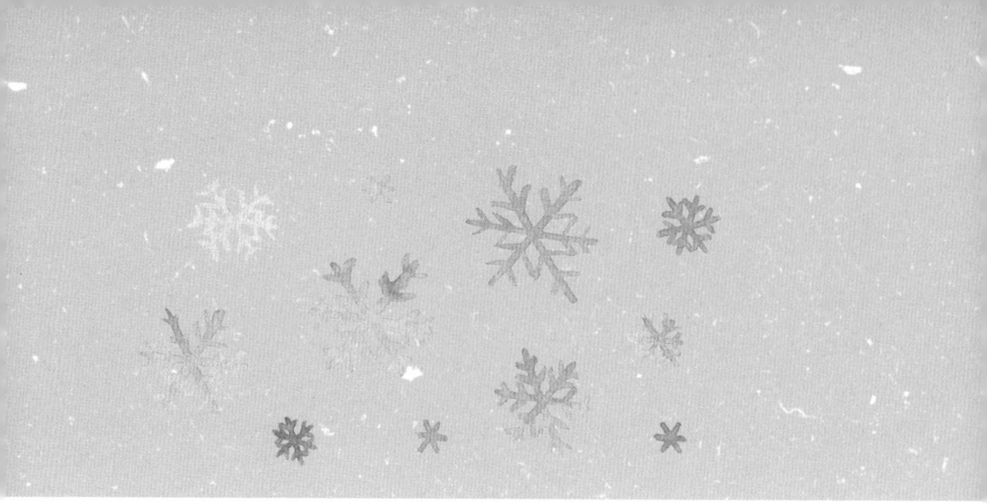

私意，若已有得，去寒就温，无泄皮肤，使气亟夺，此冬气之应，养藏之道也。逆之则伤肾，春为痿厥，奉生者少。』这是整个冬季养生的总原则，中医认为人体五脏之肾与四时之冬季相应，主封藏、闭藏、静藏，阳气潜藏于内，体表的营卫之气相对薄弱，而冬季自然寒气最甚，所以冬天最容易感受寒邪而发病。在北方雪飘飘，气温降，多寒潮，而在岭南地区依然白天阳光明媚，秋末之燥还未彻底消失，若过于进补，则会出现口干、咽干、大便秘结等一派干燥之象，因此补要以平补为主。另外，此时昼短夜长，万物蛰伏，在至阴之中潜伏着充满生机的阳气，等待着来年春天的到来。

古人云：『大者，盛也，至此而雪盛也』。顾名思义，大雪节气就是指在这个节气气温显著下降，是一年中阴气最重的节气，是天地间阳气最后封闭而隐藏的日子。华北有农谚：『小雪封地，大雪封河。』通常这时，黄河流域一带已渐有积雪，而更北的地方，则已是『千里冰封，万里雪飘』的北国风光了。在南方，尤其是岭南一带，却依然草木葱茏，气温介乎十至十五摄氏度之间，与北方的气候相差很大。可以说，这时南方是秋末刚进入初冬的气候，同时空气中的湿度降低，给人们十分干燥的感觉。《黄帝内经》云：『冬三月，此谓闭藏，水冰地坼，无扰乎阳，早卧晚起，必待日光，使志若伏若匿，若有

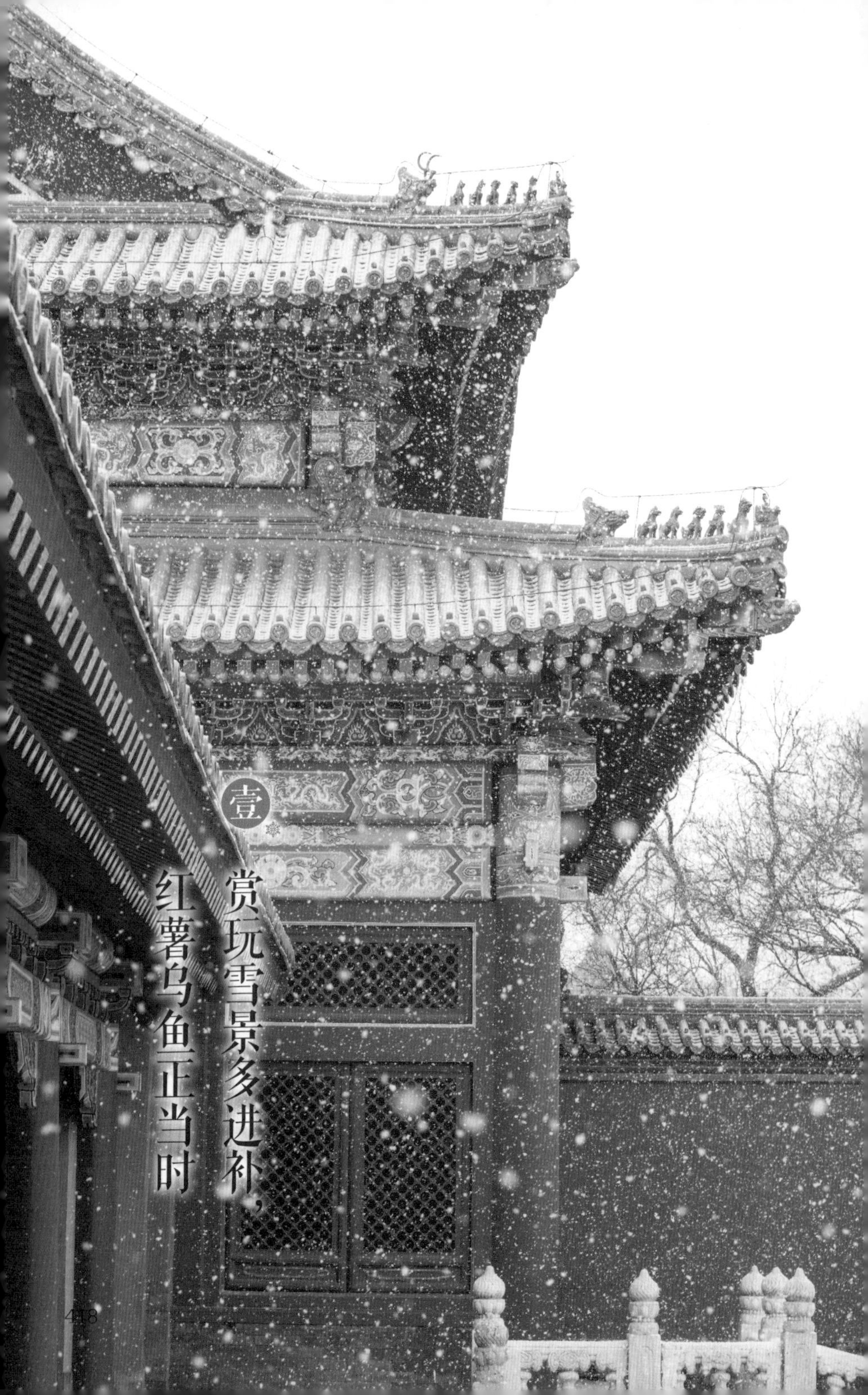

壹

赏玩雪景多进补，红薯乌鱼正当时

1 碌碡顶了门，光喝红黏粥

在鲁北民间有“碌碡顶了门，光喝红黏粥”的说法，意思是天冷不再串门，只在家喝暖乎乎的红薯粥度日。《中华本草》记载红薯性味甘平，有益气健脾、养阴补肾的功效。《本草纲目》记载，红薯有“补虚乏，益气力，健脾胃，强肾阴”的功效，使人“长寿少疾”，还能补中、暖胃、安五脏等，所以常用来补虚。但由于红薯富含淀粉、热量高，吃多了可刺激胃酸大量分泌引起泛酸、胀气，对于湿阻脾胃、气滞食积、脾胃虚弱者应慎食红薯。清代赵学敏的《本草纲目拾遗》记载：“气味甘平无毒，主治补中活血，暖胃肥五脏。白皮白肉者，益肺气生津，中满者不宜多食，能壅气。”因此进食红薯要适量，最好搭配蔬果及蛋白质食物一起吃，保持营养均衡。

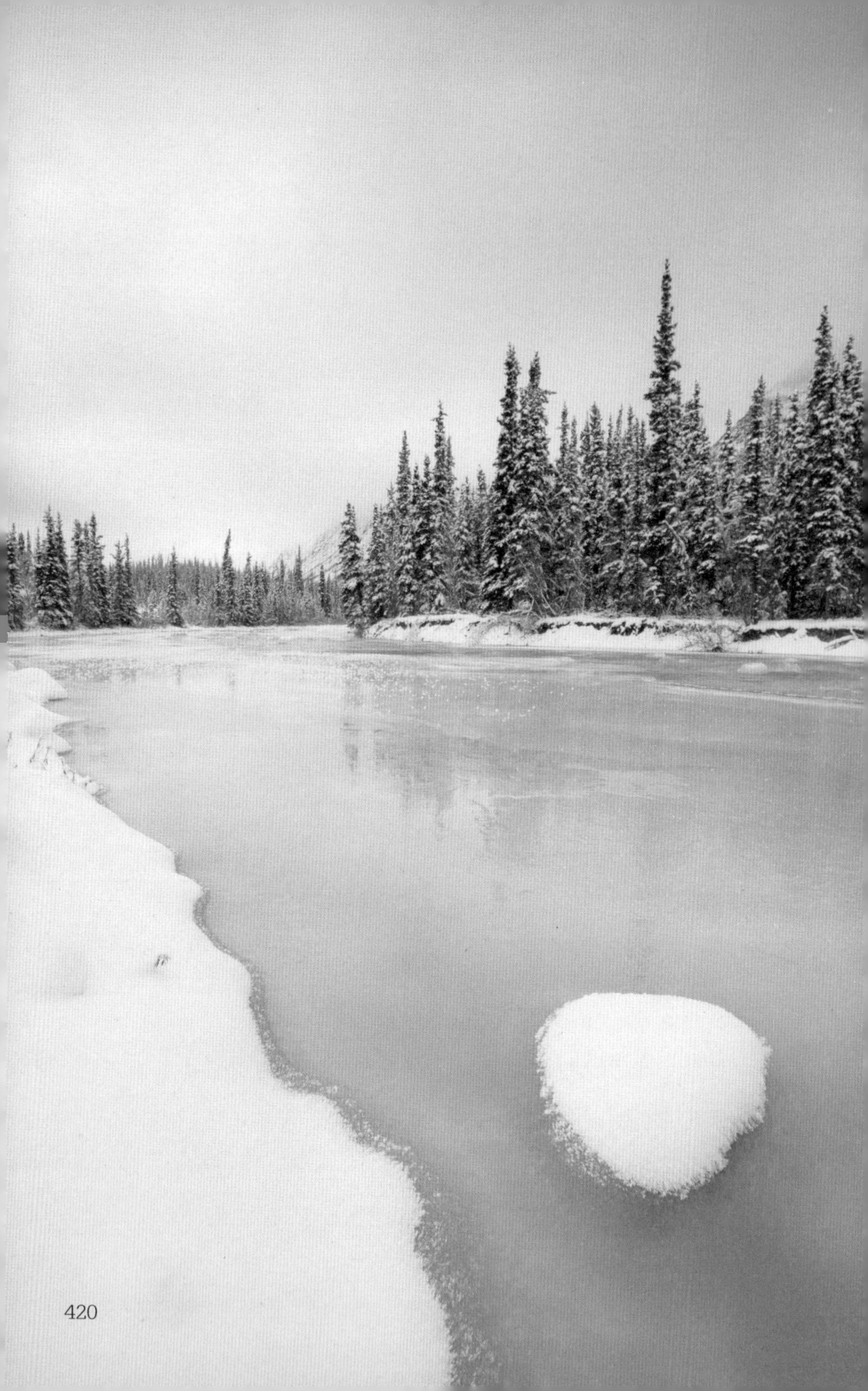

2 观赏封河

到了大雪节气，河水都冻住了，北方有“千里冰封，万里雪飘”的自然景观，人们在冰天雪地里赏玩雪景。南宋周密《武林旧事》中有一段话描述了杭州城内的王室贵戚在大雪天里堆雪人、雪山的情形：“禁中赏雪，多御明远楼，后苑进大小雪狮儿，并以金铃彩缕为饰，且作雪花、雪灯、雪山之类，及滴酥为花及诸事件，并以金盆盛进，以供赏玩。”

3

乌鱼大雪到，补气有奇效

民间有俗语“小雪小到，大雪大到”，是指大雪节气是台湾捕获乌鱼的好时节。从小雪开始，乌鱼群就慢慢进入到台湾海峡；到了大雪节令，因为天气越来越冷，乌鱼就会沿水温线向南回流，从而在台湾海峡汇集。此时整个台湾西部沿海地区都可以捕获乌鱼食用，产量非常高。而据古籍记载，乌鱼味甘，性平，有补益中焦、调理元气、大补气血的功效。

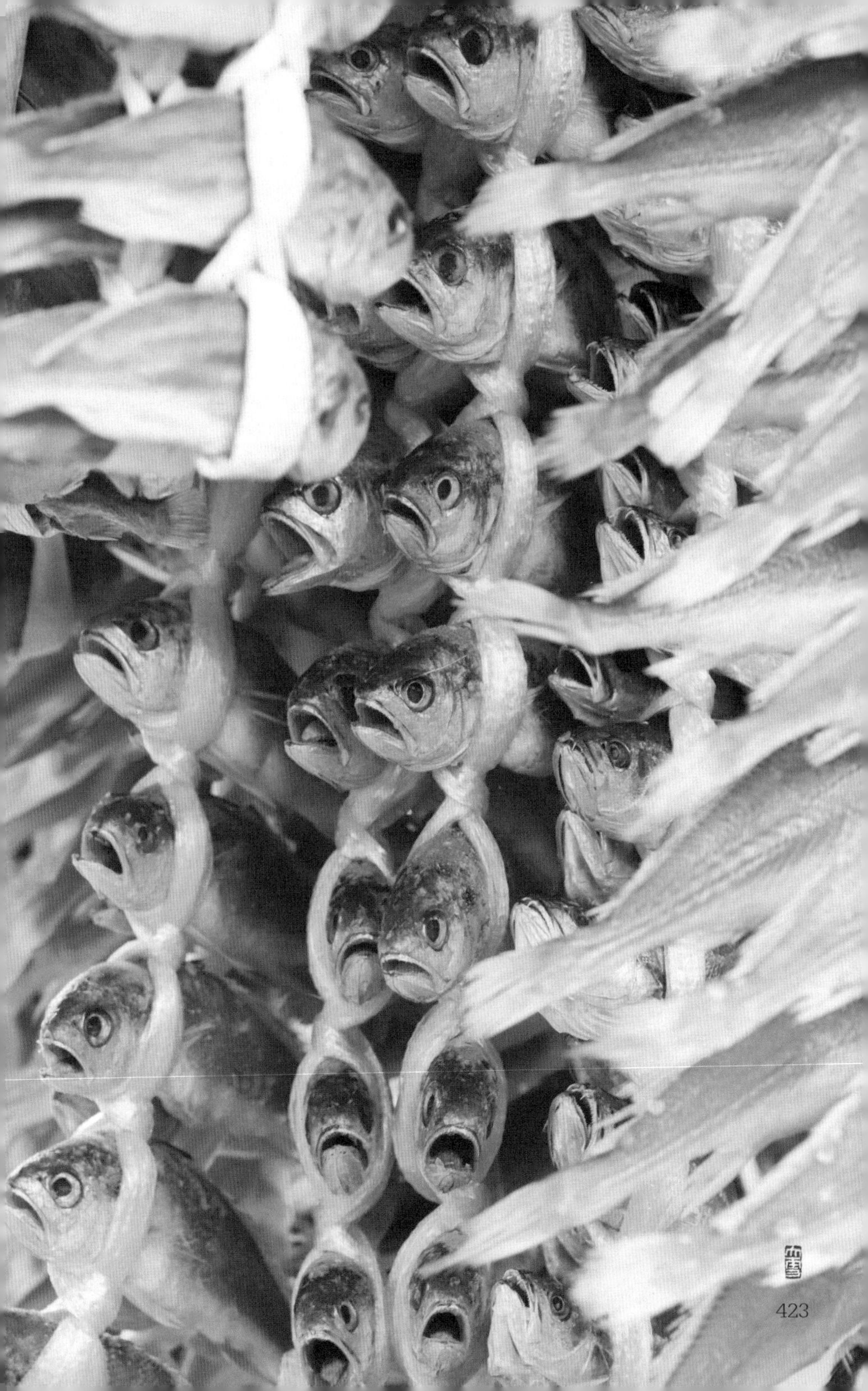

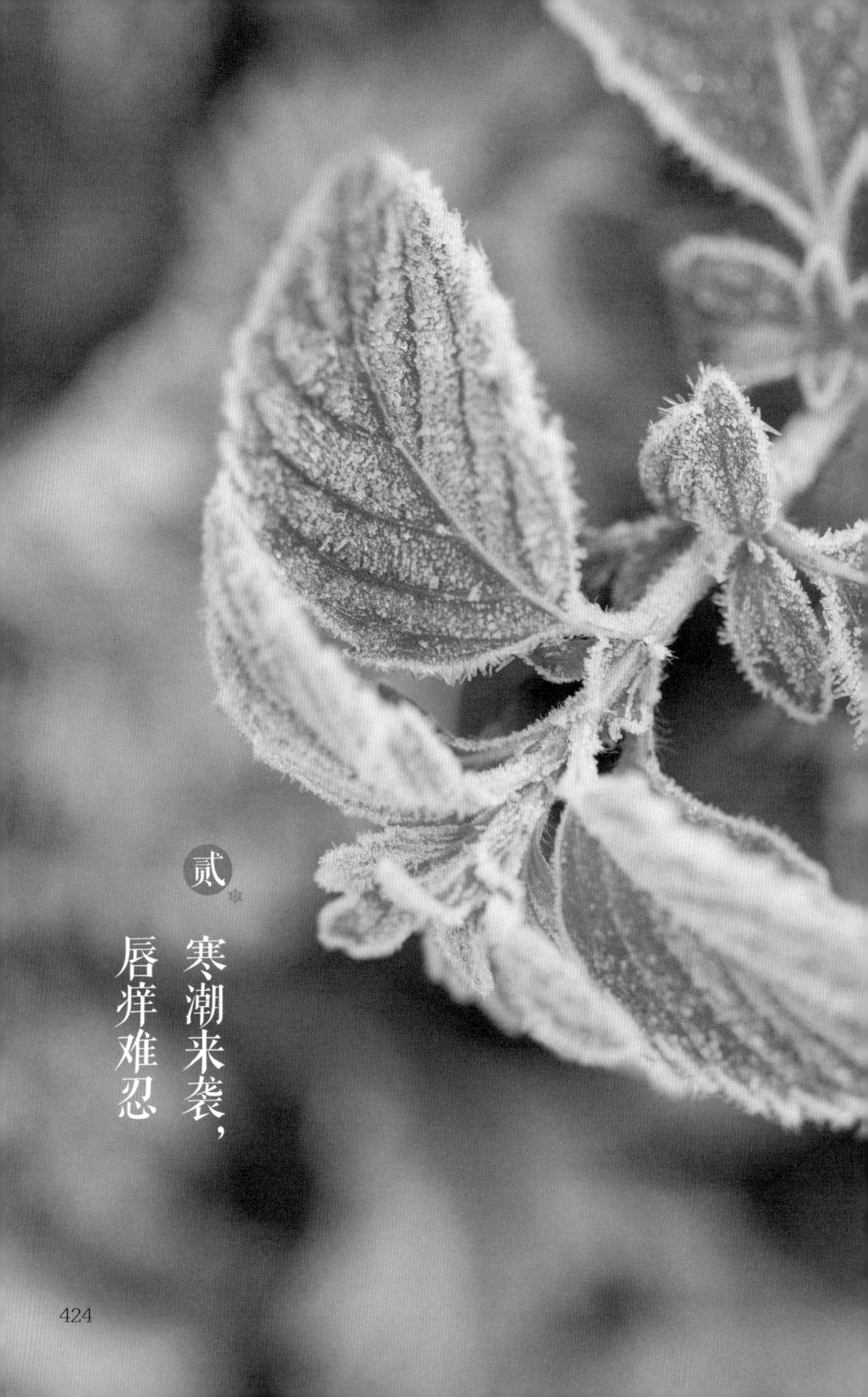

贰

寒潮来袭，唇痒难忍

小苏33岁，是一位知名企业的高管，向来身体健康的她，去年开始有一个反复发作的疾病困扰着她，那便是唇炎。尽管疫情以来都要戴口罩，把这“难言之隐”藏在口罩内，但是一发作起来痛苦不堪。去年年底，由于业务发展需要，小苏常年外出，奔跑于全国各地，这业绩是显著提高了，但是身体开始出现故障。她记得第一次发病，一觉起来，看了眼镜子，嘴唇红肿，周围开始脱皮，急忙就诊于某皮肤医院，医生诊断为唇炎，给予西药外涂，涂药后第二天立马好了，但是不用就会发作。后来的半年，唇炎反复发作，不仅周围皮肤脱皮，还伴有瘙痒难忍等不适，这让她寝食难安，多方求治，症状却未见好转。最近到了大雪时节，被寒风吹了几天，小苏就感觉唇上的情况更加严重了，于是便特地从中山跑来找德叔求治。一进诊室，小苏干燥、鲜红的嘴唇就映入眼帘。

小苏平素生活在岭南之地，饮食结构及气候都容易让人体感受湿浊之邪，湿浊停留在我们水液的中转站——脾，导致脾的工作量增加并超负荷运转，使它逐渐变得衰弱，因此出现了胃口差、消化不好、大便烂的症状。中医讲脾，其华在唇，脾胃虚弱，且湿浊内蕴，一旦感受时节盛行的邪气则容易发病，小苏就是被风寒之邪攻击了几天，最终外邪突破了机体的防御系统，进入到体内，与体内之湿相结合，化热而上犯于唇，再次导致了嘴唇、口角出现脱皮、糜烂等一系列症状。治疗上，第一步以祛风除湿与凉血同步，佐以补气健脾，服药后唇部消肿，也没那么痒了，随后的几次就诊采用

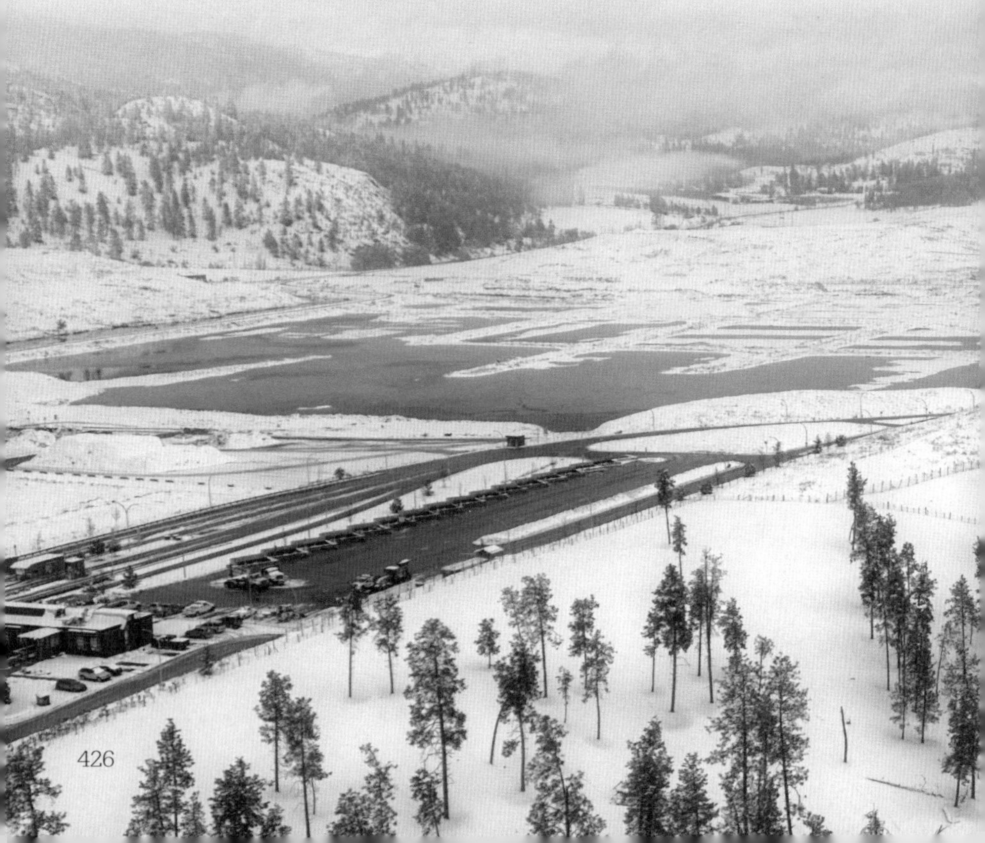

“调脾四步法”，随访至今已有半年余，唇炎未再发作。

随着大雪节气到来，应当顺应自然的变化，以养阳、藏神为主要养生方向。尤其是本身气虚或阳虚的人群，要特别注意养护阳气，为来年阳气的升发壮大而提前做好准备。因此大雪时节情志方面应当以恬淡虚无、清心寡欲为主。日常生活中不要斤斤计较，不参与无意义的争执。定期登高望远、赏叶游园、依树听泉，以开阔心境，保持良好的心态以及宏阔的思维，这样可以使神气内敛，利于养藏。

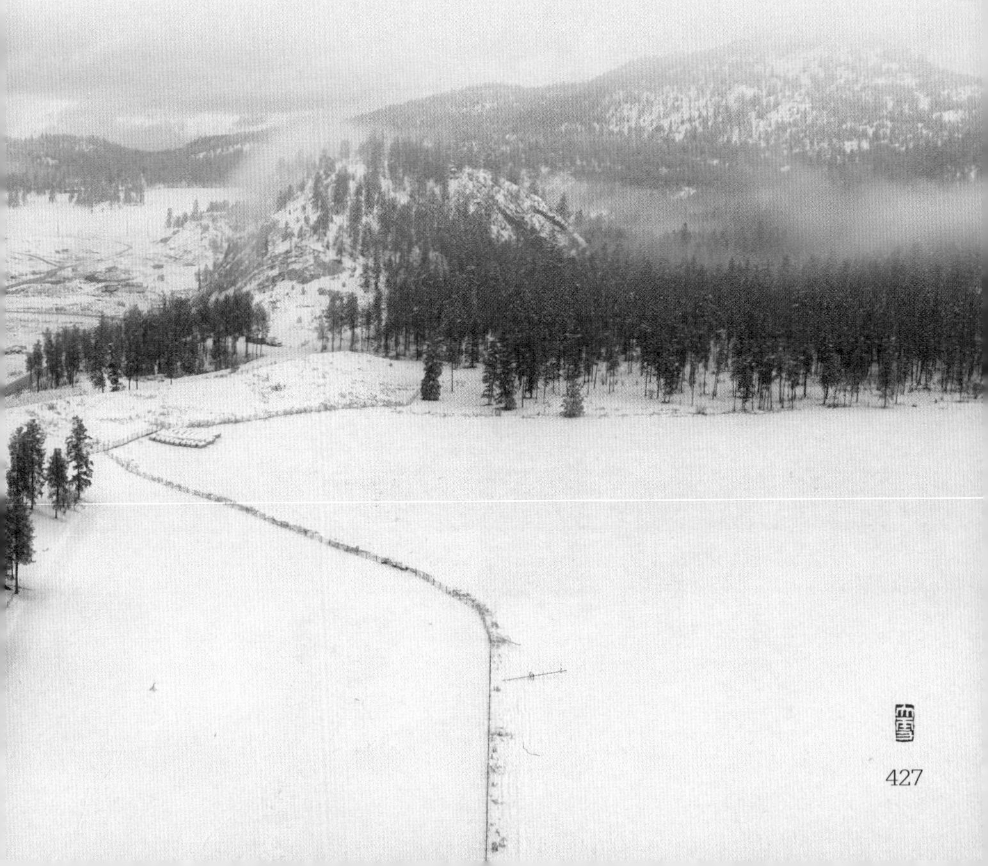

大雪养生应遵循《黄帝内经》中“早卧晚起，必待日光”的原则，尽可能地保护蕴养体内阳气——早睡可养阳气，待日出而起可躲避严寒，避免消耗阳气。其次是小苏这种情况的，日常生活中亦特别需要注重保暖，尤其是头、胸腹以及脚。因头是人体阳气集中的地方，很容易被风寒之邪侵袭消耗阳气，而胸腹部为人体五脏等重要脏器所在，不耐受风寒之邪。双脚则因为是处于血管分布的最远端，血液供应慢而少，皮下脂肪较少且双脚有多条经络在此汇聚，又是涌泉穴等重要穴位所在，因此一旦受寒也很容易被寒邪入侵机体。

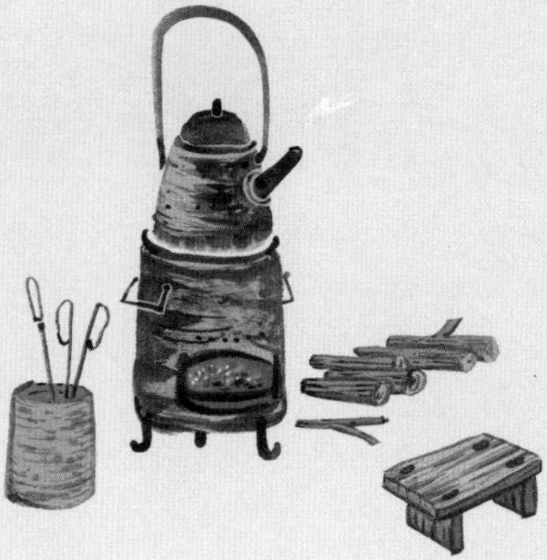

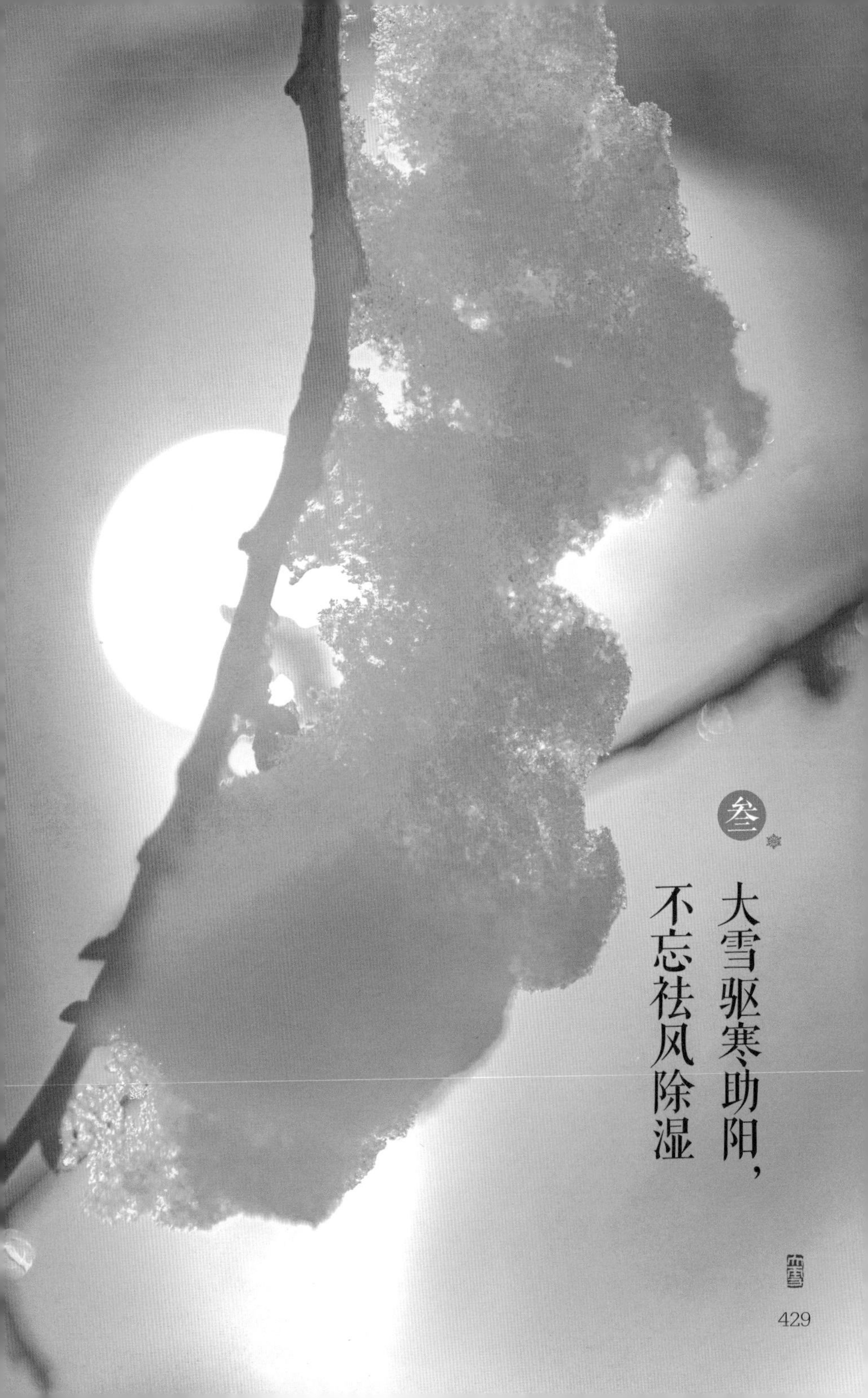

叁

大雪驱寒助阳，不忘祛风除湿

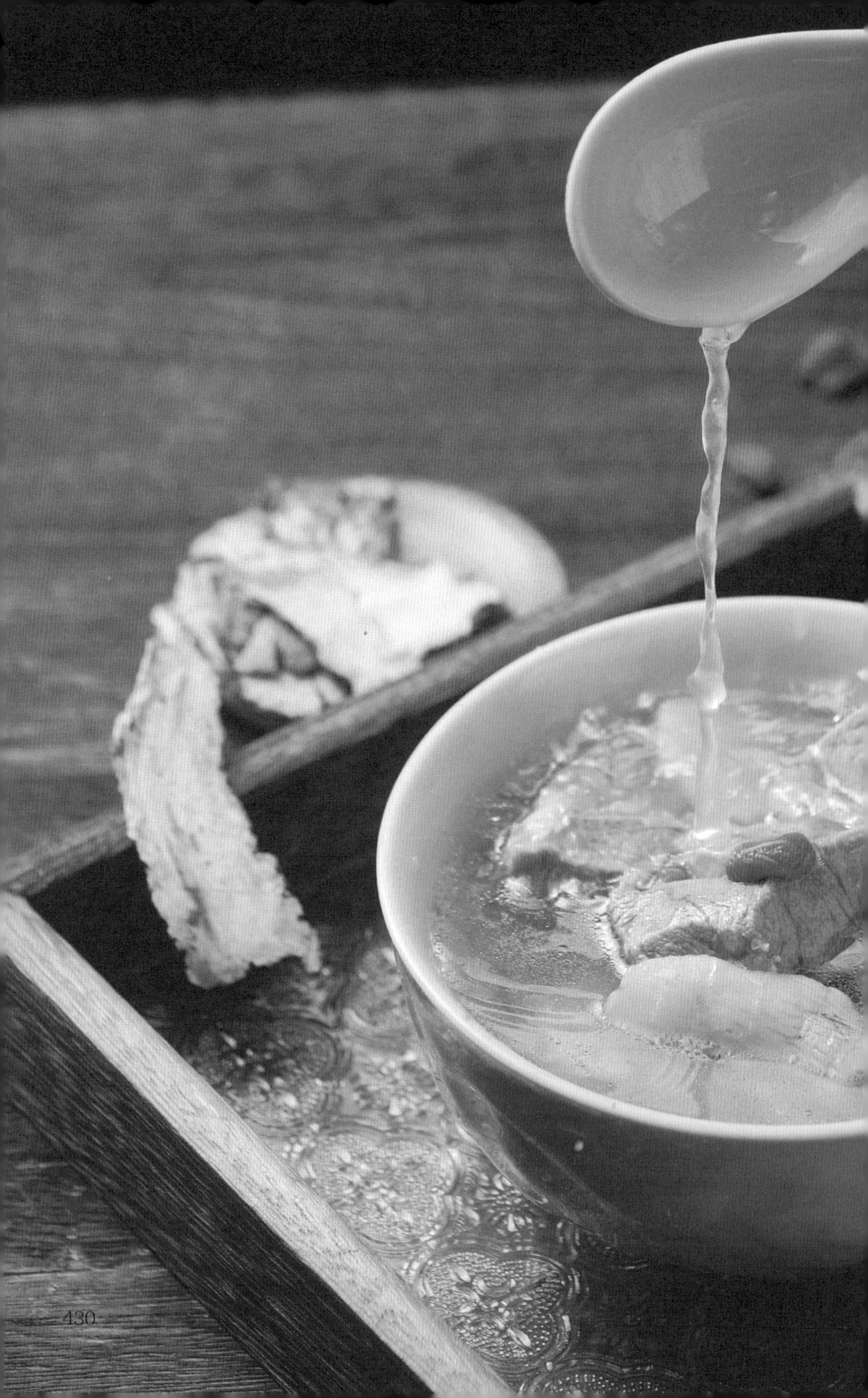

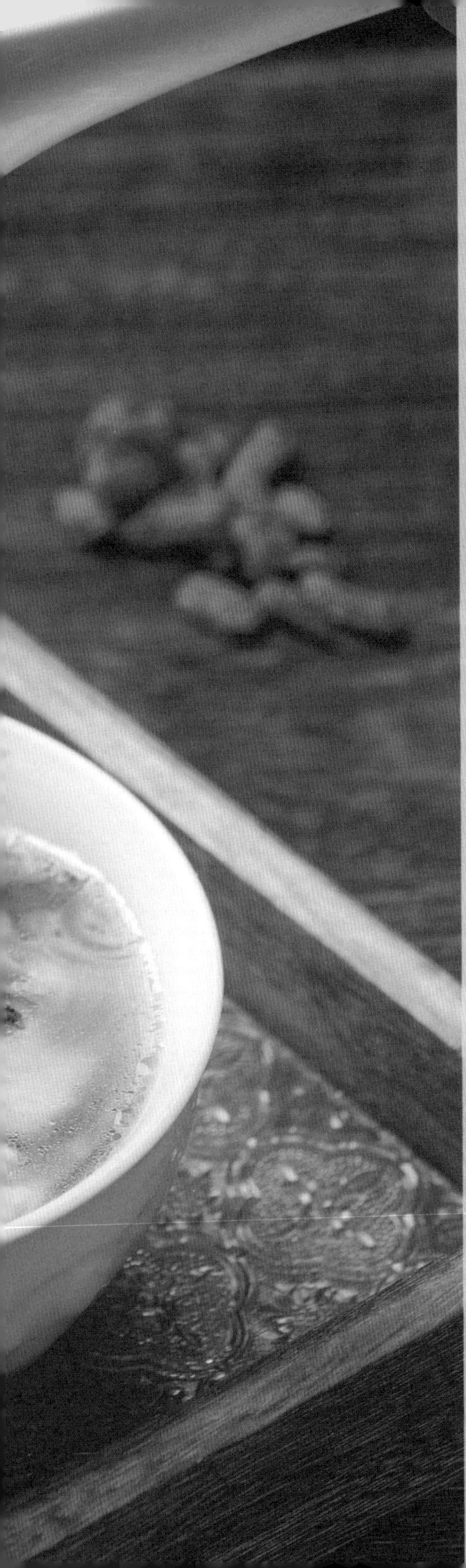

1

当归生姜羊肉汤

功效 温中祛寒、补益精血

材料

羊后腿肉350克，当归15克，枸杞20克，玉竹15克，生姜3～5片，精盐适量。

做法

将诸物洗净，当归用清水浸软备用，生姜切片备用，羊肉洗净后切块焯水备用，然后一起放进瓦煲内，加入清水1 750毫升（约7碗水量），武火煲沸后，改为文火炖1.5小时，放入适量精盐调味即可。此为2～3人量。

2 唇周涂涂

功效 祛风除湿、止痒

材料

连翘15克，白鲜皮15克，金银花15克，野菊花15克，薄荷5克。

操作方法

将上述药材放入锅中，加入适量清水煎煮30~40分钟。取药汁，蘸棉签，反复涂抹唇周，每日2~4次。

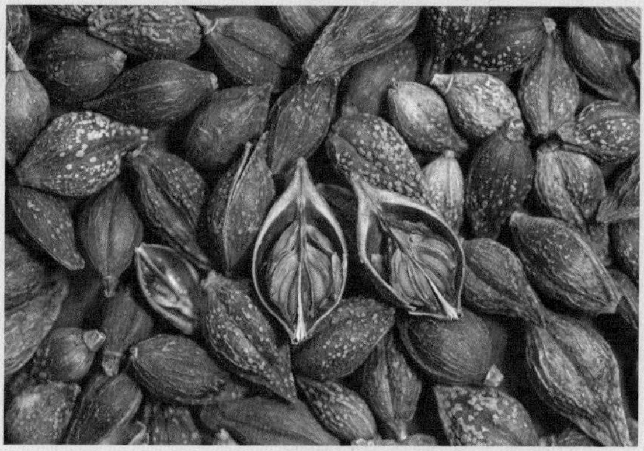

连翘

3 东坡擦足心，明目更健脑

功效 养血、滋阴、止痒

穴位

涌泉穴：在足底部，蜷足时足前部凹陷处，约当足底第2、第3趾趾缝纹头端与足跟连线的前1/3与后2/3交点上。

三阴交：在小腿内侧，当足内踝尖上3寸，胫骨内侧缘后方。

操作方法

- 将点燃的艾条置于离皮肤2～3厘米处，进行熏灸。
- 每个穴位灸10～15分钟，1周灸2～3次。

小贴士

相传苏东坡去拜访佛门好友佛印，两人谈天说地、饮酒赋诗，以至于过了入城时间，苏东坡便索性寄宿一晚。当时，苏东坡把鞋袜脱去，开始打坐，闭目养神，并用右手不断按摩左足心，按摩一会儿，他又用左手按摩右足心。佛印打趣道:“学士打禅坐，默念阿弥陀，想随观音去，家中有老婆，奈何！”苏东坡没反应，半晌他擦完脚心后，张开双眼笑道:“东坡擦脚心，并非随观音，只为明双目，世事看分明。”原来，苏东坡所擦脚心正是涌泉穴的所在。涌泉穴属于肾经，肝肾同源，所以按揉涌泉穴可以补益肝肾，有助明目健脑。

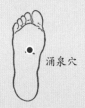

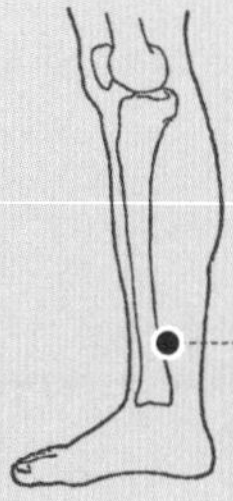

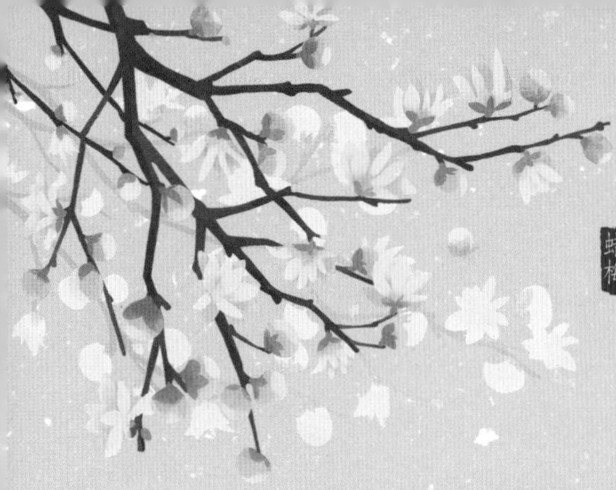

蜡梅

小至

[唐] 杜甫

天时人事日相催，冬至阳生春又来。
刺绣五纹添弱线，吹葭六琯动浮灰。
岸容待腊将舒柳，山意冲寒欲放梅。
云物不殊乡国异，教儿且覆掌中杯。

冬至

dong zhi

冬至

数九寒天，

驱寒扶阳

而转衰，阳气开始萌芽的时候，阴阳转化，在运动中构成了自然界与人体的平衡与和谐，养生也要顺应此规律，由动转静，此时养生有助于保证机体旺盛的精力而防早衰，达到延年益寿的目的。在精神调养方面，要尽量保持精神畅达乐观，不为琐事劳神，不要强求名利，时刻保持心态平和，振奋精神。冬至是阴阳转化的关键节气，也是夏病冬防、冬病冬治的最好时机，因此历代养生家对冬至养生格外重视。

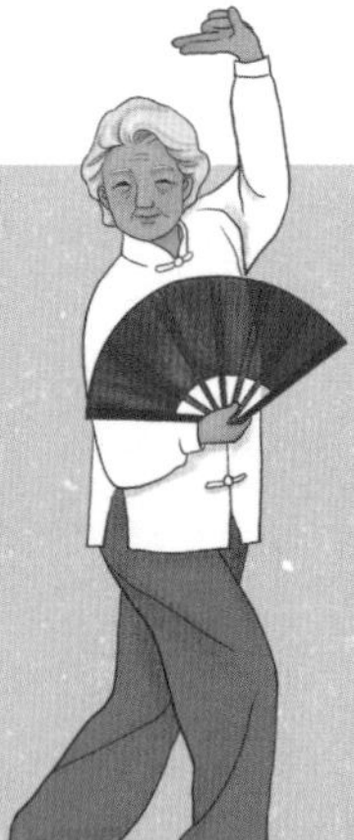

冬至到翌年的惊蛰，是一年中最寒冷的时段。我国有从冬至开始「数九」的传统习俗，即从冬至日算起，每九日为一段落，代表寒冷程度的加深，直到「九九」数尽（共八十一天），寒冷才宣告结束，代之以回阳转暖。诗云：「天时人事日相催，冬至阳生春又来。」珠江三角洲一带还有一个有趣的说法，「干冬湿年」「湿冬干年」，意思为冬至这一天下雨则过年（即春节）便晴天，如冬至晴天则过年（即春节）为雨天。民间常说冬至老人关冬季，特别是冬至以后的一段时间内，对多病的老年人来说无疑是一种威胁。从冬至开始，生命活动开始由盛转衰，阴气盛极

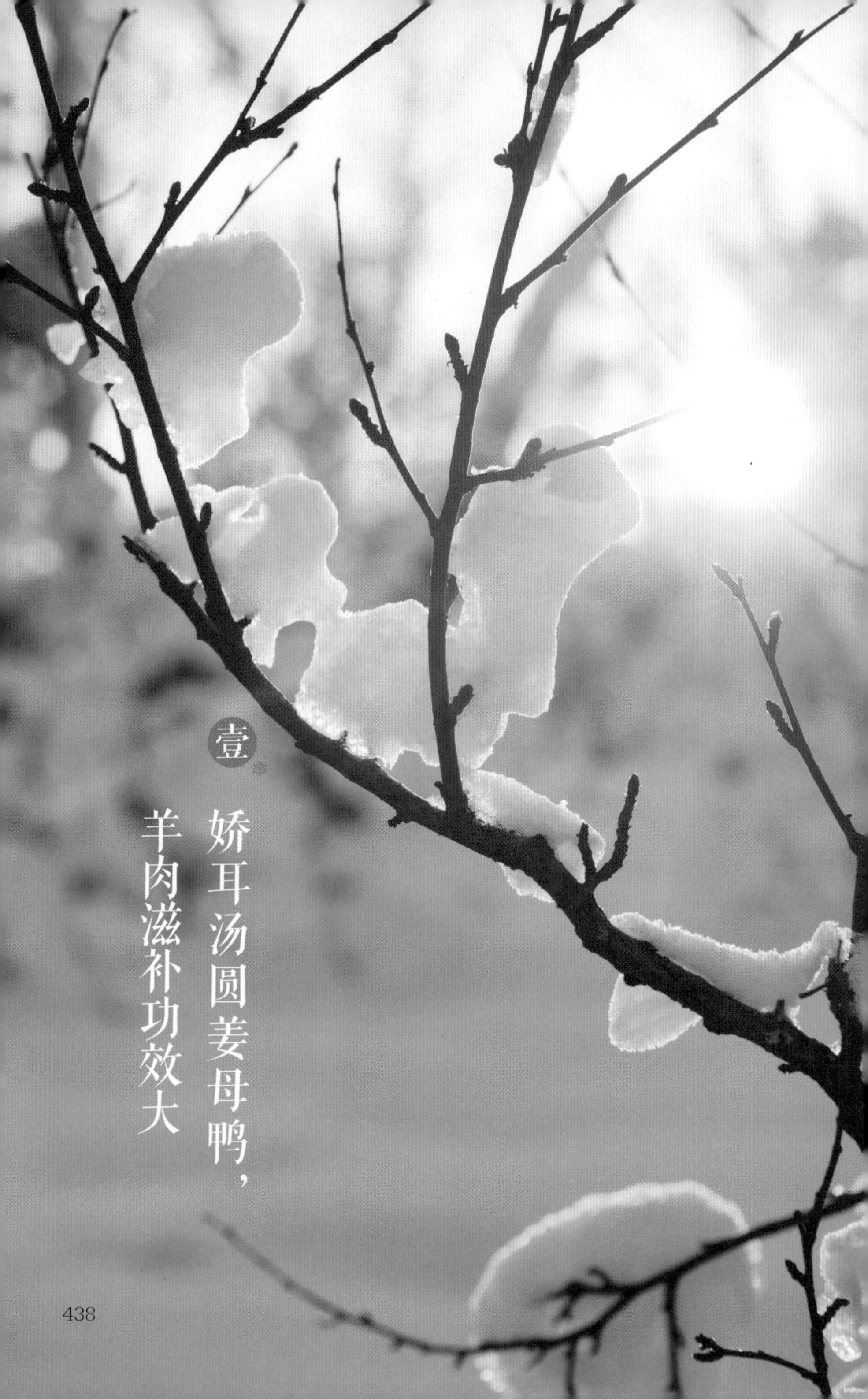

壹

娇耳汤圆姜母鸭，羊肉滋补功效大

1 闽南炖煮姜母鸭，养胃健脾又滋补

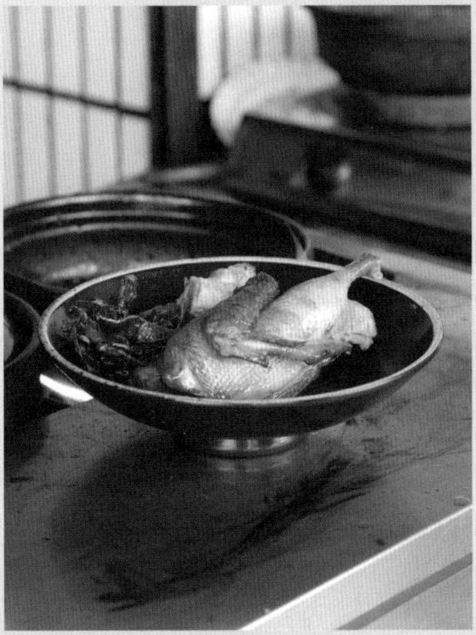

在闽南地区，当地人会在冬至享用姜母鸭。姜母鸭以红面番鸭为原料，用芝麻油将鸭肉炒香后，再加入老姜（姜母）及米酒等炖煮，具有疏肝润肺、养胃健脾、舒筋活血、祛寒化痰等功效，特别滋补。

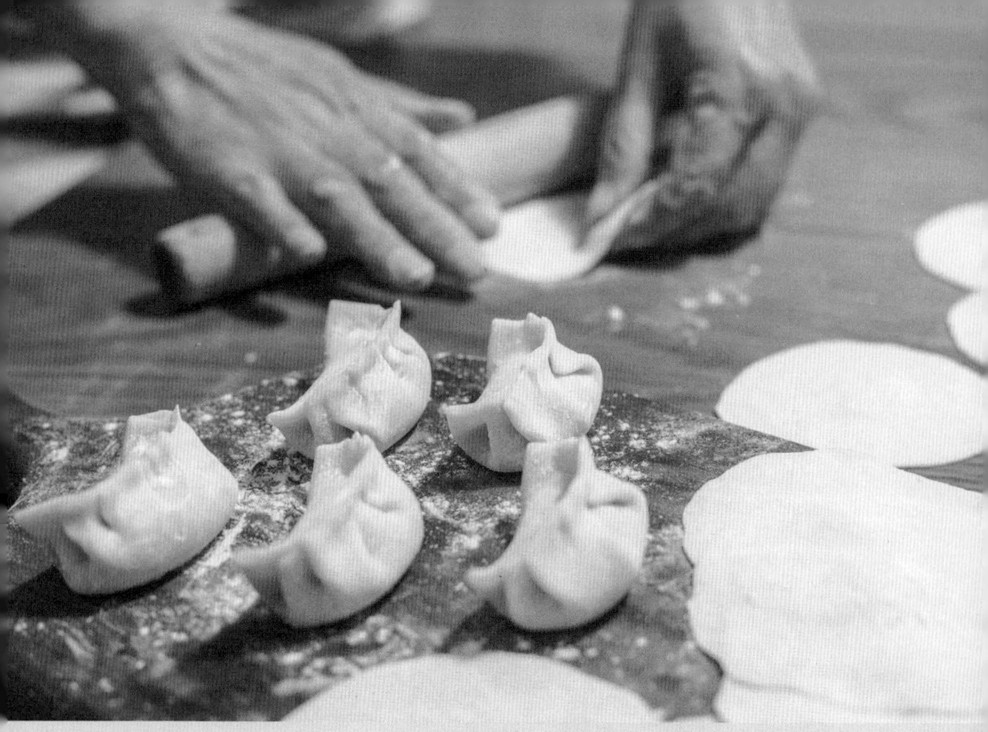

2

北娇耳，南汤圆

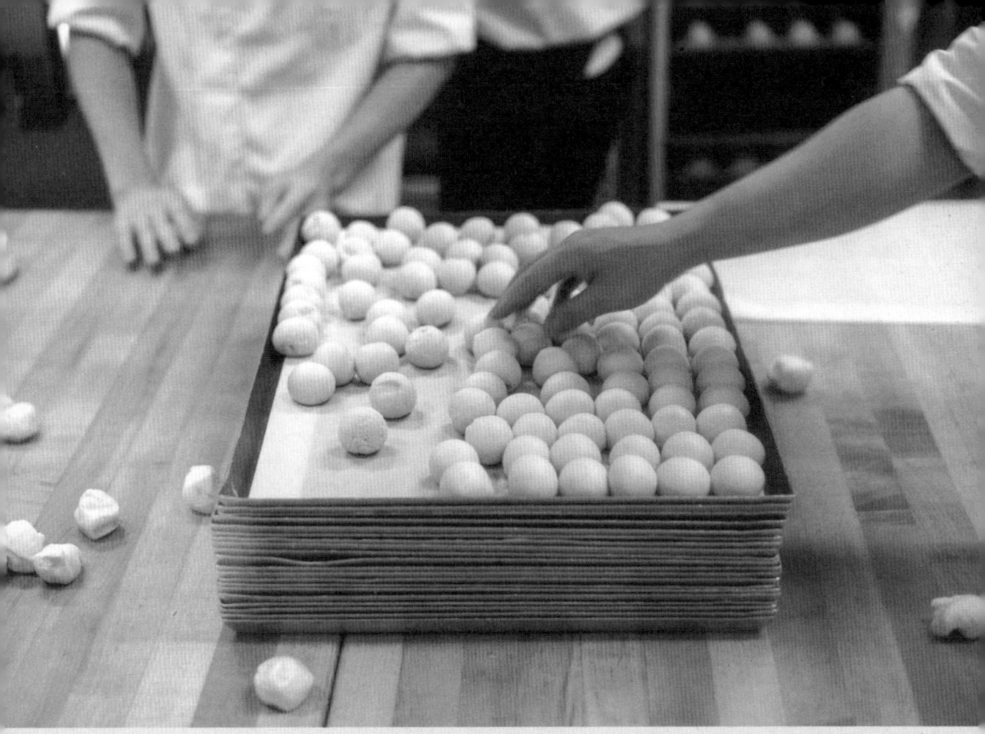

饺子原名“娇耳”，在北方，每年冬至，不论贫富，饺子是必不可少的节日饭。谚云：“十月一，冬至到，家家户户吃水饺。”这种习俗，是因纪念医圣张仲景冬至舍“祛寒娇耳汤”留下的。而南方冬至吃汤圆的习俗，在江南尤为盛行，民间有“吃了汤圆大一岁”的说法。汤圆也称“汤团”，冬至吃汤团又叫“冬至团”。

相传汉高祖在冬至这一天吃了樊哙煮的羊肉，觉得味道特别鲜美，赞不绝口，从此在民间形成了冬至吃羊肉的习俗。羊肉味甘而不腻，性温而不燥，具有补肾壮阳、暖中祛寒、温补气血、开胃健脾的功效。冬天吃羊肉既能抵御风寒，又可滋补身体，实在是一举两得的美事。

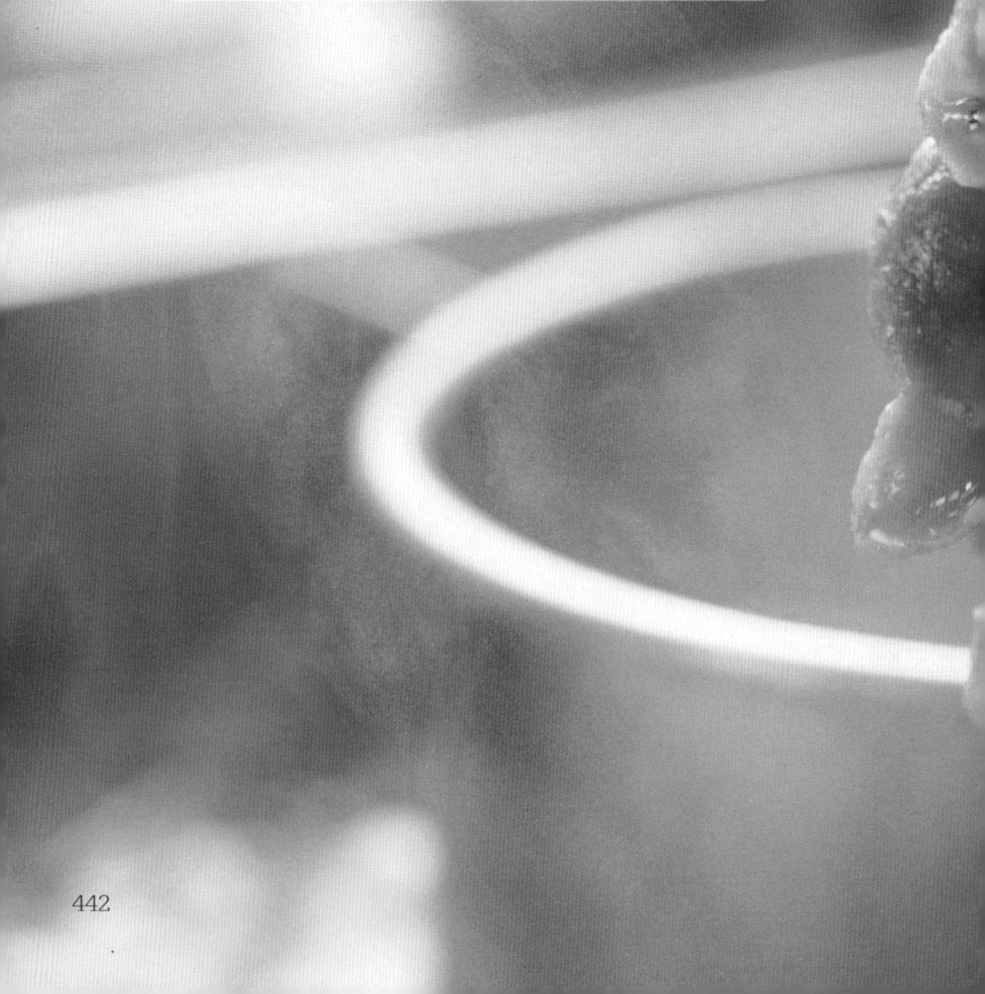

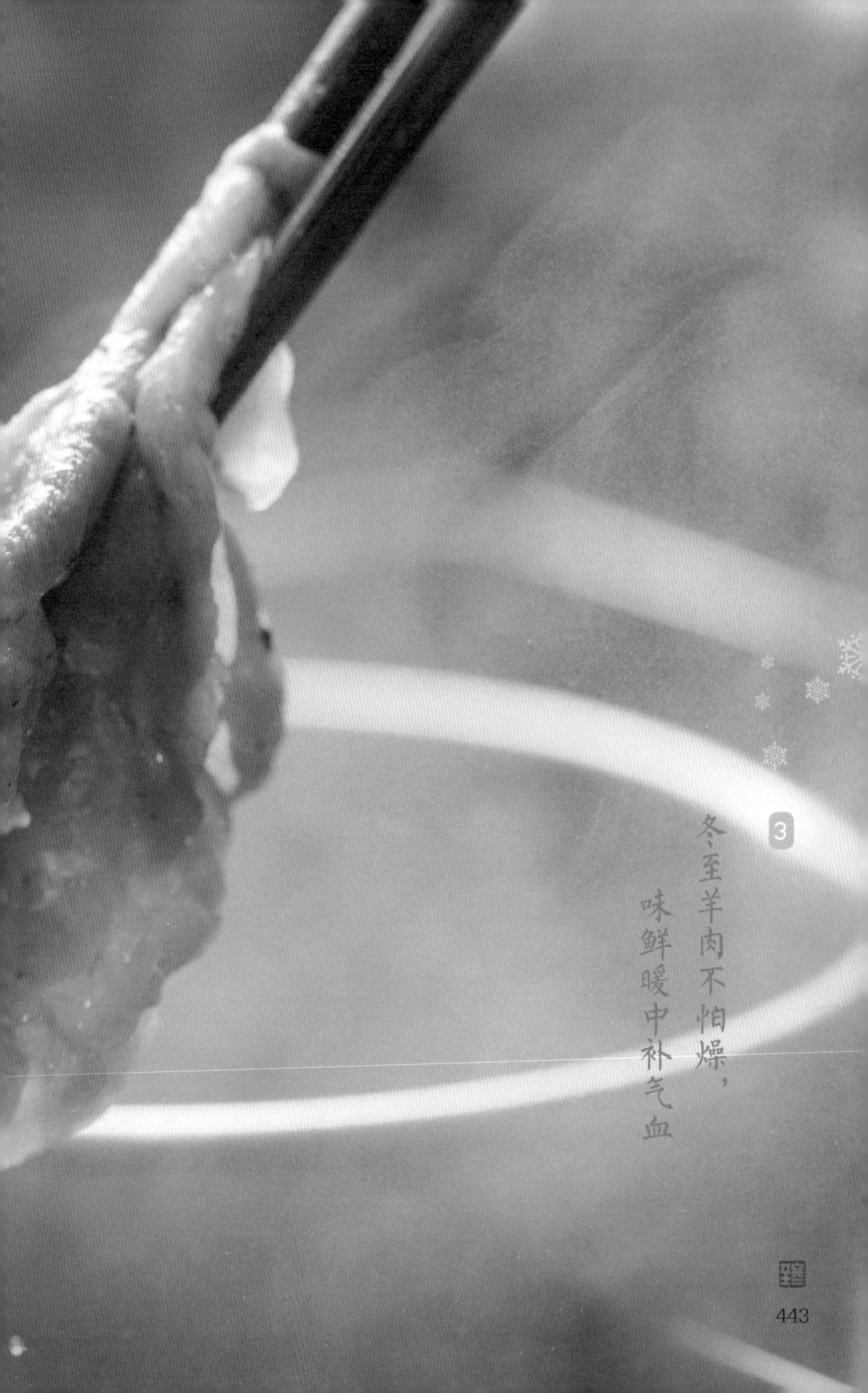

3 冬至羊肉不怕燥，味鲜暖中补气血

贰

深冬时节，老寒腿发作实发愁

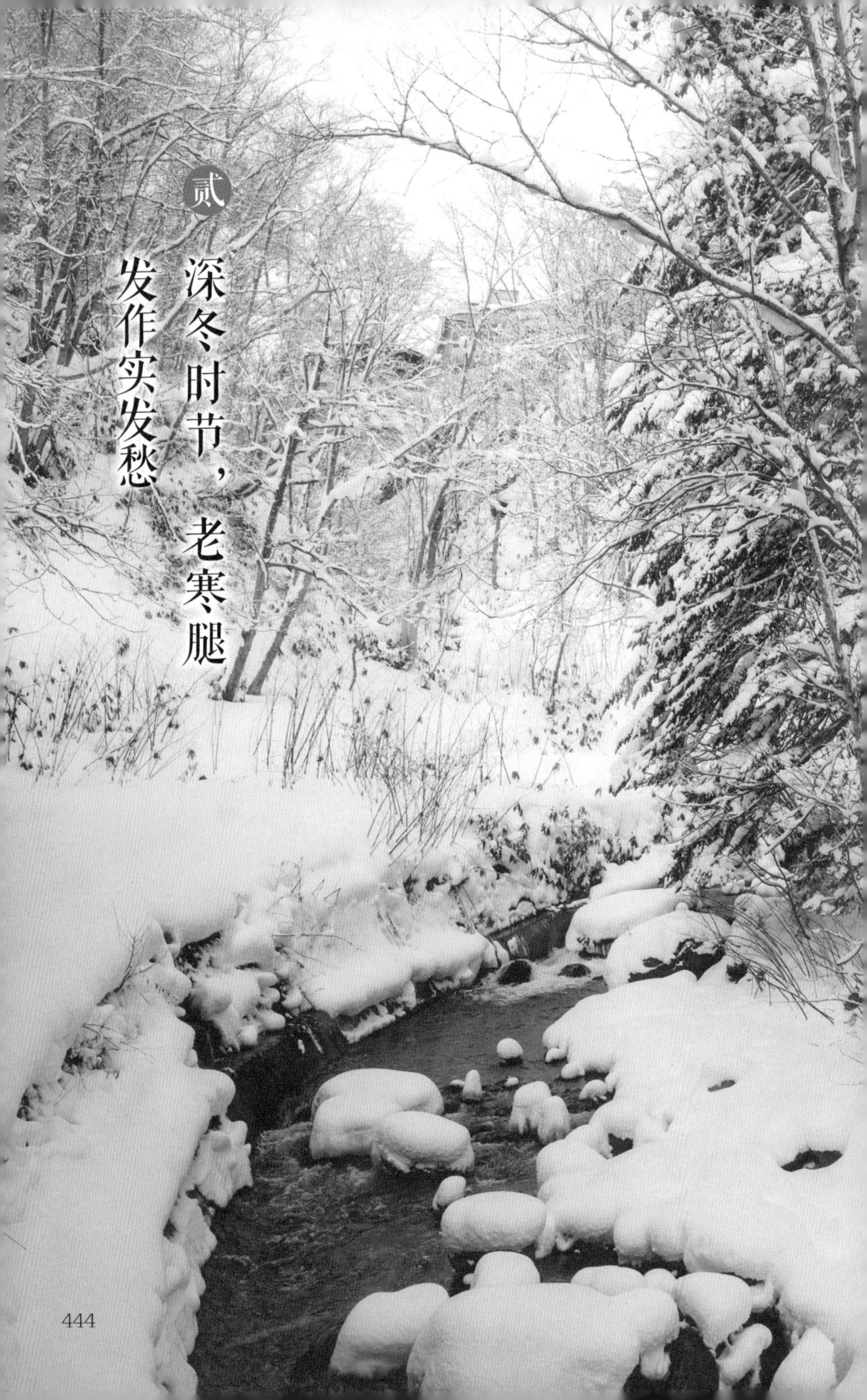

李阿姨今年64岁，每天在家里带孙子，累并快乐着。但是李阿姨发现自己上了年纪后，全身的关节越发不灵活，时有麻木感，甚至有时会痛得走不了、睡不着。起初揉一揉、拍一拍、热敷一下还能缓解，但是这几个月发作越来越频繁。李阿姨担心自己患上类风湿，还特意跑去医院做了检查，并没有发现异常，这让她不知如何是好。在各种媒体的广泛“科普”下，阿姨把疼痛归于受寒了，于是疯狂地煲起了祛风散寒的药膳，吃起了大补阳气的食材……一段时间后，她自觉疼痛稍有好转，但仍有全身关节游走性疼痛，怕风怕冷。还新增了失眠的毛病，早晨起来会觉得口干、口苦，喝水也不能缓解，脾气也越来越暴躁。这下她意识到可能是治疗不当，在老街坊的建议下前来德叔的门诊寻求帮助。

关节痛，在中医属于“痹症”范畴，临床中大多是因感受外邪致使经络气血痹阻不通，即所谓“不通则痛”；或因气血亏虚不能滋养关节所致，即所谓“不荣则痛”。德叔认为，李阿姨并不是单纯的寒邪致痛，而是年老导致脾肾亏虚不能濡养筋骨经脉，加之生活操劳，气血不足感受外邪引起，是“不通”与“不荣”相互存在与影响的过程。拍打、热敷等治疗虽然可以短暂地促进局部气血流通，但因为气血津精的亏虚，全身关节不能够得到滋润，故而反复发作。李阿姨进补过度，导致日渐虚弱的脾胃不能转化为水谷精微上输于肺、滋润于全身，且极易积聚，从而出现化火化热的症状，便会失眠、口干、口苦。治疗上，应以“平调平补、

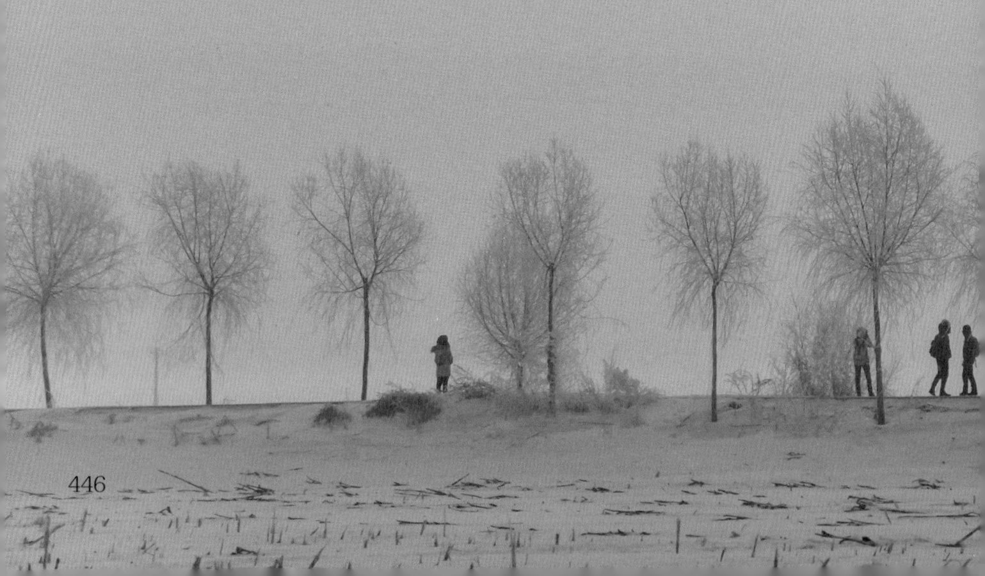

祛邪补虚”为原则，以“温肾健脾、驱寒通络”为法，李阿姨服药1周后，关节疼痛明显缓解，后坚持在门诊就诊，发作次数也逐渐减少。

中医认为冬三月应进补，冬至阴阳气交，是进补的最佳节气，尤其是在南方，它可促进人体阳气的萌生，消耗相对减少，进补后可发挥最大的药效，且可保存封藏最长的时期。此时羊肉、牛肉等食材往往是人们餐桌上的常客，但如一味的温燥，长期食用反而适得其反。因此，进补除了应时，更要学会平衡适度，可以在温补的食物中加入沙参、麦冬、石斛、玉竹等清润药材以达到阴阳平衡的补益目的。对于脾肾不足的人群，可以选用山药、牛大力、千斤拔等药性平和之品来滋补，以达五脏调

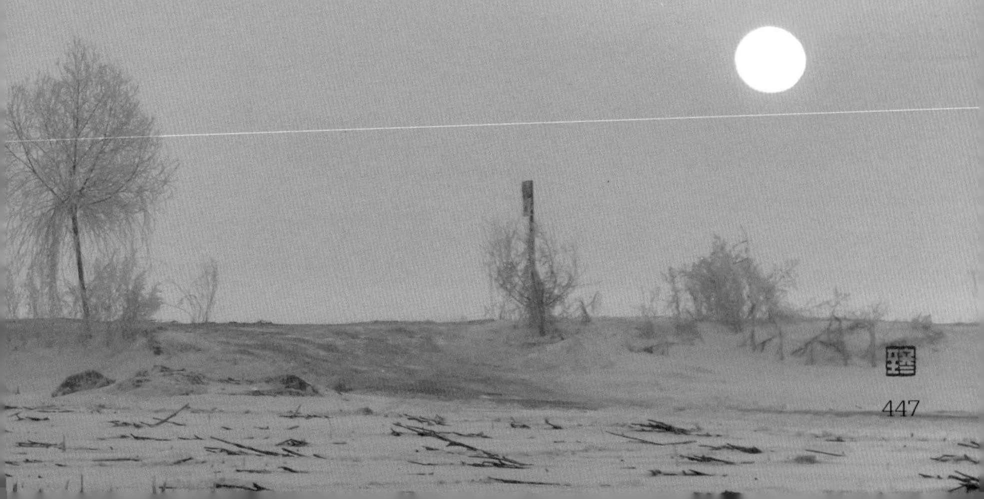

和、气血充足的目的。古曰“秋冬养阴”，特别是阳虚的人们，冬季补阳气的同时也应重视养阴，补充消耗的阴精，阴精的充沛，也有利于阳气的生长。故在饮食进补时要顺应体内阳气的潜藏，以敛阳护阴为根本，以保证生命活动适应自然界的变化。冬季运动不宜选择户外，尤其是很多中老年人，一早一晚进行户外运动，其实这是一种误区。运动要顺应自然界阳气变化，建议十点钟以后，自然界阳气旺盛的时候适当进行运动，而且比其他季节要更少时间，做到冬“藏”。此外，万物生长靠太阳，尤其是在冬天，想要补充人体的阳气，最简单的方法就是——晒太阳。但需要注意的是，能有效补阳的方式是晒背部，因为背部是人体督脉所在，中医认为督脉是人体的阳经，有调节阳经气血的作用。

牛大力

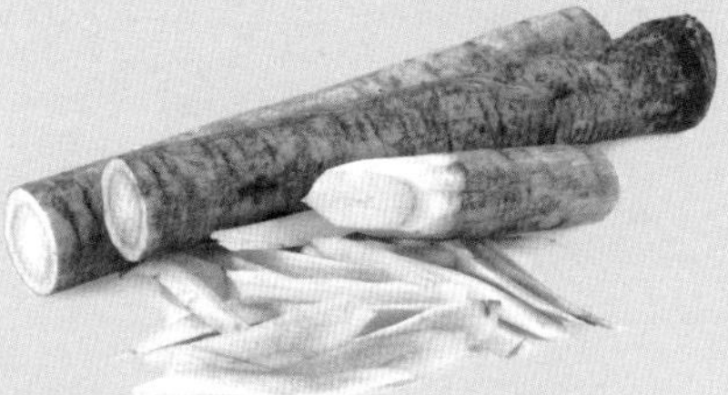

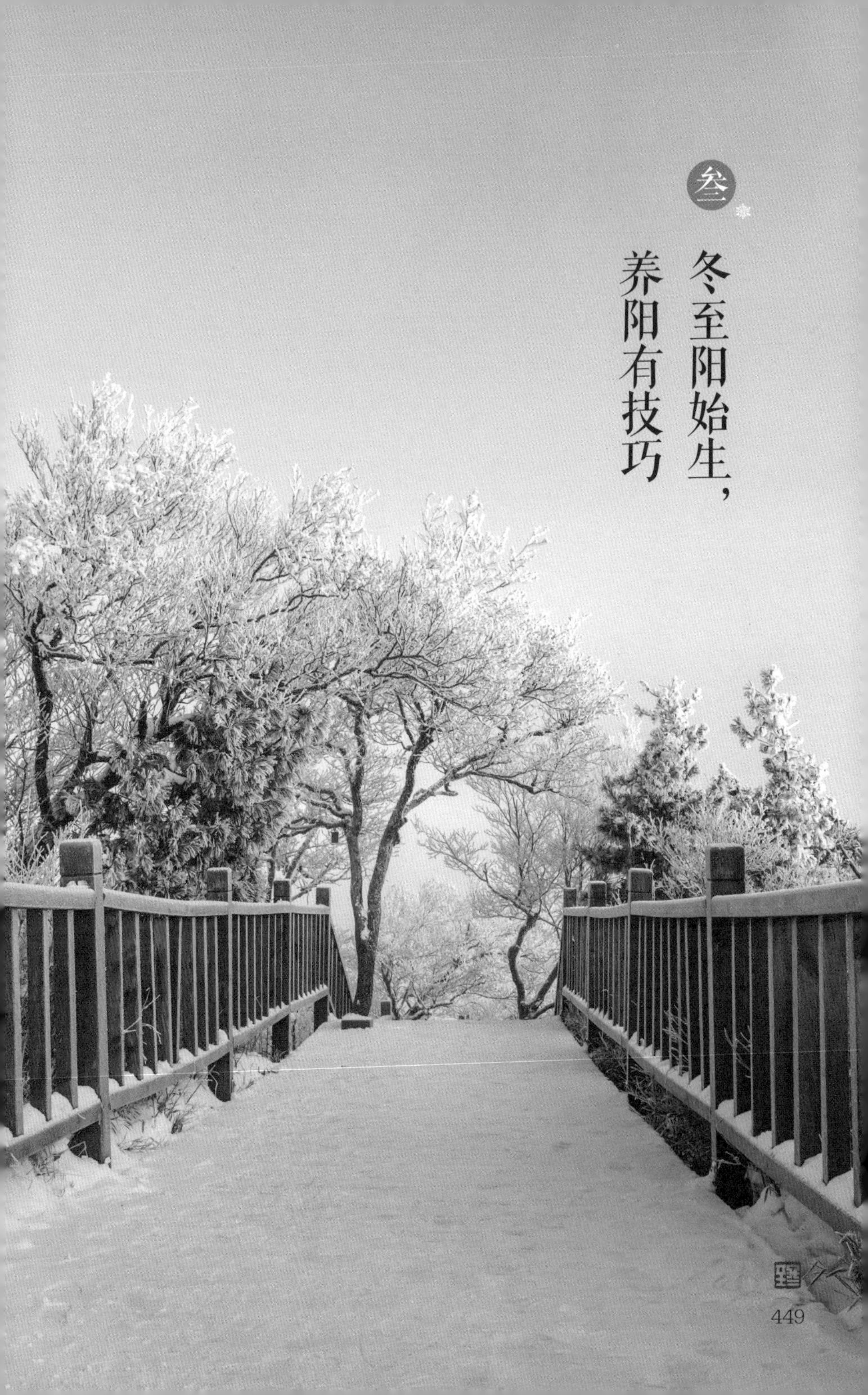

叁

冬至阳始生，养阳有技巧

1 补气温阳煲

功效 健脾祛湿、舒筋散寒

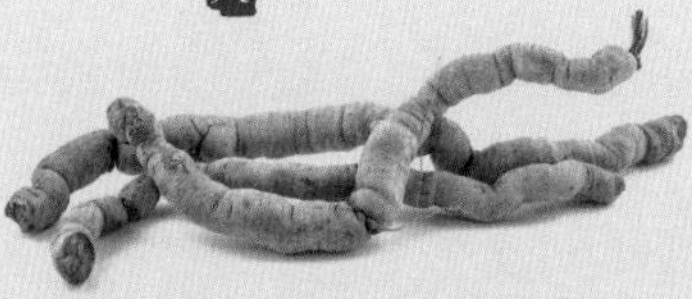

巴戟天

材料

老母鸡半只，猪瘦肉100克，巴戟天20克，当归15克，陈皮5克，枸杞30克，生姜3～5片，精盐适量。

做法

诸物洗净，老母鸡去除内脏，洗净后切块；瘦肉洗净切块。瘦肉与老母鸡分别在沸水中焯后备用；将上述食材放入锅中，加清水1 750毫升（约7碗水量），武火煮沸后改为文火煲1.5小时，放入适量精盐调味即可。此为3～4人量。

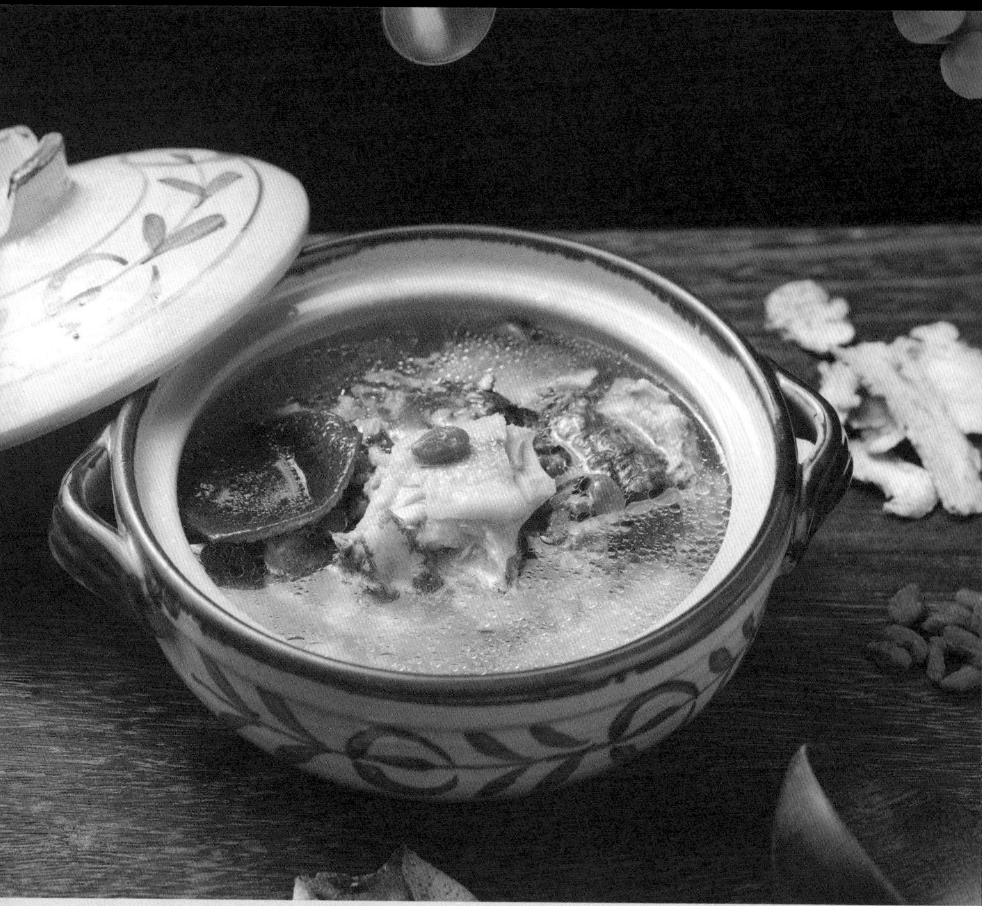

小贴士

枸杞味甘，性平，为滋补肝肾之良药，故其性善明目，退虚热，壮筋骨，除腰疼，久服有益。早在两千多年前，《诗经 · 小雅》中便曰：“陟彼北山，言采其杞。”所谓中国枸杞在宁夏，宁夏枸杞甲天下，由于宁夏特殊的自然环境，其所产枸杞优于我国其他地区。枸杞可生食、煎汤、熬膏、浸酒，如枸杞羊肉汤、杞菊决明子茶、枸杞炖银耳、枸杞泡酒等。

2 敷敷脐，散散寒

功效 温经、散寒、止痛

材料

白芥子、吴茱萸各5克，艾绒5克，生姜15克，蜂蜜适量。

操作方法

- 将上述食材打粉，生姜取汁，放入适量蜂蜜，调成糊状。
- 取少量药糊加热后放在纱布上，敷于神阙穴，待冷却后更换，每次敷10～15分钟，1周3～5次。

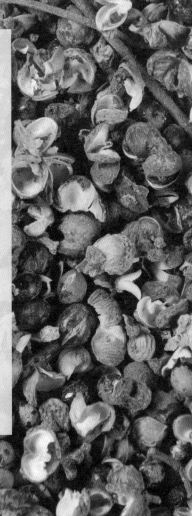

3

熏洗温经散冬寒

功效 温经散寒、祛风通络

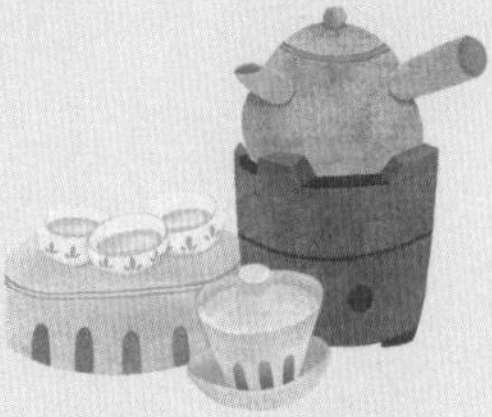

材料

艾叶30克，千斤拔40克，海桐皮40克，桂枝30克。

操作方法

- 将各物放入锅中，加适量清水煎煮40分钟，取汁备用。
- 趁热熏洗患处，每次15～20分钟，每日1次。

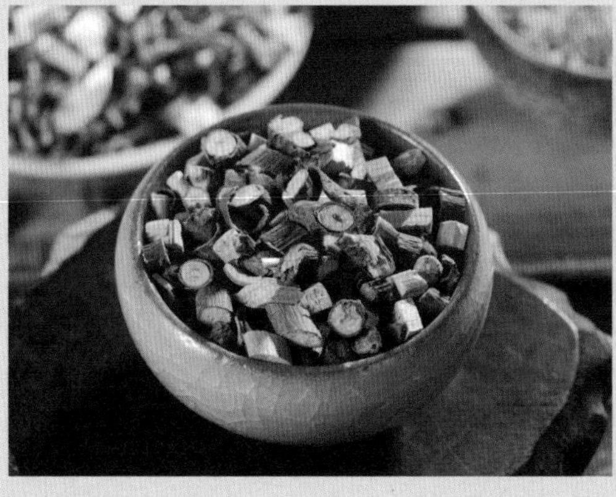

桂枝

小寒

［唐］元稹

小寒连大吕，欢鹊垒新巢。
拾食寻河曲，衔紫绕树梢。
霜鹰近北首，雊雉隐丛茅。
莫怪严凝切，春冬正月交。

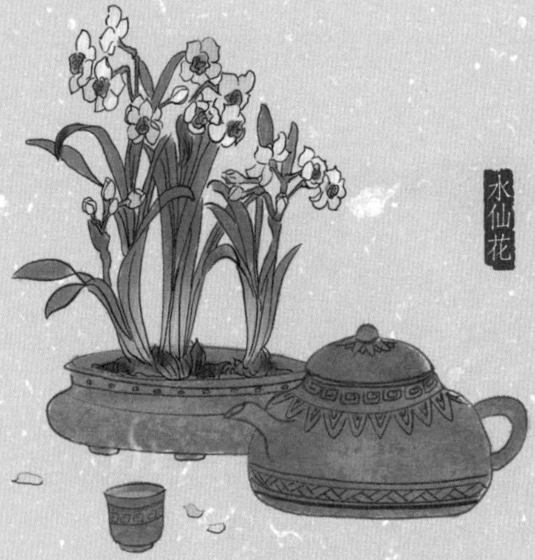

小寒

xiao han

寒气正深处，
方见暖意浓

得透，来年春天天暖和』『小寒无雨，小暑必早』等。另外，小寒时节也是高血压和冠心病等心血管疾病的高发时节，中医认为，人体内的血液，得温则易于流动，得寒则容易停滞，所谓『血遇寒则凝』，说的就是这个道理，所以这类患者尤其要注意做好保暖，这样才能安度小寒，迎接春节。

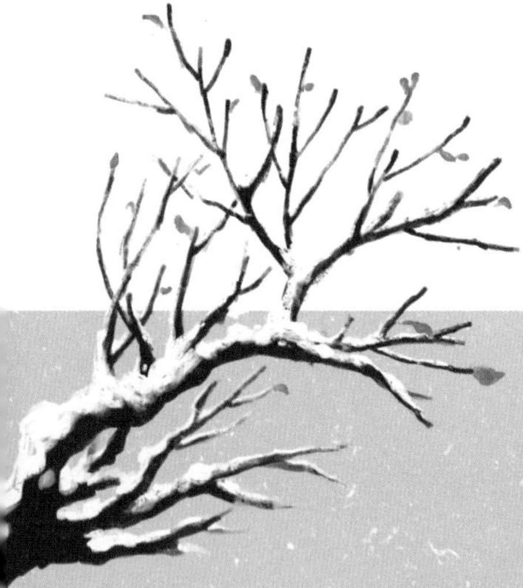

小寒正值『三九』前后，我国大部分地区，尤其是黄河流域从此进入严冬时节，土壤冻结，河流封冻，正所谓『数九寒天』也。俗话说，冷气积久而寒，此时，天气寒冷，大冷还未到达极点，所以称为小寒。《月令七十二候集解》云：十二月节，月初寒尚小，月半则大矣。由于南方的四季变化没有北方明显，所以小寒时节南方的寒冷程度稍逊北方，但随着冷空气不断南下，南方也时有飘雪，在珠江三角洲一带，小寒则是二十四节气中最寒冷的节气之一。通过小寒的寒冷情况，人们还可以大致预测来年的天气情况，如『小寒大寒不下雪，小暑大暑田开裂』『小寒大寒寒

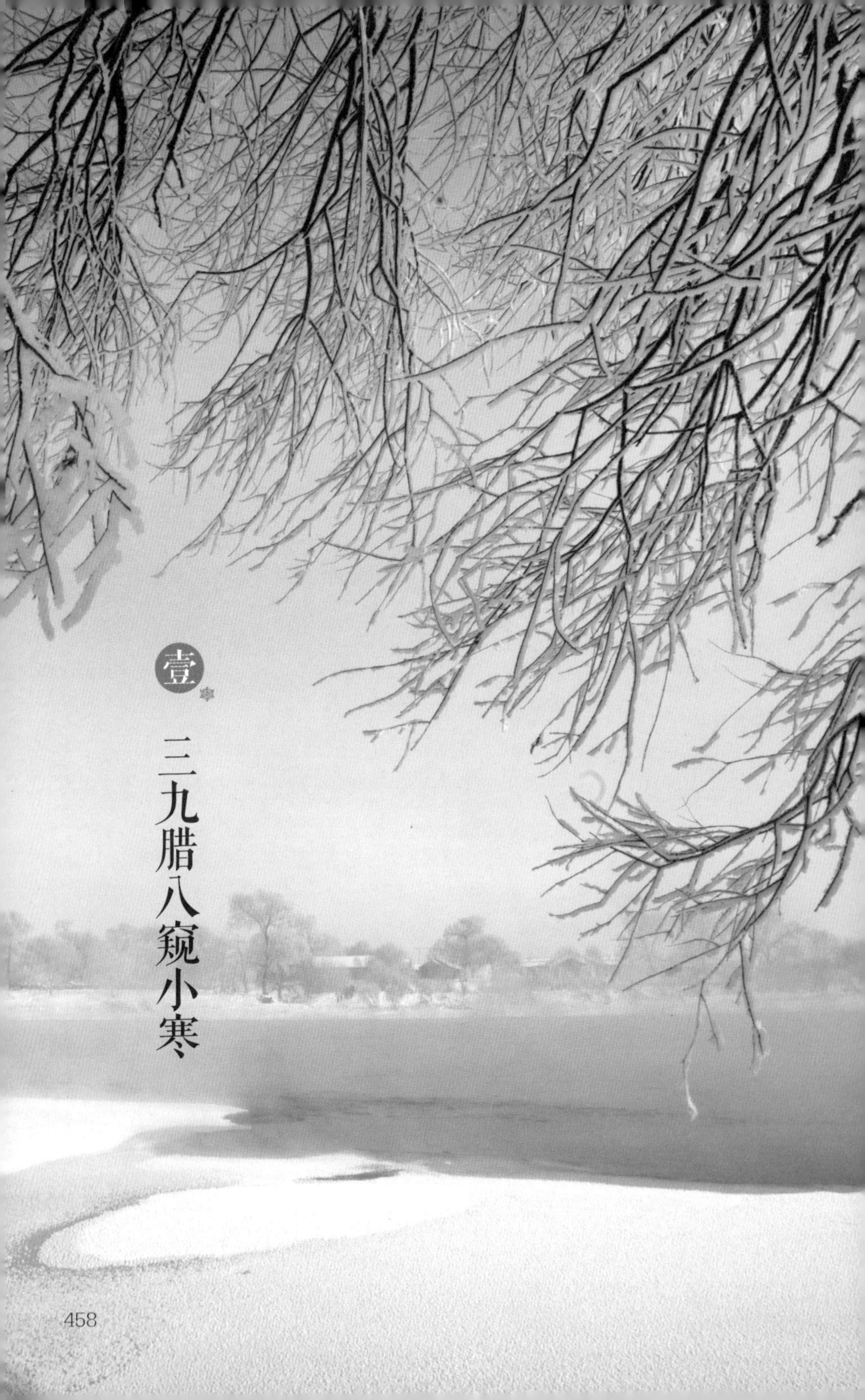

壹

三九腊八窥小寒

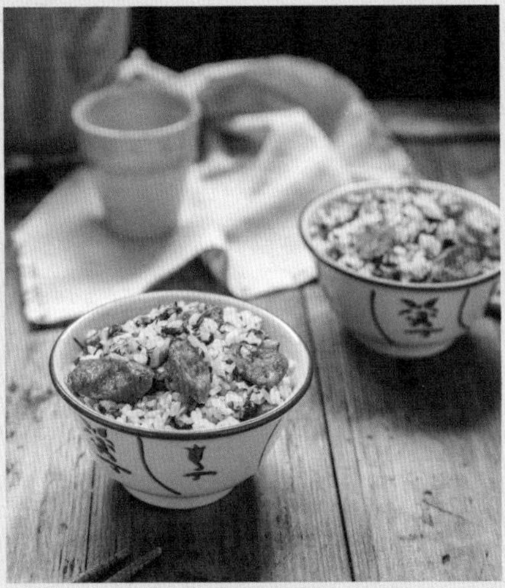

1 老南京吃菜饭，健脾胃散风寒

小寒吃菜饭是老南京的习俗。南京人对小寒颇为重视，人们会用糯米加生姜、矮脚黄、咸肉片、香肠片或是板鸭丁一起煮成菜饭。中医认为寒为阴邪，小寒是一年之中最冷的节气。南京菜饭中糯米补中益气、健脾暖胃，能增强机体抵御寒邪的能力；生姜味辛，性温，具有发汗解表、温肺散寒之功效。再加上南京特产矮脚黄、香肠、板鸭，药食双补，美味可口，冬日里吃完后特别暖和，可与腊八粥相媲美。

2

三九严寒，九九消寒

小寒节气最初起源于黄河流域，据说早年黄河流域的农家每逢小寒，家家时兴用“九九消寒图”来避寒养生。九九消寒图是一幅双钩描红书法“亭前垂柳珍重待春风”，均为繁体字，九字每字九画，共九九八十一画，从冬至开始每天按照笔画顺序填充一个笔画，每过一九填充好一个字，直到九九之后春回大地，一幅九九消寒图才算大功告成。小寒节气正值三九严寒，所以“画图数九”的民俗与小寒节气有着密切联系。数九计数，书法描红，既能求得消寒，也算是冬日里一种不错的消遣冶情的养生方法。

九九消寒图

丁酉年冬

管城春满

九 七 待	九 四 柳	九 一 亭
九 八 春	九 五 珍	九 二 前
九 九 風	九 六 重	九 三 垂

3 小寒喝粥来养生，首推一碗腊八粥

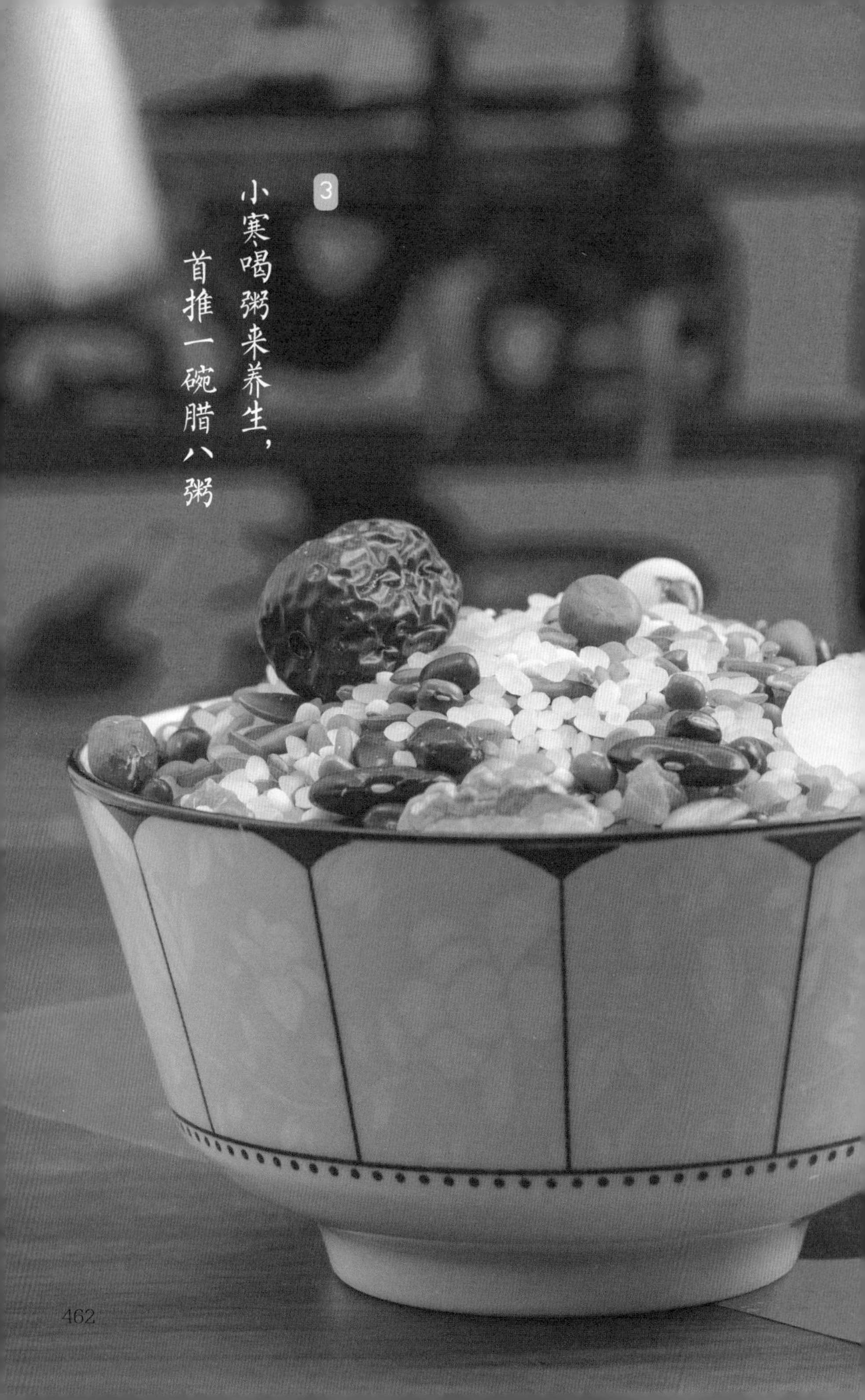

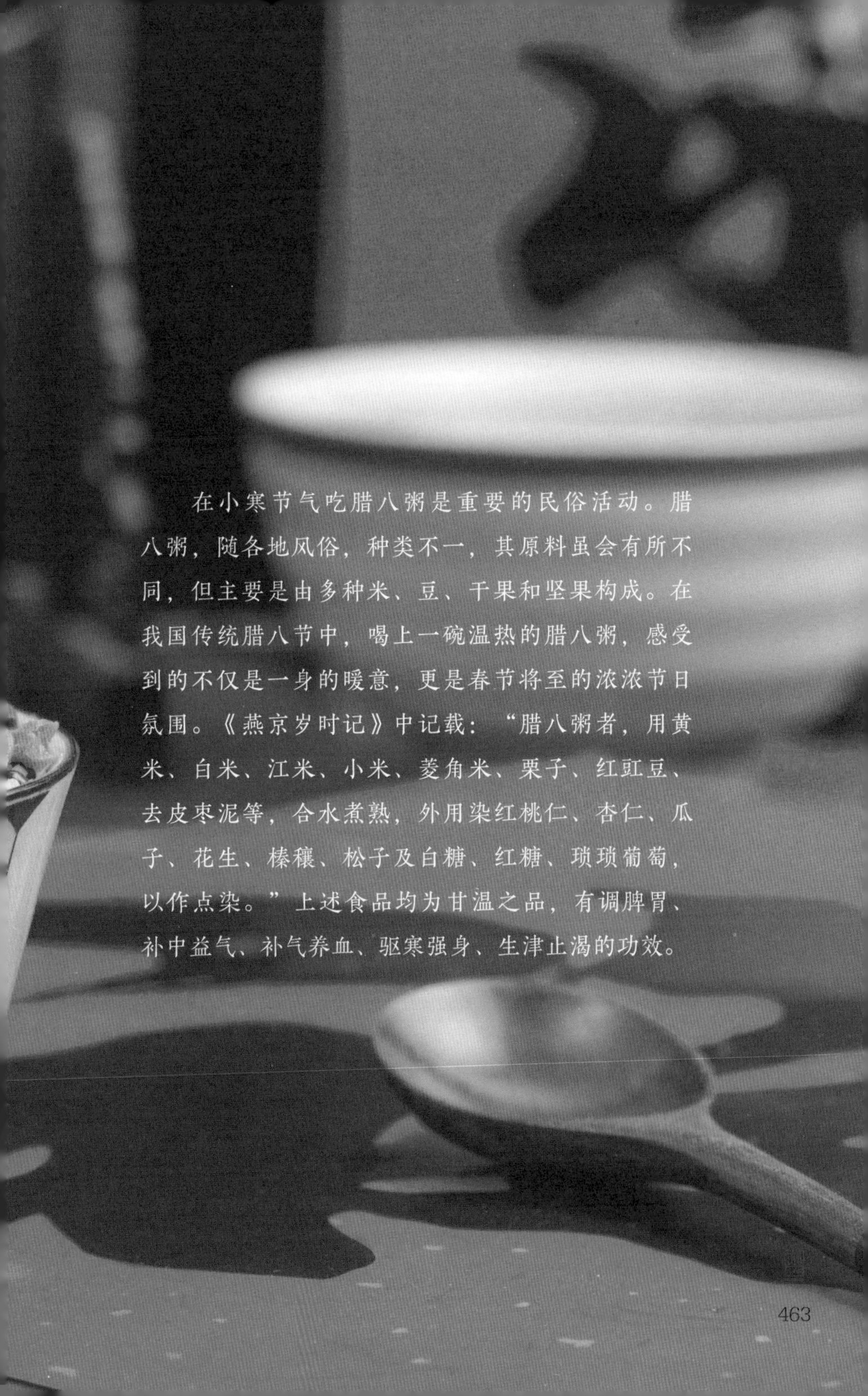

在小寒节气吃腊八粥是重要的民俗活动。腊八粥，随各地风俗，种类不一，其原料虽会有所不同，但主要是由多种米、豆、干果和坚果构成。在我国传统腊八节中，喝上一碗温热的腊八粥，感受到的不仅是一身的暖意，更是春节将至的浓浓节日氛围。《燕京岁时记》中记载：“腊八粥者，用黄米、白米、江米、小米、菱角米、栗子、红豇豆、去皮枣泥等，合水煮熟，外用染红桃仁、杏仁、瓜子、花生、榛穰、松子及白糖、红糖、琐琐葡萄，以作点染。”上述食品均为甘温之品，有调脾胃、补中益气、补气养血、驱寒强身、生津止渴的功效。

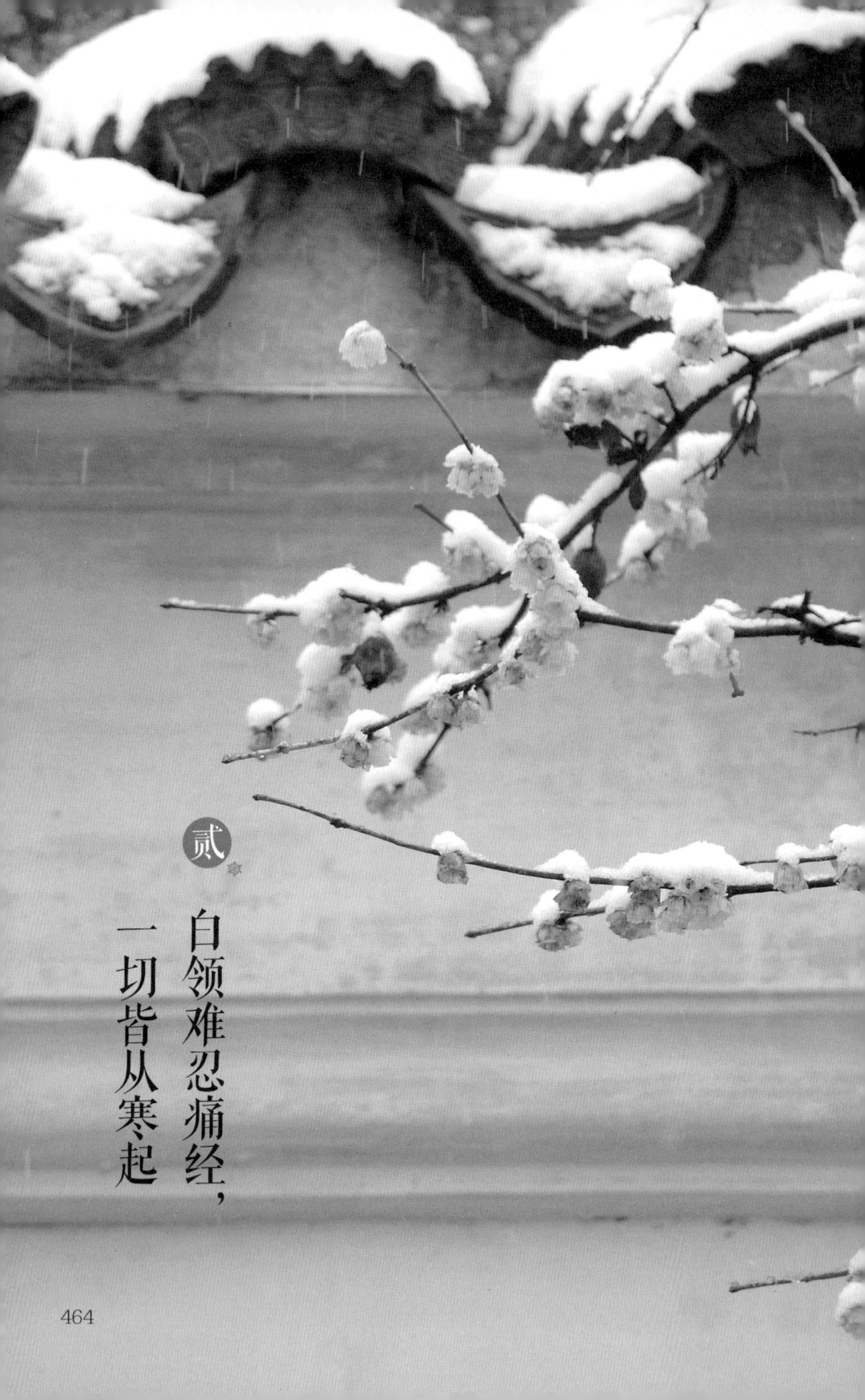

贰

白领难忍痛经，一切皆从寒起

28岁的小梅是一家知名酒店的经理，是一名“海归”。小梅读大三的时候开始经常出现痛经，一般是在月经前一天开始痛2～3天，痛得厉害还得服用止痛药才能缓解，伴有小腹坠胀、下肢酸软、头痛的症状，严重时还恶心呕吐，吃不下东西。小梅向来体质较差，脸色㿠白，平素怕冷，再加上在英国留学期间饮食生活习惯与国内大相径庭，经常吃蔬菜沙拉、水果沙拉及空腹喝果汁、冰咖啡等，痛经越来越严重，几乎每个月都要请假休息。2018年回国后小梅也多方寻医，到医院检查妇科各个项目基本正常，随后间断在中医馆治疗，有一定程度改善。但2022年夏天小梅工作较为繁忙，经常熬夜加班，且在酒店工作，空调冷气开得很足，痛经情况比之前更厉害了，每次都需要服用止痛药，还会头痛、恶心呕吐、手脚冰凉、腰痛，容易掉头发，天气寒冷更加难熬。

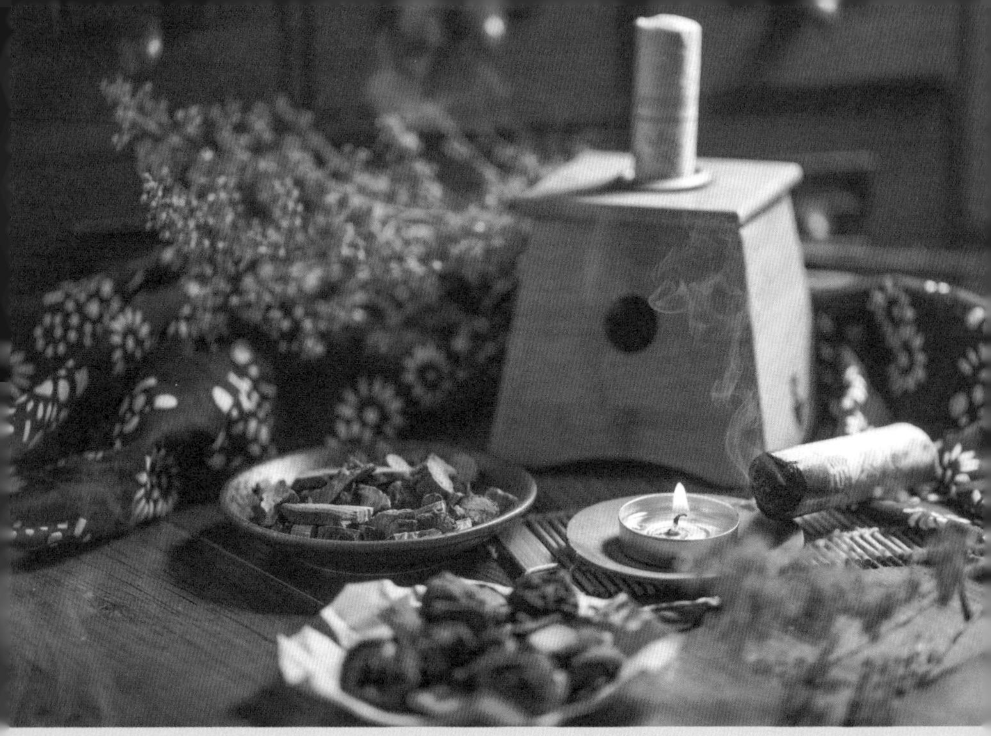

凡在经期或经行前后出现周期性小腹疼痛或痛引腰骶，甚至剧痛晕厥，均可称为“痛经”，亦称“经行腹痛”。德叔认为像小梅这种就是肝经虚寒，精血亏虚，胞宫失于濡养，“不荣则痛”导致的痛经。肝主一身气机，协调五脏之气血，肝经寒凝，气机不利，冲任失调；阴血不足，血海匮乏，胞脉失养，就是发病的关键。治疗上，采用暖肝阳、补阴血、调冲任的方法，不但可以缓解痛经，且怕冷、头痛等症状也逐渐缓解，后续的治疗重在温中散寒，佐以补气调血，经过近三个月的调治，小梅至今半年未出现过痛经。

中医认为，作为冬季的特征，寒属盛阴之气，主收藏凝滞；而小寒与小暑、大寒与大暑恰成阴阳两极，气运彼此相反。故《黄帝内经》早有养生格言：“春夏养阳，秋冬养阴。”因此，小寒的养生原则仍是敛藏精气，固本扶元，以“防寒补肾”为主。“三九补一冬，来年无病痛。”民间的这一俗语就说明了此时合理进补的重要性。小寒节气天气更加寒燥，脾胃虚寒之人冬藏之力不足，会有食欲不振或虚寒泄泻等症状，宜适当温补，养液藏津，

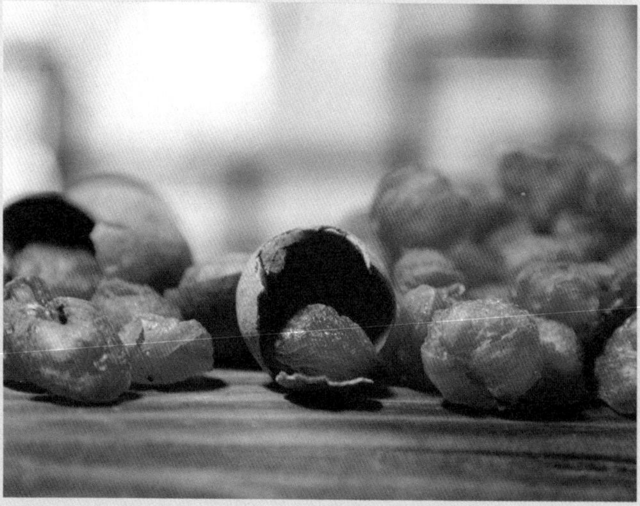

龙眼肉

因循体质。这一类人要护养脾胃首先须注意防寒保暖，另一方面要注意饮食，宜食温暖易消化之物，少食寒凉，固护脾胃之阳气，以后天养先天。同时要调整起居，避免生活节奏紊乱影响脾胃节律，并注意条畅情志，防止肝气乘脾影响脾胃运化。小寒的饮食，原则上以温阳补肾为主，可食用羊肉、牛肉、桂圆、芝麻、板栗、黑豆、淮山、莲子、枸杞等来敛藏精气，固本扶元，注意不可过于辛辣温燥，若进补后出现口干、咽干等不适，可以适当食用麦芽、谷芽等消食滞之品。

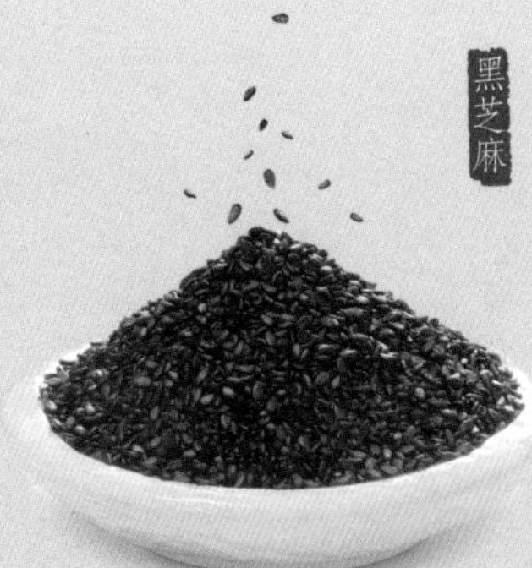

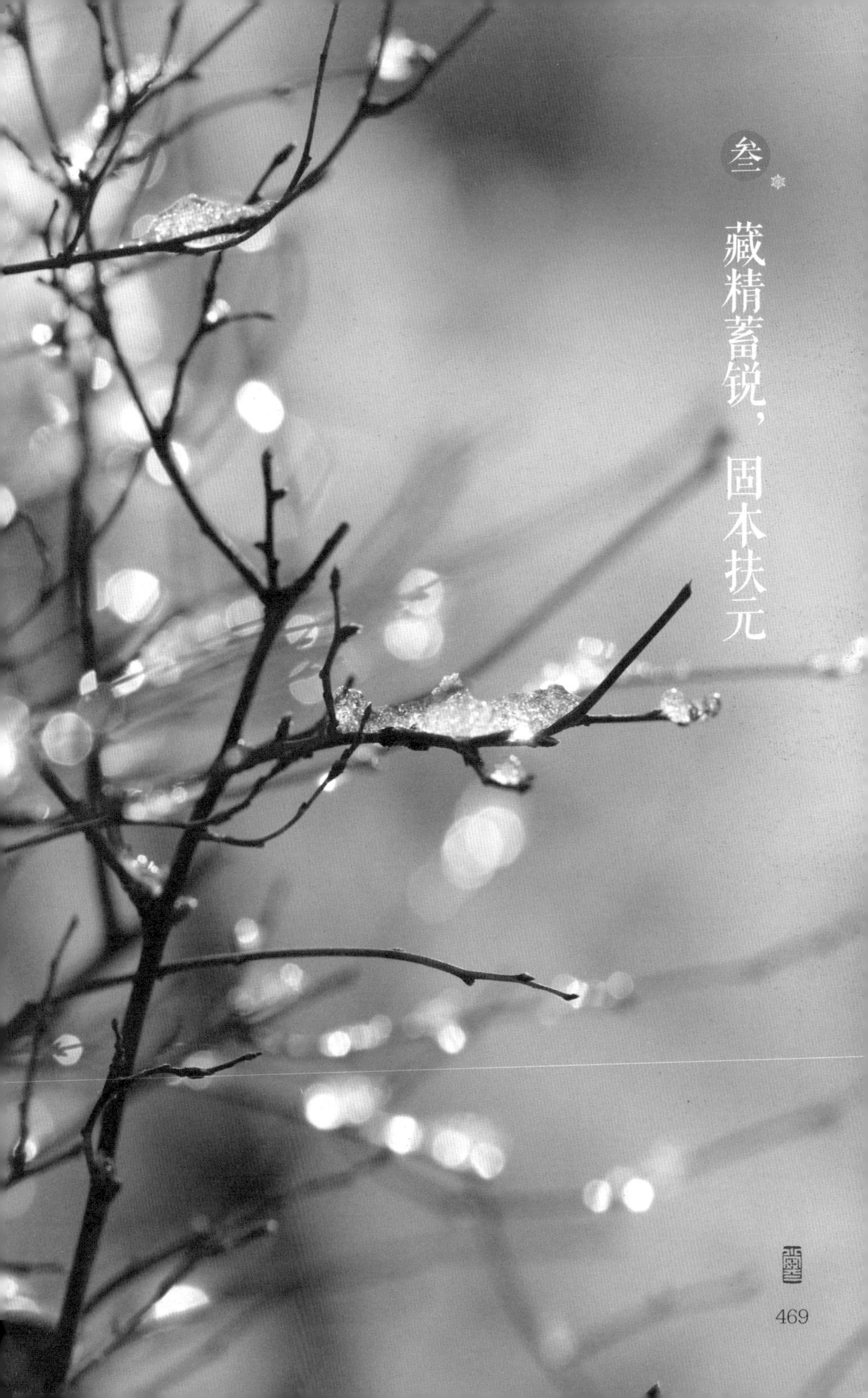

叁 藏精蓄锐，固本扶元

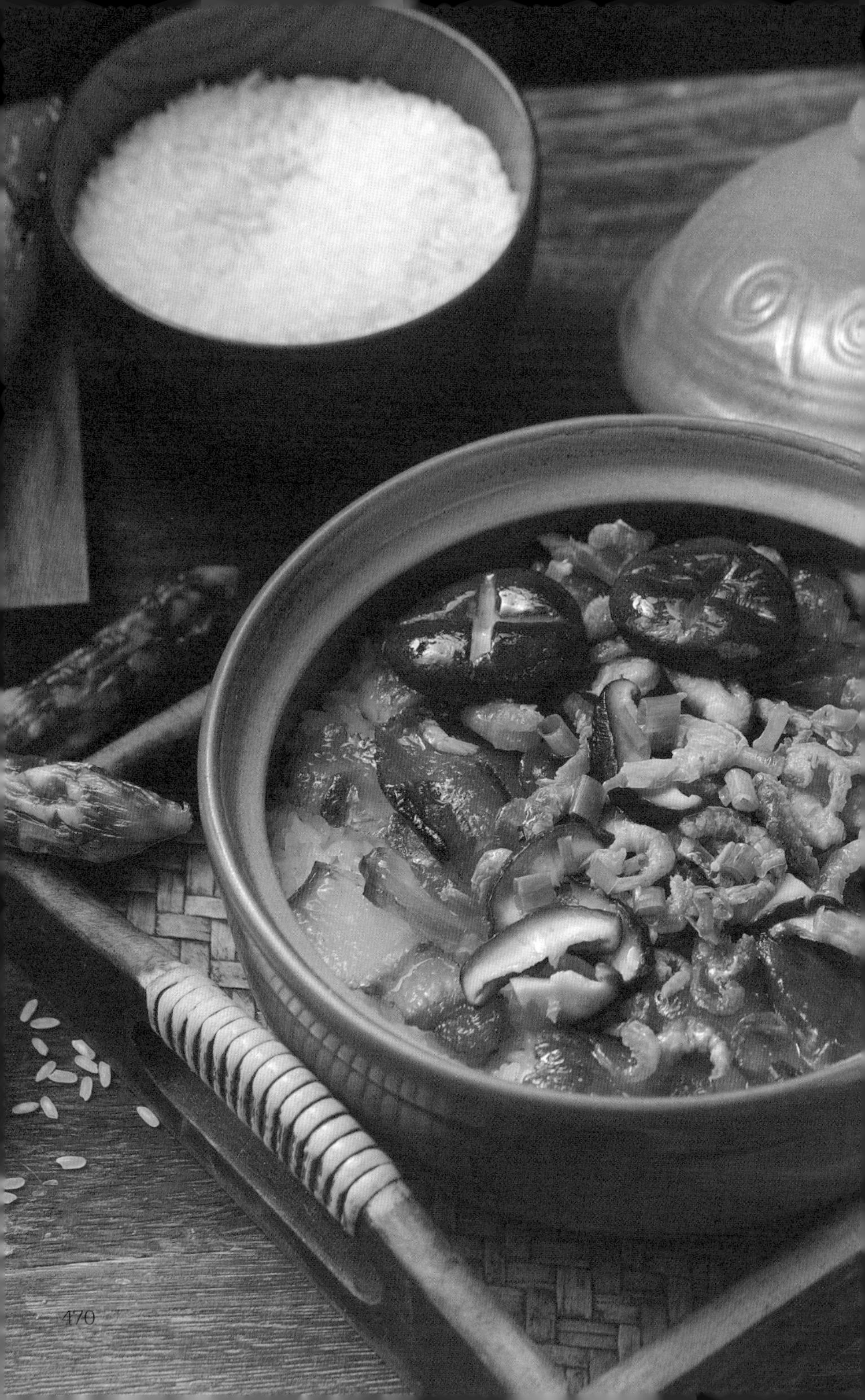

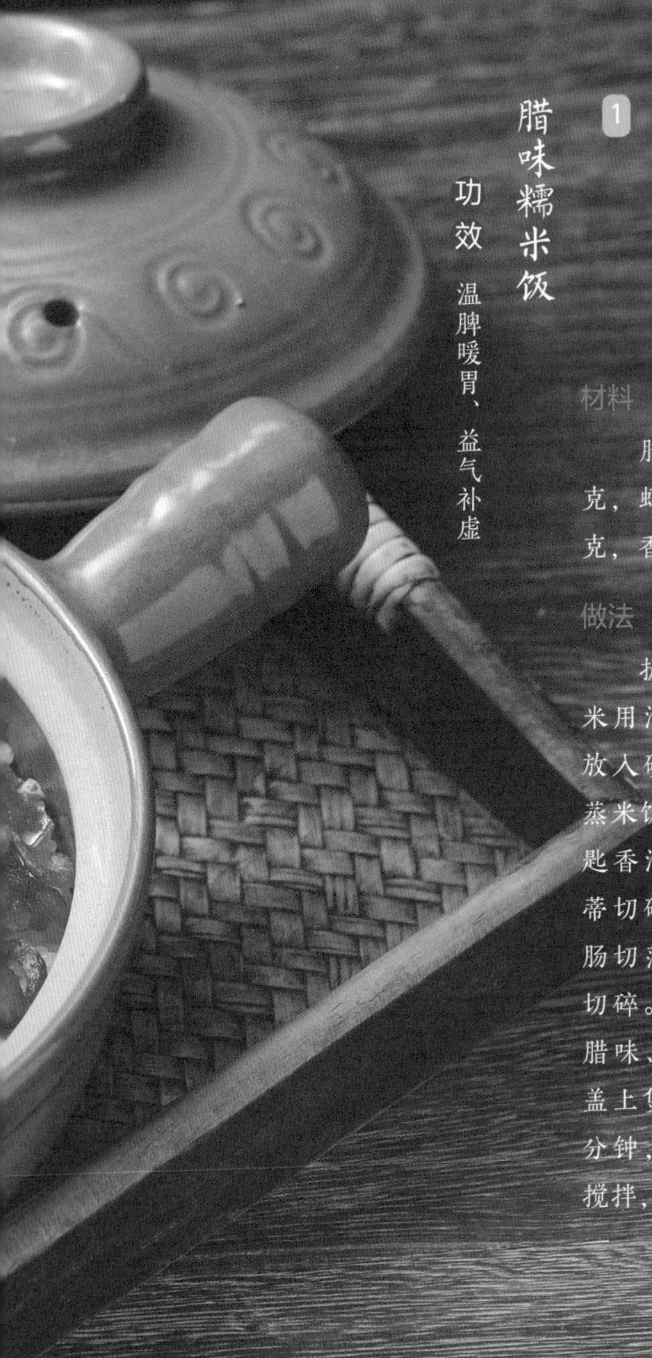

1

腊味糯米饭

功效 温脾暖胃、益气补虚

材料

腊肠2条，腊肉200克，虾米50克，糯米500克，香菇4个，葱1段。

做法

提前3小时以上将糯米用清水洗净后浸泡，放入砂锅中，加入平时蒸米饭的水量后再加1汤匙香油，香菇浸泡后去蒂切碎撒入。腊肉、腊肠切薄片焯水备用，葱切碎。煮约20分钟后把腊味、虾米加入饭中，盖上煲盖继续焖煮约30分钟，撒入葱花，轻轻搅拌，即可盛出食用。

2

《遵生八笺》『小寒坐功』

功效 缓解腹胀、嗜睡

右腿压于左小腿，左手按在右脚掌上方，右手手心朝上，用力上伸，然后交替左右手足15次，全身放松，深呼吸吐纳9次，上下牙齿相叩36次，再把口中唾液缓缓咽下，即将津液下送丹田。

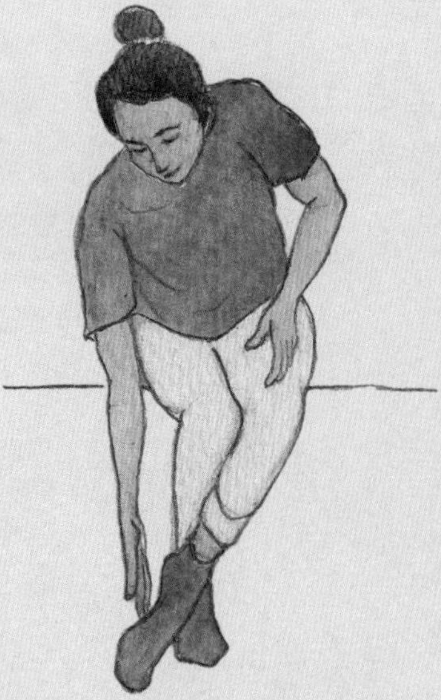

功效 温阳、散寒、止痛

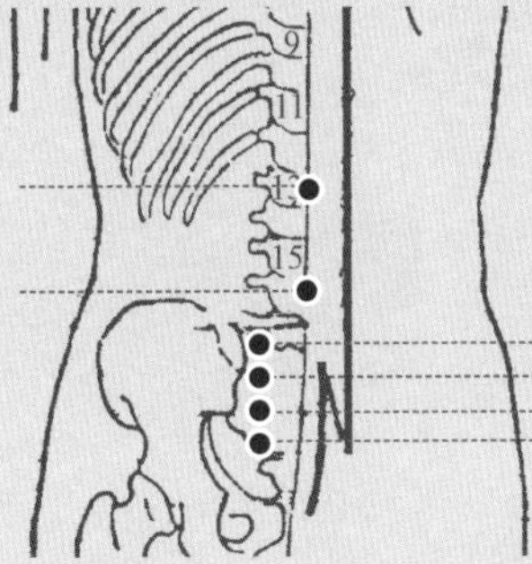

穴位

腰阳关：位于第4腰椎棘突下凹陷，约与髂嵴相平。

命门关：位于第2腰椎棘突下。

八髎穴：又称上髎穴、次髎穴、中髎穴和下髎穴，左右各四。位于腰骶部，分别在第1～4骶后孔中（肚脐对应的是第2腰椎，往下数4个关节即第1骶椎），是调节人一身气血的总开关。

操作方法

- 用拇指或食指指腹，置于穴位处按揉，力度要适中，每个穴位按揉150～200次。
- 将点燃的艾条置于离皮肤2～3厘米处，依次对穴位进行熏灸。每个穴位灸10～15分钟，至皮肤发热潮红。穴位按揉每日1～2次，艾灸每周2～3遍。

小贴士

操作时及时掸灰，以免局部皮肤烫伤。

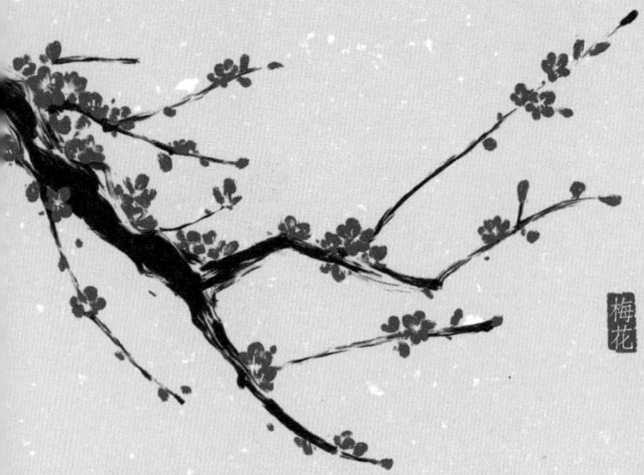

大寒步至东坡赠巢三

［宋］苏轼

春雨如暗尘，春风吹倒人。东坡数间屋，巢子谁与邻。
空床敛败絮，破灶郁生薪。相对不言寒，哀哉知我贫。
我有一瓢酒，独饮良不仁。未能赪我颊，聊复濡子唇。
故人千钟禄，驭吏醉吐茵。那知我与子，坐作寒蛩呻。
努力莫怨天，我尔皆天民。行看花柳动，共享无边春。

大寒

da han

天寒地冻，
辞旧迎新

欢乐的同时也不要忘了生活中无处不在的中医养生小妙招。比如大寒与立春相交接，饮食上宜顺应季节的变化，在进补的基础上多添些具有升散性质的食物，以适应春天万物的升发；大寒期间人体的阴阳消长代谢相对缓慢，应该早睡晚起，不宜轻易扰动阳气，使神志深藏于内，避免过度操劳、急躁发怒等。总之，大寒节气充满了喜悦与轻松的气氛，是一个辞旧迎新、承前启后的节气，同时也暗藏着许多了不起的中医智慧。

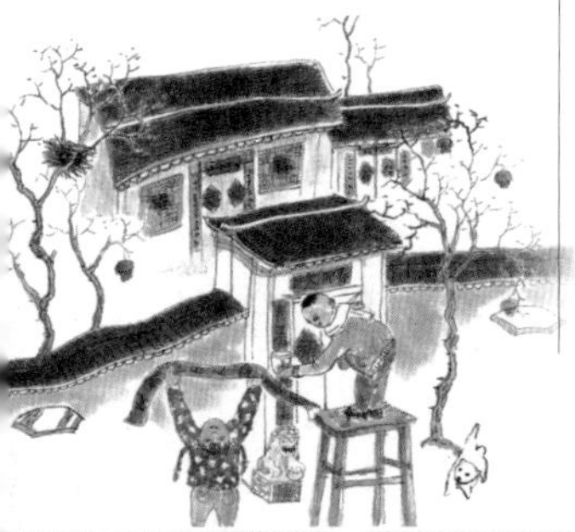

大寒是二十四节气中最后一个节气，是我国大部分地区一年中最冷的时期之一，降水稀少，气候比较干燥，常有寒潮、大风天气，呈现出冰天雪地、天寒地冻的严寒景象。《授时通考·天时》引《三礼义宗》：『大寒为中者，上形于小寒，故谓之大……寒气之逆极，故谓大寒』。大寒时节，万物封藏于冰雪之下，蠢蠢欲动，等待着来年立春之后再蓬勃向上，此时勤劳的人们也没有闲着，结束了一年的辛勤劳作，又开始忙着除旧迎新，腌制年肴，准备年货，因为中国人最重要的节日——春节，就要到了。春节期间，款待亲友免不了好酒好菜、大鱼大肉，享受美食和

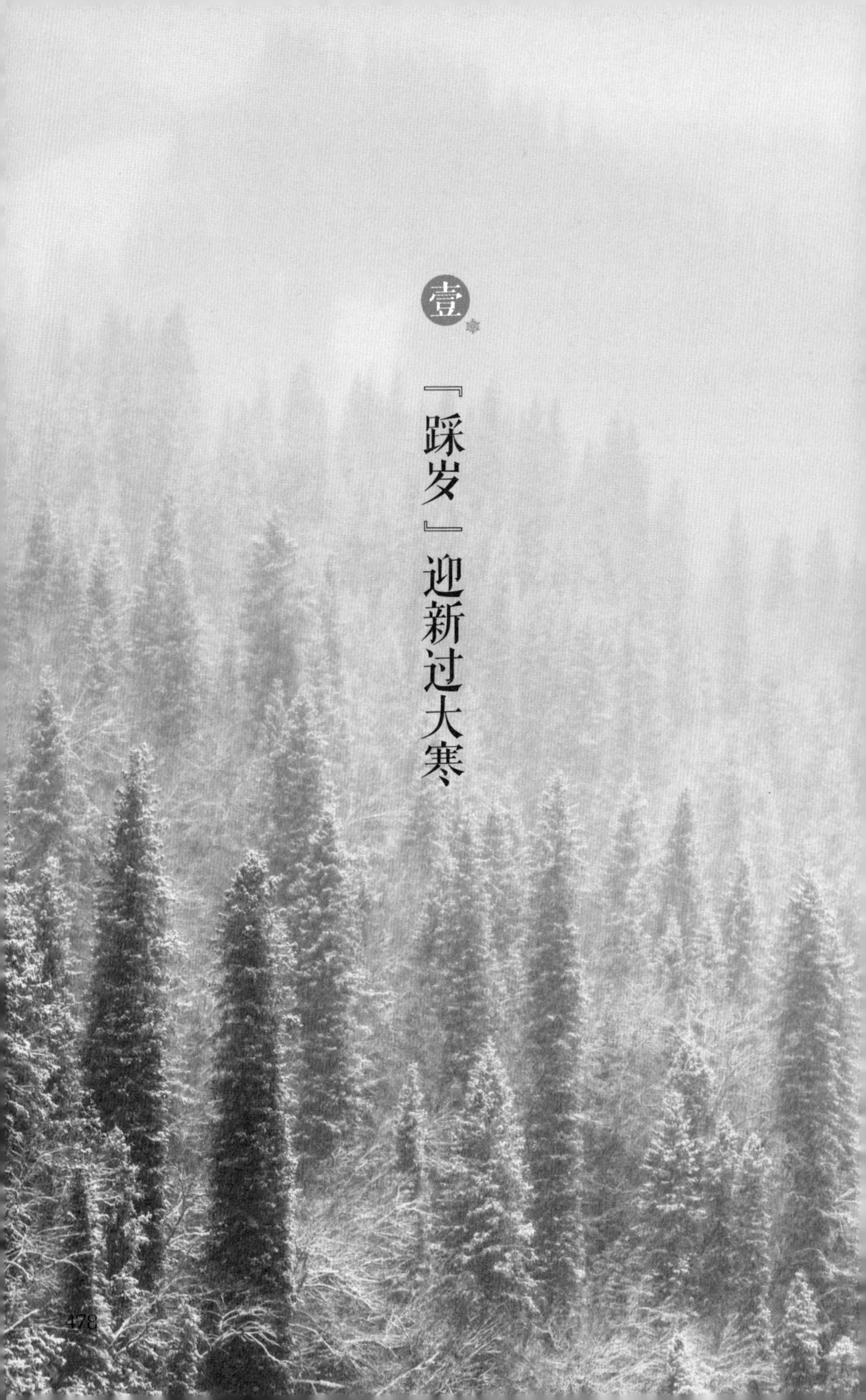

壹

「踩岁」迎新过大寒

1 芝麻开花节节高，芝麻秸『碎』保平安

旧时，大寒时节的街上常有人争相购买芝麻秸，因为“芝麻开花节节高”。除夕夜，人们将芝麻秸撒在行走之外的路上，供孩童踩碎，谐音吉祥意“踩岁”，同时以“碎”“岁”谐音寓意“岁岁平安”，求得新年好口彩，这也使得大寒驱凶迎祥的节日意味更加浓厚。而且芝麻作为中药的一种，具有补肾养血、滋阴润燥的功效，主治咳嗽、哮喘等病症。

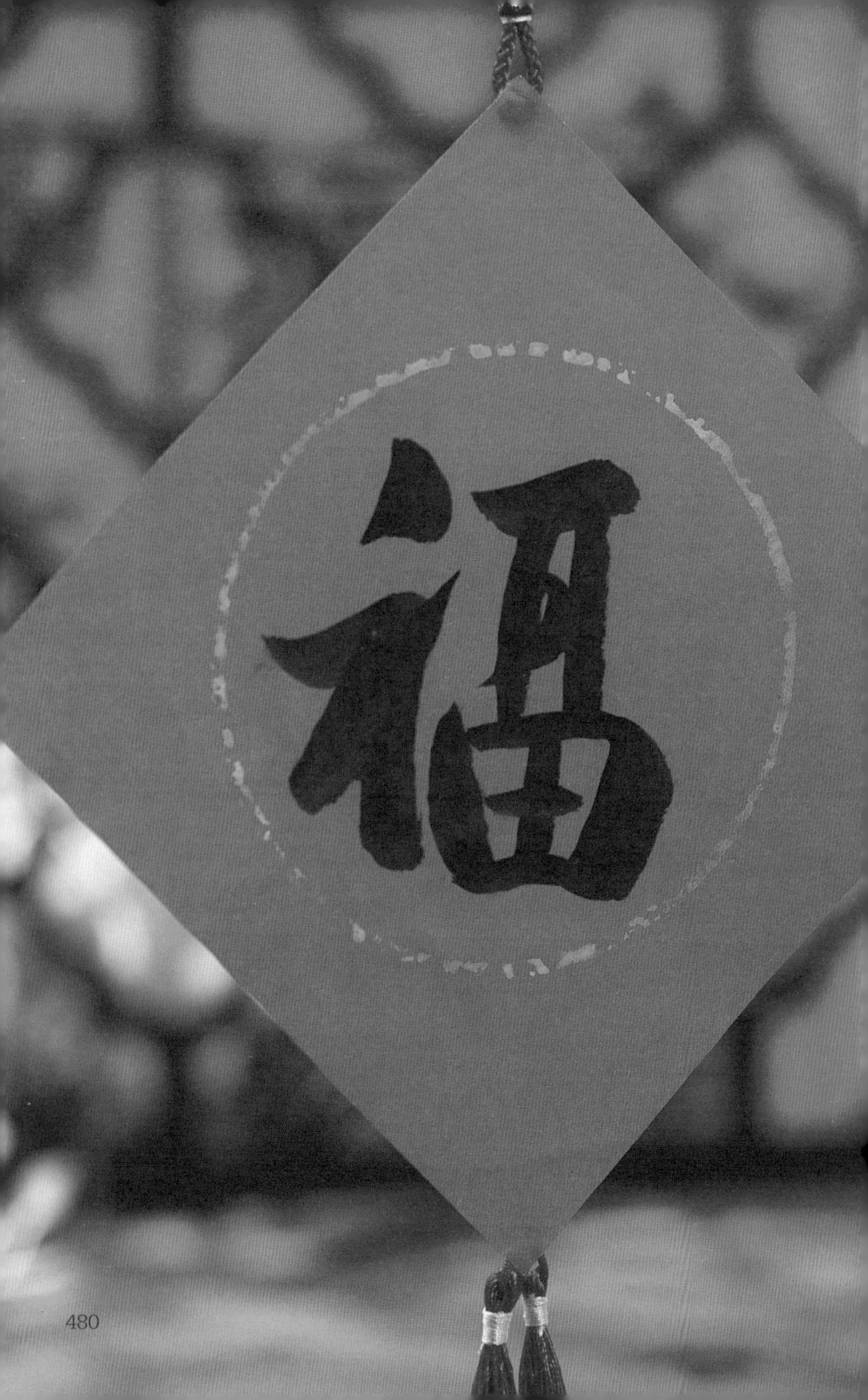
福

2 大寒赶集办年货，南北忙着过小年

大寒作为“腊月”中最后一个节气，家家都在忙过年，即“大寒迎年”，从大寒至农历新年这段时间，民间会有一系列活动，如“食糯”“喝粥”“纵饮”“做牙”“扫尘”“糊窗”“蒸供”“赶集”等。南北方忙着过小年，此时开始家家户户忙着打扫卫生、剪窗花、写春联、贴福字等，民间有着“有钱没钱，回家过年”的说法。大街小巷到处都是琳琅满目的年货和熙熙攘攘的人群，格外热闹，全家一起包饺子、煮汤圆，其乐融融。

3

大寒尾牙祭，辞旧迎新季

“做牙”，亦称“做牙祭”，原本是祭祀土地公公的仪式，土地载万物，又生养万物，长五谷以养育百姓，此乃人们亲土地而奉祀土地的原因。美餐一顿被称为“打牙祭”，即由此而来。做牙有“头牙”和“尾牙”的讲究，头牙在农历的二月二，尾牙则在腊月十六。南方人对于“尾牙祭”比较重视，尤其是福建、广东一带，尾牙是商家一年活动的“尾声”，也是普通百姓春节活动的“先声”，除了准备鸡、鱼、猪之外，还要准备柑橘和苹果，当然也少不了润饼，这种润饼不是油炸的那种，而是和春饼比较相似的，可以卷各种蔬菜。

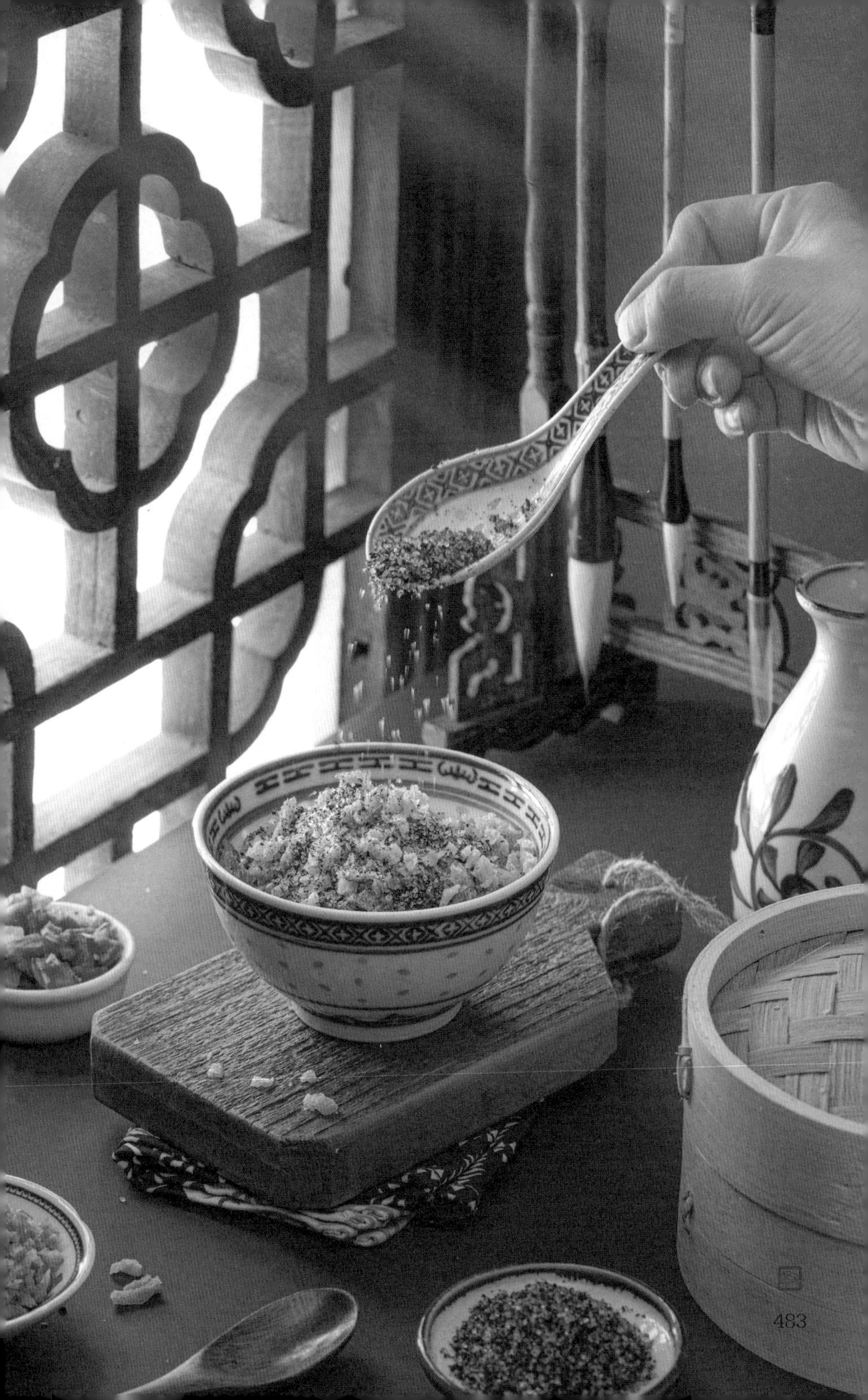

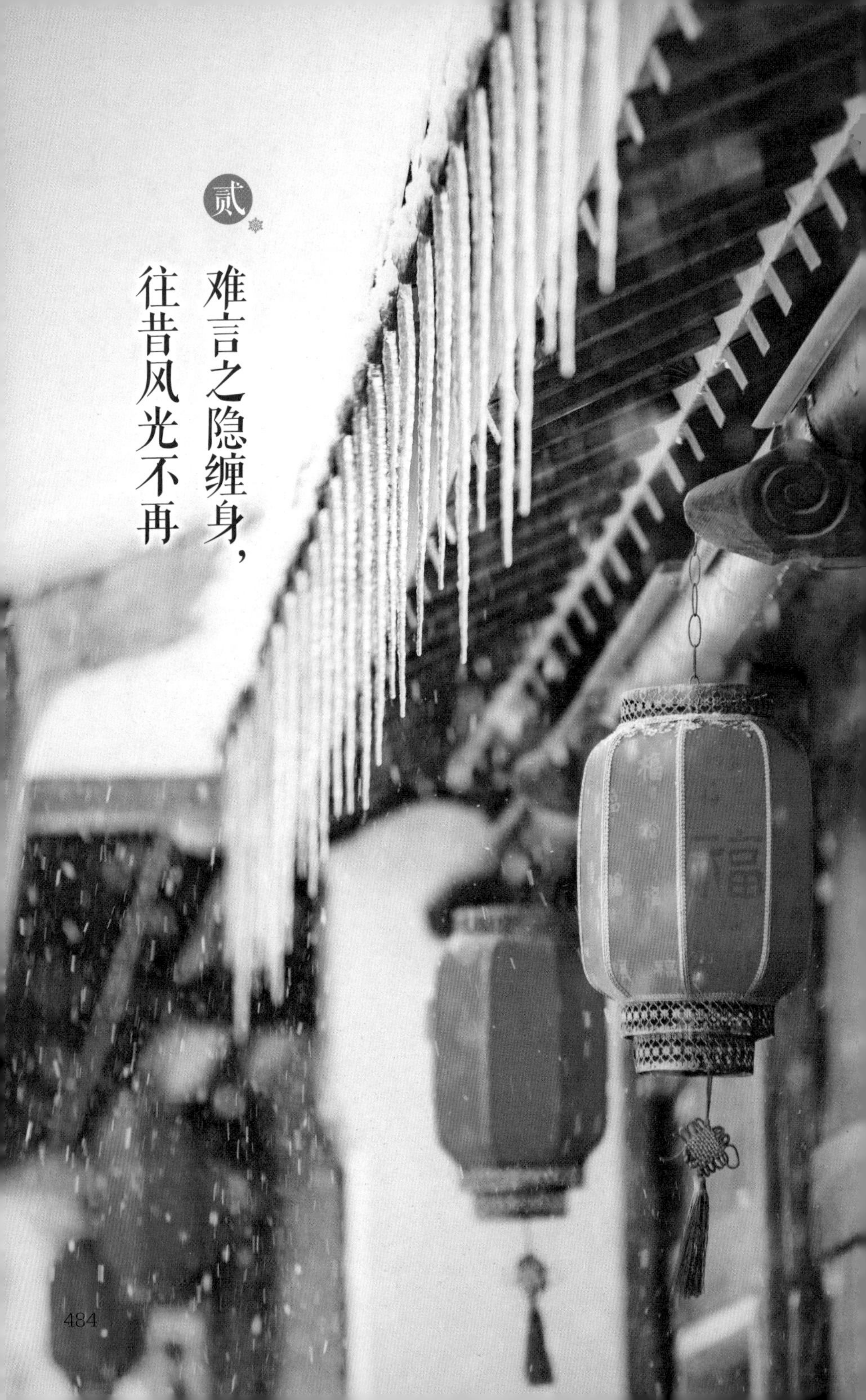

贰

难言之隐缠身，往昔风光不再

郭女士是一家上市公司的白领，看起来精气神十足，但也有自己的难言之隐。她先前不慎尿路感染，经过抗生素消炎治疗后症状缓解，可没过多久便复发，虽说及时用药后症状很快就消失了，但她心里却有了负担，怕随时又中招。果然，在接下来的半年里，每当郭女士工作劳累时病症就会复发，不仅尿频、尿痛，还出现肛门重坠的症状，这让一向风光无限的她苦不堪言，各种抗菌药物也成了她随身携带的必备品。可渐渐地，郭女士发觉自己总是打不起精神，胃口差了很多，脸色也失去原有的光泽，手脚冰凉、腰酸等不适纷纷而至，这突如其来的烦恼给她的生活和工作都带来了不少的影响。有一次无意中看到了德叔团队的科普推文，便前来问诊。

临床中像郭女士这类反复尿路感染的案例比较多，即便是很多人规范使用抗生素治疗，疗效也一般。郭女士常年工作忙碌，饮食、起居不规律，此便成为发病的导火索。起初是急性感染，但因长期使用消炎药，伤到了脾胃，从而影响身体内水液的正常运行。正所谓“脾虚生湿”，当体内湿浊之气停聚于下，久而化热便会加重尿频、尿急、尿痛的症状，从而导致反反复复、迁延难愈。郭女士后期出现的疲倦乏力、胃口差、气色不佳、肛门重坠感、手脚冰凉等症状，也都是脾气亏虚的典型症状。因此，对于像郭女士这类有反复尿路感染的患者的治疗，切不可一味清利，过于寒凉伤及正气，则虚者更虚，在清热利湿与健脾祛湿双管齐下，经过连续2周的中药治疗，郭女士尿频、尿急、尿痛的症状明显缓解，整个人也清爽了，再次神采奕奕地出现于人前。

大寒之后，“千山鸟飞绝，万径人踪灭。”中医认为，此时阳气潜藏，是阴气最盛时期，机体的生理功能和食欲均会发生变化，因此，要通过调养达到强身养生的目的。饮食应营养全面，以滋阴潜

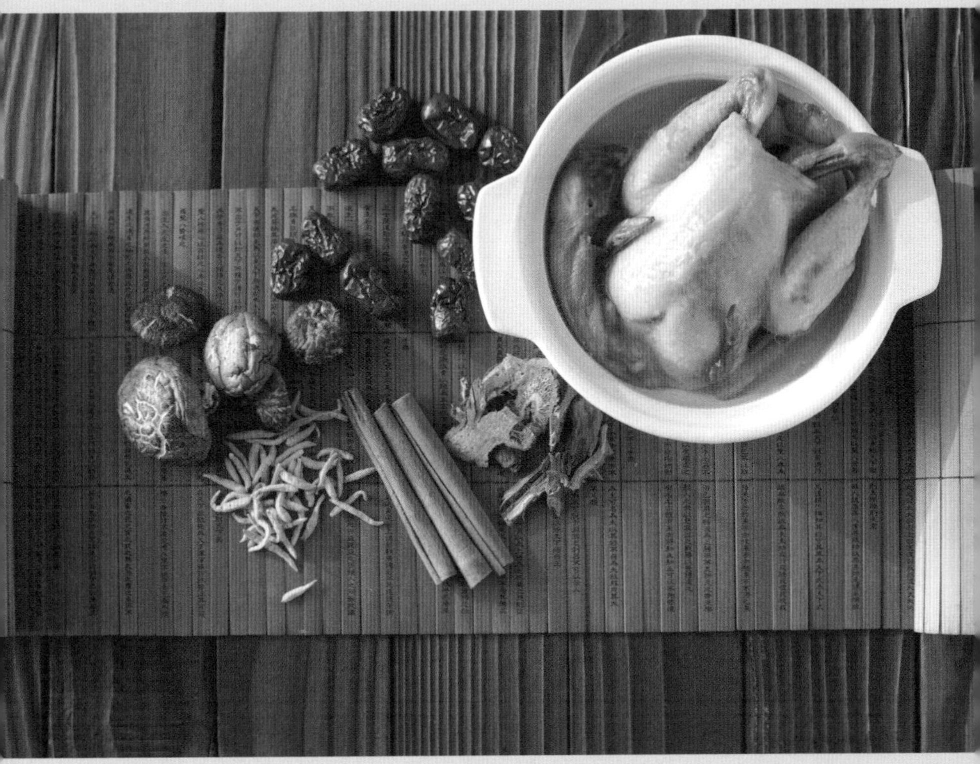

阳、增加热量为主。根据中医养生理论，大寒进补包括两个方面：一是适当吃一些营养价值较高的食品，保证机体的代谢需求和营养储备；二是通过养精神、练形体、适寒温、慎起居来综合调养达到强

身健体、益寿延年的功效。首先，养勿过偏。所谓“过犹不及”，养生也是这个道理。无论是食补、药补，还是静养，用之太过反而会损害机体健康。食补太过，就会出现营养过剩；药补太过，就会出现阴阳失衡；过度静养则会出现动静失调。因此，在进行调护时应采取补泻结合、药食结合、动静结合、形神共养的方法。其次，养勿过度。养必须恰到好处，既不能太过，也不可不及。若谨慎过度，就会导致调养失度，适得其反。如果稍有劳作就怕伤精耗气，稍有气温变化就闭门休养，饮食唯恐肥甘厚味而节餐少食，如此一来，不仅不利于健康，更无法颐养天年。另外，大寒为“冬三月之末”，与立春相承接。在这个承前启后的时节里，大自然阴气极盛，阳气沉降到极点并准备生发，所以，这个阶段要补充“库存”，为开春阳气生发、肝气调达打好基础。

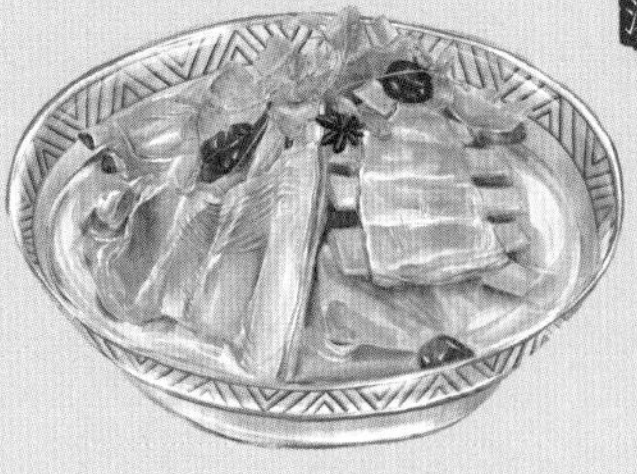

羊汤

叁

大寒储阳气，宜阴阳俱补

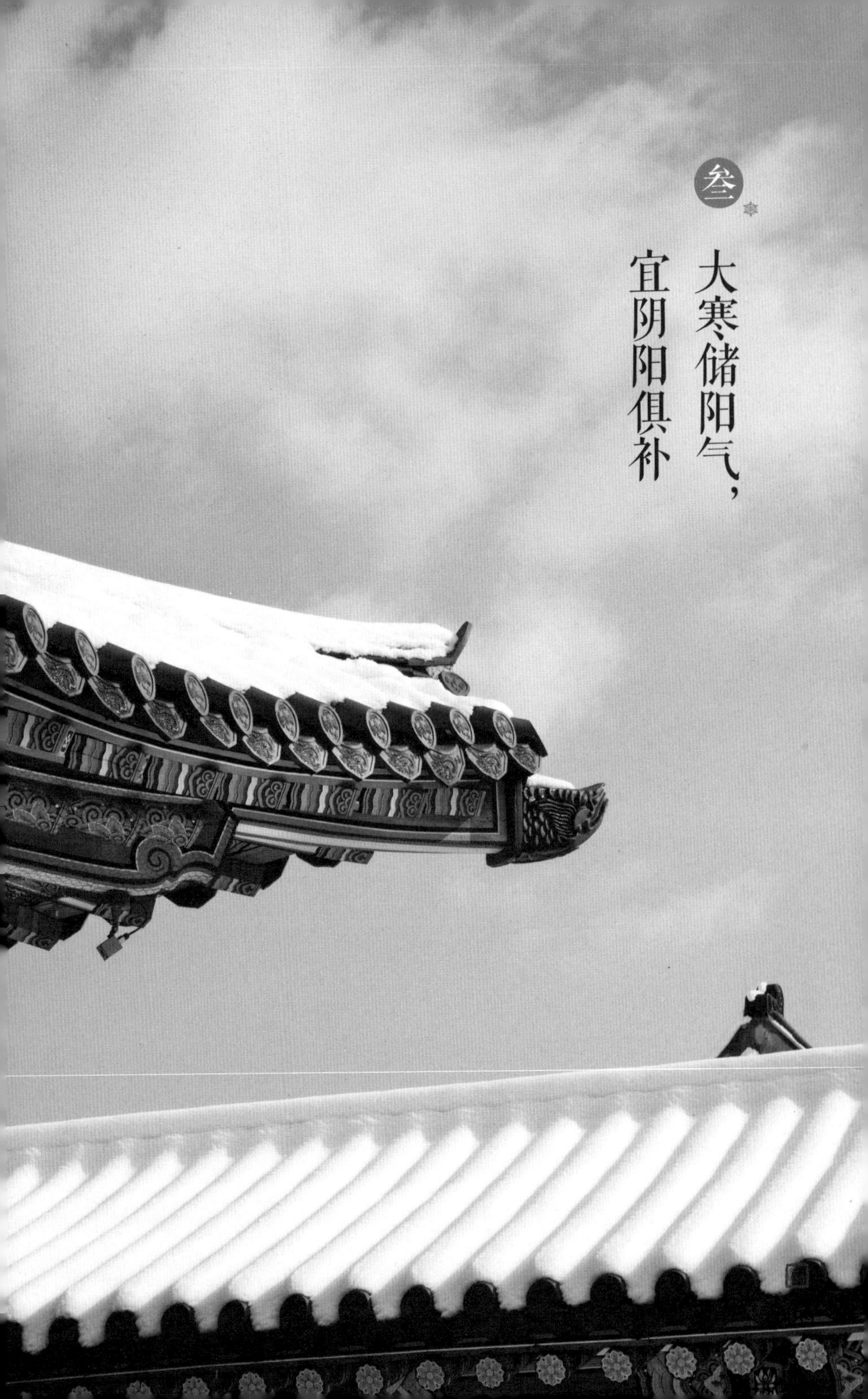

1 杜仲核桃猪腰汤

功效 温肾固精、补肝肾

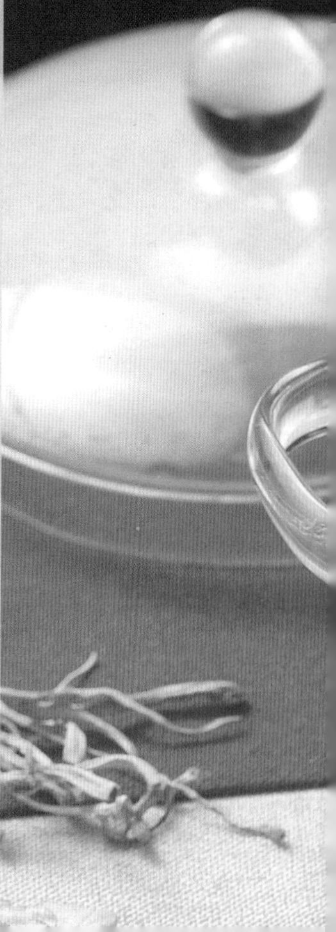

材料

猪腰2个，猪瘦肉150克，核桃仁40克，虫草花（干品）30克，生姜3～5片，精盐适量。

做法

将诸物洗净，猪腰、猪瘦肉切块，放入沸水中焯水备用；上述食材一起放入锅中，加清水1 750毫升（约7碗水量），武火煮沸后转文火煲1.5小时，加适量精盐调味即可。此为2～3人量。

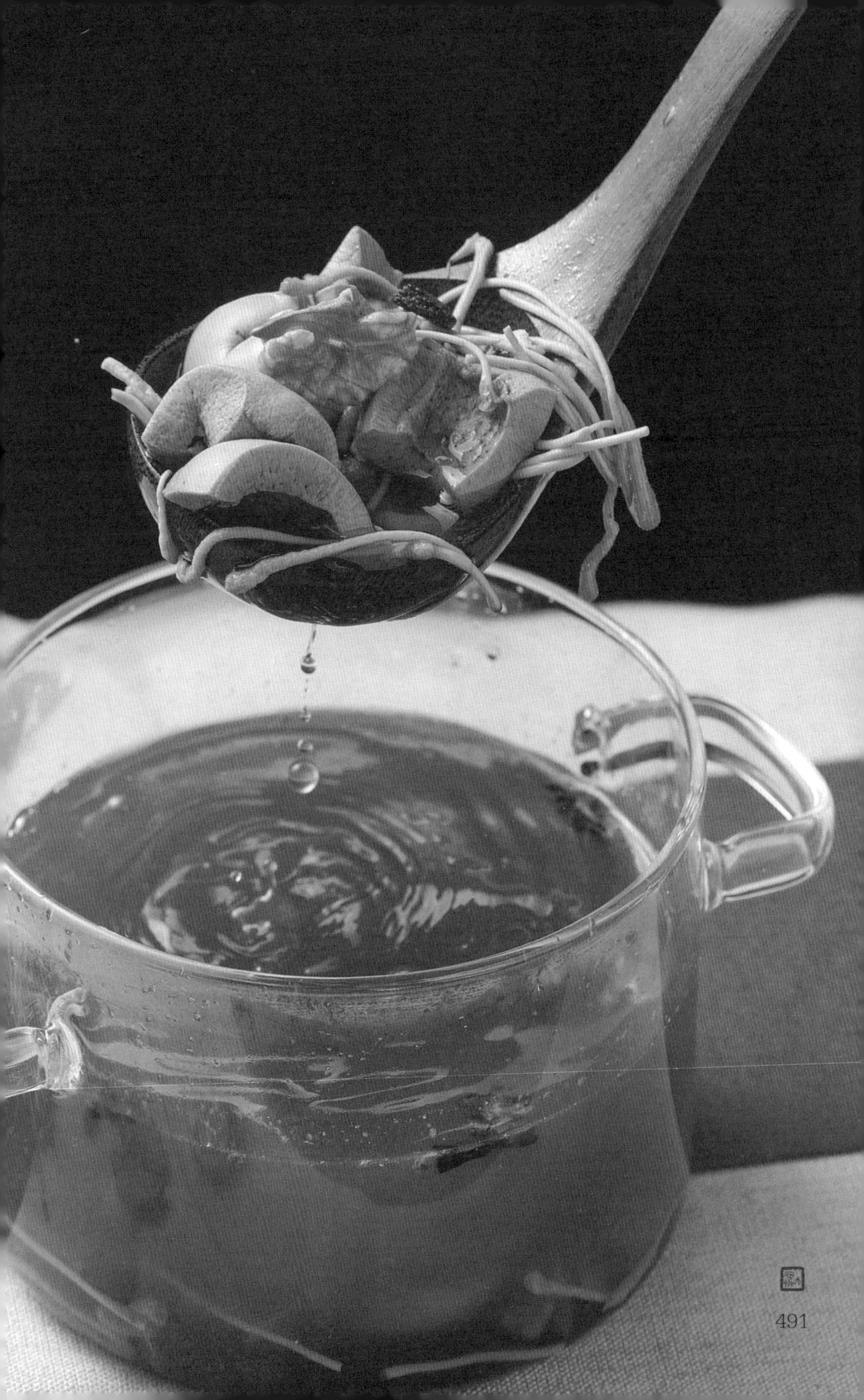

2 《遵生八笺》『大寒养生功』

每天晚上，单腿跪坐于地板或床上，一腿前伸，另一腿跪在床上，前脚掌着地，臀部坐在脚后跟上，上半身后仰，以两臂分别在身后左右侧撑地，指尖朝向斜后方，身体重心后移，再前移。两腿互相交换进行，左右各15次。然后叩齿、咽津、吐纳。经常做此功能改善舌根强痛、体不能动或不能卧、股膝内肿、足背痛、腹胀肠鸣、泄泻、足踝肿等。本功法可从大寒时节开始，练至立春为止。

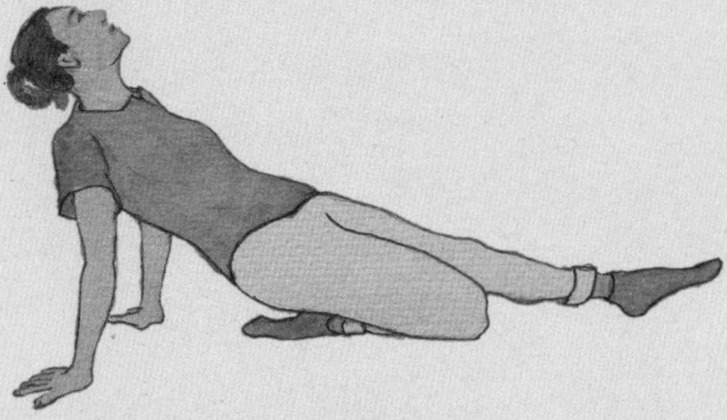

3 艾灸温通『任督二脉』

功效 温中散寒、补肾益气

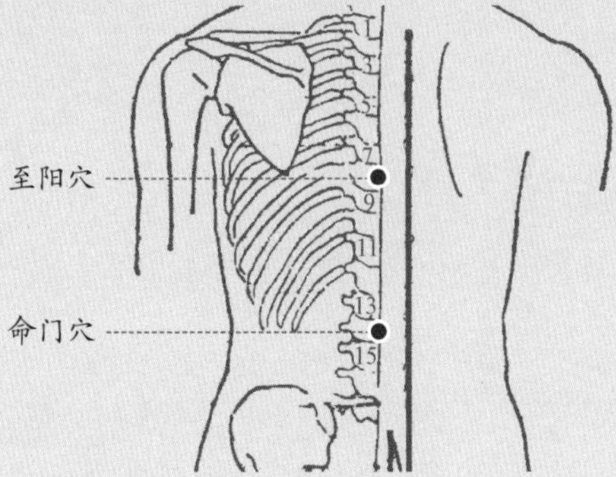

穴位

关元穴：位于下腹部，肚脐下3寸（4横指）处，可以温补下焦。

中极穴：下腹部，脐中下4寸，正中线上。

至阳穴：位于第7胸椎棘突下，约与肩胛骨下角相平。

命门穴：位于第2腰椎棘突下。

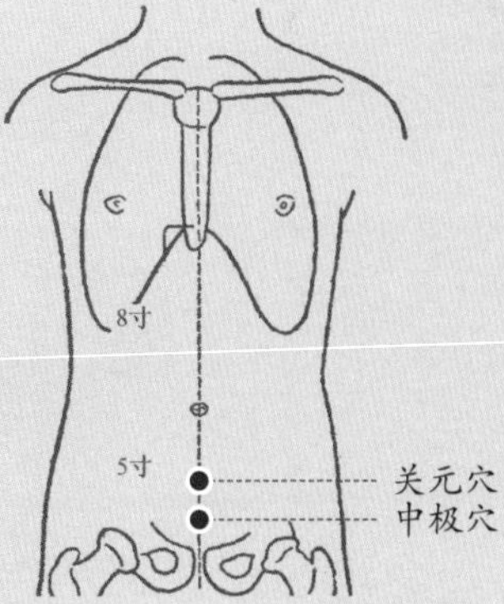

操作方法

将点燃的艾条置于离皮肤2~3厘米处，进行熏灸。每个穴位灸10~15分钟，1周灸2~3次。

小寒

雁北乡 鹊始巢

雉始雊

大寒

鸡始乳 征鸟厉疾

水泽腹坚

小雪

虹藏不见 天气上腾

地气下降 闭塞而成冬

冬至

蚯蚓结 麋角解 水泉动

立冬

水始冰 地始冻

雉入水为蜃

大雪

鹖鴠不鸣 虎始交 荔挺出

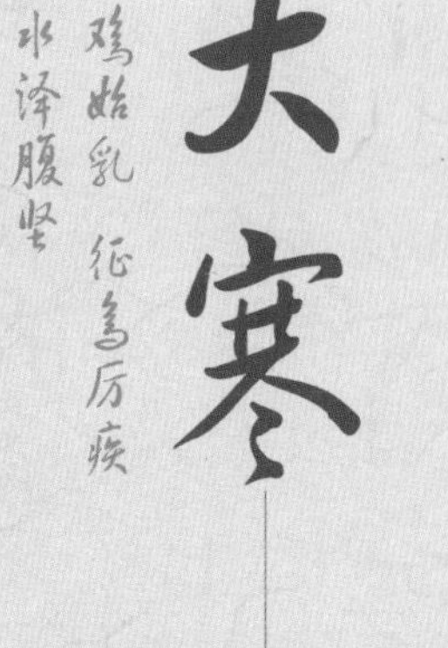

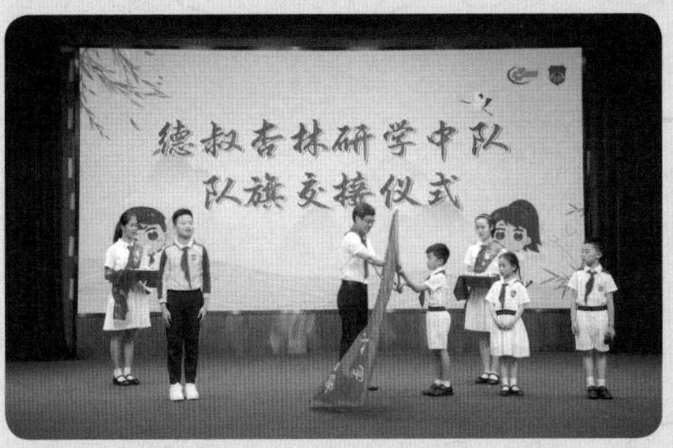

节气视频

陈莘阳　陈志瑛　陈梓玥　高梓鸣　贺子晏
黄邦峻　江依霖　姜逸鸣　劳俊宇　黎一言
李佳霖　李　婧　李雨晨　廖倩瑜　林珈宇
林梓睿　南尚雨　潘郭俊　司星月　苏奕思
苏梓豪　陶思齐　吴俊好　袁煦涵

节气插画

陈城良　陈思盈　方祉莜　郭沛霖　黄嘉怡
黄　龙　劳梓麟　李俊逸　李芊羽　林堡丰
林佳炫　林芷葵　刘晋之　莫梓悠　倪诗喆
欧佳昊　石诗榆　王皓天　温子瑶　张　暖
邹绮婷　左翘端　曾晓盈

基金项目支持

1. 岭南甄氏杂病流派传承工作室建设项目（中医二院[2013]233号）
2. 张忠德广东省名中医传承工作室建设项目（粤中医办函[2021]129号）
3. 第二届全国名中医传承工作室（张忠德）（粤中医办函[2022]52号）
4. 第七批全国老中医药专家学术经验继承项目（国中医药办人教函[2021]272号）
5. 广东省科技计划项目《德叔医古》优秀科普作品创作（2019A141405046）
6. 广东省科技厅科技普及创新项目（2020A1414040032）
7. 张忠德岐黄学者支持项目（国中医药人教函[2022]6号）
8. 粤港澳大湾区传统文化教育协同发展的路径建设项目

時節養生